高等职业教育医药类系列教材　　新形态教材

中医药学概论

李绍林　主编

化学工业出版社

·北京·

内容简介

本教材是高等职业教育医药类系列教材。作者团队基于国家级在线精品课程，融合微课、动画、图片等丰富的数字资源展开编写。上篇介绍中医学基础知识，包括中医的理论核心（阴阳五行学说、藏象学说），中医认识人体的物质基础，中医诊断、辨证和防治原则；下篇介绍中药学基础知识（四气、五味、升降浮沉、归经、毒性、中药配伍、采集、炮制与煎药），中药各论（包括解表药、清热药、泻下药、祛风湿药、化湿药、利水渗湿药、温里药等）主要介绍常用中药的性状、性能、功效及临床应用。

本教材可作为职业院校中药类、药学类、药品经营与管理、健康管理等专业的专业基础课程教材，以及作为成人教育、医药卫生类职工的培训教材。

图书在版编目（CIP）数据

中医药学概论 / 李绍林主编 . -- 北京 ：化学工业
出版社，2025. 7. --（高等职业教育医药类系列教材）.
ISBN 978-7-122-48418-5

Ⅰ. R2

中国国家版本馆 CIP 数据核字第 2025RH3826 号

责任编辑：陈燕杰　　　　　　　　　　　文字编辑：赵爱萍
责任校对：李雨函　　　　　　　　　　　装帧设计：王晓宇

出版发行：化学工业出版社（北京市东城区青年湖南街13号　邮政编码100011）
印　　装：北京云浩印刷有限责任公司
787mm×1092mm　1/16　印张23　字数583千字　　2025年9月北京第1版第1次印刷

购书咨询：010-64518888　　　　　　　　　售后服务：010-64518899
网　　址：http://www.cip.com.cn
凡购买本书，如有缺损质量问题，本社销售中心负责调换。

定　　价：56.00元

本书编审人员

主　编　李绍林　广东食品药品职业学院

副主编　王育虎　山东医药技师学院

　　　　窦纪梁　河南应用技术职业学院

编　者　蔡　琳　徐州生物工程职业技术学院

　　　　李华斌　山东医药技师学院

　　　　曾建荣　广东潮州卫生健康职业学院

　　　　谢小霞　广东食品药品职业学院

　　　　邓彩云　广东茂名健康职业学院

　　　　谭志灿　广州市医药职业学校

　　　　孙　琳　山东药品食品职业学院

　　　　汤　丽　杭州第一技师学院

　　　　宋　涛　广东省食品药品职业技术学校

　　　　李　烨　河南应用技术职业学院

　　　　蔺建军　山东医药技师学院

　　　　王　轶　天津生物工程职业技术学院

　　　　范冬雨　河南应用技术职业学院

　　　　徐　磊　河南应用技术职业学院

　　　　颜文孟　广东万年青制药股份有限公司

　　　　孙正平　广东省第二中医院

　　　　袁万瑞　山东药品食品职业学院

主　审　赵珍东　广东食品药品职业学院

前言

为了贯彻党的二十大精神，落实国务院《国家职业教育改革实施方案》文件精神以及《教育部办公厅关于加快推进现代职业教育体系建设改革重点任务的通知》精神，本教材编委组深入推动教学教材改革研究，将"落实立德树人根本任务，发展素质教育"的战略部署要求贯穿本教材编写全过程，充分体现教材育人功能，并充分发挥校企合作、产教融合，整合优质资源，积极探索教材的新形态体例，引入行业新技术新方法，丰富数字化教学资源，遵循教育教学规律，做中学，学中做，做中思，培养学生职业核心能力。

本教材为全国"双高"计划高水平专业中药学专业、国家级教师教学创新团队、中药学省级教学团队、省一流、一类品牌中药学、中药制药、专业、省级教改《基于国家级在线精品课程，探究线上线下混合教学及多元考核课程评价体系构建的改革与实践》等项目的标志性成果。

中医药是中华民族的瑰宝，拥有悠久的历史和丰富的实践经验。它不仅是一门医学科学，更是一种文化传承，蕴含着深刻的哲学思想和生命智慧。本教材旨在为您提供全面而系统的中医药知识，涵盖中医、中药基础理论知识及应用，上篇讲授中医学基础知识，主要包括中医的理论核心（阴阳五行学说、藏象学说），中医认识人体的物质基础（气、血、津液），中医诊断（四诊）、辨证和防治原则；下篇主要讲授中药学基础知识（四气、五味、升降浮沉、归经、毒性、中药配伍、采集、炮制与煎药），中药各论（包括解表药、清热药、泻下药、祛风湿药、化湿药、利水渗湿药、温里药、理气药、消食药、驱虫药、止血药、活血化瘀药、化痰止咳平喘药、安神药、平肝息风药、开窍药、收涩药、补益药）中主要介绍常用代表中药性状、性能、功效及临床应用。力求以通俗易懂的语言，深入浅出地讲解中医药的基本概念、原理和方法，帮助学生逐步掌握中医药的精髓。

在编写过程中，邀请了众多中医药领域的一线教师、临床医师、企业能工巧匠参与，他们将自己的临床经验和研究成果融入到教材中，使其更具实用性和权威性。同时，也注重吸收现代科学的研究成果，运用行业新技术新方法及信息化手段，配套了内容丰富、形式多样的数字化教学资源，部分富媒体资源通过二维码扫码即得，即时查看中药饮片性状特征图谱、中医典故、微课动画，既满足教学需求，又方便学生随扫随学，更好地掌握教材内容。借助配套《实用中医药基础》国家级在线课程平台的"全面＋优质、动态＋静态"立体化资源：微课、动画、VR 中药智慧教学、VR 中药动态演示、AR 中药虚拟仿真、中药调配虚拟仿真、充沛教材数字化资源，虚实交互、岗课赛证融合，环环相扣，做中学、学中做，激发学生兴趣与深入思考，更好地学习中医药的科学内涵。同时本教材注重对学生价值观、职业观的熏陶，树立文化自信、敬畏医药、医者仁心、合理用药、健康至上的敬业精神，进一步落实培养"专业扎实，业务精研，品德高尚，爱岗敬业"的新时代药学服务高素质技能型人才的目标，致力满足"健康中国"愿景需求。

本教材主要提供给中职、高职中药类、药学类专业使用，以及作为成人教育、医药卫生类职工的培训教材。同样，本教材适用于热爱中医药、中国优秀传统文化、对中医药养生、保健、治疗有兴趣的社会大众自学。

由于编者水平有限，书中难免存在疏漏之处，恳请广大读者批评指正。

最后，感谢您选择这本中医药教材，希望它能为您的学习和成长带来帮助。祝您学习顺利，健康快乐！

编者

目录
Contents

上篇　中医理论

模块七　防治原则

下篇　中药

模块八　中药总论

模块二十一　开窍药

（麝香、苏合香、安息香、冰片、石菖蒲、蟾酥）

模块二十二　补益药

模块二十三　泻下药

模块二十四　消食药

（山楂、神曲、麦芽、莱菔子、鸡内金）

模块二十五　收涩药

模块二十六　驱虫药

（使君子、苦楝皮、槟榔、南瓜子、雷丸）

模块二十七　杀虫止痒药

（雄黄、硫黄、蛇床子、樟脑、炉甘石）

本书数字资源

扫一扫　　　　扫一扫　　　　扫一扫

中药性状图　　　全书题目答案　　　教学PPT

上篇

中医理论

中医理论篇包括中医的阴阳五行理论、藏象学说、气血津液理论、病因病机理论、中医四诊、辨证和治未病理论。要求学习者深刻理解中医阴阳五行合参，人体五脏六腑功能与形体官窍的联系，将中医气血津液理论以及中医发病机制有机融合，深刻认识中医整体思维和辨证论证的特点，认识和理解中医望闻问切的方法与要点，并运用中医理论做好疾病预防（治未病）。本篇章除知识、技能外，还融入了职业素养、思政教育等内容，全面提升学习者知识、技能和素养。

绪　论

📌 **学习目标**

知识目标

1. 了解中医药起源、形成、发展，及各阶段的代表著作。
2. 掌握中医药基本特点。

技能目标

1. 熟悉标志中医药理论体系形成的"四大经典"著作。
2. 能梳理中医药发展史及代表作。
3. 能明确病、症、证的区别。

素质目标

1. 建立整体意识、辨证论治的辨证思维。
2. 了解中医药传统文化，增强文化自信。

📖 **情景导入**

2019年10月25日，全国中医药大会在北京召开。中共中央总书记、国家主席、中央军委主席习近平对中医药工作作出重要指示指出，中医药学包含着中华民族几千年的健康养生理念及其实践经验，是中华文明的一个瑰宝，凝聚着中国人民和中华民族的博大智慧。新中国成立以来，我国中医药事业取得显著成就，为增进人民健康作出了重要贡献。习近平强调，要遵循中医药发展规律，传承精华，守正创新，加快推进中医药现代化、产业化，坚持中西医并重，推动中医药和西医药相互补充、协调发展，推动中医药事业和产业高质量发展，推动中医药走向世界，充分发挥中医药防病治病的独特优势和作用，为建设健康中国、实现中华民族伟大复兴的中国梦贡献力量。

屠呦呦在获得诺贝尔生理学或医学奖致辞中提到："中国医药学是一个伟大的宝库，应当努力发掘，加以提高。"青蒿素正是从这一宝库中发掘出来的。通过抗疟药青蒿素的研究经历，深感中西医药各有所长，二者有机结合，优势互补，当具有更大的开发潜力和良好的发展前景。中医药从神农尝百草开始，在几千年的发展中积累了大量临床经验，对于自然资源的药用价值已经有所整理归纳。通过继承发扬，发掘提高，一定会有所发现，有所创新，从而造福人类。

导学讨论：

1. 习主席曾讲到"中医药学是中国古代科学的瑰宝，也是打开中华文明宝库的钥匙。"

试分析其包含的道理与意义。

2.屠呦呦曾讲到"中国医药学是一个伟大的宝库，应当努力发掘，加以提高。"试分析其包含的道理与意义。

情景解析

重难点分析

学习重点　1.掌握"四大经典"著作基本情况。

　　　　　2.熟悉中医药起源、形成、发展历史脉络，
　　　　　　各阶段代表作。

学习难点　1.《黄帝内经》阐述的中医药基本理论。

　　　　　2."金元四大家"学派特点。

◇◇◇ 岐黄要义 ◇◇◇

中医药文化是数千年来中华民族生活方式与核心价值的体现，历史沉淀极其深厚，充分汲取了我国汉族、藏族、苗族、蒙古族等各民族医药的精髓，反映了中华民族对生命健康和疾病的认识，是世界上应用最广、内涵最丰富、理论体系最系统的传统医药学。中医药的形成与发展有着几千年的历史，为中华民族的繁衍生息做出重要贡献，作为炎黄子孙的我们应该细细研读、继承和发扬光大中医药文化。

单元一　中医药学发展概述

中医药学是经过数千年发展而形成的一门具有独特理论体系和丰富临床经验的传统医学，是中国人民长期同疾病作斗争的经验结果。在现代科学技术迅速发展的今天，中医药学仍以其独特的理论体系和临床疗效，表现出旺盛的生命力。中医药学理论体系，是包括理、法、方、药在内的一个整体，是关于中医药学的基本概念、基本原理和基本方法的科学知识体系。它是以整体观念为主导思想，以阴阳、五行学说为哲学基础和思维方法，以脏腑、经络及气血津液为基础，以辨证论治为诊治特点的医学理论体系。

一、中医药学的起源

中医药学起源于人类原始社会时期维持生存和生产劳动中的医疗实践。自原始社会，人类从误食一些有毒的植物中掌握了一些植物的形态和性能，初步形成了植物有毒、无毒的概念，渐渐积累了某种植物对特定疾病治疗作用的经验；民间流传的"药食同源"的说法，就是指药物的发现与寻找食物有关。随着狩猎、渔业的发展，原始人逐步了解到某些动物的脂肪、血液、内脏、骨骼、甲壳等的食用价值和治疗作用。人们通过长期的观察及对自身疾病的体会，发现某些植物的叶、茎对伤口的特殊治疗作用，积累了药物外敷的经验；在用手抚

摸、压迫受伤部位时，或用一些尖硬物体刺激身体的某些疼痛部位，起到了减轻疼痛的作用，在用冷或热的物体对身体局部进行刺激，减轻了某些疾病的症状，在此基础上，经过总结产生了外治、针灸法。中医药学有了最初的萌芽，并在长期同疾病作斗争中逐步形成了中医药学。

二、中医药学的确立

中医药学理论体系形成于战国至两汉时期。《黄帝内经》《难经》《伤寒杂病论》《神农本草经》等医学经典著作的出现，标志着中医药学理论体系的初步形成。

中国最早的成熟文字体系殷墟甲骨文中已有疾病的记载。周代开始有了医学最早的分科，将医学分为食医、疾医、疡医和兽医。长沙马王堆汉墓出土的战国时期著作《五十二病方》，记载了103个病名，涉及内、外、妇、儿、五官等科。

《黄帝内经》的问世，是先秦至西汉医学发展的必然结果，成为中医药学发展的基础和理论源泉。此书包括《素问》和《灵枢》两部分，共18卷，162篇。以当时先进的哲学思想为指导，对秦汉以前的医疗成就和治疗经验进行了总结，论述了中医学最基本的阴阳五行学说和藏象、经络理论，对人体组织结构、生理病理，以及疾病的诊断、治疗、预防、养生等问题做了全面的阐述，为后世中医临床学的发展奠定了理论基础。

《难经》是继《黄帝内经》之后的又一部医学经典著作，为秦越人所著。"难"是质难之意。该书共设八十一个疑难问题。它一方面继承和发扬了《黄帝内经》在脏腑、经络、疾病、针灸等方面的精髓，另一方面在理论上又有所突破，尤其对脉学有精辟的论述，提出的命门、三焦、诊脉"独取寸口"等新的观点，促进了中医药学的发展。

《伤寒杂病论》是东汉末年张仲景所著，后世将该书分为《伤寒论》和《金匮要略》两部分。该书提出了"观其脉证，知犯何逆，随证治之"的辨证论治原则，全书以六经辨伤寒，以脏腑辨杂病，确定了辨证论治是临床诊治疾病的基本原则，使中医药学的基础理论与临床实践紧密结合起来。该书概括了临床各科的常用方剂，其中《伤寒论》载方113首，《金匮要略》载方262首，被誉为"方书之祖"，为临床医学的发展奠定了坚实的基础。

《神农本草经》是我国现存最早的药物学专著，成书于东汉末期，相传为神农氏所著。全书共收载药物365种，其中植物药252种，动物药67种，矿物药46种，系统地总结了汉以前的药学成就，书中提出中药最早的分类法，即根据药物的养生、治病、有无毒性等特点，将药物分为上、中、下三品：上品药无毒，主益气。中品药或有毒或无毒，主治病、补虚。下品药有毒，主除病邪、破积聚。并提出了中药的性味理论，即寒、热、温、凉四气和辛、甘、酸、苦、咸五味。书中所载黄连治痢、常山截疟、麻黄平喘等，都是世界药学史上记载最早的临床有效药方。该书对后世的药物学发展产生了重要的影响。

学中做： 标志着中医药学基本理论体系形成的四大经典著作是（　　）。
A.《黄帝内经》　B.《本草纲目》　C.《难经》　D.《神农本草经》　E.《伤寒杂病论》

三、中医药学的发展

继中医药学理论体系初步形成之后，随着时代的不断进步，中医药学理论不断丰富，也进一步成熟和发展。

（一）晋、隋、唐时期

西晋王叔和的《脉经》，是我国第一部脉学专著。该书集汉以前脉学之大成，详述了24种脉象的形态和它们所反映的病变，规定了寸、关、尺三部和各脏腑的关系，对脉学的形成发展有极大的推动作用。皇甫谧的《针灸甲乙经》是我国第一部针灸学专著，此书为后世针灸学的发展奠定了基础。

隋代巢元方等编撰的《诸病源候论》，是我国第一部病因病机证候学专书，全书共列疾病证候1739条，书中包括内科、外科、妇科、儿科、眼科等多科疾病，内容丰富。

唐政府于公元659年颁行了由苏敬等人主持编撰的《新修本草》（又名《唐本草》），这是我国古代由政府颁行的第一部药典，也是世界上最早的国家药典。该书共54卷，包括本草、药图、图经三部分，载药850种。唐代医家孙思邈集毕生之精力，著成《备急千金要方》《千金翼方》等，被后人称为"药王"。《备急千金要方》分为30卷，合方论5300首；《千金翼方》亦30卷，载方2571首。两书对临床各科、针灸、食疗、预防、养生等均有论述。

（二）宋、金、元时期

宋代陈无择的《三因极一病证方论》，提出了著名的三因学说，标志着中医病因学日臻成熟。钱乙的《小儿药证直诀》，系统论述了小儿的生理病理特点，提出了以五脏为纲的儿科辨证方法。

北宋设立了国家药局，1076年，在京城汴梁（今河南开封）开设了由国家经营的熟药所，其后又发展为修合药所（后改名为"医药和剂局"），为我国最早的官营制药厂。该厂的成药处方经校正后分类编辑，刊行天下，名《太平惠民和剂局方》。此书载方788首，许多疗效显著的良方至今仍在应用，被誉为我国历史上第一部由政府编纂的成药药典。

金元时期，中医学出现了许多各具特色的医学流派。其中具有代表性的四大家为：刘完素代表的"寒凉派"，倡导"火热论"，认为"六气皆从火化""五志过极皆能生火"，治疗擅用寒凉药，强调降火；张子和代表的"攻下派"，倡导"攻邪论"，认为疾病皆由邪气侵犯所致，"邪去则正安"，治疗注重祛邪，故主张"汗、吐、下法"；李东垣代表的"补土派"，倡导"脾胃论"，认为"内伤脾胃，百病由生"，治疗重视补益脾胃；朱丹溪代表的"滋阴派"，倡导"相火论"，认为人体相火易妄动耗伤阴液而致病，基本病理变化为"阳常有余，阴常不足"，所以治疗主张补养阴液以平相火。金元四大学派，各有创见，各自从不同的角度丰富了中医学内容。

（三）明、清时期

明代伟大的医药学家李时珍编写的《本草纲目》，是中国药学史上的一座里程碑。该书收载药物1892种，载方11096首，将药物进行了科学分类。它全面总结了中国十六世纪以前本草学的成就，在植物、动物、矿物等许多方面均作出了重要贡献。李时珍被后世誉为"药圣"，是世界公认的伟大科学家。

清代叶天士创立了"卫气营血辨证"，在总结前人学术成就及临床实践的基础上，吴鞠通进一步总结并发展了温病学说，著《温病条辨》，并创立了三焦辨证。薛生白和王孟英对温病学也作出了贡献，分别著《湿热条辨》和《温热经纬》，与叶天士、吴鞠通被后世誉为"温病学四大家"。清代医家王清任著《医林改错》，根据其独特的尸体解剖和临床经验，修正了古代医书在人体解剖方面的一些错误，强调了解剖知识对医生的重要性，并发展了瘀血致病理论与治疗方法。

总之，中医药学是中华民族灿烂文化的重要组成部分，是我国各族人民长期同疾病做斗争的实践经验总结，几千年来为中华民族的繁荣昌盛作出了卓越的贡献。

🔑 **学中思：**中医四大经典著作和四大名人张仲景、孙思邈、李时珍、叶天士的主要贡献是什么？

单元二　中医学的医学观

一、中医对人体的认识

中医通常把人的身体分为上、中、下三个区域，分别称之为上焦、中焦、下焦。膈以上的部位为上焦；膈以下脐以上的部位为中焦；脐以下的部位为下焦。五脏六腑是人的重要器官，分布在上焦、中焦和下焦。五脏是心、肺、脾、肝、肾；六腑是胆、胃、小肠、大肠、膀胱、三焦。脏腑之外，构成人体的还有五官（目、舌、口、鼻、耳）、五体（皮、肉、筋、脉、骨）等。各脏腑之间、脏腑与五官五体之间通过经络相连。经络是人体内无形的通道，它像网络一样纵横交错，遍布全身，把五脏六腑、形体官窍等人体各个部分连成一个有机的整体。在经络中运行着气、血和津液，起着营养人体、维持生命活动的作用。

气血津液是脏腑正常生理活动的产物，受脏腑支配，同时它们又是人体生命活动的物质基础，一旦气血津液发生病变，它不仅会影响脏腑的功能，亦会影响人体的生命活动。反之，脏腑发生病变，必然也会影响气血津液的变化。

中医认为一切疾病的根本都与五脏有关，五脏只有保证人体气血津液充足和正常运行这两个必备条件，所有功能才能正常进行。所以，中医就是通过调理五脏的气、血、津、液，使人体上下里外全身沟通，最后达到治疗各种疾病的目的。

二、中医对疾病的认识

中医把疾病分为"外感""内伤"两大类，实质上，这与人体致病的外因和内因理念是一致的。外感病的病因主要是"六淫"（风、寒、暑、湿、燥、火），可称外因；内伤病的病因主要是内生五邪（内风、内燥、内湿、内寒、内火）、"七情"、劳逸、饮食等，可称内因。

中医把一切病因统称为"病邪"或"邪气"，简称为"邪"。把人体防御、抵抗疾病和康复的能力称为"正气"，简称"正"。一切疾病都是邪正斗争的过程。如果人的抗病能力强，病邪就不容易侵犯人体。而当正气不足时，或邪气太盛，超过正气的抵抗能力时，邪气就会侵犯人体，产生疾病。治疗疾病就是要扶助正气，祛除邪气，简称"扶正祛邪"。当邪气侵犯人体时导致某些脏腑气血津液数量减少，出现生理功能严重减退，叫做"虚证"；若邪气导致气血津液运行障碍，出现局部气血津液停滞症状，叫做"实证"。人体的每一脏腑都会有虚证和实证。虚证又分气虚、血虚和津液不足等类型；实证又分气滞、血瘀和津液停滞（水肿、痰饮）等类型，且急性病多为实证，慢性病多为虚证，五脏六腑各有虚证、实证。

三、中医诊治

中医治病的过程一般分为四诊→辨证→立法→用药四个步骤。四诊指的是"望、闻、问、切"四种诊断方法。四诊是了解病情的最好途径。四诊通过"望"（眼看）、"闻"（鼻嗅、耳听）、"问"（询问）、"切"（触按脉搏等）以达到初步诊断疾病的目的；辨证的"证"是指"证候"，是疾病发展过程中某一阶段的病理概括。根据辨证结果确立相应的治疗方法，就是"论治"。

单元三　中医学的基本特点

中医学与西方医学相比，有许多独特之处。目前，中医界公认的中医学基本特点有两个，即整体观念和辨证论治。

扫一扫

数字资源0-1
中医基本特点视频

一、整体观念

整体观念是我国古代哲学的基本观点，它把宇宙看成是一个统一的整体，宇宙中的一切事物都在运动中相互联系、相互作用，每一事物发生的变化都与其他事物密切相关。中医发源于古代，很自然地用这种观念来看待医学问题。中医学的整体观念主要体现在以下三方面。

（一）人是一个有机的整体

中医认为人体是一个有机的整体。人体是由若干脏腑、组织、器官所组成的，每部分均有不同结构和功能，但彼此不是孤立的，而是相互为用、相互制约的。它们结构上相互联系，生理上相互协作，病理上相互影响。

从结构上看，人体以五脏为中心，配合六腑，通过经络系统联结作用，把形体官窍、四肢百骸等全身组织器官有机联系起来，构成一个以五脏为中心的表里相联、上下沟通、协调共济、井然有序的统一整体。

从生理上，脏腑、组织器官虽然有着各自不同的生理功能，但这些生理功能都是整体功能活动的组成部分，正是由于各脏腑器官发挥着各自的功能活动，才有了人体正常的生理活动；病理上，脏腑病变可以通过经络反映于体表，体表有病也可通过经络影响脏腑，脏腑之间的病变也可以通过经络相互传变。

（二）人与自然界是一个整体

中医认为人是整个物质世界的一部分，人类生活于自然界，必须不断地进行调节以适应自然环境的各种变化。同时，自然界的变化又可直接或间接地影响人体，机体则相应地产生生理性反应。若自然界的变化过于剧烈，超越人体所能适应的范围，便会产生病理变化。

中医认为，自然界的各种事物"天、地、人"都存在于一个大环境中，遵循着共同的自然规律。人也是自然界事物之一，与天地万物密切接触，息息相通。自然界的各种变化如季节、昼夜、气候、地理环境、动植物活动等，都会影响人的生理和心理。人应该了解各种事物的关系及运动规律，按自然规律调养身心，才能在自然界里健康生存，这就叫"天人相应"和"三合一体"。如果人违背自然规律，或自然界变化超过人的适应能力，出现天人不相应的情形，人就会发生疾病。

（三）人与社会环境是一个整体

中医认为人与社会环境密切相关。人生活于社会，是社会的组成部分，人能够影响社会，而社会的变化对人也会产生影响。如与家人、同事、朋友关系融洽则有利于身心健康；

相反，若与他人矛盾重重，则容易产生抑郁症、精神分裂等心理、精神方面的疾病。又如现代社会竞争激烈，伴随而来的就业、升迁、贫富、人际关系等问题无时无刻不在困扰着人们，给人们带来更多的精神压力，如不能正确面对和处理，则会影响健康，导致疾病的发生。这就需要人们加强意志锻炼和精神修养，善于适应各种社会环境。

二、辨证论治

辨证论治是中医诊断和治疗疾病的基本原则，也是中医药学的基本特点之一。

（一）辨证论治的概念

辨证，是将望、闻、问、切四诊所收集的资料、症状和体征，通过分析、综合、辨清疾病的原因、性质、部位以及邪正之间的关系，最终概括、判断为某种性质的证。论治，是根据辨证的结果，确立相应的治疗原则和方法。辨证和论治，是诊治疾病过程中不可分割的两个部分，是理论和实践相结合的体现。辨证是确定治疗的前提和依据，论治是辨证的目的。

（二）症、证、病的概念及其关系

症、证、病，三者都表示人体的病理状态，但具体含义有所不同。

症，即症状和体征的总称。症状是患者主观感觉到的不适或病态改变，如感冒时患者感到头痛、咳嗽、发热、呕吐等。体征是患者的客观表现，是医生在检查患者时得出的异常征象，如舌苔黄腻、脉象弦数等。症状和体征是疾病过程中个别表面现象，不能反映疾病的本质。

证，即证候，是机体在疾病过程中某一阶段的病理概括，包括病变的原因（如风寒、风热等）、部位（如某脏、某腑）、性质（如寒、热）、邪正关系（如虚、实）等，反映了疾病发展过程中某一阶段病理变化的本质。

"证"与"症"的区别主要有：第一，广度不同："症"只包含症状和体征；"证"既包括症状体征，也包括病因、病位、病性与邪正之间的关系，反映的是疾病某一阶段病理变化的全面情况。第二，深度不同："症"只表示疾病的现象，而"证"揭示的是疾病的本质。

病，即疾病，人体从生理（或心理）出现异常到恢复正常（或死亡）的全过程。具体表现由若干证候所组成，不同病理阶段的证候都有不同的症状和体征。

症、证、病三者既有联系，又有区别。症是疾病过程中个别的、孤立的现象，证所揭示的是疾病某一阶段的病理状态，病所反映的是疾病的病理全过程。症状和体征是疾病和证候的基本要素。有内在联系的症状和体征组合在一起即构成证候，反映疾病某一阶段的病理本质，而各阶段的证候叠加起来，便是疾病病理的全过程。

辨证论治作为中医临床诊治疾病的基本特点，能辨证地看待病和证的关系。既注意到一种病在不同阶段可以出现不同的证候，又注意到不同的病在发展过程中可以出现相同的证候，因此在临床论治时，要注意抓住疾病的本质，可采取"同病异治"或"异病同治"的方法。

同病异治是指同一种疾病，由于发病的时间、地区以及患者的机体反应不同，表现出来的证不同，则治疗方法亦不同。例如便秘有虚实寒热的不同，对虚证便秘以补为主，对实证便秘以泻为主等。

异病同治指的是不同的疾病，在其发展过程中，如果出现了相同的证，可采用相同的治法。例如久痢脱肛、肾下垂、子宫下垂，虽是不同的疾病，但都为中气下陷证，均可采用升提中气的方法来治疗。

　　由此可见，中医治病侧重点不在于病的异同，而在于证的区别。证同治亦同，相同的证反映着相同性质的矛盾，可用相同的方法治疗；证异治亦异，不同的证反映着不同性质的矛盾，可用不同的方法治疗。所以"同病异治"与"异病同治"，实质是辨证论治的具体体现。

学习总结

知识点导图

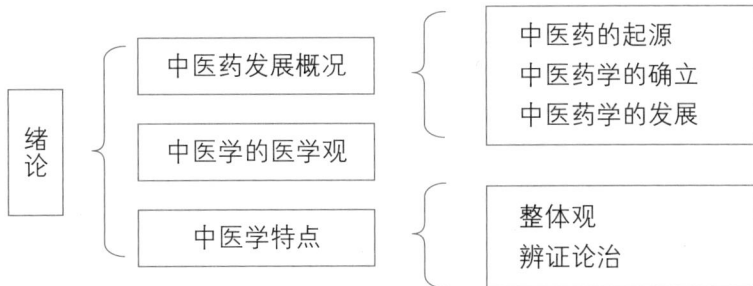

目标检测

一、选择题

（一）A 题型（最佳选择题）

1. 被誉为"方书之祖"的著作是（　　）
　　A.《黄帝内经》　　　　　　　　B.《难经》
　　C.《伤寒杂病论》　　　　　　　D.《神农本草经》

2. 被后世医家誉为"药圣"的是（　　）
　　A. 孙思邈　　　B. 张仲景　　　C. 华佗　　　D. 李时珍

3. 我国第一部由政府编撰的成药药典是（　　）
　　A.《太平惠民和剂局方》　　　　B.《神农本草经》
　　C.《备急千金要方》　　　　　　D.《黄帝内经》

（二）X 题型（多项选择题）

1. 中医药学的基本特点包括（　　）
　　A. 整体观念　　　B. 辨证论治　　　C. 问病求因　　　D. 三因制宜　　　E. 异病同治

2. "金元四大家"是（　　）
　　A. 张从正　　　B. 刘完素　　　C. 朱丹溪　　　D. 李东垣　　　E. 华佗

二、综合问答题

1. 简述中医药学的起源、形成与发展？
2. 简述中医药学的基本特点。
3. 简述辨证论治的概念。

模块一
阴阳五行学说

学习目标

知识目标

1. 掌握阴阳的基本概念和阴阳学说的基本内容。
2. 掌握五行的基本概念和五行学说的基本内容。

技能目标

1. 掌握阴阳学说在中医学中的应用。
2. 掌握五行学说在中医学中的应用。

素质目标

1. 了解中医学思维方法的主要特点。
2. 增强学生对传统文化的自信心。

情景导入

阴阳五行学说在古建筑群落中的运用

中国古代建筑留存至今的不在少数，我们可以从这些古建筑身上研究阴阳五行的体现之处。

以北京故宫为例，故宫前有金水河，"前有污池谓之朱雀"；后有万岁山，"后有丘陵谓之玄武"；负阴抱阳，冲气为和。万岁山是人工山，金水河也是人工河，足以见得故宫从最初建筑之时所考虑的阴阳五行概念的实现。

故宫的宫殿还遵循了"明堂路寝"的古制。外朝部分即是明堂，内廷部分则为路寝。外朝明堂为阳，内廷路寝为阴。太和殿、中和殿和保和殿外朝三大殿，建筑气势雄伟，蕴含阳刚气魄。前三殿为奇数，属阳，太和殿则是阳中之阳，保和殿则是阳中之阴。乾清宫、坤宁宫与东西六宫建筑严谨纤巧，体现阴柔之美。乾清宫与坤宁宫两宫偶数，东西六宫也是偶数，乾清宫是阴中之阳，坤宁宫则是阴中之阴。

导学讨论：

1. 中国古代建筑为什么要遵循阴阳五行学说来建造？
2. 你还知道哪些事物或现象体现了阴阳五行学说的应用？

📝 情景解析

- -

- -

💡 重难点分析

学习重点　1. 阴阳学说的概念、基本内容和事物阴阳属性的划分。
　　　　　2. 五行学说的概念、特性和基本内容。
学习难点　1. 事物阴阳属性的绝对性和相对性。
　　　　　2. 阴阳学说基本内容之间的关系。
　　　　　3. 五行的制化与胜复。

◇◇◇◇ 岐黄要义 ◇◇◇◇

　　大家在本模块中将共同认识阴阳、五行学说的基本概念、特征，共同学习阴阳、五行学说在中医学中的运用，本着对中华文化的高度自信来学习和应用阴阳五行学说，熟悉阴阳、五行学说在生活中各个场景的应用，增强文化自信。阴阳五行学说是中国古代传统哲学思想的结晶，它不但没随岁月的流逝和科学的突飞猛进淡出人们的视线，相反它不曾被人们完全理解的深奥哲理，随着认知的升华越来越彰显在我们面前，让我们意识到，它不但不是迷信说，而是现代思维哲学的大成。

单元一　阴阳学说

　　阴阳学说属于中国古代唯物论和辩证法范畴，体现出中华民族辩证思维的特殊精神。阴阳学说认为世界是物质性的整体，宇宙间一切事物不仅其内部存在着阴阳的对立统一，而且其发生、发展和变化都是阴阳二气对立统一的结果。

　　阴阳的对立统一是宇宙的总规律，阴阳不仅贯穿于中国古代哲学，而且与天文、历算、医学、农学等具体学科相结合，一并成为各门具体学科的理论基础，促进了各门具体学科的发展。阴阳的对立、互根、消长和转化构成了阴阳的矛盾运动，成为阴阳学说的基本内容。

扫一扫

数字资源1-1
阴阳五行视频

　　总之，事物和现象相互对立方面的阴阳属性，是相比较而言的，是由其性质、位置、趋势等方面所决定的。阴阳是抽象的属性概念而不是具体事物的实体概念，也是一对关系范畴，它表示各种物质特性之间的对立统一关系。所以说："阴阳者，有名而无形"（《灵枢·阴阳系日月》）。

📍 学中思：阴阳与矛盾的区别?

一、阴阳的概念与归类

（一）阴阳的基本概念

阴阳的概念，属于中国古代哲学范畴，是对相关事物或一事物本身存在的对立双方属性

的概括，既可表示相关联又相对应的两种事物或现象的属性划分及运动变化，又可表示同一事物内部相互对应着的两个方面的属性趋向及运动规律。

（二）阴阳概念的形成

阴阳的概念起源于远古时期。人类对自身及自然现象的观察，特别是对人类生活、生产影响最大的太阳出没、月亮变化等明暗交替的天象观察，由此形成阴阳最初含义，即向日为阳，背日为阴。阴阳最早的文字记载见于殷商时期的甲骨文，有"阳日""晦月"等字样。在甲骨文中，阴阳所指为日、月。

春秋战国时期，阴阳学说作为哲学思想逐渐形成。古代哲学家用具有对立统一、辩证思维的阴阳学说解释自然现象、社会政治及伦理道德等。如《国语·周语》记载周幽王二年（公元前 780 年）伯阳父以"阳伏而不能出，阴迫而不能蒸"，解释陕西发生的大地震。《道德经·第四十二章》说："万物负阴而抱阳，冲气以为和。"认为阴阳相互作用所产生的冲和之气是推动事物发生发展变化的根源。

《周易》分别用符号"--""一"来表示阴阳，提出"一阴一阳之谓道"的命题，把阴阳学说提升到哲学高度进行概括，将阴阳的对立属性及其运动变化视为宇宙万物的本性及变化的基本规律。《周易》把自然、社会中诸如天地、日月、寒暑、动静、刚柔、进退、水火、男女等具有对立关系的事物或现象，都赋予阴阳的属性，使阴阳成为对立统一的哲学范畴。

春秋战国时期，阴阳范畴引入医学领域，成为中医学理论体系的基石，成为基本的医学概念。成书于战国至秦汉之际的《黄帝内经》，阴阳学说贯穿其理论始终。如"自古通天者，生之本，本于阴阳"，说明人与自然界的关系。"阴平阳秘，精神乃治；阴阳离决，精气乃绝"，解释人体的生理和病变。"谨察阴阳所在而调之，以平为期"，用以指导诊断和治疗。至此，哲学上的阴阳学说融入到了中医学中，成为中医学必不可少的一部分。

（三）阴阳的特性与归类

1. 阴阳的特性

（1）阴阳的普遍性：阴阳的对立统一是天地万物运动变化的总规律，"阴阳者，天地之道也，万物之纲纪，变化之父母，生杀之本始"（《素问·阴阳应象大论》）。不论是空间还是时间，从宇宙间天地的回旋到万物的产生和消失，都是阴阳作用的结果。凡属相互关联的事物或现象，或同一事物的内部，都可以用阴阳来概括，分析其各自的属性，如天与地、动与静、水与火、出与入等。

（2）阴阳的相对性：具体事物的阴阳属性，并不是绝对的，而是相对的。也就是说，随着时间的推移或所运用范围的不同，事物的性质或对立面改变了，则其阴阳属性也就要随之而改变。所以说"阴阳二字，固以对待而言，所指无定在"（《局方发挥》）。

阴阳这种相对性表现为：

（1）相互转化性：在一定条件下，阴和阳之间可以发生相互转化，阴可以转化为阳，阳也可以转化为阴。如寒证和热证的转化，病变的寒热性质变了，其阴阳属性也随之改变。在人体气化运动过程中，生命物质和生理功能之间，物质属阴，功能属阳。二者在生理条件下，是可以互相转化的，物质可以转化为功能，功能也可以转化为物质。如果没有这种物质和功能之间的相互转化，生命活动就不能正常进行。

（2）无限可分性：阴阳的无限可分性即阴中有阳，阳中有阴，阴阳之中复有阴阳，不断地一分为二，以至无穷。如，昼为阳，夜为阴。而上午为阳中之阳，下午则为阳中之阴；前半夜为阴中之阴，后半夜则为阴中之阳。随着对立面的改变，阴阳之中又可以再分阴阳。

（3）阴阳的关联性：阴阳的关联性指阴阳所分析的事物或现象，应是在同一范畴，同一层次，即相关的基础之上的。只有相互关联的一对事物或一个事物的两个方面，才能构成一对矛盾，才能用阴阳来说明，如天与地、昼与夜、寒与热等。如果不具有这种相互关联性的事物，并不是统一体的对立双方，不能构成一对矛盾，就不能用阴阳来说明。

🔄 **知识拓展**

《周易》中的阴阳思想

《周易》中的阴阳思想首先出现在它一开篇的乾、坤二卦。自古以来人民普遍认为乾为天，是阳，是刚；坤为地，是阴，是柔。这一开山之作就为《周易》奠定了阴阳思想的基调。

《周易》把天文（日月风雷云雨）、地文（山川草木虫鱼鸟兽）、人文分为阴阳两类，认为阳物的属性是刚，阴物的属性是柔。于是，八卦也就被划分为阴阳两类，乾震坎艮为阳卦，坤离巽兑为阴卦。"昔者圣人之作《易》也，将以顺性命之理。是以立天之道，曰阴与阳；立地之道，曰柔与刚；立人之道，曰仁与义。兼三才而两之，故《易》六画而成卦。分阴分阳，迭用柔刚，故《易》六位而成章。"（《易经·说卦传》）阴阳交错而成八卦，八卦相推而成六十四卦。但无论如何变化，都是阴阳的交互运动，呈现为阳刚与阴柔的属性。

2. 事物阴阳属性的归类

"水火者，阴阳之征兆也"（《素问·阴阳应象大论》）。中医学以水火作为阴阳的征象，水为阴，火为阳，反映了阴阳的基本特性。如水性寒而就下，火性热而炎上。其运动状态，水比火相对的静，火较水相对的动，寒热、上下、动静，如此推演下去，即可以用来说明事物的阴阳属性（表 1-1）。

表 1-1　事物阴阳属性归类表

属性	空间方位					时间	季节	温度	湿度	重量	性状	亮度	事物运动状态				
阳	上	外	左	南	天	昼	春夏	温热	干燥	轻	清	明亮	弥散	上升	动	兴奋	亢进
阴	下	内	右	北	地	夜	秋冬	寒凉	湿润	重	浊	晦暗	凝聚	下降	静	抑制	衰退

二、阴阳学说的基本内容

阴阳学说的基本内容，可以从阴阳对立制约、阴阳互根互用、阴阳交感互藏、阴阳消长平衡、阴阳相互转化等几个方面加以说明。

（一）阴阳对立制约

阴阳的对立制约，是指属性相反、相互对立的阴阳双方在一个统一体中的相互对抗、相互排斥、相互制约的关系。

阴阳双方的相互对立，直接导致了它们之间的相互制约、相互抗争。如《管子·心术上》

所说："阴则能制阳矣，静则能制动矣。"表明相互对立的阴阳双方，其中任何一方对另一方都可以起到制约作用。如水可以灭火，火也可以使水蒸发消散；温热可以驱散冰冷，冰冷也可以减灭高温。阴阳之间相互的对立制约，维持了事物的动态平衡。

　　阴阳的相互制约、相互抗争，不仅推动着一切事物的发生、发展、变化，也贯穿于人体生命过程的始终。如《素问·生气通天论》说："阴平阳秘，精神乃治。"表明如果阴阳双方中的一方过于亢盛或不足，就会导致对另一方的制约"太过"或"不及"，使两者之间的平衡遭到破坏，从而导致疾病的发生。所以《素问·阴阳应象大论》载："阴胜则阳病，阳胜则阴病。"

⚲ 学中做： 下列没有体现阴阳对立关系的是（　　　）

A. 上下　　B. 明暗　　C. 春夏　　D. 动静　　E. 寒热

（二）阴阳互根互用

　　阴阳互根，是指一切事物或现象中相互对立着的阴阳两个方面，具有相互依存，互为根本的关系。即阴和阳任何一方都不能脱离另一方而单独存在，每一方都以相对的另一方的存在作为自己存在的前提和条件。如上为阳，下为阴，没有上也就无所谓下，没有下也就无所谓上。热为阳，寒为阴，没有热也就无所谓寒，没有寒也就无所谓热等。所以说阳依存于阴，阴依存于阳。中医学把阴阳的这种相互依存关系，称之为"互根"。

　　阴阳互用，是指阴阳双方具有相互资生、促进和助长的关系。如《素问·阴阳应象大论》说："阴在内，阳之守也；阳在外，阴之使也。"指出阳以阴为基，阴以阳为偶；阴为阳守持手内，阳为阴役使于外，阴阳相互为用，不可分离。如王冰注《素问·生气通天论》说："阳气根于阴，阴气根于阳，无阴则阳无以生，无阳则阴无以化。"

　　阳依赖于阴而存在，阴也依赖于阳而存在。如果由于某些原因，阴和阳之间的互根关系遭到破坏，就会导致"独阴不生，独阳不生"（《春秋繁露·顺命》），甚则"阴阳离决，精气乃绝"（《素问·生气通天论》）而死亡。如果人体阴阳之间的互资互用关系失常，就会出现"阳损及阴"或"阴损及阳"的病理变化。

（三）阴阳交感互藏

　　阴阳交感，是指阴阳二气在运动中相互感应而交合，亦即相互发生作用。阴阳交感是宇宙万物赖以生成和变化的根源。在自然界，天之阳气下降，地之阴气上升，阴阳二气交感，形成云、雾、雷电、雨露，生命得以诞生，从而化生出万物。在阳光雨露的沐浴滋润下，万物才得以成长。在人类，男女构精，新的生命个体诞生，人类得以繁衍。如果没有阴阳二气的交感运动，就没有生命，也就没有自然界。可见，阴阳交感是生命产生的基本条件。

　　阴阳交感的理论告诉我们，阴阳二气是永恒运动的，当他们在运动过程中相遇而处于和谐状态时，就会发生交感作用。阴阳的相互交感，使对立着的两种事物或力量统一于一体，于是产生了自然界，产生了万物，产生了人类，并使自然界时时处于运动变化之中。

　　阴阳互藏，是指相互对立的阴阳双方中的任何一方都包含着另一方，即阴中有阳，阳中有阴。宇宙中的任何事物都含有阴与阳两种属性不同的成分，属阳的事物含有阴性成分，属阴的事物也寓有属阳的成分。如明·张介宾《类经·运气类》说："天本阳也，然阳中有阴；地本阴也，然阴中有阳，此阴阳互藏之道。"

　　阴阳互藏之道源于古人对自然现象的观察与体悟。如以上下而言，上为阳，下为阴，但上中有下，下中寓上，即阳中有阴，阴中有阳。再以水火言，水暗为阴，火明为阳，但水中内明，火中内暗，即阴中有阳，阳中有阴。

阴阳互藏还是阴阳消长与转化的内在根据。阴中寓阳，阴才有向阳转化的可能性；阳中藏阴，阳才有向阴转化的可能性。阴中寓阳，其阴性成分才能逐渐（或突然）转化为阳性成分而表现为阴消阳长。因此阴阳的互藏互寓是事物或现象阴阳属性转化的内在根据，而阴阳的消长运动及与此相伴的阴阳转化，是促使事物或现象总体阴阳属性转化的必要条件。

（四）阴阳消长平衡

阴阳消长，指阴阳双方不是静止不变的，而是处于不断的消减和增加的运动变化之中。古代哲学家认为，阴阳双方始终处于运动变化中，阴长阳消，阳长阴消。阴阳双方彼此的消减与增加的变化在一定的范围、限度、时空之内，保持着动态平衡。正是由于阴阳的消长变化，自然万物才能够维持相对动态的平衡。

阴阳消长的形式，属于量变过程中进退、增减、盛衰的运动变化，包括此长彼消、此消彼长的阴阳互为消长与此长彼长、此消彼消的阴阳同消同长。

（五）阴阳相互转化

转化即转换、变化，指矛盾的双方经过斗争，在一定条件下走向自己的反面。阴阳转化，是指阴阳对立的双方，在一定条件下可以相互转化，阴可以转化为阳，阳可以转化为阴。阴阳的对立统一包含着量变和质变。事物的发展变化，表现为由量变到质变，又由质变到量变的互变过程。如果说"阴阳消长"是一个量变过程，那么"阴阳转化"便是一个质变过程。

以季节气候变化为例，一年四季，春至冬去，夏往秋来。春夏属阳，秋冬属阴，春夏秋冬四季运转不已，就具体体现了阴阳的互相转化。当寒冷的冬季结束转而进入温暖的春季，便是阴转化为阳；当炎热的夏季结束转而进入凉爽的秋季，则是由阳转化为阴。

学中做： 下列属于阳热证的是（　　　）
A.高热　　B.四肢厥冷　　C.面色苍白　　D.脉微欲绝　　E.精神萎靡

阴阳对立制约、阴阳互根互用、阴阳交感互藏、阴阳消长平衡、阴阳相互转化是阴阳学说的基本内容。这些内容不是孤立的，而是互相联系、互相影响、互为因果的。了解了这些内容，进而理解中医学对阴阳学说的运用，就比较容易了。

三、阴阳学说在中医学中的应用

阴阳学说贯穿于中医理论体系的各个方面，用来说明人体的组织结构、生理功能、病理变化，并指导临床诊断和治疗。

（一）说明人体的组织结构

阴阳学说在阐释人体的组织结构时，认为人体是一个有机的整体，是一个极为复杂的阴阳对立统一体，人体内部充满着阴阳对立统一现象。人的一切组织结构，既是有机联系的，又可以划分为相互对立的阴、阳两部分。所以说："人生有形，不离阴阳"（《素问·宝命全形论》）。

扫一扫

数字资源1-2
阴阳学说及在中医学的应用视频

阴阳学说对人体的部位、脏腑、经络、形气等的阴阳属性，都作了具体划分。如：就人体部位来说，人体的上半身为阳，下半身属阴；体表属阳，体内属阴；体表的背部属阳，腹部属阴；四肢外侧为阳，内侧为阴。

按脏腑功能特点分，心、肺、脾、肝、肾五脏为阴，胆、胃、大肠、小肠、膀胱、三焦六腑为阳。五脏之中，心、肺为阳，肝、脾、肾为阴；心肺之中，心为阳，肺为阴；肝、脾、肾之间，肝为阳，脾、肾为阴。而且每一脏之中又有阴阳之分，如心有心阴、心阳，肾有肾阴、肾阳，胃有胃阴、胃阳等。

在经络之中，也分为阴阳。经属阴，络属阳，而经之中有阴经与阳经，络之中又有阴络与阳络。就十二经脉而言，就有手三阳经与手三阴经之分、足三阳经与足三阴经之别。在血与气之间，血为阴，气为阳。在气之中，营气在内为阴，卫气在外为阳等等。

总之，人体上下、内外、表里、前后各组织结构之间，以及每一组织结构自身各部分之间的复杂关系，无不包含着阴阳的对立统一。

（二）说明人体的生理功能

中医学应用阴阳学说分析人体健康和疾病的矛盾，提出了维持人体阴阳平衡的理论。阴阳匀平谓之平人。机体阴阳平衡标志着健康。健康包括机体内部以及机体与环境之间的阴阳平衡。人体的正常生命活动，是阴阳两个方面保持着对立统一的协调关系，使阴阳处于动态平衡状态的结果。故《素问·生气通天论》说："阴平阳秘，精神乃治；阴阳离决，精气乃绝。"

（三）说明人体的病理变化

人体与外界环境的统一和机体内在环境的平衡协调，是人体赖以生存的基础。机体阴阳平衡是健康的标志，平衡的破坏意味着生病。疾病的发生，就是这种平衡协调遭到破坏的结果。阴阳的平衡协调关系一旦被破坏而失去平衡，便会产生疾病。因此，阴阳失调是疾病发生的基础。

阴阳学说在病理学上的应用主要是：

1. 分析邪气和正气的阴阳属性

疾病的发生发展取决于两方面因素。一是邪气。所谓邪气，就是各种致病因素的总称。二是正气。正气泛指人体的功能活动，常与邪气对称。邪气有阴邪（如寒邪、湿邪）和阳邪（如六淫中的风邪、火邪）之分。正气又有阴精和阳气之别。

2. 分析病理变化的基本规律

疾病的发生发展过程就是邪正斗争的过程。邪正斗争导致阴阳失调，而出现各种各样的病理变化。无论外感病或内伤病，其病理变化的基本规律不外乎阴阳的偏盛或偏衰。

（1）阴阳偏盛：即阴盛、阳盛，是属于阴阳任何一方高于正常水平的病变。

阳盛则热：阳盛是病理变化中阳邪亢盛而表现出来的热的病变。阳邪致病，如暑热之邪侵入人体可造成人体阳气偏盛，出现高热、汗出、口渴、面赤、脉数等表现，其性质属热，所以说"阳盛则热"。

阴盛则寒：阴盛是病理变化中阴邪亢盛而表现出来的寒的病变。阴邪致病，如纳凉饮冷，可以造成机体阴气偏盛，出现腹痛、泄泻、形寒肢冷、舌淡苔白、脉沉等表现，其性质属寒，所以说"阴盛则寒。"

用阴阳消长的理论来分析，"阳盛则热"属于阳长阴消，"阴盛则寒"属于阴长阳消。其中，以"长"为主，"消"居其次。

（2）阴阳偏衰：阴阳偏衰即阴虚、阳虚，是属于阴阳任何一方低于正常水平的病变。

阳虚则寒：阳虚是人体阳气虚损，根据阴阳动态平衡的原理，阴或阳任何一方的不足，必然导致另一方相对的偏盛。阳虚不能制约阴，则阴相对偏盛而出现寒象：如机体阳气虚弱，可出现面色苍白、畏寒肢冷、神疲蜷卧、自汗、脉微等表现：其性质亦属寒，所以称"阳虚则寒"。

阴虚则热：阴虚是人体的阴液不足。阴虚不能制约阳，则阳相对偏亢而出现热象。如久病耗阴或素体阴液亏损，可出现潮热、盗汗、五心烦热、口舌干燥、脉细数等表现，其性质亦属热，所以称"阴虚则热"。

（3）阴阳互损：根据阴阳互根的原理，机体的阴阳任何一方虚损到一定程度，必然导致另一方的不足。阳损及阴，阴损及阳：阳虚至一定程度时，因阳虚不能化生阴液，而同时出现阴虚的现象，称"阳损及阴"。同样，阴虚至一定程度时，因阴虚不能化生阳气，而同时出现阳虚的现象，称"阴损及阳"。"阳损及阴"或"阴虚及阳"最终导致"阴阳两虚"，阴阳两虚是阴阳的对立处在低于正常水平的平衡状态，是病理状态而不是生理状态。

（4）阴阳转化：在疾病的发展过程中，阴阳偏盛偏衰的病理变化可以在一定的条件下各自向相反的方向转化。即阳证可以转化为阴证，阴证可以转化为阳证。阳损及阴和阴损及阳也是阴阳转化的体现。

（四）用于指导疾病的诊断

中医诊断疾病的过程，包括诊察疾病和辨别证候两个方面。"察色按脉，先别阴阳"（《素问·阴阳应象大论》）。阴阳学说用于诊断学中，旨在分析通过四诊而收集来的临床资料和辨别证候。

1. 分析四诊资料

将望、闻、问、切四诊收集的资料，包括症状和体征，按照阴阳属性来划分，为辨证提供依据。如色泽鲜明者属阳，晦暗者属阴；语声高亢洪亮者属阳，低微无力者属阴；呼吸有力、声高气粗者属阳，呼吸微弱、声低气怯者属阴；口渴喜冷者属阳，口渴喜热者属阴；脉之浮、数、洪、滑等属阳，沉、迟、细、涩等属阴。

2. 概括疾病的证候

确定证候是中医学诊断疾病的核心，在临床辨证中，只有分清阴阳，才能抓住疾病的本质，做到执简驭繁。所以辨别阴证、阳证是诊断的基本原则，在临床上具有重要的意义。如八纲辨证中，表证、热证、实证属阳；里证、寒证、虚证属阴。在脏腑辨证中，脏腑气血阴阳失调可表现出许多复杂的证候，但不外阴阳两大类，如在虚证分类中，心有气虚、阳虚和血虚、阴虚之分，前者属阳虚范畴，后者属阴虚范畴。

总之，由于阴阳偏盛偏衰是疾病过程中病理变化的基本规律，所以疾病的病理变化虽然错综复杂，千变万化，但其基本性质可以概括为阴和阳两大类。

（五）用于指导疾病的防治

1. 指导养生防病

中医学十分重视对疾病的预防，不仅用阴阳学说来阐述摄生学说的理论。而且养的具体方法也是以阴阳学说为依据的。阴阳学说认为：人体的阴阳变化与自然界四时阴阳变化协调一致，就可以延年益寿，因而主张顺应自然，春夏养阳，秋冬养阴，精神内守，饮食有节，起居有常，做到"法于阴阳，和于术数"（《素问·上古天真论》）。借以保持机体内部以及机体内外界环境之间的阴阳平衡，达到增进健康、预防疾病的目的。

2.用于疾病的治疗

由于疾病发生发展的根本原因是阴阳失调，因此，调整阴阳，补偏救弊，促使阴平阳秘，恢复阴阳相对平衡，是治疗疾病的基本原则。阴阳学说用以指导疾病的治疗，一是确定治疗原则，二是归纳药物的性能。

（1）确定治疗原则

① 阴阳偏盛的治疗原则：损其有余，实者泻之。阴阳偏盛，即阴或阳的过盛有余，为有余之证。由于阳盛则阴病，阳盛则热，阳热盛易于损伤阴液，阴盛则阳病，阴盛则寒，阴寒盛易于损伤阳气，故在调整阴阳的偏盛时，应注意有无相应的阴或阳偏衰的情况存在。若阴或阳偏盛而其相对的一方并没有构成虚损时，即可采用"损其有余"的原则。若其相对一方有偏衰时，则当兼顾其不足，配合以扶阳或益阴之法。阳盛则热属实热证，宜用寒凉药以制其阳，治热以寒，即"热者寒之"。阴盛则寒属实寒证，宜用温热药以制其阴，治寒以热，即"寒者热之"。因二者均为实证，所以称这种治疗原则为"损其有余"，即"实者泻之"。

学中做：下列不属于阴阳偏盛治疗原则的是（　　　）
A.寒者热之　　B.热者寒之　　C.实者泻之　　D.虚则补之

② 阴阳偏衰的治疗原则：补其不足，虚者补之。阴阳偏衰，即阴或阳的虚损不足，或为阴虚，或为阳虚。阴虚不能制阳而致阳亢者，属虚热证，治当滋阴以抑阳。一般不能用寒凉药直折其热，须用"壮水之主，以制阳光"（《素问·至真要大论》王冰注）的方法，补阴即制阳。如肾阴不足，则虚火上炎，此非火之有余，乃水之不足，故当滋养肾水。《黄帝内经》称这种治疗原则为"阳病治阴"（《素问·阴阳应象大论》）。若阳虚不能制阴而造成阴盛者，属虚寒证，治当扶阳制阴。一般不宜用辛温发散药以散阴寒，须用"益火之源，以消阴翳"（《素问·至真要大论》王冰注）的方法，又称益火消阴或扶阳退阴，即用扶阳益火之法，以消退阴盛。如肾主命门，为先天真火所藏，肾阳虚衰则现阳微阴盛的寒证，此非寒之有余，乃真阳不足，故治当温补肾阳，消除阴寒，《黄帝内经》称这种治疗原则为"阴病治阳"（《素问·阴阳应象大论》）。

③ 阴阳互损的治疗原则：根据阴阳互根的原理，阳损及阴则治阳要顾阴，即在充分补阳的基础上补阴（补阳配阴）；阴损及阳则应治阴要顾阳，即在充分补阴的基础上补阳（补阴配阳）；阴阳俱损则应阴阳俱补，以纠正这种低水平的平衡。阴阳偏衰为虚证，所以称这种治疗原则为"补其不足"或"虚则补之"。

（2）归纳药物的性能　　阴阳用于疾病的治疗，不仅用以确立治疗原则，而且也用来概括药物的性味功能，作为指导临床用药的依据；治疗疾病，不但要有正确的诊断和确切的治疗方法，同时还必须熟练地掌握药物的性能。根据治疗方法，选用适宜药物，才能收到良好的疗效。

中药的性能，是指药物具有四气、五味、升降浮沉的特性（表1-2）。四气（又称四性），有寒、热、温、凉。五味有酸、苦、甘、辛、咸。四气属阳，五味属阴。四气之中，温热属阳；寒、凉属阴。五味之中，辛味能散、能行，甘味能益气，故辛甘属阳，如桂枝、甘草等；酸味能收，苦味能泻下，故酸苦属阴，如大黄、芍药等；淡味能渗泄利尿（物质的浓淡对比而言，浓属阴，淡属阳）故属阳，如茯苓、通草；咸味药能润下，故属阴，如芒硝等。按药物的升降浮沉特性分，药物质轻，具有升浮作用的属阳，如桑叶、菊花等；药物质重，具有沉降作用的属阴，如龟甲、赭石等。治疗疾病，就是根据病情的阴阳偏盛偏衰，确定治疗原则，再结合药物的阴阳属性和作用，选择相应的药物，从而达到"谨察阴阳所在而调之，以平为期"（《素问·至真要大论》）的治疗目的。

表1-2　药物阴阳属性归类表

	阴	阳
四气	寒、凉	温、热
五味	酸、苦、咸	辛、甘（淡）
升降浮沉	沉、降	升、浮

总之，阴阳学说在疾病的防治方面具有重要的指导作用。养生防病，需根据四时阴阳的变化情况"法于阴阳"；治疗疾病，则要根据病症的阴阳偏盛偏衰情况，确定治疗原则：阴阳偏盛者，损其有余；阴阳偏衰者，补其不足。然后根据药物四气五味和升降浮沉的阴阳属性选择适当的药物，调整疾病过程中的阴阳失调，使之向恢复平衡方面发展，从而达到治愈疾病和减缓病情的目的。

单元二　五行学说

五行学说是中国古代的一种朴素的唯物主义哲学思想，五行学说认为：宇宙间的一切事物，都是由木、火、土、金、水五种物质元素所组成，自然界各种事物和现象的发展变化，都是这五种物质不断运动和相互作用的结果。天地万物的运动秩序都要受五行生克制化法则的统一支配。自然界的一切事物和现象都可按照木、火、土、金、水的性质和特点归纳为五个系统。

一、五行的基本概念

（一）五行的概念

五行，是指木火土金水五种物质的运动变化。"五"，是木、火、土、金、水五种物质，"行"，四通八达，流行和行用之谓，是行动、运动的古义，即运动变化，运行不息的意思。切不可将五行看作是静态的，而应看作是五种动态的相互作用。五行学说和阴阳学说一样，从一开始就着眼于事物的矛盾作用，事物的运动和变化，是自然界客观事物内部阴阳运动变化过程中五种状态的抽象，属于抽象的概念，也是中国古代朴素唯物主义哲学的重要范畴。

🔄 知识拓展

"五行学说"的起源

五行最初的涵义与"五材"有关，是指木、火、土、金、水五种基本物质或基本元素。《左传·襄公二十七年》说："天生五材，民并用之，废一不可。"木、火、土、金、水这五种物质是人类日常生产和生活中最为常见和不可缺少的基本物质，如《尚书》说："水火者，百姓之所饮食也；金木者，百姓之所兴作也；土者，万物之所资生也，是为人用。"由于人类在生产和生活中，经常接触这五种物质，而且认识到这五种物质相互作用，还可以产生出新的事物，如《国语·郑语》说："先主以土与金、木、水、火杂，以成百物。"

五行一词，最早见于《尚书》。《尚书·周书·洪范》说："鲧堙洪水，汩陈其五行。"并对五行的特性从哲学高度作了抽象概括，指出："五行，一曰水，二曰火，三曰木，四曰金，五曰土。水曰润下，火曰炎上，木曰曲直，金曰从革，土爰稼穑。"此时的五行，已从木、火、土、金、水五种具体物质中抽象出来，上升为哲学的理性概念。

（二）五行的特性

五行的特性，是古人在长期生活和生产实践中，对木、火、土、金、水五种物质的朴素认识基础之上，进行抽象而逐渐形成的理论概念。五行的特性是：

（1）"木曰曲直"：曲，屈也；直，伸也。曲直，即能曲能伸之义。树木的枝条具有生长、柔和、能屈能伸的特性，引申为凡具有生长、升发、条达、舒畅等性质或作用的事物和现象，归属于木。

（2）"火曰炎上"：炎，光明、热也；上，向上。火具有发热、光明、温暖、向上的特性。引申为凡具有温热、上升、光明等性质或作用的事物和现象，归属于火。

（3）"土爰稼穑"：春种曰稼，秋收曰穑，指农作物的播种和收获。土具有载物、生化的特性，故称土载四行，为万物之母。引申为凡具有生化、承载、受纳性能的事物或现象，皆归属于"土"。

（4）"金曰从革"：从，顺从、服从；革，革除、改革、变革。金具有能柔能刚、变革、肃杀的特性。金之质地虽刚硬，可作兵器以杀戮，但有随人意而更改的柔和之性。引申为凡具有沉降、肃杀、收敛等性质或作用的事物和现象，归属于金。

（5）"水曰润下"：润，滋润、濡润；下，向下、下行。润下指水具有滋润、向下、闭藏的特性。凡具有寒凉、滋润、向下、闭藏性能的事物或现象都可归属于"水"。

由此可以看出，以上所说的五行，不是指木火土金水这五种具体物质本身，而是五种物质不同属性的抽象概括。

（三）事物和现象的五行归类

五行学说根据五行特性，与自然界的各种事物或现象相类比，运用取象比类和归演络绎等方法，将其最终分成五大类。

1. 归类方法

（1）取象比类法："取象"，即是从事物或现象的形象（形态、作用、性质）中找出最能反映本质的特有征象；"比类"，是通过比较而归类，即以五行特性为基准，与某种事物所特有的征象相比较，以确定其五行归属。事物或现象的某一特征与木的特性相类似，则归属于木，其他行，以此类推。

（2）推演络绎法：根据已知某些事物的五行归属，联系、推断其他与之相关的事物，从而确定这些事物的五行归属。如已知肝属木，由于肝合胆、主筋、其华在爪、开窍于目、在志为怒，因此可推演络绎胆、筋、爪、目、怒，皆属于木，其他行，依此类推。

2. 事物属性的五行归类

中医学在天人相应思想指导下，以五行为中心，以空间结构的五个方位，时间结构的四时或五季，人体结构的五脏为基本框架，将自然界的各种事物和现象以及人体的生理病变现象，进行五行属性归类，从而将人体生命活动与自然界事物或现象联系起来，形成联系人体内外环境的五行结构系统，用以说明人体自身以及人与自然环境的密切关系（表1-3）。

表1-3 事物属性的五行归类表

自然界							五行	人体						
五音	五味	五色	五化	五气	五方	五季		五脏	五腑	五官	形体	情志	五声	变动
角	酸	青	生	风	东	春	木	肝	胆	目	筋	怒	呼	握
徵	苦	赤	长	暑	南	夏	火	心	小肠	舌	脉	喜	笑	忧
宫	甘	黄	化	湿	中	长夏	土	脾	胃	口	肉	思	歌	哕
商	辛	白	收	燥	西	秋	金	肺	大肠	鼻	皮毛	悲	哭	咳
羽	咸	黑	藏	寒	北	冬	水	肾	膀胱	耳	骨	恐	呻	栗

知识拓展

天干地支五行归属

天干五行　甲乙同属木，甲为阳木，乙为阴木；丙丁同属火，丙为阳火，丁为阴火，戊己同属土，戊为阳土，己为阴土；庚辛同属金，庚为阳金，辛为阴金；壬癸同属水，壬为阳水，癸为阴水。

地支五行　寅卯属木，寅为阳木，卯为阴木；巳午属火，午为阳火，巳为阴火；申酉属金，申为阳金，酉为阴金，子亥属水，子为阳水，亥为阴水；辰戌丑未属土，辰戌为阳土，丑未为阴土。

二、五行学说的基本内容

五行学说的基本内容包括五行相生与相克、五行制化与胜复、五行相乘与相侮和五行的母子相及四个方面。其中五行的相生与相克是指五行间存在着动态有序的相互资生和相互制约的关系。五行的制化和胜复，是指五行系统中具有的自我调节机制。由于五行之间存在着相生、相克与制化胜复的关系，从而维持五行结构系统的平衡与稳定，促进事物的生生不息。五行的相乘相侮与母子相及是五行之间异常的生克变化，主要用于阐释某些异常的气候变化和人体的病理变化。

（一）五行生克制化

1. 五行相生

相生即递相资生、助长、促进之意。五行之间互相滋生和促进的关系称作五行相生。五行相生的次序是：木生火，火生土，土生金，金生水，水生木。

2. 五行相克

相克即相互约、克制、抑制之意。五行之间相互制约的关系称之为五行相克。

五行相克的次序是：木克土，土克水，水克火，火克金，金克木，木克土。这种克制关系也是往复无穷的。

3. 五行制化

五行制化，指五行之间递相生化，又间相制约，生化中有制约，制约中有生化，二者相辅相成，从而维持其相对平衡和正常的协调关系。

🔄 **知识拓展**

五行胜复

五行胜复，是指五行中一行亢盛（即胜气），则引起其所不胜（即复气）的报复性制约，从而使五行之间复归于协调和稳定。

五行胜复，属五行之间按相克规律的自我调节。胜气的出现，有两种情况：一是由于五行中一行的太过，即绝对亢盛；二是由于五行中一行的不足而致其所不胜的相对偏盛。复气则是因为胜气的出现而产生，即先出现胜气，而后有复气产生，以对胜气进行"报复"，使胜气复平。复气即胜气的所不胜，如以木行亢盛为例：若胜气为木，则复气为金。木旺克土引起土衰，土衰则制水不及而致水盛，水盛克火而使火衰，火衰则制金不及而致金旺，金旺则克木，使木行亢盛得以平复。此处木行偏亢为胜气，而金行旺盛为复气，金行旺盛是对木行亢盛的报复。余四行的胜复依此类推。

五行胜复，又称"子复母仇"。因五行中的一行亢盛，即为胜气；其所不胜，是为复气，又恰为其所胜之子。复气之母受胜气所害，复气制约胜气，为母复仇，故称"子复母仇"。

（二）五行生克异常

1. 五行母子相及

五行母子相及属于相生关系的异常变化，包括母病及子和子病及母两种情况。

（1）母病及子：指五行中的某一行异常，累及其子行，导致母子两行皆异常。如肾病及肝，即属母病及子。

（2）子病及母：指五行中的某一行异常，累及其母行，终致子母两行皆异常。子病及母，既有子行不足引起母行亦虚的母子俱虚，又有子行亢盛导致母行亦盛的母子俱实，以及子行亢盛损伤母行，导致子盛母衰，即所谓"子盗母气"。如肝病及肾，即属子病及母。

2. 五行相乘相侮

（1）五行相乘：五行相乘，是指五行中一行对其所胜的过度制约或克制，又称"倍克"。五行相乘的次序与相克相同，即：木乘土，土乘水，水乘火，火乘金，金乘木。

"相克"和"相乘"是有区别的，前者是正常情况下的制约关系，后者是正常制约关系遭到破坏的异常相克现象。在人体，前者为生理现象，而后者为病理表现。

（2）五行相侮：相侮是指五行中的任何一行本身太过，使原来克它的一行，不仅不能去制约它，反而被它所克制，即反克，又称反侮。五行相侮的次序是：木侮金、金侮火、火侮水、水侮土、土侮木。

三、五行学说在中医学中的应用

（一）说明脏腑的生理功能及其相互关系

1. 构建天人一体的五脏系统

五行学说作为中医学主要的认识论，以五行特性类比五脏的生理特点，确定五脏的五行属性，在五脏配属五行基础上，推演络绎人体的各种组织结构与功能，将形体、官窍、情志等分归于五脏，构建以五脏为中心的生理系统。同时，又将自然界的五方、五气、五化、五色、五味

📷 扫一扫

数字资源1-3
五行学说及在中医学的应用视频

等与五脏联系起来，将人体内外环境联结成一个密切联系的整体，形成五脏一体、天人一体的五脏系统，奠定了中医藏象学说的理论基础。

2. 说明五脏的生理特点

五行学说将人体的五脏分别归属于五行，并以五行的特性来说明五脏的生理功能。如木有生长、升发、舒畅、条达的特性，肝喜条达而恶抑郁，有疏通气血，调畅情志的功能，故肝属木。火有温热、向上、光明的特性，心主血脉以维持体温恒定，心主神明以为脏腑之主，故心属火。土性敦厚，有生化万物的特性，脾主运化水谷、化生精微以营养脏腑形体，为气血生化之源，故脾属土。金性清肃、收敛，肺具有清肃之性，以清肃下降为顺，故肺属金。水具有滋润、下行、闭藏的特性，肾有藏精、主水功能，故肾属水。

3. 说明五脏之间的生理联系

五脏的功能活动不是孤立的，而是互相联系的。五行学说不仅用五行特性说明五脏的功能特点，而且还运用五行生克制化理论来说明脏腑生理功能的内在联系，即五脏之间存在着既相互资生又相互制约的关系。

（1）以五行相生说明五脏之间的资生关系：肝生心即木生火，如肝藏血以济心，肝之疏泄以助心行血；心生脾即火生土，如心阳温煦脾土，助脾运化；脾生肺即土生金，如脾气运化，化气以充肺；肺生肾即金生水，如肺之精津下行以滋肾精，肺气肃降以助肾纳气；肾生肝即水生木，如肾藏精以滋养肝血，肾阴资助肝阴以防肝阳上亢。

（2）以五行相克说明五脏之间的制约关系：肾制约心即水克火，如肾水上济于心，可以防止心火之亢烈；心制约肺即火克金，如心火之阳热，可以抑制肺气清肃太过；肺制约肝即金克木，如肺气清肃，可以抑制肝阳的上亢；肝制约脾即木克土，如肝气条达，可疏泄脾气之壅滞；脾制约肾即土克水，如脾气之运化水液，可防肾水泛滥。

（3）以五行制化说明五脏之间的协调平衡：依据五行学说，五脏中的每一脏都具有生我、我生和克我、我克的生理联系。五脏之间的生克制化，说明每一脏在功能上因有他脏的资助而不至于虚损，又因有他脏的制约而不至于过亢；本脏之气太盛，则有他脏之气制约；本脏之气虚损，又可由他脏之气补之。如脾（土）之气，其虚，则有心（火）生之，其亢，则有肝（木）克之；肺（金）气不足，脾（土）可生之；肾（水）气过亢，脾（土）可克之。这种制化关系把五脏紧紧联系成一个整体，从而保证了人体内环境的统一。

应当指出的是，五脏的生理功能及其相互资生、相互制约的关系，是以五行的特性及其生克规律来论述的。然而，五脏的功能是多样的，其相互间的关系也是复杂的。五行的特性并不能说明五脏的所有功能，而五行的生克关系也难以完全阐释五脏间复杂的生理联系。因此，在研究脏腑的生理功能及其相互间的内在联系时，不能局限于五行之间相生相克的理论。

（二）说明五脏病变的相互影响

由于人体是一个有机的整体，内脏之间又是相互滋生、相互制约的，因而在病理上必然相互影响。本脏之病可以传至他脏，他脏之病也可以传至本脏，这种病理上的相互影响称之为传变。从五行学说来说明五脏病变的传变，可以分为相生关系传变和相克关系传变。

（1）相生关系传变：包括"母病及子"和"子病及母"两个方面。

① 母病及子：又称"母虚累子"。母病及子系病邪从母脏传来，侵入属子之脏，即先有母脏的病变后有子脏的病变。如水不涵木，即肾阴虚不能滋养肝木，其临床表现在肾，则为肾阴不足，多见耳鸣、腰膝酸软、遗精等；在肝，则为肝阴血不足，多见眩晕、消瘦、乏

力、肢体麻木，或手足蠕动，甚则震颤抽掣等。阴虚生内热，故亦现低热、颧红、五心烦热等症状。肾属水，肝属木，水能生木。现水不生木，其病由肾及肝，由母传子。由于相生的关系，病情虽有发展，但互相滋生作用不绝，病情较轻。

② 子病及母：又称"子盗母气"。子病及母系病邪从子脏传来，侵入属母之脏，即先有子脏的病变，后有母脏的病变。如心火亢盛而致肝火炽盛，有升无降，最终导致心肝火旺。心火亢盛，则现心烦或狂躁谵语、口舌生疮、舌尖红赤疼痛等症状；肝火偏旺，则现烦躁易怒、头痛眩晕、面红目赤等症状。心属火，肝属木，木能生火。肝为母，心为子，其病由心及肝，由子传母，病情较重。

疾病按相生规律传变，有轻重之分，"母病及子"为顺，其病轻；"子病犯母"为逆，病重。

（2）相克关系传变：包括"相乘"和"相侮"两个方面。

① 相乘：是相克太过为病，如木旺乘土，又称木横克土。木旺乘土，即肝木克伐脾胃，先有肝的病变，后有脾胃的病变。

② 相侮：又称反侮，是反克为害，如木火刑金，由于肝火偏旺，影响肺气清肃，临床表现既有胸胁疼痛、口苦、烦躁易怒、脉弦数等肝火过旺之证，又有咳嗽、咳痰，甚或痰中带血等肺失清肃之候。

🔎 学中做： 五行相侮的基本概念是（　　）

A. 子病其气亢盛，反侮其母　　B. 母病其气不足，子反侮母

C. 其气有余，则侮己所胜　　D. 其气不足，则己所不胜者轻而侮之　　E. 以上都不是

（三）用于指导疾病的诊断

人体以五脏为中心，形成了五脏系统，即"五脏一体观"，可根据五行的配属及其生克乘侮的规律来确定病变的部位，推断病情的轻重和预后，如《灵枢·本脏》记载："视其外应，以知其内脏，则知所病矣。"

1.确定五脏病变部位

五行学说以事物的五行归类和生克乘侮规律，来确定五脏病变的部位。如面见青色，喜食酸味，脉弦，多为肝病。

2.推断病情的轻重顺逆

古人还以五行生克关系从色脉来判断病情的顺逆，色脉相合，其病顺；若色脉不符，得克则死，得生则生。正如《难经·十三难》记载："经言见其色而不得其脉，反得相胜之脉者即死，得相生之脉者，病即自已。"在临床实践中，必须坚持"四诊合参"的原则，不能单凭色脉，更不能拘泥于色脉之间的"相生"或"相克"，以免贻误病情。

（四）用于指导疾病的防治

五行学说指导疾病的治疗，主要表现在：根据药物的色、味，按五行归属指导脏腑用药；按五行的生克乘侮规律，控制疾病的传变和确定治则治法；指导针灸取穴和情志疾病的治疗等几个方面。

1.指导脏腑用药

中药以色味为基础，以归经和性能为依据，按五行学说加以归类：如青色、酸味入肝；赤色、苦味入心；黄色、甘味入脾；白色、辛味入肺；黑色、咸味入肾。这种归类是脏腑选

择用药的参考依据。

2. 控制疾病传变

运用五行子母相及和乘侮规律，可以判断五脏疾病的发展趋势。一脏受病，可以波及其他四脏，如肝脏有病可以影响到心、肺、脾、肾等脏。他脏有病亦可传给本脏，如心、肺、脾、肾之病变，也可以影响到肝。

3. 确定治则治法

五行学说不仅用以说明人体的生理活动和病理现象，综合四诊，推断病情，而且也可以确定治疗原则和制订治疗方法。

（1）根据相生规律确定治疗原则：临床上运用相生规律来治疗疾病，多属母病及子，其次为子盗母气。其基本治疗原则是补母和泻子，所谓"虚者补其母，实者泻其子"（《难经·六十九难》）。

（2）根据相克规律确定治疗原则

抑强：用于相克太过。如肝气横逆，犯胃克脾，出现肝脾不调，肝胃不和之证，称为木旺克土，用疏肝、平肝为主治疗。

扶弱：用于相克不及。如肝虚郁滞，影响脾胃健运，称为木不疏土。治宜和肝为主，兼顾健脾，以加强双方的功能。

🔍 **学中做：** 依据五行相克规律确立的治法是（　　）
A.培土生金　B.滋水涵木　C.金木相生　D.佐金平木　E.益火补土

4. 指导针灸取穴

在针灸疗法上，针灸医学将手足十二经四肢末端的穴位分属于五行，即井、荥、俞、经、合五种穴位属于木、火、土、金、水。临床根据不同的病情以五行生克乘侮规律进行选穴治疗。

5. 指导情志疾病的治疗

精神疗法主要用于治疗情志疾病。情志生于五脏，五脏之间有着生克关系，所以情志之间也存在这种关系。

📑 **学习总结**

知识点导图

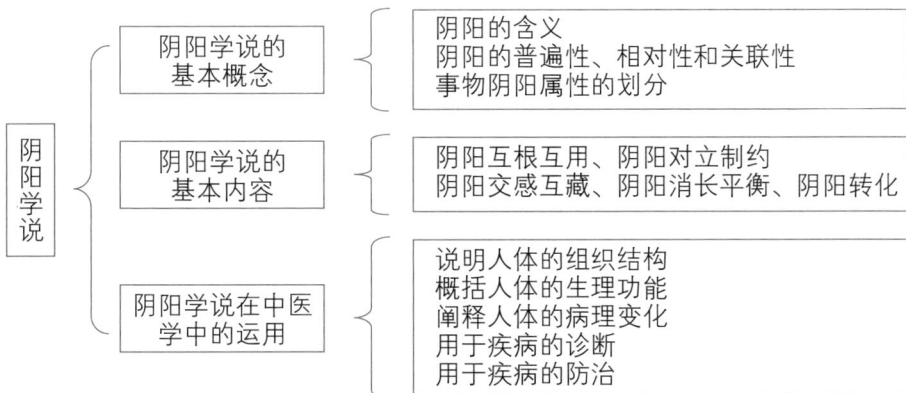

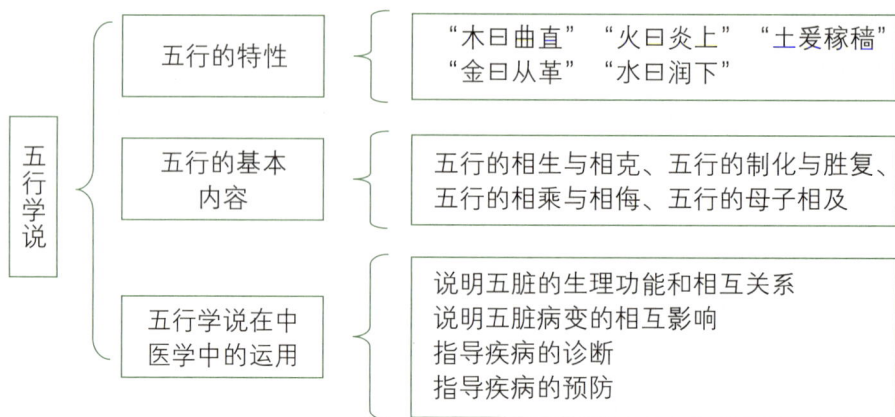

```
                  ┌─ 五行的特性 ─────┬─ "木曰曲直" "火曰炎上" "土爰稼穑"
                  │                   └─ "金曰从革" "水曰润下"
  五               │
  行   ┤            ┌─ 五行的基本      ┌─ 五行的相生与相克、五行的制化与胜复、
  学   ┤            │   内容         ─┴─ 五行的相乘与相侮、五行的母子相及
  说   │
                  │                   ┌─ 说明五脏的生理功能和相互关系
                  └─ 五行学说在中    ┤   说明五脏病变的相互影响
                      医学中的运用    │   指导疾病的诊断
                                     └─ 指导疾病的预防
```

🧩 目标检测

一、选择题

（一）A 题型（最佳选择题）

1. 属于阳中之阴的时间段是（ ）
   A. 上午　　　　　B. 前半夜　　　　C. 下午　　　　D. 后半夜　　　　E. 以上都不是

2. "阴在内，阳之守也；阳在外，阴之使也。"此语主要说明了阴阳的哪一关系（ ）
   A. 对立制约　　　B. 互根互用　　　C. 消长平衡　　　D. 相互交感　　　E. 相互转化

3. "寒极生热，热极生寒"，体现了阴阳的哪一关系（ ）
   A. 相互交感　　　B. 对立制约　　　C. 消长平衡　　　D. 相互转化　　　E. 阴阳交感

4. 高热患者有时会有口渴表现说明（ ）
   A. 阳盛则热　　　B. 阴盛则阳病　　C. 阳盛则阴病　　D. 阴盛则寒　　　E. 以上均不对

5. 阳偏衰的病机是指（ ）
   A. 阴邪郁闭阳气于内　　　　　B. 阳气抗邪于外
   C. 阳气的推动作用减弱
   D. 机体气、血、津液亏耗，阴不制阳，阳相对亢奋
   E. 机体阳气虚损，功能减退，热量不足

6. 五脏中的"脾"属土，主要采用的是下列何种方法归类（ ）
   A. 取象比类法　　B. 推演络绎法　　C. 以表知里法　　D. 试探法　　　　E. 反证法

7. 下述说法中不符合五行相生规律的是（ ）
   A. 木为水之子　　B. 水为木之母　　C. 火为土之母
   D. 土为金之子　　E. 火为木之子

8. 下述说法中不符合五行相克规律的是（ ）
   A. 金为木之所不胜　　　　　　B. 水为土之所不胜
   C. 木为水之所不胜　　　　　　D. 火为水之所胜
   E. 木为金之所胜

9. 肝虚影响脾健运，称为（ ）
   A. 木旺乘土　　　B. 土壅木郁　　　C. 木不疏土　　　D. 木能克土　　　E. 抑木扶土

10. "见肝之病，知肝传脾"，从五行之间的相互关系看，其所指内容是（　　）
    A. 木疏土　　　　B. 木克土　　　　C. 木乘土　　　　D. 土侮木　　　　E. 木胜土

（二）X 题型（多项选择题）

1. 属性为阴的有（　　）
    A. 发散　　　　B. 抑制　　　　C. 明亮　　　　D. 晦暗　　　　E. 温煦
2. 阴阳偏衰的治疗原则是（　　）
    A. 补其不足　　B. 实者泻之　　C. 虚则补之　　D. 损者益之　　E. 损其有余
3. 根据阴阳制约原理确定的治法是（　　）
    A. 热者寒之　　B. 阴中求阳　　C. 阴病治阳　　D. 寒者热之　　E. 阳中求阴
4. 从夏天到冬天的气候变化是（　　）
    A. 阴长阳消　　B. 热极生寒　　C. 阳消阴长　　D. 由阴转阳　　E. 寒极生热
5. 以下事物具有阴阳联络的是（　　）
    A. 天　　　　B. 夜　　　　C. 水　　　　D. 热　　　　E. 火
6. 不属于五行生克规律来确定的治法是（　　）
    A. 培土生金　　B. 引火归原　　C. 滋水涵木　　D. 扶土抑木　　E. 佐金平木
7. 下列属于水行的是（　　）
    A. 爪、筋、皮、肉、口　　　　B. 冬、膀胱、耳、骨、恐
    C. 冬、鼻、口、胃、长　　　　D. 恐、呻、栗、耳、冬
    E. 北、寒、藏、黑、咸
8. 下列除哪项外，均属五行理论在情志病治疗中的具体应用（　　）
    A. 思胜恐　　B. 惊胜思　　C. 悲胜怒　　D. 怒胜扰　　E. 恐胜喜
9. 疾病按五行生克乘侮规律传变时，病情较轻浅的是（　　）
    A. 子病犯母　　B. 母病及子　　C. 相乘方向传变
    D. 相侮方向传变　　　　E. 肺病及肝
10. 五行乘侮关系中，属于相侮的是（　　）
    A. 金不足则木来侮之　　　　B. 木有余则土来侮之
    C. 金有余则火来侮之　　　　D. 木不足则金来侮之
    E. 水不足则火来侮之

二、综合问答题

1. 阴阳学说用于疾病治疗的基本原则是什么？
2. 阳病治阴与阳中求阴有何不同？
3. "母病及子"与"子病犯母"有何不同？
4. "相乘"与"相侮"有何异同？

三、病例分析

1. 刘某，女，30岁，胃脘部冷痛，手足不温，呕吐清水，口不渴，大便溏泄，神疲乏力，舌质淡苔白厚，脉沉细。
运用阴阳理论，分析该患者属于阴证还是阳证？疾病发展的趋向是什么？
2. 陈某，女，46岁，近日因与邻居发生口角而出现胁痛，头两侧痛，口干、口苦，伴有咳嗽，痰中带血，急躁烦闷，舌边红，苔薄黄，脉弦数。
运用五行理论分析其临床表现，并论述需采用什么样的治疗方法？

模块二
藏　象

⊕ 学习目标

知识目标

1. 了解藏象的基本概念及其重要性。
2. 熟悉五脏、六腑及奇恒之腑的基本知识。
3. 掌握五脏、六腑之间的关系。

技能目标

1. 分析脏腑功能失调的病理变化。
2. 运用五脏的生理联系，预防和诊断疾病。
3. 区分中医五脏、六腑、奇恒之腑与现代解剖学器官间的异同点。

素质目标

1. 增强对中医藏象学说的认同感。
2. 践行中医"以人为本"的道德理念，尊重生命和健康。
3. 培养中医"治未病"思想，树立预防为主的健康观念。

📖 情景导入

孙思邈——世界首位夜盲症的发现者

孙思邈对医术精益求精，而且在医疗实践中不断创新，发现了一些新的疾病，创造出一些新的治疗方法。世界上第一个眼科疾病夜盲症的发现者是孙思邈，找到治疗方法的也是孙思邈。这在世界医学史上是一个重要发现和突破。

那时，山区的老百姓中，有的人白天视力正常，但当到了晚上，却什么也看不见，大家感到奇怪，便找到孙思邈来诊治。孙思邈经调查发现，患这种病的都是穷苦人家，他看到百姓劳苦终日，不得温饱，更缺乏营养食品。他想到医书中有"肝开窍于目"的说法，又想到山区的飞禽和野羊、野猪很多，便让夜盲症患者吃捕获动物的肝脏。患者吃上一段时间，夜盲症便慢慢地好转了。

导学讨论：

1. 运用藏象学说阐述孙思邈治疗夜盲症的原理。
2. 结合藏象理论体会脏腑形体官窍之间的生理、病理联系。

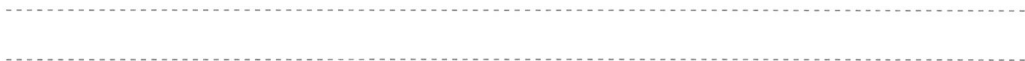

情景解析

重难点分析

学习重点　1. 五脏、六腑、奇恒之腑的生理功能和生理特性。
　　　　　2. 五脏的生理联系。
学习难点　1. 胆既是六腑又属于奇恒之腑。
　　　　　2. 脏腑之间的关系。

∽∽∽∽ 岐黄要义 ∽∽∽∽

通过本章知识点的学习，使学生能理解各脏腑的生理功能及其生理特点，能例举出心藏神等功能失常的病理表现。通过凸显中医五脏辨证的特色，坚定学生的中医自信，激发其学习热情，培养思辨能力和创新精神，并潜移默化地将医者仁心、以人为本、尊重生命等道德规范植入人心，践行"治未病"思想。

"藏象"一词，首见于《素问·六节脏象论》。藏，指隐藏于体内的脏器。象，指脏腑的生理病理表现于外的征象。"象，谓所见于外，可阅者也"（王冰注《黄帝内经素问》）。藏象是人体系统现象与本质的统一体，是人体脏腑的生理活动及病理变化反映于外的征象。中医学据此作为判断人体健康和诊断、治疗疾病的依据。

藏象学说是研究脏腑形体官窍的形态结构、生理活动规律及其相互关系的学说。它认为人体是以心、肝、脾、肺、肾五脏为中心，以胆、胃、大肠、小肠、膀胱、三焦为六腑相配合，以气、血、精、津液为物质基础，通过经络内连五脏六腑，外络形体官窍构成五个功能活动系统。这五个系统不仅受天地四时阴阳的影响，同时互相之间也紧密联系，五脏之中各有五个生理功能系统，从而使人体整体与局部、局部与局部，以及人体与外界环境成为一个复杂的网络结构。

你对"满而不实""实而不满"是如何理解的？其对临床辨证有何指导意义？

单元一　五　脏

一、概述

心、肺、脾、肝、肾称为五脏，具有化生和储藏精气的共同生理功能，同时又各有专司，且与躯体官窍有着特殊的联系，形成了以五脏为中心的特殊系统。其中，心的生理功能起着主宰作用。

二、心

心位于胸腔偏左，膈膜之上，肺之下，圆而下尖，形如莲蕊，外有心包络护卫。心与小肠、脉、面、舌等构成心系统。心在五行属火，在阴阳属性中被称为"阳中之阳"，主血脉，藏神志，为五脏六腑之大主、生命之主宰。心与四时之夏相通应。

🔄 **知识拓展**

心包络

心包络，简称心包，是心脏外面的包膜，为心脏的外围组织，其上附有脉络，是通行气血的经络，合称心包络。由于心包络是心的外围组织，故有保护心脏，代心受邪的作用。脏象学说认为，心为君主之官，邪不能犯，所以外邪侵袭于心时，首先侵犯心包络，故曰"诸邪之在于心者，皆在于心之包络"（《灵枢·邪客》）。其临床表现主要是心藏神的功能异常，如在外感热病中，因温热之邪内陷，出现高热神昏、谵语妄言等心神受扰的病态，称之为"热入心包"。由痰浊引起的神志异常，表现为神志模糊、意识障碍等心神昏乱的病态，称之为"痰浊蒙蔽心包"。实际上，心包受邪所出现的病变与心是一致的，故在辨证和治疗上也大体相同。

（一）心的生理功能

1. 心主血脉

心主血脉，指心有主管血脉和推动血液循行于脉中的作用，包括主血和主脉两个方面。

心主血，即指心生血与心行血。血液的化生来源于饮食水谷，但离不开心的气化作用，同时心气又运载着血液，输送营养物质以供养全身五脏六腑、四肢百骸、肌肉皮毛等，以维持机体正常的功能活动。心脏不停地搏动，推动血液在全身脉管中周流不息，运行全身，起主导作用，是血液循环的动力，因此有"心主身之血脉"之说（《素问·痿论》）。

数字资源2-1
五脏之心视频

心脏功能正常，则心脏搏动如常，脉象和缓有力、节律调匀，面色红润光泽。若心脏出现病变，则会通过心胸部感觉、脉搏、面色等方面反映出来。

2. 心主神志

指心具有主宰五脏六腑、形体官窍等生命活动和意识、思维等精神活动的功能，又称作心藏神。见于《素问·灵兰秘典论》说："心者，君主之官也，神明出焉。"

人身之神，有广义之神与狭义之神之分。广义之神，指整个人体生命活动的主宰及其外在表现；狭义之神，指人的意识、思维、情志等精神活动。心主神明，既包括广义之神，又包括狭义之神。

人体的脏腑、经络、形体、官窍，各有不同的生理功能，但都必须在心神的主宰和调节下分工合作，共同完成整体生命活动。心神正常，则各脏腑功能协调有序。因此，心神通过协调各脏腑之精气以达到调控各脏腑功能之目的，故被称为"五脏六腑之大主"。心还具有接受外界客观事物和各种刺激并做出反应，进行意识、思维、情志等精神活动的功能。这一复杂的精神活动实际上是在"心神"的主导下，由五脏协作共同完成的。故情志所伤，首伤心神，次及相应脏腑，导致脏腑气机紊乱。

心主血脉与主神志密切相关。血是神志活动的物质基础之一，而心主神志，又能驭气以调控心血的运行。病理状态下，两者也常相互影响。如心血不足，心神失养，而见精神恍惚、心悸失眠等症；心神异常，亦可影响心主血脉功能。

🔆 **学中思**：中医认为，心主神明还是脑主神明？为什么？

（二）心的生理联系

1. 心在志为喜

喜，是心对外界刺激应答而产生的良性情志反应。心血、心气充沛，心阴、心阳协调，是产生喜乐情绪的内在基础，如《素问·阴阳应象大论》说："在脏为心……在志为喜。"同时，喜乐过度则可使心神受伤。从心主神明的功能状况分析，又有太过与不及的变化。神气过度亢奋可使人喜笑不休、心气涣散、神不守舍，神气不足则使人易于悲哀。

2. 心在体合脉，其华在面

体，即五体；脉，即血脉。心在体合脉，指全身的血脉都属于心，心脏不停地搏动，推动血液在脉中循行。脉与心脏的关系最为密切，故称心在体合脉。华是光彩之意。全身血气皆上注于面，面部色泽可以反映心血、心气的盛衰及其功能的强弱，故称心之华在面。心气旺盛，血脉充盈，则面色红润光泽。心气心血不足，可见面色淡白无华；心脉痹阻，则见面色晦滞；心火亢盛，则见面色红赤。

3. 心在窍为舌

手少阴心经之别络系于舌，所以心气通于舌，故指舌为心之外候，也称"舌为心之苗"。舌的主要功能是主司味觉、表达语言。舌主司味觉和语言，均有赖于心主血脉和藏神的生理功能。心主血脉、藏神功能正常，则舌体红活荣润，柔软灵活，味觉灵敏，语言流利。若心血不足，则舌色浅淡；心火上炎，则舌红生疮；心血瘀阻，则舌质紫暗，或有瘀点、瘀斑。若心主神明的功能失常，则可见舌强、语謇，甚或失语等。

4. 心在液为汗

汗是五液之一，是津液经阳气蒸化后，由汗孔排于体表的液体。心主血脉，心血充盈，津血同源，血中之津渗出脉外则为津液，津液充足，化汗有源。汗出过多，津液大伤，必然耗及心气、心血，可见心悸之症。故又有"汗血同源""汗为心之液"之说。此外，汗液的生成与排泄又受心神的主宰与调节，故情绪激动时可见汗出现象。《素问·经脉别论》说："惊而夺精，汗出于心。"汗由津液所化，津液是气的载体，大汗可大量耗散津液，致心气或心阳无所依附而亡失，出现心气脱失或心阳暴脱的危候。

🔆 **学中做**：以下哪种说法是错误的：（　　）

A. 舌为心之苗　　B. 汗为心之液　　C. 心为血之府　　D. 心为神之舍

（三）心的生理特性

心为阳脏：心为火脏而主阳气，以阳气为用。心的阳气能推动血液循环，维持人的生命活动，使之生机不息，故喻之为人身之"日"（《医学实在易》）。心脏阳热之气，不仅维持了心本身的生理功能，而且对全身有温养作用。《血证论·脏腑病机论》说："心为火脏，烛照万物"，故凡脾胃之腐熟运化，肾阳之温煦蒸腾，以及全身的水液代谢、汗液的调节等，心阳皆起着重要作用。

三、肺

肺位于胸腔，左右各一，覆盖于心之上。肺经肺系（指气管、支气管等）与喉、鼻相连，故称喉为肺之门户，鼻为肺之外窍。肺与大肠、皮毛、鼻等构成肺系统。肺在五行属金，在阴阳属性中被称"阳中之阴"。肺具有治理调节全身气、血、津液的作用，概括为"肺主治节"。肺与自然界秋气相通应。

（一）肺的生理功能

1. 肺主气司呼吸

肺主气指肺有主持人体之气的功能，包括主呼吸之气和主一身之气两个方面。

（1）肺主呼吸之气：是指肺具有吸入自然界清气，呼出体内浊气的生理功能。肺是气体交换的场所，通过肺气的宣发与肃降运动，吸清呼浊，吐故纳新，实现机体与外界环境之间的气体交换，以维持人体的生命活动。

（2）肺主一身之气：是指全身之气都归属于肺，为肺所主。肺主司一身之气的生成和运行的功能。在气的生成方面，特别是宗气的生成，主要依靠肺吸入的清气和脾胃运化的水谷精气结合而成。宗气积于胸中，走息道促肺呼吸，贯心脉助心行血，起到主持和调节一身之气的作用。在对全身气机的调节作用方面，肺有节律的呼吸运动，调节着全身之气的升降出入。

2. 肺主通调水道

肺主通调水道，出自《素问·经脉别论》："饮入于胃，游溢精气，上输于脾，脾气散精，上归于肺，通调水道，下输膀胱。"指通过肺气宣发肃降对体内水液的输布、运行和排泄起到疏通和调节作用。作用机制有二：一是肺气宣发，将脾转输至肺的津液，向上向外布散，上至头面诸窍，外达皮毛肌表，并化为汗液排出体外。二是肺气肃降，将脾转输至肺的津液，向下向内布散，下输于肾，成为尿液生成之源。可见，肺通调水道是肺宣发肃降作用的中心环节。如果肺的宣发或肃降失常，水道失于通调，均可导致津液代谢障碍，出现痰饮、尿少、水肿等水液代谢异常的症状。

3. 肺朝百脉

朝，朝会、朝向。肺朝百脉，指全身的血液，都要通过经脉而会聚于肺，经肺的呼吸进行气体交换，而后输布于全身，即肺气助心行血的生理功能。肺主一身之气，与宗气生成有关，而宗气具有"贯心脉"以推动血液运行的作用。因此，血液运行，又依赖肺气助心行血的作用。肺气充沛，宗气旺盛，气机调畅，则血行正常。若肺气虚弱或壅塞，不能助心行血，则可导致心血运行不畅，甚至血脉瘀滞，出现心悸、胸闷、唇青舌紫等症状。

肺对气、血、津液的治理和调节作用，称为"肺主治节"，具体表现在四个方面：一是治理调节呼吸功能；二是治理调节全身气机运动；三是治理调节血液的运行；四是治理调节水液的代谢。可见，肺对气、血、津液及机体的生理节律都具有重要的治理调节作用。

🔍 **学中做：** 肺朝百脉是指：（　　）
A.百脉由肺统帅　B.肺将血液输送至全身
C.百脉之血汇聚于肺，经气体交换输布全身　D.百脉会聚于肺

（二）肺的生理联系

1. 肺在志为忧（悲）

忧、悲由肺气化生而成。悲和忧虽有不同，但对人体生理活动的影响却大致相同，故忧和悲同属肺志。悲忧皆为人体正常的情绪变化或情感反应，但悲忧过度，则可损伤肺气，出

现呼吸气短等现象。反之，肺气虚衰也易于产生悲忧的情志变化。

2. 肺在体合皮，其华在毛

皮毛为一身之表，具有防御外邪，调节水液代谢与体温，以及辅助呼吸的作用。肺与皮毛之间存在着相互为用的关系，故称"肺合皮毛"。

肺对皮毛的作用主要有二：一是肺气宣发，将卫气外输于皮毛，以发挥其温分肉、充皮肤、肥腠理、司开阖的作用；二是肺气宣发，将水谷精微和津液外输于皮毛，以发挥其濡养、滋润的作用。若肺气、肺津亏虚，既可致卫表不固而见自汗或易患感冒，又可因皮毛失养而见枯槁不泽。

皮毛对肺的作用主要有二：一是皮毛宣散肺气，以调节呼吸；二是皮毛受邪，可内舍于肺。如寒邪客表，卫气被遏，可见恶寒发热、头身疼痛、无汗、脉紧等症状；若伴有咳喘等症，则表示病邪已伤及肺脏。故治疗外感表证时，解表与宣肺常同时并用。

3. 肺在窍为鼻

肺主呼吸，而鼻是呼吸的通道，为呼吸道的最上端，肺通过鼻与自然界相通，肺之经脉与鼻相连，肺的生理和病理状况可由鼻反映出来，故称"肺开窍于鼻"。鼻的主要生理功能是主通气和主嗅觉。鼻的通气和嗅觉功能，均依赖肺津的滋养和肺气的宣发功能。肺津充足，肺气宣畅，鼻窍得养而通利，嗅觉灵敏；肺津亏虚，肺失宣发，则鼻窍失润而干燥，或鼻塞不通，嗅觉迟钝。

4. 肺在液为涕

涕，即鼻涕，为鼻窍的分泌液，有润泽鼻窍、防御外邪、利于呼吸的作用。鼻涕由肺津所化，并有赖于肺气的宣发。若寒邪袭肺，肺气失宣，肺津不化，可见鼻流清涕；风热犯肺，热伤肺津，可见鼻流黄涕；燥邪犯肺，伤及肺津，可见鼻干而痛。

（三）肺的生理特性

1. 肺为华盖

指肺在体腔中位居最高，具有保护诸脏、抵御外邪的作用。肺位于胸腔，居五脏的最高位置，有覆盖诸脏的作用，肺又主一身之表，故称肺为华盖。

2. 肺为娇脏

指肺脏清虚娇嫩，易受邪侵的特性。肺为清虚之体，且居高位，百脉之所朝。六淫外邪侵犯人体，不论是从口鼻而入，还是侵犯皮毛，均易使肺受侵袭而致病，而肺不耐寒热、易于受邪的特性也使其易受他脏病变之影响。

四、脾

（一）脾的生理功能

1. 主运化

运即转运、输送；化指消化、吸收。脾主运化，指脾具有把饮食水谷转化为水谷精微和津液并转输至全身的功能。包括运化水谷和运化水液两个方面。

运化水谷：水谷泛指一切饮食物。运化水谷是指脾对饮食物的消化、吸收和对水谷精微的转输作用。此外，脾所运化的水谷精微是气血化生的物质基础。

运化水液：也称"运化水湿"，是指脾对水液的吸收、转输和布散作用。脾居中焦，为水液升降输布之枢纽。若脾的运化水液功能失常，水液停留于体内，可形成水湿、痰饮等病理产物，甚至出现水肿、小便不利。这是脾虚生湿和脾虚水肿发生的机制，也是"脾为生痰之源"称谓的根据。

脾运化水谷和运化水液两个方面的作用，是相互联系、相互影响的，这样方能维持正常的运化功能，否则一方功能失调也可导致另一方的功能失常。

2.脾气主升

升，即上升；包括主升清，清，指水谷精微，是指脾气上升，将水谷精微物质上输于心肺，通过心肺的布散作用，以营养全身。"升清"是脾气的运化特点，以上升为主，故曰"脾气主升"。如果脾的升清功能失常，就会出现神疲乏力、头晕目眩、腹胀、泄泻等症。另外，脾气的升，还具有升举内脏，维持内脏位置相对恒定的作用。若脾气不能升举，中气下陷，内脏亦无所举，临床上则可见脱肛或内脏下垂等。

3.脾主统血

"统"即统摄、控制。脾主统血，是指脾有统摄、控制血液在经脉内运行以防止溢于脉外的功能，脾统血的机制，有赖于气的固摄作用，脾气健运，气生有源，气旺则摄血，血液循脉运行不致溢出脉外。若脾气虚衰，统摄无权，则血失制约而溢出脉外，临床上称之为"脾不统血"，多见于各种出血的病症，如月经过多、崩漏、便血、皮下出血等。

学中做： 脾统血主要是指：(　　)

A. 控制血液运行的流速　　B. 增加内脏血液的容量

C. 控制血液的外周流量　　D. 控制血液在脉道内运行

（二）脾的生理联系

1.脾在志为思

思，指思考、思虑。脾胃运化的水谷精微是思维活动的物质基础，故思为脾志。思虑，是人皆有之的情志活动，对机体并无不良影响。但思虑过度或所思不遂等情况，则会影响机体正常的生理活动。脾气健运，化源充足，气血旺盛，则思虑、思考等情志活动正常。

2.脾在体合肉，主四肢

肉，指肌肉，《内经》称为"分肉"。全身肌肉赖脾胃运化的水谷精微的营养滋润，才能壮实丰满，并发挥其运动功能，故说"脾在体合肉"。四肢与躯干相对而言，是人体之末，故又称"四末"。人体的四肢同样需要脾胃运化的水谷精微的营养滋润，以维持其正常的生理活动。脾气健运，则四肢营养充足，活动轻劲有力；若脾失健运，则四肢营养缺乏，可见倦怠无力，甚或痿废不用。

3.脾在窍为口，其华在唇

口主接纳和咀嚼食物，便于胃的受纳和腐熟。脾经"连舌本，散舌下"，食欲和口味均可反映脾的运化功能状态，故称"口为脾之窍"。脾气健运，则食欲旺盛，口味正常。唇，指口唇。口唇受水谷精微及其化生气血的濡养，其色泽可以反映气血的盈亏、脾胃运化的强弱，故称"脾之华在唇"。如《素问·五脏生成》说："脾之合肉也；其荣唇也。"

4.脾在液为涎

涎为口津，即唾液中较清稀的部分。由脾气布散脾精上溢于口而化生，故说"脾在液为涎"。涎具有保护口腔、润泽口腔的作用，在进食时分泌旺盛，以助食物的咀嚼和消化，故有"涎出于脾而溢于胃"之说。

（三）脾的生理特性

1. 脾气宜升

是指脾的气机运动形式以升为要。脾升则脾气健旺，生理功能正常；脾气不升，则运化失常，气血生化无源。故《临证指南医案》有："脾宜升则健。"

2. 脾喜燥恶湿

脾喜燥恶湿，与胃喜润恶燥相对而言。脾能运化水湿，以调节体内水液代谢的平衡，脾虚不运则最易生湿，而湿邪过盛又最易困脾。

🔖 **学中做**：具有化湿而恶湿特点的脏是：（　　　）
A. 肾　B. 脾　C. 肺　D. 肝

五、肝

肝位于腹腔，横膈膜之下，右胁下而偏左。肝与胆、目、筋、爪等构成肝系统。肝为刚脏，在五行属木，体阴而用阳，在阴阳属性中被称为"阴中之阳"。肝主疏泄，主藏血，肝喜条达而恶抑郁，与四时之春相应。

（一）肝的生理功能

1. 肝主疏泄

肝主疏泄，即肝具有疏通舒畅、条达的生理功能，这种功能可使全身气机疏通畅达，肝主疏泄是保证机体多种生理功能正常发挥的重要条件。肝的疏泄功能，主要体现在以下五个方面。

（1）协调气血运行：肝的疏泄，可以调畅气机，即气的升降出入运动。肝的疏泄功能正常，则气机调畅，气血和顺，经络通利，脏腑、器官等的功能活动也稳定有序。如果肝的疏泄功能失常，称为肝失疏泄，可出现太过、不及两方面的病理变化。疏泄不及，则易致肝气郁结，出现善太息、胸胁、两乳或少腹部位的胀痛不适等；疏泄太过，则易致肝气上逆，可见面红目赤、头目胀痛、烦躁易怒。血随气逆，可见吐血、咯血，甚而晕厥。

（2）调畅精神情志：情志活动，是指人的情感、情绪变化，是精神活动的一部分，有赖于气血的正常运行，与肝的疏泄功能密切相关。肝主疏泄，气血和调，则神情舒畅，不郁不亢。肝调节精神情志主要包括两种，即郁和怒。若肝失疏泄，肝气郁结，可出现心情抑郁不乐、多愁善虑、沉闷欲哭等；若肝气上逆，常见性情急躁易怒、头胀头痛、甚则呕血、昏厥等。同样，情志活动异常，亦可影响肝的疏泄功能，导致疏泄不及或太过的病理变化。

（3）促进消化吸收：肝之疏泄对脾胃的消化吸收功能具有促进作用。首先表现在肝的疏泄能使气机调畅，有助于脾升胃降功能的协调，为脾胃的运化功能创造了条件；其次是肝的疏泄能促使胆汁分泌和排泄，胆汁的正常分泌和排泄有助于食物的消化。反之，肝失疏泄，乘脾可见胸胁胀满、腹胀、腹泻等症；犯胃则易出现呕逆、嗳气、脘腹胀满等症。肝失疏泄，影响及胆，可使胆汁淤滞或胆气上逆，临床可见胁肋胀痛、口苦纳呆、甚则黄疸等症。

（4）调节水液代谢：水液代谢的调节主要是由肺、脾、肾等脏腑共同完成的，但与肝也有密切关系。因肝主疏泄，能调畅三焦的气机，促进上中下三焦肺、脾、肾三脏调节水液代谢的功能。若肝失疏泄，三焦气机阻滞，则水道不利，可导致津液输布代谢障碍，水液不行，而出现痰饮、水肿等病变。

（5）调理冲任、精室：女子行经、男子排精与肝的疏泄功能密切相关。若肝的疏泄功能正常，则任脉通利，冲脉充盈，月经应时，精气溢泻，孕育正常；肝失疏泄，则冲任失调气血不和，可致痛经、经闭、不孕、男子排精不畅等病症。

2. 肝主藏血

肝藏血是指肝具有储藏血液、调节血量及防止出血的功能。由于肝脏体阴（体，指肝的本体，形体阴柔，内藏阴血，故肝体属阴）而用阳（用，指肝的功能，肝主疏泄、主升主动，性喜条达，气常有余，易化火化风，故其用为阳），所以肝内必须储藏一定量的血液，既可濡养自身，又制约肝阳升腾，使之不致过亢，从而维持疏泄功能的冲和条达。肝藏血，还可防止因肝升太过而导致的出血现象。肝的藏血功能，还包含调节人体各部分血量的作用。人体各脏腑组织的血量，常随其不同的生理状况而改变。当人体处于活动状态时，机体需血量增加，肝脏就排出储藏的血液，以供人体的需要；若人体处于休息或睡眠状态时，机体需血量减少，血液便回藏于肝。

（二）肝的生理联系

1. 肝在志为怒

怒为肝志。怒为气愤之谓，是人情绪激动时的一种反应。一般来说，怒对人体生理活动是不利的。"怒则气上""怒则气逆"，肝为刚脏，内寄相火，生理上以升发阳气为主要功能。突然大怒或经常发怒，可使肝阳升发太过而气逆，以致血随气涌而呕血，甚或昏厥。郁怒不解则易致肝气郁结，表现为心情抑郁、闷闷不乐等，而气郁又可为诸郁病证发生的先导。

🔔 学中做：对肝主疏泻影响最大的情志活动是：(　　)
A. 喜　B. 怒　C. 思　D. 恐

2. 肝在体合筋，其华在爪

"筋"即筋膜，附着于骨而聚于关节，是连结关节、肌肉的组织。筋主运动，须赖肝血的濡养。肝血充足，筋得其养，则强健有力，肢体才能运动自如，故肝在体合筋。若肝血不足，筋失所养，便会出现手足震颤、肢体麻木或屈伸不利等症状。

爪即指（趾）甲。肝血养筋，爪为筋之余，故爪甲的荣枯与肝血的盈亏也密切相关。肝血充盈，则爪甲坚韧，红润光泽；肝血亏虚，则爪甲软薄而脆，颜色苍白，甚则变形断裂。故临床视爪甲之苍白，可以测知肝血的盛衰。

3. 肝开窍于目

目又称"精明"，为视觉器官。肝开窍于目，是指肝的经脉上联于目，故目能视，有赖于肝血的濡养和肝的疏泄。而在病理情况下，肝病往往反映于目。如肝血不足，目失所养，则两目干涩，或视物不清；肝经风热，则目赤痒痛；肝火上炎，则目赤生翳等。

4. 肝在液为泪

泪从目出，由肝精、肝血经肝气疏泄于目而化生，有濡润眼球、保护眼睛的功能。当异物入眼时，泪液即可大量分泌，起到排除异物和清洁眼球的作用。极度悲哀时，泪液也可大量分泌。肝脏功能失调常可导致泪液的分泌、排泄异常。如肝血不足，可见两目干涩；肝经风热或肝经湿热，则见目眵增多、迎风流泪等。

（三）肝的生理特性

1. 肝喜条达而恶抑郁

条达，舒展、条畅、通达之意。抑郁，即遏制，阻滞。肝为风木之脏，肝气升发，喜条达而恶抑郁。肝气宜保持柔和舒畅，升发条达的特性，才能维持其正常的生理功能，宛如春天的树木生长那样条达舒畅，充满生机。肝的这种特性与肝主疏泄的生理功能有密切关系。

2. 肝为刚脏

肝喜条达而恶抑郁，其气易逆易亢，其性刚强，故称刚脏。肝脏具有刚强之性，其气急而动，易亢易逆，故被喻为"将军之官"。

3. 肝体阴而用阳

所谓"体"，是指肝为藏血之脏，本体为阴脏；所谓"用"，是指肝主疏泄，性喜条达，内寄相火，主升主动，肝脏的功能活动为阳。肝体阴而用阳，实际上概括了肝的形体结构与生理功能的关系，也揭示了肝脏在生理及病理变化上的主要特征。

六、肾

肾，位于腰部脊柱两侧，左右各一，外形椭圆弯曲，状如豇豆。肾在五行属水，在阴阳属性中被称为"阴中之阴"，与膀胱、骨髓、脑、发、耳等构成肾系统。肾主藏精，主水液，主纳气，为人体脏腑阴阳之本，生命之源，故称为先天之本。肾与四时之冬相应。

扫一扫

数字资源2-2
五脏之肾视频

（一）肾的生理功能

1. 肾藏精

肾藏精是指肾具有储存、封藏人身精气的作用。

（1）肾藏精的含义：肾藏精包括两个方面。一是来源于先天，禀受于父母的先天之精，是生育繁殖，构成人体的原始物质。二是水谷之精，人出生以后，水谷入胃，经过胃的腐熟、脾的运化而生成水谷之精气，并转输到五脏六腑，使之成为脏腑之精。

（2）精的生理功能：肾中精气不仅能促进机体的生长、发育和生殖，而且还能参与血液的生成，提高机体的抗病能力，主要体现在如下几个方面。

① 促进生殖繁衍：肾精既是胚胎发育的原始物质，又能促进生殖功能的成熟。肾精的生成储藏和排泄，对繁衍后代起着重要作用。人的生殖器官的发育及其生殖能力均有赖于肾。《素问·上古天真论》说，男子"二八，肾气盛，天癸至，精气溢泻，阴阳和，故能有子"，"七八天癸竭，精少……形体皆极"。女子"二七而天癸至，任脉通，太冲脉盛，月事以时下，故有子"，"七七，任脉虚，太冲脉衰少，天癸竭，地道不通，故形坏而无子"。

② 促进生长发育：人从出生经过发育、成长、成熟、衰老以至死亡等都是由肾精主宰的。人体脏腑和精气的盛衰，随着年龄的增长呈现出由盛而衰而竭的规律性变化。在整个生命过程中，由于肾中精气的盛衰变化，而呈现出生、长、壮、老、已的不同生理状态。肾精决定着机体的生长发育，为人体生长发育之根。如果肾精亏少，影响到人体的生长发育，会出现生长发育障碍，儿童可见发育迟缓，筋骨痿软等；成年则出现未老先衰，齿摇发落等。

🔖 学中做：促进性功能成熟的物质是（   ）
A. 肾精   B. 肾气   C. 血液   D. 天癸

③ 参与血液生成：肾藏精，精能生髓，精髓可以化而为血。《景岳全书·血证》说："血即精之属也，但精藏于肾，所蕴不多，而血富于冲，所至皆是。"故有血之源头在于肾之说。所以，在临床上治疗血虚常用补益精髓之法。

④ 主脏腑气化：肾藏精，精化气，肾中的精气包含肾阴肾阳。肾阴、肾阳主司人体脏腑的气化。脏腑气化是指脏腑之气的升降出入运动推动和调节各脏腑形体官窍的功能，进而推动和调节机体气血津液生成代谢的过程。

♀ 学中思： 如何理解肾阴肾阳是五脏阴阳之根本？

⑤ 抵御外邪侵袭：肾精具有抵御外邪而使人免患疾病的作用。精充则生命力强，卫外固密，适应力强，邪不易侵。反之，精亏则生命力弱，卫外不固，适应力弱，邪侵而病。肾精这种抵御外邪的能力属正气范畴，与"正气存内，邪不可干""邪之所凑，其气必虚"的意义相同。

2. 肾主水

是指肾为水脏，肾有主持和调节人体水液代谢的功能。肾主水的功能是靠肾阳对水液的气化来实现的。肾脏主持和调节水液代谢的作用，称作肾的"气化"作用。

病理上，肾主水功能失调，气化失职，开阖失度，就会引起水液代谢异常，若阖多开少，小便生成排泄障碍，则出现水肿、小便不利等；若开多阖少，又可见尿多、尿频等病理现象。

3. 肾主纳气

纳即固摄、受纳的意思。肾主纳气，是指肾有摄纳肺吸入的自然界清气，保持吸气深度，防止呼吸表浅的作用。如果肾的纳气功能减退，摄纳无权，吸入之气不能归纳于肾，就会出现呼多吸少、吸气困难、动则喘甚等肾不纳气的病理变化。

（二）肾的生理联系

1. 肾在志为恐

"恐"，是一种害怕、畏惧的情志活动，对机体的生理活动来说，属不良刺激。惊与恐相似，皆与肾相关，但恐自内生，惊自外来。惊、恐多同时产生，且均可伤肾。惊恐伤肾主要是影响肾的气机，致使气机紊乱、封藏不固。如过度惊恐则肾气下沉、精气不藏，临床表现为二便失禁，或遗精滑泄等，故恐为肾志。

2. 肾在体合骨，生髓通脑，其华在发

肾促进人体生长发育的一个重要部分，就是表现在主骨、生髓的生理功能上。骨、髓的生成及其功能和病理变化，都与肾精有密切关系。肾的藏精功能，能使精生髓，而骨的生长发育需得髓的充养。因此，肾精充盛，则骨髓生化有源，骨骼得髓滋养则强固。若肾精亏损，则骨髓生化不足，可见骨骼脆弱无力，甚或影响生长发育。

髓有骨髓、脊髓、脑髓之分，均为肾中精气所化生。骨的生长发育与肾中精气盛衰关系密切，脊髓、脑髓的充盈和发育与肾精同样密切。脊髓上通于脑，脑由髓汇聚而成，故称脑为"髓海"。肾中精气充足，则脑髓充盛，人就表现为精气充沛、思维敏捷、耳聪目明；若肾中精气亏少，髓海不足，则见神疲倦怠、思维迟钝、耳鸣目眩、腰膝酸软无力等。

发的生长赖于精血的充盛，肾藏精，精能化血，血以养发。精足则血旺，血旺则毛发黑而润泽，故有"发为血之余""发为肾之外候"之说。若肾中精气虚衰，则发可变白、枯槁

而脱落。

"齿为骨之余"是因齿与骨同出一源，牙齿也由肾中精气所充养，故牙齿的生长脱落与肾的精气密切相关。肾中精气充沛，则牙齿按时萌出，坚固不易脱落；肾中精气不足，则牙齿易于松动，甚至脱落。

3. 肾开窍于耳及二阴

耳是听觉器官。听觉功能主要与肾中精气的充养有关。肾中精气充盈，髓海得养，则听觉灵敏；肾中精气虚衰，髓海失养，则听力减退，耳鸣耳聋。人到老年，肾中精气自然衰竭，听力每多减退。

二阴指前阴、后阴。前阴是排尿、生殖的器官，后阴为排泄粪便的通道。尿液的排泄虽在膀胱，但须依赖肾的气化才能完成。因此，尿频、尿少、尿闭、尿失禁等，均与肾的气化功能失常有关。肾气虚衰，封藏失司，还可导致滑精、早泄、不孕等生殖功能的病变。大便的排泄，是大肠的传化糟粕功能，但也与肾脏有关，若肾阳不足，脾失温煦，可致水湿不运而大便溏泄；肾气不固常易引起久泄脱肛等；若肾阴不足，津液亏乏，肠道无以滋润，临床常见大便干燥秘结。故有肾开窍于二阴之说。

4. 肾在液为唾

唾，是口液中较稠厚的部分，有滋润口舌的作用。唾液为肾精所化生，并沿经脉上注舌以润泽口舌。所以，有唾液咽而不吐、可以充养肾精之说。若肾阳虚衰，肾液不固而上泛，则口中多唾；而肾精亏虚之人，常见口干舌燥而少唾。

（三）肾的生理特性

肾主闭藏：闭藏即封藏，封固闭藏之意。肾主闭藏是指肾储藏五脏六腑之精的作用。肾为先天之本，生命之根，藏真阴而寓元阳，为水火之脏。肾藏精，精宜藏而不宜泄；肾主命火，命火宜潜不宜露，故《素问·六节藏象论》说："肾者，主蛰，封藏之本，精之处也。"人之生身源于肾，生长发育基于肾，生命活动赖于肾。肾是人体阴精之所聚，肾精充则化源足。肾又是生命活动之本原，肾火旺则生命力强，精充火旺，阴阳相济，则生化无穷，机体强健。肾为封藏之本，是对肾脏生理功能的高度概括，体现了肾脏各种生理功能的共同特点。肾主闭藏的生理特性体现在藏精、纳气、主水、固胎等各方面。肾主闭藏的理论对养生具有重要指导意义，中医养生非常强调收心神、节情欲、调七情、省操劳以保养阴精，使肾精充盈封藏而延年益寿。

🔄 **知识拓展**

命门

命门一词，最早见于《内经》，指眼睛。《灵枢·根结》有："太阳根于至阴，结于命门。命门者，目也。"作为内脏学说则首创于《难经》，命门被赋予"生命之门"的含义，它是先天之气蕴藏之所在，人体生化的来源，生命的根本。于是命门就成了藏象学说的内容之一，逐渐为历代医家所重视。命门的位置，归纳起来有以下几种：眼睛为命门；左肾右命门说；两肾总号命门说；两肾之间为命门说；命门为肾间动气说。命门的功能，明代以前，把命门的功能笼统地包括在"肾气"概念之中，直到明代，命门学说得到进一步发展。综合前人的论述，对命门的功能有以下几种认识：命门为原气所系；命门藏精舍神，与生殖功能密切相关；命门为水火之宅，包括肾阴、肾阳的功能；命门内寓真火，为人身阳气之根本。正如《景岳全书·传忠录》中所说："命门为元气之根，为水火之宅。五脏之阴气非此不能滋，五脏之阳气非此不能发。"

单元二　六　腑

六腑，是胆、胃、小肠、大肠、膀胱、三焦的总称。它们的共同生理功能是"传化物"，其生理特点是"泻而不藏""实而不能满"。饮食物入口，通过食管入胃，经胃的腐熟，下传于小肠，经小肠的分清泌浊，其清者（精微、津液）由脾吸收，转输于肺，经肺宣发肃降而布散全身，以供脏腑经络生命活动之需要；其浊者（糟粕）下达于大肠，经大肠的传导，形成大便排出体外；而废液则经肾之气化而形成尿液，渗入膀胱，排出体外。

六腑的生理特性是受盛和传化水谷，具有通降下行的特性。"六腑者，传化物而不藏，故实而不能满也。所以然者，水谷入口，则胃实而肠虚。食下，则肠实而胃虚"（《素问·五脏别论》）。每一腑都必须适时排空其内容物，才能保持六腑通畅，功能协调，故有"六腑以通为用，以降为顺"之说。突出强调"通""降"二字，若通和降得太过与不及，均属于病态。

一、胆

胆居六腑之首，又隶属于奇恒之腑，其形呈囊状，若悬瓠，附于肝之短叶间。胆属阳、属木，与肝相表里，肝为脏属阴木，胆为腑属阳木。胆储藏排泄胆汁，主决断，参与调节脏腑气机。

（一）胆的生理功能

1.储藏和排泄胆汁

胆汁，别称"精汁""清汁"，来源于肝脏。"肝之余气，泄于胆，聚而成精"（《脉经》）。胆汁由肝脏形成和分泌后进入胆腑储藏、浓缩之，并通过肝的疏泄作用入于小肠。肝胆同属木行，一阴一阳，表里相合。胆腑亦具疏泄之功，但胆的疏泄须赖肝气疏泄而行其职。

储藏于胆腑的胆汁，由于肝的疏泄作用，使之排泄，注入肠中，以促进饮食物的消化。若肝胆的功能失常，胆的分泌与排泄受阻，就会影响脾胃的消化功能，而出现厌食、腹胀、腹泻等消化不良症状。若湿热蕴结肝胆，以致肝失疏泄，胆汁外溢，浸渍肌肤，则发为黄疸，以目黄、身黄、小便黄为特征。胆气以下降为顺，若胆气不利，气机上逆，则可出现口苦、呕吐黄绿苦水等。

2.主决断

胆主决断，指胆在精神意识思维活动过程中，具有判断事物、作出决定的作用。胆主决断对于防御和消除某些精神刺激（如大惊大恐）的不良影响，以维持和控制气血的正常运行，确保脏腑之间的协调关系有着重要的作用。故曰："胆者，中正之官，决断出焉"（《素问·灵兰秘典论》）。胆气豪壮者，剧烈的精神刺激对其所造成的影响不大，且恢复也较快。胆气虚弱的人，在受到精神刺激的不良影响时，则易于形成疾病，表现为胆怯易惊、善恐、失眠、多梦等精神情志病变，常可从胆论治而获效。

（二）胆的生理特性

胆气主升：此生理特性与肝关系密切。胆为阳中之少阳，禀东方木德，属甲木，主少阳春升之气，故称胆气主升。胆气主升，实为胆的升发条达之性，与肝喜条达而恶抑郁同义。

二、胃

胃是腹腔中容纳食物的器官。其外形屈曲，上连食管，下通小肠。主受纳腐熟水谷，为水谷精微之仓、气血之海，胃以通降为顺，与脾相表里，脾胃常合称为后天之本。胃与脾同居中土，但胃为燥土属阳，脾为湿土属阴。

（一）胃的生理功能

1.胃主受纳水谷

受纳是接受和容纳之意。胃主受纳是指胃接受和容纳水谷的作用。饮食入口，经过食管，容纳并暂存于胃腑，这一过程称之为受纳，故称胃为"太仓""水谷之海"。若胃有病变，就会影响胃的受纳功能，而出现纳呆、厌食、胃脘胀闷等症状。

学中做： 称为"水谷气血之海"的是（　　）
A.脾　B.胃　C.大肠　D.小肠

2.胃主腐熟水谷

腐熟是饮食物经过胃的初步消化，形成食糜的过程。胃主腐熟指胃将食物化为食糜的作用。如果胃的腐熟功能低下，就会出现胃脘疼痛、嗳腐食臭等食滞胃脘之候。

胃主受纳和腐熟水谷的功能，必须与脾的运化功能相配合，才能顺利完成。脾胃密切合作，"胃司受纳，脾司运化，一纳一运"（《景岳全书·饮食门》），才能使水谷化为精微，以化生气血津液，供养全身，故脾胃合称为后天之本，气血生化之源。

（二）胃的生理特性

1.胃主通降

是指胃气宜保持通畅、下降的运动趋势。饮食物入胃，经胃气的受纳腐熟，形成食糜，下传至小肠，经小肠分清别浊，其浊者下移大肠，然后化为粪便排出体外，这是由胃气的通降作用完成的，所以胃气贵在通降，以下行为顺。

2.胃喜润恶燥

是指胃喜滋润而恶燥烈的特性。胃为燥土，赖水以济，故喜润恶燥。

三、小肠

小肠居腹中，上接幽门，与胃相通，下连大肠，包括回肠、空肠、十二指肠。主受盛化物和泌别清浊。与心相表里，属火、属阳。

（一）小肠的生理功能

1.主受盛化物

是小肠主受盛和主化物的合称。受盛，接受，以器盛物之意。化物，变化、消化、化生之谓。小肠的受盛化物功能主要表现在两个方面：一是小肠盛受了由胃腑下移而来的初步消化的饮食物，起到容器的作用，即受盛作用；二指经胃初步消化的饮食物，在小肠内必须停留一定的时间，由小肠对其进一步消化和吸收，将水谷化为可以被机体利用的营养物质，精微由此而出，糟粕由此下输大肠，即"化物"作用。

2. 主泌别清浊

泌，即分泌。别，即分别。清，即精微物质。浊，即代谢产物。所谓泌别清浊，是指小肠对承受胃初步消化的饮食物，在进一步消化的同时，并随之进行分别水谷精微和代谢产物的过程。分清，就是将饮食物中的精华部分，包括水饮化生的津液和食物化生的精微，进行吸收，再通过脾之升清散精作用，上输心肺，输布全身。别浊，则体现为两个方面：其一，是将饮食物的残渣糟粕传送到大肠，形成粪便，经肛门排出体外；其二，是将剩余的水分经肾脏气化作用渗入膀胱，形成尿液，经尿道排出体外。因为小肠在泌别清浊过程中，参与了人体的水液代谢，故有"小肠主液"之说。

（二）小肠的生理特性

小肠具有升清降浊的生理特性。小肠化物而泌别清浊，将水谷化为精微和糟粕，精微赖脾之升而输布全身，糟粕靠小肠之通降而下传入大肠。升降相因，清浊分别，小肠则司受盛化物之职。否则，升降紊乱，清浊不分，则现呕吐、腹胀、泄泻之候。小肠之升清降浊，实为脾之升清和胃之降浊功能的具体体现。

四、大肠

大肠居腹中，其上口在阑门处接小肠，其下端紧接肛门，包括结肠和直肠。主传化糟粕和吸收津液。与肺相表里，属金、属阳。

（一）大肠的生理功能

1. 传导糟粕

大肠主传导是指大肠接受小肠下移的饮食残渣，使之形成粪便，经肛门排出体外的作用。

2. 吸收津液

大肠接收由小肠下注的饮食物残渣和剩余水分之后，将其中的部分水液重新再吸收，使残渣糟粕形成粪便而排出体外。大肠实热，消烁水分，肠液干枯，肠道失润，又会出现大便秘结不通之症。机体所需之水，绝大部分是在小肠或大肠被吸收的，故"大肠主津，小肠主液。"（《脾胃论·大肠小肠五脏皆属于胃胃虚则俱病论》）。

（二）大肠的生理特性

大肠在脏腑功能活动中，始终处于不断地承受小肠下移的饮食残渣并形成粪便而排泄糟粕，表现为积聚与输送并存，实而不能满的状态，故以降为顺，以通为用。六腑以通为用，以降为顺，尤以大肠为最。所以通降下行为大肠的重要生理特性。大肠通降失常，以糟粕内结，壅塞不通为多，故有"肠道易实"之说。

五、膀胱

膀胱又称净腑、水府、玉海、脬、尿胞。位于下腹部，居肾之下，大肠之前。在脏腑中，居最下处。主储存尿液及排泄尿液，与肾相表里，属水、属阳。

（一）膀胱的生理功能

1.储存尿液

在人体津液代谢过程中，水液通过肺、脾、肾三脏的作用，布散全身，发挥濡润机体的作用。其被人体利用之后，即"津液之余"者，下归于肾。经肾的气化作用，升清降浊，清者回流体内，浊者下输于膀胱，变成尿液。

2.排泄小便

尿液储存于膀胱，达到一定容量时，通过肾的气化作用，使膀胱开合适度，则尿液可及时地从溺窍排出体外。

（二）膀胱的生理特性

膀胱具有司开合的生理特性。膀胱为人体水液汇聚之所，故称之为"津液之腑""州都之官"。膀胱赖其开合作用，以维持其贮尿和排尿的协调平衡。

肾合膀胱，开窍于二阴，"膀胱者，州都之官，津液藏焉，气化则能出矣。"（《笔花医镜》）。膀胱的贮尿和排尿功能，全赖于肾的固摄和气化功能。所谓膀胱气化，实际上，属于肾的气化作用。所以，膀胱的病变多与肾有关，临床治疗小便异常，常从肾治之。

六、三焦

三焦，是脏象学说中的一个特有名称。三焦是上焦、中焦、下焦的合称，为六腑之一，属脏腑中最大的腑，又称外腑、孤脏。主升降诸气和通行水液。

（一）三焦的生理功能

1.通行元气

元气通过三焦而输布到五脏六腑，充沛于全身，以激发、推动各个脏腑组织的功能活动。

2.疏通水道

"三焦者，决渎之官，水道出焉"（《素问·灵兰秘典论》）。三焦能"通调水道"（《医学三字经》），调控体内整个水液代谢过程，在水液代谢过程中起着重要作用。

（二）三焦的生理特性

1.上焦如雾

上焦如雾是指上焦主宣发卫气，敷布精微的作用。上焦接受来自中焦脾胃的水谷精微，通过心肺的宣发敷布，布散于全身，发挥其营养滋润作用，若雾露之溉。

学中做: "上焦如雾"，实际是指何项作用（　　）
A.心主血脉　B.肺主气　C.心肺的输布气血　D.肺主治节的作用

2.中焦如沤

中焦如沤是指脾胃运化水谷，化生气血的作用。因为脾胃有腐熟水谷、运化精微的生理功能，故喻之为"中焦如沤"。因中焦运化水谷精微，故称"中焦主化"。

3.下焦如渎

下焦如渎是指肾、膀胱、大小肠等脏腑主分别清浊，排泄水谷之糟粕的作用。

单元三 奇恒之腑

脑、髓、骨、脉、胆、女子胞，总称为奇恒之腑。脑、髓、骨脉、胆、女子胞，形多中空，内藏精气，似脏非脏，似腑非腑，故称奇恒之腑。"脑、髓、骨、脉、胆、女子胞，此六者，地气之所生也，皆藏于阴而象于地，故藏而不泻，名曰奇恒之府"（《素问·五脏别论》）。

脑、髓、骨、脉、胆、女子胞六者之中，胆既属于六腑，又属于奇恒之腑，已在六腑中述及，髓、骨和脉已在五脏中提及。本单元仅叙述脑、女子胞。

学中做： 下列哪项不属于奇恒之腑（　　）

A. 脉　B. 女子胞　C. 三焦　D. 胆

一、脑

脑位于颅内，与脊髓相通，由髓汇集而成，故得名"髓海"《灵枢·海论》说："脑为髓之海"。《素问·五脏生成篇》说："诸髓者，皆属于脑。"脑的主要生理功能为主精神意识思维活动和感觉运动。

二、女子胞

女子胞亦称胞宫、子脏、子宫，位于小腹，下口（即胞门，又称子门）与阴道相连，为女性内生殖器官。女子胞的主要生理功能为主持月经和孕育胎儿。

知识拓展

精室

男子之胞，名为"精室"，是男性生殖器官，具有藏精、生殖功能。精室为肾所主，与肾中精气盛衰关系密切。故《中西汇通医经精义·下卷》说："女子之胞，男子为精室，乃血气交会，化精成胎之所，最为紧要。"精室所藏之精，有度施泄，受肝主疏泄功能的调控。此外，还与冲脉、任脉、督脉等经脉相关。睾丸，又称外肾，亦称势，"宦者少时去其势，故须不生。势，阴丸也，此言宗筋，亦指睾丸而言"（丹波元简注《灵枢·五音五味》）。临床实践中，男子精少、精冷、精浊等精室病变多从肾、肝、任脉、督脉论治。

单元四 脏腑之间的关系

一、脏与脏之间的关系

心、肝、脾、肺、肾五脏虽有各自的生理功能，但五脏之间又彼此紧密相连。他们之间的联系除了组织结构上的联系、五行生克的联系外，更重要的是彼此在生理功能上相互联系以及病理上相互影响。

（一）心与肺

1. 生理方面

心肺同居上焦，心主血脉，上朝于肺，肺主气，贯心脉而行血，心与肺之间的关系，主要表现为气与血的关系。血的运行虽为心所主，但又依赖于肺气的推动，而集聚于肺部的宗气要贯通心脉，又须有血液的运载，才能运行输布全身。肺朝百脉，助心行血，是血液正常循行的必要条件。即所谓"气为血之帅，血为气之母"。

学中做： 联结心主血脉和肺司呼吸的中心环节是（　　）

A. 元气　　B. 宗气　　C. 心气　　D. 肺气

2. 病理方面

肺气虚或肺失宣肃，运血无力，可导致心血瘀滞不行，出现胸闷疼痛、唇舌青紫等；心气虚或心阳不振，血脉瘀阻，可致气无所依而涣散不收，也会影响肺的宣发肃降，出现咳嗽、气喘、胸闷等。

（二）心与脾

心主血脉而又行血，脾胃生血而又统血。血液生成与运行离不开心与脾的共同协调。

1. 生理方面

（1）血液生成：心主血，脾胃为气血生化之源。心血赖脾气转输的水谷精微得以化生，而脾气的运化功能又依赖于心血的滋养、心阳的温煦以及心神的统帅。故心与脾在血液生成方面相辅相成。

（2）血液运行：血液能正常运行于经脉之中，既赖心气的推动，还需脾气的统摄，使血内行其道，不溢脉外。心脾相互配合，维持血液在脉中正常运行。

2. 病理方面

脾失健运，化源不足，或脾不统血，血溢脉外，可致心血不足；心血亏虚，无以滋养于脾，又可致脾失健运。心脾两脏在病理上相互影响，最终导致心脾两虚，出现心悸失眠、面色无华、腹胀便溏、食少肢倦等。

（三）心与肝

1. 生理方面

心与肝之间的生理关系，主要表现在调节血液运行和调摄情志方面。

（1）血液运行：心主血，推动血液运行；肝主疏泄，调节气血运行；肝藏血，储藏血液及调节血量。心与肝相互配合，维持全身血液的正常运行以及血量调节。全身血液充盈，则肝有所藏，心有所主。

（2）调摄情志：心主神志，为精神之所舍；肝主疏泄，能调畅精神情志。人的精神活动虽由心所主，但与肝的疏泄及藏血的功能密切相关。血液为神志活动的物质基础，心肝都赖血液的滋养，故心与肝共同调节精神情志。心血充盈，肝有所藏，疏泄正常，气机调畅，气血调和，精神愉快；肝藏血充足，疏泄正常，心血充盈，循行通畅，神得血养，精神活动正常。

2. 病理方面

心血虚可引起肝血虚，肝血虚可引起心血虚，最终形成心肝血虚，神志不安的病理状态。可见心悸、失眠、多梦、眩晕、两目干涩、肢体麻木、爪甲不荣等。心火偏旺可引动肝火，肝火偏旺亦可引发心火，最终导致心肝火旺，可见心烦失眠、面红目赤、急躁易怒、哭笑无常等。

（四）心与肾

1. 生理方面

心与肾之间的生理关系，主要表现在水火相济、精血互化和精神互用三个方面。

（1）水火相济：心居上焦，五行主火，属阳；肾在下焦，五行主水，属阴。生理上，心火下降于肾，助肾阳温煦肾阴，以制肾水泛滥；肾水上济于心，辅心阴涵养心阳，以防心火过亢。心与肾两脏互相作用，互相制约，以维持正常的生理活动，这种关系，称为"水火相济""心肾相交"或"水火相交"。

（2）精血互化：心主血，肾藏精，精血同源，精血之间存在相互资生，相互转化的关系。

（3）精神互用：心藏神，肾藏精，精能化气生神，为气神之源；神能驭精役气，为精气之主。

🔄 **知识拓展**

君火和相火

心为君火，肾为相火（命火）。君火在上，如日照当空，为一身之主宰；相火在下，为神明之臣辅。命火秘藏，禀命守位，则心阳充足；心阳充盛，则相火潜藏守位。君火相火，各安其位，则心肾上下交济。若君相之火不足，心阳虚与肾阳虚互为因果，导致心肾阳虚之证，可见心悸怔忡、腰膝酸冷、肢体浮肿、小便不利、形寒肢冷等症状。

2. 病理方面

肾阴不足，不能上济于心，导致心火亢于上，称为"心肾不交"，可见心悸失眠、多梦健忘、眩晕耳鸣、腰膝酸软等。心阳不振，不能下温于肾，而致水寒不化或肾阳虚衰，不能温化水液，致寒水上凌于心，称为"水气凌心"，可见心悸、怔忡、水肿、小便不利等。

（五）肺与脾

1. 生理方面

肺主气，宣发肃降，通调水道；脾主运化，为气血生化之源。肺与脾之间的生理关系，主要表现在气的生成和水液代谢两个方面。

（1）气的生成：宗气的生成依赖于肺脾二脏功能协调。肺司呼吸，吸入自然清气；脾主运化，化生水谷精气，二者在胸中结合生成宗气。肺气依赖于脾运化水谷精气的充养，而脾所运化的水谷精微离不开肺的宣降才能布散全身。因而有"肺为气之枢，脾为气之源"之说。

💡 **学中做**：与"气虚"关系最密切的两个脏腑是（　　）
A. 心与肺　B. 肺与脾　C. 脾与肝　D. 肺与肾

（2）水液代谢：肺主宣发肃降，通调水道，脾主运化，调节水液，二者协作，共同维持水液代谢。肺宣发肃降，通调水道，有助于脾运化水湿；脾转输水液至肺，是肺宣发肃降和通调水道的前提。

2. 病理方面

脾气亏虚，气化源不足，则肺失滋养；肺气不足，也会累及于脾，终致肺脾气虚，而见体倦乏力、咳嗽气喘、纳呆、腹胀、大便溏泄等症。脾失健运，水饮不化，聚湿生痰，上犯于肺，则成痰饮，出现咳喘痰多等症。故有"脾为生痰之源，肺为贮痰之器"之说。肺病日久，亦可累及于脾，而致脾不健运，水湿停聚，腹胀痞满，食欲下降等水湿中阻之证。

🔍 学中思： 如何理解"脾为生痰之源，肺为贮痰之器"？

（六）肺与肝

1. 生理方面

肺位偏上，主肃降，肝居膈下，主升发，肝升肺降，升降相宜，以维持人体气机的升降运动。此外，肝主疏泄，调畅气机，促进气血运行；肺主气，司宣发肃降，朝百脉，肝和肺共同参与调节全身气血运行。

2. 病理方面

肝气升发太过，肝火犯肺，或肺气肃降不及，肝火上逆，出现胸胁胀满疼痛，咳喘上气，甚则咯血等症。在五行学说中称为"木火刑金"。

（七）肺与肾

1. 生理方面

肺与肾之间的生理关系，主要表现在呼吸运动、水液代谢以及阴液相互滋生方面。

（1）呼吸运动：肺司呼吸，肾主纳气。机体的呼吸功能虽为肺所主，但需要肾的纳气，才能保持呼吸的平稳和深沉，从而保证体内外气体得以正常交换。故有"肺为气之主，肾为气之根"之说。

（2）水液代谢：肺主行水而通调水道，水液经过肺的宣发肃降，使精微布散到全身各个脏腑组织器官中，浊者下归于肾而输入膀胱，生成尿液，因此称"肺主行水""肺为水之上源"。肾主气化司膀胱开合，水液经过肾的气化作用，清者升腾，经三焦回流体内，浊者化为尿液，下输膀胱排出。肺肾两脏相互配合，共同维持水液代谢的协调平衡。所以说水液代谢"其本在肾，其标在肺"。

（3）阴液互生：肺与肾两脏的阴液相互资生。肺五行属金，肾五行属水，金生水，肺阴充足，输精于肾，则肾阴充足；水润金，肾阴充足，循经上润于肺，以保肺气清宁，宣降正常。

2. 病理方面

肺与肾在病理上相互影响，主要表现为呼吸异常、水液代谢失调及阴液亏损等方面，治疗时往往肺肾同治而获效，故有"肺肾同源""金水同源"之说。

（1）呼吸异常：肾气不足，摄纳无权，气浮于上；或肺气虚衰，久病及肾，而致肾摄纳无权，皆可见呼吸喘促、呼多吸少、动则气喘，称为"肾不纳气"或"气不归根"。

（2）水液代谢失调：肺失宣降，通调失职，累及于肾；或肾气化失司，关门不利，水邪泛溢，均可出现尿少、水肿等症。

（3）阴液亏损：肾阴为一身阴液的根本，肾阴亏虚，则肺失滋养，而肺阴虚损也会日久及肾，最终可致肺肾阴虚，出现腰膝酸软、骨蒸潮热、盗汗、形体消瘦、口燥咽干、干咳少痰、男子遗精等症。

（八）肝与脾

1. 生理方面

肝与脾之间的生理关系，主要表现在饮食物方面，肝主疏泄与脾主运化的相互为用，以及藏血与统血的相互协调两方面。

（1）饮食物消化：肝主疏泄，调畅气机，协调脾升胃降，可促进脾胃纳运，此外疏利胆汁，排于肠道，促进饮食物的消化。脾气健运，气血生化有源，肝体得以滋养，有利肝的疏泄。肝疏泄有常，脾气健运，肝脾互用，饮食物消化正常。

（2）血液的生成与运行：肝主藏血，调节血量，脾主运化，化生、统摄血液。肝脾相互配合，使得生血有源，统血有权，肝有所藏，藏泄有度，维持血液的生成和正常运行。

2. 病理方面

肝失疏泄，横逆犯脾（胃），影响脾胃运化，出现胸闷胁胀、食少纳呆、腹胀便溏等症，临床又称肝病及脾、肝胃不和或木郁乘土。脾胃湿热内蕴，亦可致肝疏泄失司，出现纳呆腹胀、大便不调、胸胁胀痛、黄疸等症。脾失健运，生血乏源，或脾不统血，失血过多，都可致肝血不足而形成肝脾两虚之证。

（九）脾与肾

1. 生理方面

脾与肾之间的生理关系，主要表现在先天之本与后天之本及水液代谢方面。

（1）先天与后天：肾藏精，主生长发育与生殖，肾为先天之本；脾主运化，化生气血，脾为后天之本。脾的运化，有赖肾阳的温煦，而肾中精气亦有赖脾所运化的水谷精微的不断充养。脾与肾之间存在着"先天温养后天，后天滋养先天"的相互充养，相互促进的关系。

（2）水液代谢：脾主运化，为水液代谢枢纽，肾主水液，气化作用贯穿整个水液代谢过程。在水液代谢的过程中，脾肾相互协调，起着至关重要的作用。脾主运化水液，离不开肾阳的温煦蒸腾气化；肾主水，又赖于脾运水化湿的制约，故有"其本在肾，其制在脾"，二者协调配合，维持人体水液代谢的正常进行。

2. 病理方面

肾阳衰微，不能温煦脾阳，致脾阳不振；或脾阳虚衰，进而损及肾阳，致肾阳亏损，最终导致脾肾阳虚，可见腰膝酸冷疼痛，形寒肢冷、纳呆便溏，或五更泄泻等症。若脾虚不运或肾虚不化，均可导致水湿内停，可见水肿、小便不利等症。

（十）肝与肾

1. 生理方面

肝与肾之间的生理关系，主要表现在肝肾同源、藏泄互用等方面。

（1）肝肾同源：肝藏血，肾藏精，肝血依赖于肾精的滋养，精能生血；肾精又得到肝血的不断补充，血能化精。肝肾精血存在相互资生和转化的关系，且精与血都源于脾胃转化的水谷精微，因此又称"精血同源"。又因脏腑配合天干，甲乙属木，属肝，壬癸属水，属肾，因此肝肾同源也称之为"乙癸同源"。

🔍 **学中做：**精血同源是指哪两脏的关系（　　）
A. 心与肾　B. 脾与肾　C. 肺与肾　D. 肝与肾

（2）阴液互生：肝属木，肾属水，母子相生，水能涵木。肾阴能滋养肝阴，制约肝阳，使肝阳不亢；肝阴又可资助肾阴的再生。肝肾之间阴液互生的关系中，肾阴起主导作用，只有肾阴充足，才能维持肝之阴阳平衡。

（3）同具相火：相火是与心之君火相对而言。一般认为，相火源于命门，寄于肝、肾、胆、三焦等，因此说肝肾同具相火。

（4）藏泄互用：肝主疏泄，肾主封藏，肝气疏泄可调节肾气封藏而致开阖有度，肾主封藏也可调节肝气疏泄而致疏泄有常。二者相反相成，相互为用，共同协调女子月经和男子排精。

2. 病理方面

肾精亏损，可致肝阴血不足，肝阳上亢；肝阴血不足，亦可下损肾阴，致肾精亏损，最终导致肝肾阴虚，可见眩晕耳鸣、健忘、腰膝酸软、烦躁易怒等症。若肝肾藏泄失调，可致女子月经异常和男子遗精、早泄等症。

二、脏与腑之间的关系

脏腑分属阴阳，脏属阴，腑属阳，一阴一阳，一脏一腑通过经络相互联络，构成心与小肠、肺与大肠、脾与胃、肝与胆、肾与膀胱表里络属关系，在生理上相互联系，病理上相互影响。

（一）心与小肠

手少阴心经与手太阳小肠经互为表里。心与小肠在功能上相互为用。心主血脉，心阳温煦小肠，助小肠受盛化物，泌别清浊；小肠分清别浊，吸收精微，经脾升清，转输心肺，化赤为血，滋养心血。病理上，心火炽盛，可下移小肠，则见小便短赤灼热涩痛；若小肠有热，亦会循经上犯于心，而见心烦失眠、舌红、口舌生疮等症。

（二）肺与大肠

手太阴肺经与手阳明大肠经互为表里。肺气肃降，向下布散精微，以利大肠传导；而大肠传导正常，亦有利肺气宣降。病理上肺失肃降，气机不利，津不下达，大肠失其滋润，传导失司，可致大便干结，排出困难等症。若大肠实热，传导失常，腑气不通，亦可影响肺气宣降，使肺气不降，出现咳喘、胸闷等症。

（三）脾与胃

足太阴脾经与足阳明胃经互为表里。胃主受纳，脾主运化；胃主降浊，水谷糟粕得以下行，脾主升清，水谷精微得以上输；胃性燥，喜润恶燥，脾性湿，喜燥恶湿。生理上，脾胃纳运协调，升降相因，燥湿相济，共同完成对饮食物的消化吸收转输的生理过程，化生气血津液以营养全身，故脾胃合称为"后天之本"。病理上脾失健运，可致胃失和降，出现恶心、呕吐；若胃失和降，也可致脾不升清，出现腹胀、泄泻。若湿邪困脾，脾气运化失职，清气不升，则会影响胃的受纳与和降，出现食少纳呆、恶心呕吐、腹胀痞满等症。若饮食失节，食滞胃脘，浊气不降，常可影响脾的升清与运化，出现腹胀、泄泻等症。

（四）肝与胆

足厥阴肝经与足少阳胆经互为表里。肝主疏泄，分泌及排泄胆汁，胆附于肝，在肝主疏泄的作用下储存和排泄胆汁，以助消化。病理上，若肝失疏泄，可致胆道不利，胆汁分泌和排泄异常；若因结石等因素使胆汁排泄不畅，亦可影响肝的疏泄功能。临床上，肝胆的辨证往往不能完全分开，常见肝胆同病，如肝胆火旺、肝胆湿热等证。此外肝主谋虑，胆主决断，在主情志方面同样密切相关。

（五）肾与膀胱

足少阴肾经与足太阳膀胱经互为表里。生理上肾主水液代谢，为主水之脏；膀胱主贮尿排尿，为主水之腑。膀胱的开合作用有赖肾阳气化功能的推动和调节。肾气充盛，固摄有权，膀胱开合有度，则贮尿、排尿正常。病理上，若肾阳虚衰，膀胱气化不利，可见小便不利、尿少、尿闭等症；肾气不固，膀胱失约，则见尿频、遗尿等症；膀胱湿热，亦可致肾脏受损，出现腰痛、尿血等症。

三、腑与腑之间的关系

六腑之间的关系，主要体现在饮食物的消化、吸收及废物排泄过程中的相互协作，密切配合。生理上，饮食入胃，经胃的受纳和腐熟初步消化后，下传小肠。同时，胆排泄胆汁进入小肠以助小肠进一步消化并泌清别浊，清者为水谷精微和津液，经脾的升清，以输布营养全身；浊者为剩余的水液和食物的残渣，下传大肠，经大肠再次吸收水液并向下传导，最终形成粪便，排出体外；多余的水液，经肾的气化作用后，渗入膀胱，以尿液的形式排出体外。在饮食物的消化吸收和排泄过程中，三焦既是水谷传化的通道，又是气化的场所。六腑传化水谷，需要不断地受盛、消化、吸收、传导及排泄，虚实更替，宜通宜降而不宜滞。故有"六腑以通为用""六腑以通为补""六腑以降为顺"之说。

病理上，六腑之间亦是相互影响。如胃有实热，消灼津液，移热于肠，则可致大肠传导不利，腑气不通，大便秘结；反之，大肠传导失司，大便不通，浊气不降，亦会影响胃的和降，出现食欲不振、恶心、呕吐；若小肠实热，可下移膀胱，而致小便涩、赤、疼痛；若脾胃湿热，熏蒸肝胆，又可导致胆汁外溢肌肤，形成黄疸；若肝失疏泄，胆火炽盛，亦可犯胃，而致胃失和降、嗳气、呃逆、呕吐苦水等。

学习总结

知识点导图

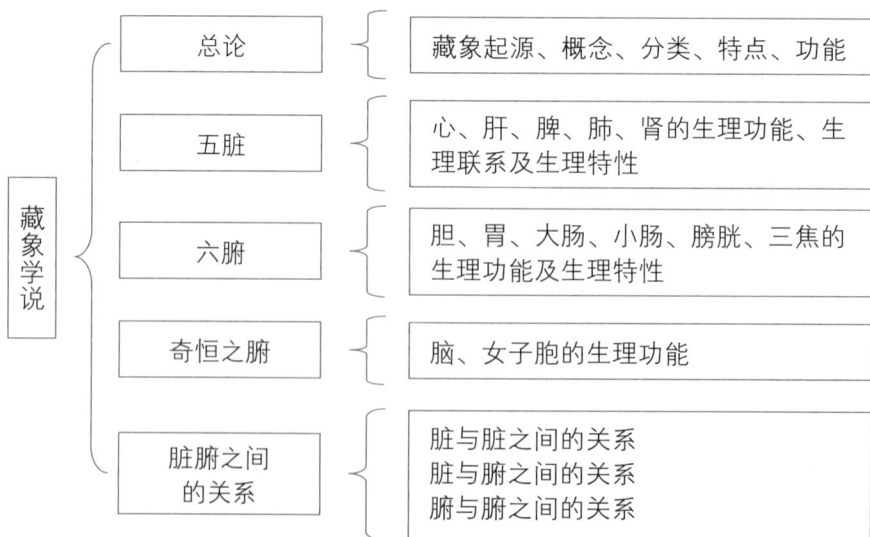

目标检测

一、选择题

（一）A 题型（最佳选择题）

1. 五脏生理功能的特点是（　　）
    A. 传化物而不藏，实而不能满　　　B. 藏精气而不泻，实而不能满
    C. 藏精气而不泻，满而不能实　　　D. 传化物而不藏，满而不能实
    E. 虚实交替，泻而不藏

2. 成人牙齿松动，过早脱落的根本原因在于（　　）
    A. 肾阳虚衰　　　B. 肾阴亏乏　　　C. 命门虚寒　　　D. 肾精亏损　　　E. 肾气不固

3. 哪项不属"肾气不固"的临床表现（　　）
    A. 小便失禁　　　B. 早泄　　　C. 水肿　　　D. 滑精　　　E. 带下清稀而多

4. 肾的主要生理功能是（　　）
    A. 主气　　　B. 纳气　　　C. 调气　　　D. 载气　　　E. 行气

5. 与脑髓充盈关系最密切的脏是（　　）
    A. 心　　　B. 肺　　　C. 脾　　　D. 肾　　　E. 肝

6. 主司二便的脏是（　　）
    A. 肾　　　B. 脾　　　C. 小肠　　　D. 大肠　　　E. 肺

7. 脾主运化是指（　　）
    A. 运化水液　　　B. 运化水湿　　　C. 运化水谷
    D. 运化水谷和水液　　　E. 化生血液

8. 五脏功能中具有"升举内脏"功能的是（　　）
    A. 肾　　　B. 脾　　　C. 肺　　　D. 肝　　　E. 心

9. 下列哪项不属于肺的宣发功能（　　）
    A. 排出体内浊气　　　B. 宣发卫气
    C. 将津液输布全身，外达皮毛　　　D. 将代谢后的津液化为汗液排出体外
    E. 使全身的血液会聚于肺

10. 四肢肌肉的壮实主要取决于（　　）
    A. 心主血脉功能　　　B. 肾主骨的功能
    C. 脾主运化功能　　　D. 肺主气的功能
    E. 肝主筋的功能

（二）X 题型（多项选择题）

11. 心的主要生理功能是（　　）
    A. 宣散卫气　　　B. 主血脉　　　C. 总司气化　　　D. 主藏神　　　E. 开泄汗液

12. 肝主疏泄的功能可体现于下列哪些方面（　　）
    A. 促进脾胃运化功能　　　B. 促进男子排精
    C. 调畅气机　　　D. 调畅情志
    E. 促进女子排卵

13. 中医学称肺为（　　）
    A. 娇脏　　　B. 生之本　　　C. 水之上源　　　D. 华盖　　　E. 刚脏

14. "中气下陷"可表现出（　　）

    A. 头晕耳鸣　　　B. 腹部胀满　　　C. 久泻脱肛　　　D. 恶心呕吐　　　E. 内脏下垂

15. 肾中精气不足可出现（　　）

    A. 小儿囟门迟闭　　　　　　　　B. 小儿骨软无力

    C. 牙齿松动脱落　　　　　　　　D. 老年人骨质脆弱

    E. 耳鸣

二、综合问答题

1. 藏象学说是如何将脏腑进行分类的？五脏六腑有何区别？

2. 心的主要功能有哪些？为什么在中医学中心被称为"君主之官""五脏六腑之大主"？

3. 如何理解"肺为娇脏"？

4. 为什么以齿、骨、发作为判断肾中精气盛衰的标志？

三、病例分析

1. 张某，男，39岁，教师。声音嘶哑2天。患者一周前感冒发热后声音欠扬，曾投胖大海等中药罔效，前日又连续上课，当晚症状加重，声音嘶哑，发声困难，口干咽燥，咳声低微，痰黏而少，舌红少苔，脉细数。

讨论：1. 请运用中医藏象理论说明患者主要病在何脏。

2. 分析每一症状或体征产生的机制，试着提出防治思路。

模块三
气血津液

学习目标

知识目标

1. 了解气血津液的概念、分类和分布。
2. 熟悉气血津液的生成、运动和功能。
3. 掌握气与血、气与津液、血与津液之间的关系。

技能目标

1. 培养运用中医理论知识分析气、血、津液相关疾病的能力。
2. 结合藏象学说，培养搜集病例资料与辨证施治的能力。
3. 运用气血津液之间联系，预防和诊断疾病。

素质目标

1. 建立中医思维，增强对中医气血津液学说的认同感。
2. 学会用"整体观念"看待和处理问题。
3. 尊重患者，善于沟通，团队协作，提升人文修养和综合素养。

情景导入

案例：古代名医许胤宗，用药灵活变通，不拘一法。公元六世纪，南朝陈国柳太后中风，既不能说话，也吃不下饭。许胤宗以黄芪为主，加少量防风煮药汤十余壶，热的药汤置于太后床下熏蒸，使太后处于药气烟雾缭绕中。当晚太后即能说话，之后又经调理康复。

当时柳太后已经60多岁，已算老年，气血虚衰，又感受风寒，所得中风类似于气虚血瘀型的脑梗。许氏重用黄芪补气，气行则血行，气足则能推动血液运行，再辅以防风发散风寒。通过熏蒸，药气入皮肤腠理而奏效，促进气血运行，使柳太后转危为安。

导学讨论：

1. 从哪些方面可以证明气在人体是存在的呢？
2. 气与血之间，有什么关系呢？
3. 为什么许氏运用黄芪的补气之效，就能巧妙治好了柳太后的病呢？

情景解析

重难点分析

学习重点　气的功能和分类，血和津液的功能。
学习难点　1.气的概念。
　　　　　　2.气与血、气与津液、血与津液之间的关系。

◇◇◇岐黄要义◇◇◇

通过气血津液的学习，使学生能够理解气血津液的关系以及在人体的不同作用，建立"气化"思维，并能列举出气血津液失常的病理表现。了解气血津液在中医学习中的地位，并不断实践，在实践中丰富理论，着重加强医德医风教育，着力培养学生"敬佑生命、救死扶伤、甘于奉献、大爱无疆"的医者精神，注重加强医者仁心教育，在学习知识与技能的同时，教育引导学生始终把人民群众生命安全和身体健康放在首位，尊重患者，善于沟通，团队协作，提升综合素养和人文修养。

气、血、津液均有其各自的特点，三者又是构成人体和维持人体生命活动的基本物质。气、血、津液之间又存在着相互依存、相互制约和相互为用的关系。因此，无论在生理或病理情况下，三者之间均存在着极为密切的关系。同心山成玉，协力土变金。成功，不仅需要个人攻坚克难，更需要团队协作的合力。所以，我们要认真学习，用辨证统一的观点看待三者之间的关系。

单元一　气

一、气的定义

气是人体内活力很强、运动不息的极细微物质，是构成和维持人体生命活动的基本物质。气是存在于人体内的至精至微的生命物质，是生命活动的物质基础。气运行不息，维系人体的生命进程。人生所赖，唯气而已。气聚则生，气散则死。

数字资源3-1
中医之气视频

知识拓展

气的概念拓展

中医学关于气的理论，受到古代哲学气一元论的深刻影响，但其所论主要是人体之气及与自然界相关联的气，在研究对象和范围上与古代哲学气一元论有着显著的区别。在人体，中医学理论以气的运动变化来阐释人体的生命活动，一方面指人体脏腑、经络等组织的生理功能，如肺气、心气、脾气、胃气等，另一方面指的是极细微的、活动力很强的，且不断活动的物质，如呼吸之气、水谷精气等。此外，在中医学术语中，气在不同语境下表达不同的意义。如六气指风、寒、暑、湿、燥、火六种自然界中正常的气候变化，邪气指各种致病因素的统称，药物之气指药性等。

二、气的生成

人体之气，来源于父母的先天之气、后天饮食化生的水谷精气和自然界清气，通过肾、脾胃和肺等脏腑生理功能的综合作用而生成。

三、气的运动

气的运动称作"气机"。人体的气处于不断运动的状态，它运行于全身各脏腑经络等组织中，无处不到，时刻推动和激发着人体的各种生命活动。气的运动形式多种多样，在理论上可以将它们归纳为升、降、出、入四种基本运动形式，气的升降出入主要通过脏腑的功能来体现，如肺通过宣发肃降的呼吸运动体现气的升降出入运动。

一般来说，五脏精气宜升，六腑传化物宜降。就五脏而言，心肺在上，其气宜降；肝肾在下，其气宜升；脾胃属土居中央，脾气主升而胃气主降，构成气机升降的枢纽。

四、气的功能

气的生理功能很多，概括起来可以归纳为推动作用、温煦作用、防御作用、固摄作用、气化作用、营养作用等。

（一）推动作用

气的推动作用，指气能激发、促进人体的生长发育与生殖功能、各脏腑经络的生理功能、精血津液的生成与运行等。气的推动作用减弱，可影响人体的生长发育及生殖，造成生长发育迟缓、生殖能力下降或早衰等。

（二）温煦作用

温煦作用是指人体脏腑的功能活动需要气的温煦才能正常进行，人体正常体温的恒定需要气的温煦来维持，血和津液等液态物质的运行也需在气的温煦作用下进行，所谓"得温而行，得寒而凝"。

（三）防御作用

防御作用是指气具有护卫肌表，抵御邪气的作用。具体表现为：一是护卫肌表，抵御外邪入侵，如《素问·刺法论》说："正气存内，邪不可干。"；二是邪正交争，驱邪外出；三是自我修复，恢复健康。如防御作用减弱，则外邪易于侵入人体而患病，患病后病情重、病程长、不易康复等，如《素问·评热病论》说："邪之所凑，其气必虚。"

（四）固摄作用

固摄作用是指气对血、津液等液态物质以及脏腑器官位置的固护、统摄和控制作用，从而防止其无故流失，并维持脏腑器官位置的相对稳定。如固摄作用减退，可见子宫脱垂、出血、自汗、多尿、遗精、带下量多等。

学中思：气的固摄作用主要体现在哪些方面？以脏器脱垂的为例，中医的治疗思路是如何制定的？

（五）气化作用

气化作用是指气的运动产生的各种变化。具体表现为：精、气、血、津液等不同物质的生成及其相互转化的过程。

（六）营养作用

气的营养作用，具体体现在以下三方面：通过卫气，营养体表肌肉皮毛组织；通过经络之气，输送营养，濡养组织器官；通过营气化生血液，营养全身。

五、气的分布和分类

根据气的生成来源、分布部位和功能特点的不同，人体之气可以分为元气、宗气、营气、卫气四类。

（一）元气

又称"原气""真气"，指人体组织、器官生理功能的基本物质与活动能力。被认为是人体中最根本、最重要的气，是维持人体生命活动的原动力。

（二）宗气

指由呼吸清气与水谷精气所化生而聚于胸中之气。宗气在胸中积聚之处，被称为"气海"或"膻中"。

（三）营气

是运行于血脉中的富于营养的气，故称"营气"。由于营气行于脉中，又能化生血液，故以"营血"并称。营气与卫气相对而言，属性为阴，故又称"营阴"。营气具有丰富的营养，在脉中营运不休，又有"荣气"之称。

（四）卫气

是行于脉外的气，具有保卫人体作用，故称"卫气"。卫气与营气相对而言，属性为阳，故又称"卫阳"。

学中做：人体最重要的气是（　　）
A. 元气　B. 宗气　C. 营气　D. 中气

表3-1　元气、宗气、营气、卫气的比较

类别	组成	分布	功能
元气	源于先天之精气，赖后天之精充养	肾中	推动人体生殖与生长发育，推动和激发脏腑经络的生理功能，推动体内液体物质的生成和运行等
宗气	水谷精气和自然界清气相结合	胸中	走息道以行呼吸；贯心脉以行气血
营气	水谷精气中"精纯柔和"部分所化生	脉中	化生血液；营养全身
卫气	水谷精气中"慓疾滑利"部分所化生	脉外	护卫肌表，防御外邪入侵；温养脏腑，润泽皮毛；调控腠理，维持正常体温

单元二　血

一、血的定义

血，即血液，是运行于脉中，循环流注于全身，具有营养和滋润作用的红色液态物质，是构成人体和维持人体生命活动的基本物质之一。《素问·调经论》说:"人之所有者,血与气耳"。

二、血的生成

(一)水谷精微化血

血主要由营气和津液组成,故《灵枢》说:"营气者,泌其津液,注之于脉,化以为血。"营气和津液都源于脾胃化生的水谷精微,故脾胃功能强弱直接影响着血液的化生。

(二)肾精化血

《诸病源候论·虚劳精血出候》说:"肾藏精,精者,血之所成也。"肾藏精,精生髓,精髓也是化生血液的基本物质,肾精化生血液,主要通过骨髓和肝脏的作用而实现。

💡 学中做: 化生血液的主要物质基础是(   )
A.肾精 B.元气 C.脏腑之精 D.水谷之精

三、血的功能

(一)营养和滋润作用

血是由水谷精微所化生,是维持人体生存与健康不可或缺的物质。人体无论脏腑经络、形体官窍,都需要由血液的濡养滋润才能发挥其各自的正常生理功能。若血液亏虚,不能濡养全身,则功能失常或障碍。

(二)神志活动的物质基础

心血是心主神志功能正常的物质基础。血液充足,则神志清晰、精力充沛和思路敏捷。若心血不足,则神失所养,可见心神不安、心悸、失眠、多梦、昏迷等。

🔄 **知识拓展**

血液的化生和脏腑的关系

1.脾胃

脾胃为血液生化之源。脾胃运化的水谷精微所产生的营气和津液,是血液的主要构成成分。脾胃运化功能强健与否,饮食水谷充足与否,均直接影响着血液的化生。若脾胃功能虚弱或失调,水谷精微化生不足,则可致血液化生不足,形成血虚证。故临床治疗血虚,常以调理脾胃为主。

2.肾肝

肾藏精,精生髓,髓化血。肾精充足,则血液化生有源。若肾精不足,则可导致血液生成亏少。此外,肝藏血,精血同源,与血液的化生亦密切相关。《素问·六节藏象论》说:"肝者……以生血气。"临床上治疗血虚证,可采用补益肝肾治法,以促进血液化生。

3.心肺

脾胃运化的水谷精微,由脾气上输于心脉,在心气的作用下变化成红色血液。《素问·阴阳应象大论》明确提出"心生血"。肺对于血液的生成也有着重要作用。《灵枢·

营卫生会》说："此所受气者，泌糟粕，蒸津液，化其精微，上注于肺脉，乃化而为血。"水谷精微上注于肺脉，与肺吸入的清气相融合，化生血液。

总之，血液的化生以水谷之精以及肾精为物质基础，主要依赖于脾胃运化的功能，并在肾肝、心肺等脏的配合作用下共同完成。

四、血的运行

血的运行有赖于气的推动、温煦和固摄作用协调平衡，方可使血在如环无端的密闭脉道中运行不息。气的推动作用是血循行的原动力；血行脉中，脉是血液循行的通道，脉道完好和畅通，是保证血液正常运行的重要因素；血液的正常运行，还有赖于心、肺、肝、脾等脏腑功能及其之间配合。

学中思： 陈某，女，55岁，近来总觉得精神困乏想睡觉，可睡着后又易惊醒，精神非常疲惫，遂至中医门诊就诊，医生根据她有脸色黄、唇色淡、持续脱发等症状，考虑她是血虚导致的失眠。

问题：1. 中医为什么诊断为血虚证？

2. 血虚为什么会出现失眠症状呢？

单元三　津　液

一、津液的定义

津液是人体内一切正常水液的总称，包括各脏腑、形体、官窍内的正常液体和正常的分泌物，如胃液、肠液、唾液、泪、涎等。津液也是构成人体和维持人体生命活动的基本物质之一。津液的质地、分布和作用都有所不同，将其中质地清稀，流动性大，分布于皮肤、肌肉和孔窍等部位，起滋润作用者，称为津；将质地较稠厚，流动性小，灌注于骨节、脏腑、脑、髓等组织，起濡养作用者，称为液。津和液之间可相互渗透、补充转化，故津和液常并称。

扫一扫

数字资源3-2
中医之血、津液视频

二、津液的生成、输布和排泄

津液的生成、输布和排泄的生理过程，是一个涉及多个脏腑的复杂过程。

（一）津液的生成

津液取之于外而成之于内，来源于饮食水谷，主要有赖于充足的饮食水谷摄入和脾胃、大小肠等脏腑功能正常。

（二）津液的输布

津液的输布主要依靠脾、肺、肾三脏功能的密切配合以及肝、三焦等脏腑的参与完成。脾气散精以输布津液，津液上输于肺，通过肺气的宣降作用将津液输布全身，并下达于肾。肾为主水之脏，肾中阳气的蒸腾气化作用，对整个津液代谢起着推动和调节作用。

知识拓展

津液的输布和脏腑的关系

肺通调水道而行水。肺为水之上源，肺气宣发，将津液输布至人体上部和体表。

脾主运化水液。脾对水液的吸收、转输和布散功能体现在两方面，人体只有脾气强健，运化水液功能才能正常发挥，防止水液在体内停滞、病理产物的产生，即"诸湿肿满，皆属于脾"。

肾主水。肾气及肾阴肾阳对胃的"游溢精气"、脾气散精、肺气行水、三焦决渎及小肠的分清别浊等作用具有推动和调节作用，维持其稳定可发挥输布津液的功能。

肝调畅气机以行水。肝主疏泄，调畅气机，气行则津布。若肝失疏泄，气机郁结，则可影响津液的输布，津液停滞，产生痰饮、水肿以及痰气互结的梅核气、瘿瘤、鼓胀等病症。

三焦决渎为水道。若三焦水道不利，也会导致津液停聚，发为多种病证。

（三）津液的排泄

津液的排泄主要通过汗液、尿液以及呼气、粪便等途径排出体外，主要依赖于肺与大肠、肾和膀胱等脏腑功能的协调配合完成。

三、津液的功能

津液是以水为主体，主要具有滋润濡养、化生血液、调节机体阴阳平衡、排泄废物等功能。

（一）滋润濡养脏腑组织

津液是液态物质且富含营养，广泛地布散于机体脏腑经络、形体官窍等组织器官之中，对全身起着滋润和濡养作用。津液布散于肌表，则滋养肌肤、毛发；流注于孔窍，则滋养保护眼、鼻、口、眼等；灌注于脏腑，则滋养内脏；渗入骨髓，则充养骨髓、脊髓等；流注于关节，对关节屈伸起润滑作用。

（二）参与血液的生成

津液渗入脉道中，既参与血液的化生，又滑利脉道，维持和调节血液生成和运行，使之环流不息。

（三）维持机体阴阳平衡

津液性质属阴，是人体阴精的一部分，对维持人体阴阳平衡起着重要的调节作用。

（四）促进代谢产物排泄

津液在其自身的代谢过程中，可以将机体代谢产物，通过汗、尿等方式及时排出体外，使机体各脏腑气化活动正常。若此作用受损或发生障碍，就会使代谢产物潴留于体内，而产生各种病理变化。

学中做：在机体内，除（　）外，其他所有正常的液体都属于津液的范畴。
A.胃液　B.肠液　C.泪液　D.血液

单元四 气血津液间的作用

一、气血间的作用

气和血在性能上可划分为，气属阳，性动，主煦之；血属阴，性静，主濡之。二者联系密切，既相互作用，病理上又相互影响。将此二者关系可概括为"气为血之帅，血为气之母"。

（一）气为血之帅

气为血之帅包含气能生血、气能行血、气能摄血三方面的含义。

1. 气能生血

气具有化生血液的作用。气之所以能生血，主要有以下方面的原因：其一是气的运动变化是血液生成的动力。其二是气（主要指营气）是化生血液的物质基础。所以，气旺则血充，气虚则血少。临床在治疗血虚病证时，常配补气药，使气旺血生。

2. 气能行血

气具有推动血液运行的作用。一方面，宗气可以直接推动血行。另一方面，气又可以促进脏腑的功能活动，通过脏腑的功能活动推动血液运行。

3. 气能摄血

气具有统摄血液，使血正常循行于脉中而不溢于脉外的作用。气的摄血作用主要是通过脾气统血的功能而实现的，也是气固摄作用的具体体现之一。

（二）血为气之母

血为气之母包含两方面的含义，血能载气和血能养气。

1. 血能载气

指的是血液有运载水谷之精气和自然之清气的功能。脉中之血是气的载体，无形之气必须依附于有形之血才不致散失，否则，将会浮散无根，无以所归。临床上大出血的患者，气无所依附，导致涣散不收、漂浮无根的气脱病变，称为"气随血脱"。

2. 血能养气

血的化生和濡养不断为气的生成和功能活动提供精微物质，使其不断得以补充，而保持气的充足，维持正常生理活动。故血虚气亦虚，治疗时也须兼顾气血同补。

♀ 学中做：大出血时往往导致气脱，其生理基础是（　　）
A. 气能生血　B. 气能行血　C. 气能摄血　D. 气能载血

二、气津液间的作用

气属阳，津液属阴，均来源于脾胃运化的水谷精微，在其生产和疏布过程中有着密切的关系，病理上也互相影响。气与津液的关系包括气能生津、气能行（化）津、气能摄津、津能载气四个方面。

（一）气能生津

气是津液生产的物质基础和动力。津液的生成离不开气的气化作用，津液来源于饮食水谷，依赖脾胃运化、小肠主液、大肠主津等脏腑生理功能而化生，其中尤以脾胃之气最为重要。

（二）气能行（化）津

气的运动与变化是津液疏布与排泄的动力。津液的输布、排泄离不开肺、脾、肾、三焦、膀胱等脏腑之气的推动和气化作用，脏腑功能正常，气的升降出入有序，津液运行如常。

（三）气能摄津

气对津液具有固摄作用，能防止津液无故流失，维持津液代谢的平衡。若气虚固摄无力，容易发生自汗、盗汗、大小便失禁等，临床治疗时应注意补气固津。

（四）津能载气

脉中的营气依附于血而存在，体内其他无形之气则依附于津液而存在，津液是气的载体之一，故在暑病伤津耗液和汗、尿、下等使大量津液流失的情况下，可出现"气随津脱"病证，表现有少气懒言、肢倦乏力等气虚之候，临床应用时也应将二者兼顾考虑。

学中思： 孙某，女，39 岁。一年前曾流产，后经常头晕、心悸、失眠、多梦。经自服安神剂疗效欠佳。近日因劳累头晕加重，入夜惊悸恐惧，白天感神疲乏力，食欲不振，月经愆期、量少，面白无华，舌淡而润，脉细弱。中医诊断为血虚证。治疗时除用补血药外还加了大量补气药。

问题：1. 为什么治疗血虚失眠还要加补气药呢？

2. 气和血有什么样的关系？

三、津液血间的作用

血与津液在生理上相互补充，相互转化，病理上相互影响。二者的关系可概括为津血同源和津血互化。

（一）津血同源

血和津液，均属阴，来源于水谷精微，具有营养和滋润功能。体内的津盛则血盛，津衰则血衰。汗为津液所化，汗出过多耗津，耗津则血少，故又有"汗血同源"之说。

（二）津血互化

血和津液同为液体，又均来源于水谷精微，故二者之间存在着密切的转化关系。津液注入脉中，与营气结合，则成为血的一部分。血中的水液渗出脉外，则成为津液。临床上在患者多汗夺津或津液大量亡失时，不可再用耗血之法治疗。故《灵枢·营卫生会》说："夺血者无汗，夺汗者无血"。

知识拓展

"夺血者无汗""夺汗者无血"

汗是津液的转化物，血是津液化赤的红色液体物质，血和汗均来源于脾胃运化之水谷精微。夺血，疾病或外伤引起严重的气血亏损或失血，为夺血；治疗中破血、放血也是夺血。夺汗，疾病的大汗出，或治疗的发汗，均为夺汗。失血过多不能用发汗的方法治疗，发汗过多也不能用耗血的方法治疗。失血时如再用汗法，可使血液更加耗伤；大汗出时津液丢失严重，若用耗血方法治疗则致津液更加耗伤。血与汗在生理上相互依附、相互转化；在病理上相互影响，失血过多，可损伤津液，津液大亏，也可导致血液不足。故有"汗血同源"之说。

学习总结

知识点导图

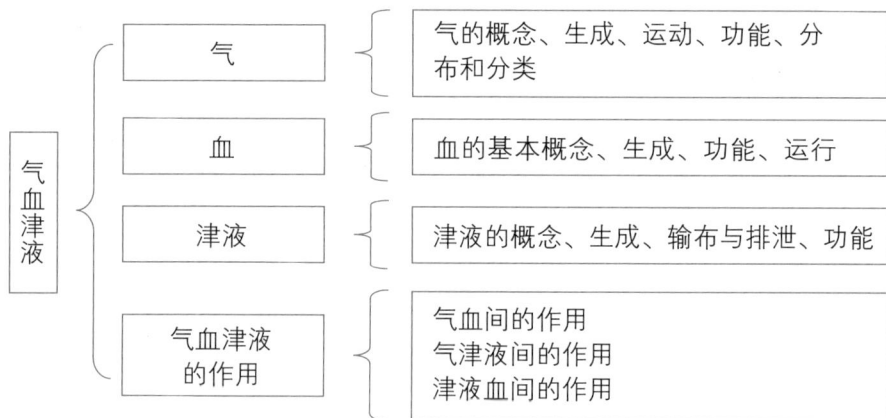

目标检测

一、选择题

（一）A 型题（最佳选择题）

1. 气对各脏腑经络功能的激发，血液运行的推动作用，是气的（　　）性质决定的。
   A. 气是具有很强活力运动着的物质
   B. 气是维持人体生命活动的基本物质
   C. 气是构成人体的基本物质
   D. 气具清轻、升发、向上的特性
   E. 气具有对液态样物质固摄的特性

2. 血和津液生成的共同物质来源是（　　）。
   A. 精　　　　　　B. 水谷精微　　　　C. 宗气　　　　　　D. 元气　　　　　　E. 营气

3. 小儿生长发育迟缓，成人未老先衰，或见脏腑组织功能低下，多因（　　）不足。
   A. 元气　　　　　B. 宗气　　　　　　C. 营气　　　　　　D. 肾气　　　　　　E. 卫气

4. 凡言语、声音及呼吸的强弱均与（　　）的盛衰有关。
   A. 元气　　　　　B. 宗气　　　　　　C. 营气　　　　　　D. 肾气　　　　　　E. 卫气

5. 临床出现自汗、多尿、出血、遗精等症，为气的（　　）功能减退所致。
   A. 防御作用　　　B. 固摄作用　　　　C. 温煦作用　　　　D. 推动作用　　　　E. 气化作用

6. 主要功能为化生血液的是（　　）。
　　A. 元气　　　　　B. 宗气　　　　　C. 营气　　　　　D. 中气　　　　　E. 卫气

7. 治疗血虚时配伍补气药的理论基础是（　　）。
　　A. 血能化气　　　B. 血能载气　　　C. 气能行血　　　D. 气能生血　　　E. 气能摄血

8. 临床上"气随血脱"的理论基础是（　　）。
　　A. 血能化气　　　B. 血能载气　　　C. 气能行血　　　D. 气能生血　　　E. 气能摄血

9. 因失血过多而出现下列症状，可用"津血同源"的理论加以说明的是（　　）。
　　A. 面白　　　　　B. 疲乏　　　　　C. 口渴　　　　　D. 舌淡　　　　　E. 头晕

10. 质地清稀，流动性大，分布于皮肤、肌肉、孔窍等部位的是（　　）。
　　A. 精　　　　　　B. 气　　　　　　C. 血　　　　　　D. 津　　　　　　E. 液

（二）X 型题（多项选择题）

11. 气的物质来源主要包括（　　）。
　　A. 先天之精气　　　B. 脏腑之气　　　C. 自然界之清气
　　D. 水谷之精气　　　E. 宗气

12. 卫气的主要功能包括（　　）。
　　A. 护卫肌表，防御外邪　　　　　B. 温养脏腑，润泽皮毛
　　C. 调控腠理，维持体温　　　　　D. 化生血液，营养机体
　　E. 贯注心脉，助心行血

13. 津液的输布主要依靠（　　）等脏的密切配合及肝、三焦的参与完成的。
　　A. 肝　　　　　　B. 心　　　　　　C. 脾　　　　　　D. 肺　　　　　　E. 肾

14. 血液的运行与（　　）功能密切相关。
　　A. 肝　　　　　　B. 心　　　　　　C. 脾　　　　　　D. 肺　　　　　　E. 肾

15. 气虚致血虚者最适宜的调理方法是（　　）。
　　A. 补气为主　　　B. 养血为主　　　C. 佐以养血　　　D. 佐以补气　　　E. 佐以祛邪

二、综合问答题

1. 试述营气与卫气的异同。
2. 何谓气机？气的运动形式及其与脏腑关系如何？
3. 简述气与血之间的关系。
4. 气、血、津液的正常循行与哪些脏腑有密切关系？
5. 治疗水肿时，为什么要采用益气利水法或行气利水法？

三、案例分析

　　李某，女，26 岁。患眩晕一年，每以工作劳累即发，月经来潮加重。因迁延未治，半年后眩晕转变为时时作眩，神疲懒动，面色㿠白，饮食减少，大便溏薄，两脉沉细无力。医者诊为气血亏虚之眩晕，以双补气血的归脾汤治疗，半月后眩晕好转。但月经来潮之后，淋漓不断，并有大便时脱肛。再次就诊。
　　讨论：分析患者病变不同阶段的病证特点及其病因病机。

模块四
病因病机

⊕ **学习目标**

知识目标

1. 学会六淫的概念和共同致病特点。
2. 学会疠气等其他病因致病特点。

技能目标

1. 能区别六淫致病特点。
2. 能对常见疾病进行病因分析。

素质目标

1. 增强合理精益求精、传承文化、敬畏生命的意识。
2. 培养大医精诚的职业精神。

📖 **情景导入**

张某，男，70岁。身材细而长，弱不禁风，每因饭后胃中胀满下坠不适就诊，医生诊断其胃下垂。夏某，女，66岁。长期慢性腹泻，常年素食，略有荤食即泻下不止，肛门下坠，形体消瘦，面白无华，医生诊断为久泻之脱肛。医生为两名患者同时采用补中益气升提之法治疗。

✎ **情景解析**

💡 **重难点分析**

学习重点 1. 六淫的概念及其致病特点。
2. 疠气等其他病因致病特点。

学习难点 1. 六淫致病特点的异同点。
2. 常见病症的病因精准分析。

　　登革热是登革病毒经蚊媒传播引起的急性虫媒传染病，破伤风是由侵入伤口的破伤风梭菌导致的一种急性特异性感染性疾病，出现临床症状均要及时就医，以免病情加重或疾病传播，需要认真研读，扎实理论指导临床，深刻认识病因病机的诊断对疾病诊疗的重要性，敬畏生命，强化专业扎实、业务精研，品德高尚，爱岗敬业的精神。

　　病因即致病因素，又称为病原（古作"病源"）、病邪等，泛指能破坏人体相对平衡状态而导致疾病的原因。包括外感病因（六淫和疬气）、内伤病因（七情内伤、饮食失宜、劳逸过度）、病理产物性病因（痰饮、瘀血）以及其他病因（外伤、诸虫）等。病因学说，就是研究各种致病因素的性质、致病特点及其临床表现的系统理论。

　　病机，即疾病发生、发展及变化的机理，又称"病理"。其着重研究疾病发生和人体产生病理反应的全过程及其规律。任何疾病的发生、发展及变化，与患病机体的正气强弱和致病邪气的性质、感邪的轻重、邪气所伤部位等均密切相关。研究病机，是认识疾病本质的关键，也是进行正确诊断和治疗的前提。病机学说，即是研究和阐明病理机制变化规律的理论。

单元一　病　因

　　导致疾病的原因多种多样，包括六淫、疫气、七情内伤、饮食失宜、劳逸过度、痰饮、瘀血、结石、外伤、寄生虫以及先天因素、医源因素、药源因素等。近年来中医学术界综合了历代医家对病因分类的认识，根据现代对病因的分类方法，结合致病因素与发病途径，将病因分为外感病因、内伤病因、病理产物性病因和其他病因四类。即将六淫、疫气归属于外感病因，七情内伤、饮食失宜、劳逸过度归属于内伤病因，痰饮、瘀血、结石归属于病理产物性病因，外伤、寄生虫以及先天因素、医源因素、药源因素归属于其他因素。

　　中医病因学说是研究致病因素的性质、致病特点及其临床表现的系统理论。中医认识病因不仅注重研究病因的性质和致病特点，同时立足于探讨各种病因所引起的临床表现，如此才能准确地寻求其致病原因，进行正确的诊断和治疗。中医临床探求病因的方法主要有两种：一是问诊求因，例如详细询问患者是否感受外邪、有无情志因素及外伤、有无接触传染因素等。这种方法简便易行，但实际应用时常受到较多因素的限制或干扰。二是辨证求因，即以疾病的临床表现为依据，通过对病例症状和体征的综合分析来推求致病因素，这种方法又叫做"审证求因"。

一、六淫

　　六淫，即风、寒、暑、湿、燥、火六种外感病邪的统称，风、寒、暑、湿、燥、火，称"六气"，是六种正常的自然界气候，是人类赖以生存的条件。只有当四季气候变化异常，如六气发生太过或不及，非其时而有其气（如春天应温而反寒，秋天应凉而反热等），以及气候变化过于急骤（暴冷、暴热等），加上人体的正气不足，抵抗力下降时，六气才能成为致病因素，侵犯人体而产生疾病。在这种情况下，反常的六气便称为"六淫"。由于六淫是不正之气，所以又称为"六邪"，是属于外感病的一类致病因素。

（一）六淫致病的共同特点

（1）外感性　六淫邪气来源于自然界，多从肌表、口鼻侵犯人体而发病，故有"外感六淫"之称。六淫所致疾病又称为外感病。六淫致病的初期阶段，每以恶寒发热、舌苔薄白、脉浮为主要临床特征，称为表证。

（2）季节性　六淫致病多与季节气候变化密切相关，如春季多风病，夏季多暑病，长夏多湿病，秋、冬季多寒病等。故六淫致病又称为"时令病"。

（3）地区性　六淫致病常与居住地区和环境密切相关。如西北高原地区多寒病、燥病，东南沿海地区多热病、湿病；生活、工作环境过于潮湿，使人多患湿病；高温环境作业者，则易患火、热、燥病。

（4）相兼性　六淫邪气既可单独侵袭人体致病，亦可两种以上邪气兼夹同时侵犯人体而致病。例如风热感冒、风寒湿痹、寒湿困脾等。

（5）转化性　六淫致病在一定条件下，其证候的病理性质可发生转化。如寒邪入里可以化热；热邪不解可以伤阴化燥。引起六淫致病发生转化的条件，主要为六淫侵入机体过久，失于治疗以及治疗不当，或患者体质的原因。

（二）六淫的性质和致病特点

1. 风

风为春季的主气，但当其太过、不及时，四季均可使人患病，唯春季为多。风邪以轻扬开泄、善行数变、动摇不定、多兼他邪为基本特性。因而《素问·骨空论》云："风者，百病之始也"。且风邪为阳邪。

风邪的性质及致病特点：

（1）风为阳邪，其性开泄，易袭阳位　风邪善动而不居，具有轻扬、向上、升发、向外的特性，故属阳邪。其性开泄，是指其易使腠理疏松开张而汗出。风邪侵袭，常伤及人体的上部（即头面）、阳经和肌表，出现头痛、口眼㖞斜、恶风等症状。

（2）风性善行而数变　"善行"，是指风邪致病具有病位游移，行无定处的特性。如行痹（风痹）之四肢关节游走性疼痛等症状；"数变"，是指风邪致病，具有变化无常和发病迅速的特点。如风疹、荨麻疹发无定处，此起彼伏。一般发病多急，传变也较快。

（3）风为百病之长　风邪为六淫邪气的主要致病因素，凡寒、湿、燥、热诸邪，多依附于风邪而侵犯人体，如外感风寒、风热、风湿等。所以风邪常为外邪致病之先导，多兼他邪同病。

（4）风性主动　"动"是指动摇不定。风邪致病有明显的动摇症状。如因外伤再感风邪，出现的四肢抽搐、角弓反张、口眼㖞斜等症状，皆属于"风胜则动"（《素问·阴阳应象大论》）的表现。

2. 寒

冬为寒气当令的季节，寒为冬季的主气，故寒邪为病多见于冬季，但也可见于其他季节。此外贪凉露宿，饮食过于寒凉、空调致冷等，均为感受外寒的途径。寒邪为阴邪。寒邪致病根据其侵犯部位的深浅不同而有伤寒中寒之别：寒邪伤于肌表，阻遏卫阳，称为"伤寒"；寒邪直中于里，伤及脏腑阳气，则为"中寒"。

寒邪的性质及致病特点：

（1）寒为阴邪，易伤阳气　"阴盛则寒"，则阳气不足以驱除阴寒之邪，反为阴寒所遏伤，即"阴盛则阳病"（《素问·阴阳应象大论》）。感受寒邪，最易损伤人体阳气，阳气受损，温煦气化功能减弱，人体功能活动降低，从而表现为寒证。寒为阴气盛的表现，故其性属阴。

（2）寒性凝滞，主痛　"凝滞"即凝结、阻滞不通之意。寒邪伤人，阴气偏盛，阳气受损，气转经脉，气血为寒邪阻滞不通，不通则痛，从而出现各种疼痛症状，如偏于寒盛之痹证，则多见疼痛较剧；寒邪直中胃脘，可见脘腹冷痛等。

（3）寒性收引　收引，有收缩牵引之意。寒邪侵袭人体，可使气机收敛，腠理、经络、筋脉收缩而挛急。如寒邪侵袭肌表，毛窍腠理闭塞，卫阳被郁不得宣泄，则可见恶寒发热、无汗等；寒客血脉，则气血凝滞，血脉挛缩，可见头身疼痛、脉紧；寒客经络关节，经脉拘急收引，则可使肢体屈伸不利，拘挛作痛。

3. 暑

夏为暑气当令的季节，暑为夏季的主气，主要发生于夏至以后，立秋之前，具有明显的季节性。故《素问·热论》说："先夏至日者为病温，后夏至日者为病暑。"暑邪致病，有伤暑、中暑及暑厥之别。起病缓，病情轻者为"伤暑"；起病急，病情重者为"中暑"。伴有神昏、肢冷、抽搐者为暑厥，是暑病中的危证。

暑邪的性质及致病特点：

（1）暑为阳邪，其性炎热　暑为夏季火热之气，具有炎热之性，火热属阳，故暑为阳邪。暑邪伤人，多表现出阳热亢盛症状。如出现壮热、心烦、面赤、烦躁、脉象洪大等症状。

（2）暑性升散，耗气伤津　暑为阳邪，有升发之特点，故暑邪侵犯人体，多直入气分，可使腠理开泄而多汗。暑热之邪，易于扰乱心神，则见心烦闷乱、神不安宁等。由于大量汗出，气随津泄而致气虚。所以，外伤暑邪，可见气短乏力，甚则突然昏倒、不省人事等。

（3）暑多挟湿　夏季气候炎热，常多雨而潮湿，热蒸湿动，空气中湿度增加，故暑邪致病，多挟湿邪，即暑邪湿邪合而致病。其临床表现是除发热、心烦、口渴外，还常兼见四肢困倦、胸闷恶心、大便溏泄或不爽等湿邪致病症状。暑多挟湿，但并非暑中必定有湿。

4. 湿

湿为长夏主气。长夏处于夏秋之交，湿气最盛，空气湿度加大，潮湿充斥，故一年之中长夏多湿病。但其他季节雨雪多亦可出现潮湿气候。此外，气候潮湿、居处伤湿、涉水淋雨多为外湿，脾虚生湿为内湿。

湿邪的性质及其致病特点：

（1）湿为阴邪，易阻遏气机，损伤阳气　湿邪侵及人体，留滞于脏腑经络，最易阻遏气机，使气机升降失常，经络阻滞不畅，常可出现胸闷脘痞、小便短涩、大便不爽等症状。此外，"阴盛则阳病"，湿为阴邪，易损伤阳气。脾为阴土，其性喜燥而恶湿，故外感湿邪，留滞体内，常先困脾气，使脾阳不振，运化水湿功能减弱，水湿停聚，则出现腹泻、尿少、水肿、腹水等病症。

（2）湿性重浊　"重"，即沉重或重着之意。是指感受湿邪，其临床症状有沉重的特征，常可见头重如裹、周身困重、四肢酸懒沉重等症状。若湿邪留滞经络关节，则阳气输布受阻，故见肌肤不仁、关节疼痛重着等，又称"湿痹"或"着痹"。"浊"，即重浊黏滞，多指分泌物和排泄物秽浊不清而言。例如湿浊在上，则面垢、眵多；湿滞大肠，则大便溏泄、下利黏液脓血；湿浊下注，则小便浑浊、妇女白带过多；湿邪浸淫肌肤，则可见疮疡、湿疹、脓水秽浊等。

（3）湿性黏滞　"黏"，即黏腻；"滞"，即停滞。湿邪黏腻停滞，主要表现在两个方面：一是指湿邪致病临床表现多见黏滞不爽，如排出物及分泌物多滞涩而不畅；二是指湿邪为病多缠绵难愈，病程较长或反复发作。如湿温、湿痹、湿疹等病，皆因湿邪难以祛除而不易速愈。

（4）湿性趋下，易伤阴位　湿邪伤人，其临床表现多见于下部，如下肢水肿明显。此外，淋浊、带下等病证，亦多由湿邪下注所致。

5. 燥

燥为秋季主气。秋季天气收敛清肃，气候干燥，空气中水分减少，故燥邪虽四季均有，但多见于秋季。燥邪最易从口、鼻、皮毛而入，侵犯肺卫而产生外燥病证。燥邪有温燥、凉燥之分。初秋有夏热之余气，则燥与热相结合而侵犯人体，故病温燥。深秋近冬之凉气，则燥与寒相结合而侵犯人体，故病凉燥。

燥邪的性质及其致病特点：

（1）燥性干涩，易伤津液　燥邪最易耗伤人体的津液，造成阴津亏虚的病变，常见口鼻干燥、咽干口渴、皮肤干涩，甚则皲裂、毛发不荣、小便短少、大便干结等，故有"燥胜则干"之说。

（2）燥易伤肺　肺为娇脏，喜润而恶燥，所以既不耐寒温，更不耐干燥。肺主呼吸，与外界大气相通，外合皮毛，开窍于鼻，所以燥邪伤人，多从口、鼻而入，故最易伤损肺津，影响肺的宣发与肃降功能，出现干咳少痰或痰液胶黏难咳，或痰中带血，以及喘息胸痛等症。

6. 火（热）

热邪，又称温邪、温热之邪，热之极则为火。热、火邪仅程度不同，没有本质区别。热邪多属外感，如风热、暑热、湿热等；火则常自内生，多由脏腑阴阳气血失调所致，如心火上炎、肝火炽盛等。

火邪的性质及其致病特点：

（1）火（热）为阳邪，其性炎上　火（热）为阳邪，其性燔灼，故火热之邪侵犯人体表现为一派阳热之象，"上"是指向上，一指火热之证容易反映于头面官窍，发生头痛、目赤、鼻衄、耳鸣、牙痛、咽肿、唇舌糜烂等；二指火热之邪容易上扰心神，出现心烦、失眠等。

（2）火（热）易伤津耗气　火热之邪，最易迫津外泄，消灼阴液，使人体阴津耗伤，故火邪致病，除有热象外，往往伴有口渴喜饮、咽干舌燥、小便短赤、大便秘结等津伤液耗之症。同时，火热亢盛，极易损伤正气，而使全身功能减退。所以又有"壮火食气"之说。"壮火"，指火热邪气。

（3）火（热）易生风动血　"生风"是指肝风内动。由火热之邪侵袭人体，燔灼肝经，耗伤肝经津血，不能正常濡养筋脉，筋失所养出现四肢抽搐、颈项强直、角弓反张等。"动血"是指出血，火热亢盛，灼伤血络，迫血妄行，导致咯血、吐血、尿血、便血、妇女月经过多、崩漏等各种出血证。

（4）火（热）易扰心神　心在五行中属火，火热性躁动，与心相应，故火热之邪入营血，易影响心神，轻者患者出现心神不宁而心烦失眠；重者可出现狂躁不安、神昏谵语等症。

（5）火（热）易致肿疡　火热之邪入血分，则可聚于局部，腐蚀血肉，发为痈肿疮疡。如咽喉肿痛、口舌生疮及疖、疔、丹毒等。临床辨证以疮疡红肿热痛，甚至化脓溃烂为特征。

学中做：六淫中的风邪致病，常出现肌肉颤动、肢体抽动、身体晃动或眩晕的感觉，
这指的是（　　）

A. 风邪行无定处　B. 风性主动　C. 风为百病之长　D. 变化无常

学中思：1. 六淫与六气有什么区别？
2. 六气在什么情况下转变为六淫？

二、疠气

（一）疠气的基本概念

疠气，是一类具有强烈传染性的外感致病因素，在中医古代文献记载中，又称"疫
气""异气""戾气""毒气""乖戾之气""疫毒"等。疠气与一般的六淫邪气不同，是六淫
邪气以外的一种异气。疠气多从口侵入人体。在人群中，可以散在发生，也可以形成瘟疫大
面积流行。

（二）疠气的致病特点

1. 传染性强，易于流行

疠气具有强烈的传染性和流行性，这是疠气有别于其他病邪的最显著特征。疠气可通过
空气、食物、接触等途径在人群中传播，处在疠气流行地区的人群，只要接触疠气，都可发
生疫病。

2. 发病急骤，病情危重

疠气多属热毒之邪，其性急速迅猛，一般来说，六淫致病比内伤杂病发病急，而疠气发
病则比六淫发病更急，且来势凶猛，变化多端，病情危笃。故《诸病源候论·卷之十》云：
"人感乖戾之气而生病，则病气转相染易，乃至灭门"。

3. 特异性强，症状相似

疠气所致疾病种类很多，一种疠气具有导致相应的一种疫病的特异性，所谓"一气一
病"。此外，疠气对机体作用部位具有一种特异的亲和力，即具有特异的定位特点，疠气会
专门侵犯某脏腑经络或某一部位发病。例如蛤蟆瘟，无论患者是男是女，一般都表现为耳下
腮部发肿。

（三）影响疠气发生与流行的因素

1. 气候因素

自然气候严重或持久的反常变化，如久旱酷热、水涝、湿雾瘴气等，均可助长疠气滋生
传播而导致疫疠的流行。

2. 环境污染和饮食不洁

环境污染是疠气形成的重要原因，如水源、空气污染易滋生疠气；食物污染、饮食不当
也易引起疫疠的发生与流行。

3. 预防因素

由于疠气具有较强烈的传染性，防止疫疠发生、控制其流行蔓延的最有效措施就是预防

隔离。预防隔离工作不力，会导致疫疠的发生与流行。

4. 社会因素

社会因素对疠气的发生与疫疠的流行也有一定的影响。若战乱不停，社会动荡不安，百姓生活极度贫困，工作环境恶劣，则疫病不断发生和流行。若国家安定，且注意卫生防疫，采取一系列积极有效的防疫和治疗措施，疫病即能得到有效的预防和控制。

三、七情

（一）七情的概念

七情是指喜、怒、忧、思、悲、恐、惊七种情志变化。七情与脏腑的功能活动有着密切的关系，七情分属五脏，以喜、怒、思、悲、恐为代表，称为"五志"。七情是人体对外界客观事物的不同反映，是生命活动的正常现象，不会使人发病。但在突然、强烈或长期的情志刺激下，超过了正常的生理活动范围，而又不能适应时，使脏腑气血功能紊乱，就会导致疾病的发生，这时的七情就成为致病因素，而且是导致内伤疾病的主要因素之一，故称为内伤七情。

（二）七情的致病特点

1. 影响脏腑气机

七情致病，主要影响脏腑气机，使气血逆乱，导致各种病证的发生。其中主要有：怒则气上、喜则气缓、悲则气消、思则气结、恐则气下、惊则气乱。

2. 直接伤及内脏

七情过激可直接影响内脏生理功能，而产生各种病理变化，不同的情志刺激可伤及不同的脏腑，产生不同的病理变化。如《素问·阴阳应象大论》中所说，"怒伤肝""喜伤心""思伤脾""忧伤肺""恐伤肾"。

🔄 **知识拓展**

中医解读七情致病

在七情中，女子又以怒、忧二气致病为多。从女性的生理心理特点来看"女子以肝为先天"，以血为本，肝藏血。其藏血作用又取决于肝的疏泄功能，并影响精神情绪的调节。妇女的经、孕、产、乳过程中，素伤于血，肝失血养，易致肝气上逆或郁滞。封建社会妇女精神上受压抑，加上家务操劳，工作繁杂，常常情志不顺，故生活中女性情志病多于男性。《名医类案·内伤》中载："十五年前，哭子过甚，遂作忧思伤脾，哭泣伤气"久伤气虚，用李东垣的补法治。当然，作为实证则另有泻法。

四、饮食失宜

（一）饮食不节

饮食是摄取营养，维持人体生命活动所不可缺少的物资，但是饮食失宜，饮食不洁或饮食偏嗜，则常又为导致疾病发生的原因。饮食物靠脾胃消化，故饮食不节主要是损伤脾胃，导致脾胃升降失常，又可聚湿、生痰、化热或变生他病。

1. 过饥

摄食不足，气血生化之源缺乏，气血得不到足够的补充，久之则气血衰少而致病，气血不足则正气虚弱，抵抗力降低。也易继发其他病证。

2. 过饱

暴饮暴食，则饮食摄入过量，超过脾胃的消化、吸收、运化能力，可导致饮食物阻滞，脾胃损伤，出现脘腹胀满、嗳腐泛酸、厌食、吐泻等食伤脾胃证。《素问·痹论》说："饮食自倍，肠胃乃伤。"这种病证，小儿更为多见，因其脾胃较成人弱，食滞日久，可郁而化热。伤于生冷寒凉，又可以聚湿生痰。婴幼儿食滞日久还可以酿成疳积，出现手足心热、心烦易哭、脘腹胀满、面黄肌瘦等症。经常饮食过量，不仅可导致消化不良，而且还可影响气血流通，筋脉郁滞，出现痢疾或痔。《素问·生气通天论》说："因而饱食，筋脉横解，肠澼为痔"。过食肥甘厚味，易于化生内热，甚至引起痈疽疮毒等病症。《素问·生气通天论》说："高粱之变，足生大丁"。

（二）饮食不洁

饮食不洁是指食用了不清洁、不卫生，或陈腐变质，或有毒的食物。饮食不清洁、不卫生可引起多种胃肠道疾病，出现腹痛、吐泻、痢疾等症；或引起寄生虫病，如食入蛔虫、绦虫等，出现腹痛、嗜食异物、面黄肌瘦等症。若进食腐败变质、有毒食物，可导致食物中毒，常出现剧烈腹痛，吐泻，重者可出现昏迷或死亡。

（三）饮食偏嗜

饮食物也有寒热温凉的不同性质和酸、苦、甘、辛、咸的不同味道。饮食结构合理，五味调和，寒温适中，无所偏嗜，脾胃功能才能正常运化，人体才能获得各种必需的营养物质。

饮食偏嗜是指饮食偏于个人嗜好，膳食结构失宜，如饮食过寒过热，或五味有所偏颇，或过度饮酒等，均可导致阴阳失调，或某些营养缺乏。

1. 饮食偏寒偏热

饮食不应按照个人嗜好而偏食过寒或过热之品。若偏食生冷寒凉，则可损伤脾胃阳气，致使寒湿内生，发生腹痛、泄泻等病症。偏食辛温燥热，可使胃肠积热，出现口渴、腹满胀痛、便秘、痔或口舌生疮、牙龈肿痛等病症。

2. 五味偏嗜

食物五味可以营养人之五脏，但五味用之不当则可损伤人之五脏。《素问·至真要大论》云："夫五味入胃，各归所喜，故酸先入肝，苦先入心，甘先入脾，辛先入肺，咸入肾"。长期嗜好某种食物就会造成与之相应的内脏功能偏盛，久之则可损伤其他脏腑，破坏五脏的平衡协调，导致疾病的发生。如多食肥甘厚味，易生痰化热，发生眩晕，胸痹，昏厥，痈疮病证；嗜好饮酒或恣食辛辣，不仅损伤脾胃之阴液，而且饮酒过量，能致中毒昏迷；缺乏某些必要的营养素可致瘿瘤、夜盲、佝偻病等。

五、劳逸过度

正常劳作和体育锻炼，有助于气血流通，增强体质。适当的休息，有利于消除疲劳，恢复体力和脑力。劳逸得当，对身体健康有益。劳逸过度，包括劳倦过度和安逸过度两方面。

劳倦过度，超过人体生理活动的适应能力；或安逸过度，导致人体生理功能减弱，就会损伤机体而导致疾病发生。

（一）过劳

过劳，指过度劳累，又称劳伤、劳倦，包括劳力过度、劳神过度和房劳过度三个方面。

（二）过逸

过逸，包括力和脑力过逸两个方面。人体每天需要适当的活动，气才能流畅，阳气才得以振奋。过逸可使脾胃之气呆滞，运化功能减弱。从而出现食少乏力，精神不振，筋骨弱脆，或臃肿虚胖，动则心悸、气短、自汗等，还可继发眩晕、中风、胸痹等疾病。所以，中医又有"久卧伤气""久坐伤肉"之说。

六、痰饮、瘀血

疾病过程中，由于外感病因、内伤病因的作用，引起气血津液代谢失调、脏腑经络等组织器官功能异常等病理变化，可产生痰饮、瘀血、结石等病理产物。这些病理产物一经产生又可引发机体更为复杂的病理变化，成为新的致病因素。可见病理产物性致病因素具有既是病理产物，又是致病因素的双重特点。

（一）痰饮

痰饮是机体水液代谢障碍所形成的病理产物，属于继发性病因。稠浊者为痰，清稀者为饮，痰又有"有形之痰""无形之痰"之别。所谓有形之痰，系指视之可见，闻之有声，触之可及的有形质的痰液而言，如咳出可见之痰液，喉间可闻之痰鸣，体表可触之瘰疬、痰核等。所谓无形之痰，系指由水液代谢障碍所形成的病理产物及其病理变化和临床表现而言，如梅核气等，虽然无形质可见，但却有征可察。饮即水液停留于人体局部者，因其所停的部位症状不同而有"痰饮""悬饮""溢饮""支饮"等不同名称。由于痰饮均为津液在体内停滞而成，因而许多情况下，痰与饮并不能截然分开，故常常统称为痰饮。痰饮的致病特点：易阻气机、易扰心神、症状复杂、病势缠绵。

（二）瘀血

瘀血是血液运行障碍、停滞所形成的病理产物，属于继发性病因，包括离经之血停积体内，以及阻滞于脏腑经络内的运行不畅的血液。瘀血又称"蓄血""恶血""败血"等。瘀血具有病理产物与致病因素的双重性，因病致瘀，因瘀导致新病。瘀血和血瘀的涵义不同。瘀血是能导致新的病变的病理产物，为病因学概念；血瘀是指血液运行不畅或瘀滞不通的病理状态，为病机学概念。瘀血的形成机制有气虚致瘀、气滞致瘀、血寒致瘀、血热致瘀。

单元二 病　机

病机，即疾病发生、发展变化及转归的机理，又称"病理"。其着重研究疾病发生和人体产生病理反应的全过程及其规律。

一、发病

发病，即指疾病的发生（包括疾病复发），虽然错综复杂，但不外乎人体的正气与致病的邪气间相互斗争，即邪气对人体的损害和正气抗损害的过程。因此，中医学以正邪相搏来阐述发病的机理。

（一）正邪与发病

1. 正气不足是疾病发生的内在根据

中医发病学十分重视人体的正气，强调人体正气在发病过程中的主导作用，认为正气充足，卫外固密，病邪难于侵犯人体，疾病则无从发生，或虽有邪气侵犯，正气亦能抗邪外出而免于发病。

2. 邪气是疾病发生的重要条件

中医学强调正气在疾病发生过程中的主导地位，并不排除邪气对疾病发生的重要作用。任何邪气都具有不同程度的致病性，在正气相对不足的前提下，邪气的入侵则是疾病发生的重要条件，是外感病发生的外在因素。因此，在一般情况下，邪气是发病的条件，并非是决定发病与否的唯一因素。但在某些特殊情况下，邪气也可以在发病中起主导作用，如疠气是一类具有强烈传染性的邪气，对人体危害较大，不论老幼强弱，均可感染致病。

3. 正邪斗争的胜负决定发病与否

邪气一旦伤人，机体的正气必然奋起抗邪而引起邪正相争，正气与病邪斗争的胜负，不仅决定疾病的发生与否，而且关系到发病的轻重缓急。

（二）影响发病的因素

疾病的发生，与内外环境都有着密切的关系。外环境主要是指生活、工作环境，包括气候变化、地域特点、工作条件、居处环境等；内环境主要是指人体内部的差异性，包括体质特点、精神状态等。内环境主要决定人体正气的强弱，而外环境则主要关系到不同病邪的形成，但是外环境的急剧变化也可干扰人体的正气而导致疾病发生。

二、基本病机

临床上疾病的种类繁多，表现复杂，病理变化多样，但其基本病机不外邪正盛衰、阴阳失调、气血失常和津液代谢失常等内容。

（一）邪正盛衰

邪气侵袭人体之后，机体的抗病能力与致病邪气相互斗争：一方面是致病邪气对机体的损害过程，另一方面，是正气对致病邪气的抗损害和驱除邪气的过程。这种相互斗争的过程中，必然伴随着正气和邪气双方力量的消长变化，即所谓邪正盛衰。因此，邪正斗争及其双方力量的变化，不仅影响着疾病的发生和发展，疾病的虚实变化，而且关系着疾病的转归。

1. 虚实病机

实性病机主要是指邪气亢盛，正气未衰，以邪盛为矛盾主要方面的病理变化。亢盛的邪气包括外感六淫、内伤饮食、虫积，或痰饮、瘀血等病理产物留滞于体内等。由于邪气虽盛，但正气未衰，尚能积极地与邪气抗争，从而形成正邪激烈相争，病理反应强烈，并表现一系列以亢奋、有余、不通为特征的实性病理变化，如壮热、狂躁、声高气粗、腹痛拒按、痰涎壅盛、二便不通等。实性病机多见于外感病的初期和中期，或由于痰、食、水、饮、瘀血、结石等滞留于体内所引起的疾病；虚性病机主要是指正气不足，邪不太盛，以正气亏虚为矛盾主要方面的病理变化。正气不足包括机体精、气、血、津液等物质的亏损，脏腑、经络等生理功能衰退，抗病能力低下等。由于机体正气衰弱，而且邪亦不盛，邪正相争无力，难以出现剧烈的病理反应，从而表现出一系列以衰退、虚弱、不固等为主要特征的虚性病理变化。如神疲乏力、动则气喘、自汗出、畏寒肢冷、面容憔悴、身体消瘦等。虚性病机多见于疾病后期，以及多种慢性疾病的病理过程之中。

2. 虚实变化

邪正消长盛衰，不仅可以产生单纯虚或实的病机，而且在某些慢性、复杂的疾病发展过程中，邪正双方斗争的力量经常在发生变化，因而还会出现虚实错杂、虚实转化和虚实真假等复杂的病理变化。

（1）虚实错杂：指在疾病过程中，邪盛和正衰同时存在的病理状态，包括虚中夹实和实中夹虚两类。

（2）虚实转化：是指在邪正斗争中，若双方力量对比发生变化，并达到主要矛盾与次要矛盾方面互易其位的程度时，则疾病的虚实性质也会发生根本的变化，或由实转虚，或因虚致实。

（3）虚实真假：在某些特殊情况下，疾病的外在表现与内在本质不一致，即可见"至虚有盛候"的真虚假实和"大实有羸状"的真实假虚的病理变化。

（二）阴阳失调

阴阳失调即阴阳消长失去平衡协调的病理状态。是指在疾病过程中，由于各种致病因素的影响及邪正之间的斗争，导致机体阴阳的相对平衡状态遭到破坏，表现以寒、热为主要特征的病理变化。阴阳失调是对脏腑经络、气血营卫等功能失调，以及表里出入、上下升降失常等病机的概括。阴阳失调的病理变化，虽甚复杂，但从总体上来说，主要是阴阳的消长异常和阴阳的互根关系失调，不外乎阴阳偏胜、阴阳偏衰、阴阳互损、阴阳格拒、阴阳转化以及阴阳亡失等几个方面。

（三）气血失常

气血失常，是指气或血的亏损和各自的生理功能异常，以及气血之间互根互用的关系失调等病理变化。

1. 气的失常

气的失常主要包括两个方面：气虚和气机失调。

2. 血的失常

主要表现在两方面：一为血的生化不足或耗伤太过，血的濡养功能减退，形成血虚。二是血的运行失常，或为血行迟缓，或为血行逆乱，从而导致血瘀、血热、血寒，以及出血等病理变化。

3. 气血关系失调

在生理上，气与血之间具有相互资生，相互依存，相互为用的关系，故在病理上也可相互影响，而致气血同病。气血关系失调，主要表现于气滞血瘀、气虚血瘀、气不摄血、气随脱以及气血两虚等方面。

（四）津液代谢失常

津液代谢，包括津液的生成、输布与排泄。维持津液代谢平衡，要靠气化功能，气的升降出入运动和肺、脾、肾、膀胱、三焦等脏腑功能活动的相互配合协调来完成，其中尤以肺的宣发肃降、脾的运化转输、肾的蒸腾气化最为重要。

1. 津液不足

是指津液的亏少，导致脏腑、组织官窍失于濡润滋养而出现干燥枯涩的病理状态。多由外感阳热病邪，或五志化火，消灼津液；或多汗、剧烈吐泻、多尿、失血，或过用辛燥之物等引起津液耗伤所致。引起津液不足的原因主要有三个：一是热盛伤津；二是津液丢失过多；三是过服辛燥之物或久病耗伤致津液不足。

2. 津液的输布、排泄障碍

津液的输布和排泄是津液代谢过程中的两个重要环节。津液的输布是指津液在体内的运行和布散的过程，津液的排泄是指将代谢后的津液，通过汗、尿等途径，排出体外的过程。这两个环节的功能障碍虽然各有不同，但其结果都能导致津液在体内不正常的停留，成为内生水湿、痰饮的根本原因。其中，津液的输布障碍以脾的运化功能失调最为关键，津液的排泄障碍以肾的功能障碍最为关键。

学习总结

知识点导图

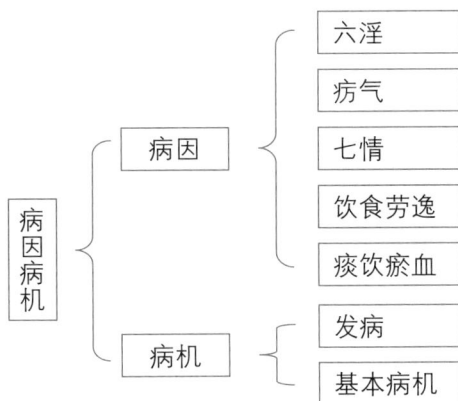

目标检测

一、选择题

（一）A 题型（最佳选择题）

1. "六淫"是指（　）

  A. 六气 　　　　B. 六气的太过和不及 　　　　C. 六种毒气

  D. 六种外感病邪的统称 　　　　　　　　　　　E. 风寒暑湿燥火

2. 下列哪项不是六淫致病的特点（　）

  A. 季节性 　　B. 地区性 　　C. 传染性 　　D. 转化性 　　E. 外感性

3. 常为外感病致病先导的邪气是（　）

  A. 热邪 　　　B. 风邪 　　　C. 寒邪 　　　D. 暑邪 　　　E. 燥邪

4.六淫中易侵犯人体上部和肌腠的外邪是（　　）

    A.风邪   B.寒邪   C.湿邪   D.燥邪   E.暑邪

5.六淫中，易导致疼痛的邪气是（　　）

    A.风邪   B.寒邪   C.暑邪   D.湿邪   E.燥邪

6.燥邪致病最易损伤人体的（　　）

    A.津液   B.气   C.血   D.精   E.神

7.在六淫中，易扰心神的邪气是（　　）

    A.风邪   B.寒邪   C.火邪   D.湿邪   E.燥邪

（二）X 题型（多项选择题）

1.引起疾病的常见原因有（　　）

    A.六淫   B.七情   C.疬气   D.药邪   E.医过

2.伤暑的临床表现有（　　）

    A.发热面赤   B.心烦不宁   C.胸闷呕恶   D.气短乏力   E.大便溏泄

3.寒邪的基本特点是（　　）

    A.收引   B.属阴   C.凝滞   D.寒凉   E.黏滞

4.火邪致病的特点是（　　）

    A.其性炎上   B.善行数变   C.耗气伤津   D.阻遏气机   E.生风动血

5.易于耗气伤津的邪气有（　　）

    A.风邪   B.暑邪   C.湿邪   D.燥邪   E.火邪

6.属性为阴的邪气有（　　）

    A.风邪   B.暑邪   C.湿邪   D.燥邪   E.寒邪

7.影响发病的因素有（　　）

    A.气候变化   B.情志异常   C.体质虚弱   D.环境污染   E.水土不服

8.下列不属于"风气内动"病机的有（　　）

    A.肝阳化风   B.阴虚动风   C.风邪上扰   D.血虚生风   E.热极生风

9.导致津液输布障碍，水湿痰饮内生的主要因素是（　　）

    A.肺气宣降失职   B.肝气疏泄失常

    C.脾气运化失健   D.三焦水道不利

    E.小肠清浊不别

10.气的升发太过或下降不及，称作（　　）

    A.气滞   B.气闭   C.气逆   D.气陷   E.气脱

二、综合问答题

1.六淫致病的共同特点是什么？

2.何谓基本病机？有何重要意义？

三、病例分析

    陈某，女，17 岁，学生。1986 年 3 月 1 日初诊。主诉：反复高热寒战、关节游走疼痛、一过性皮疹 1 年。去年元月下旬以来高热时常发作，体温 40℃，伴明显寒战，历时数小时，汗出热退，上下肢关节游走性疼痛，皮肤肿胀色白。面色苍白，咽痛不红，皮肤红斑时隐时现。舌苔白腻而润，脉弦。

    讨论：1.患者感受了哪些病邪？以哪种为主？

    2.患者的哪些症状与体征可以反映风邪的性质与致病特点？

模块五
四 诊

学习目标

知识目标

1. 明晰问寒热、汗、疼痛、饮食口味、二便、经带的方法和临床意义。
2. 明晰望神、色、形态、舌的方法和临床意义。
3. 明晰听声音和嗅气味的方法和临床意义。
4. 明晰诊脉和按诊的方法和临床意义。

技能目标

1. 能正确进行中医四诊。
2. 能通过四诊，综合分析、归纳已知症状。

素质目标

1. 增强四诊合参技能训练、爱护健康、敬畏生命的意识。
2. 培养严谨细致的职业精神。

情景导入

相传，扁鹊进见蔡桓公，在蔡桓公面前站了一会儿，扁鹊说："您的肌肤纹理之间有些小病，不医治恐怕会加重。"蔡桓公说："我没有病。"扁鹊离开后，蔡桓公说："医生喜欢给没有病的人治病，把治好病当作自己的功劳！"

过了十天，扁鹊再次进见蔡桓公，说："您的病在肌肉里，不及时医治恐将会更加严重。"蔡桓公不理睬他。扁鹊离开后，蔡桓公又不高兴。

又过了十天，扁鹊再一次进见蔡桓公，说："您的病在肠胃里了，不及时治疗将要更加严重。"蔡桓公又没有理睬。扁鹊离开后，蔡桓公又不高兴。

又过了十天，扁鹊远远地看见桓侯，掉头就跑。蔡桓公特意派人问他。扁鹊说："小病在皮肤纹理之间，汤熨所能达到的；病在肌肉和皮肤里面，用针灸可以治好；病在肠胃里，用火剂汤可以治好；病在骨髓里，那是司命神管辖的事情了，大夫是没有办法医治的。现在病在骨髓里面，因此我不再请求为他治病了。"

过了五天，蔡桓公身体疼痛，派人寻找扁鹊，这时扁鹊已经逃到秦国了。蔡桓公于是病死了。

导学讨论：

1. 扁鹊是通过什么诊断看出蔡桓公身体有问题？
2. 通过扁鹊与蔡桓公的故事，我们想一下还可以用哪些诊断方式能够让蔡桓公就诊？

✐ **情景解析**

💡 **重难点分析**

学习重点　1. 明晰望神、色、形态、舌的方法和临床意义。
　　　　　　2. 明晰诊脉和按诊的方法和临床意义。
学习难点　1. 各种脉象的鉴别。
　　　　　　2. 熟背十问歌。

∽∽∽∽ **岐黄要义** ∽∽∽∽

　　大家在本模块中将共同学习中医望诊、闻诊、问诊、切诊的内容，本着医者应严谨的态度，心系患者生命健康的高度责任感，在课堂上扎实学好各种诊断方式，鉴别各类脉象，并熟知舌诊的细微区别，从而在各类实践场景中精准辨证，为治疗提供更准确的思路，也为自己、为身边人、为社会提供自己的职业价值，彰显中医药人的专业能力。

单元一　望　诊

　　望诊，是对患者的神、色、形、态、舌象以及分泌物、排泄物色质的异常变化进行有目的的观察，以测知病情，了解健康状况的一种诊断方法。

　　望诊在四诊中占有重要地位，前人有"望而知之谓之神"之说。因为人的精神状态、形体强弱、面部色泽、舌象变化等重要生命信息，主要通过视觉来获取。但是在临床应用时，还要注意与其他诊法密切配合，四诊合参，才能全面系统地了解病情，做出正确的诊断。

　　望诊的内容主要包括望神、望色、望形态、望头面五官、望舌、望皮肤、望二阴和望排出物等。

一、望神

　　"神"是指广义的神，即人体生命活动的综合表现，包括精神意识、思维活动、面色、眼神、呼吸语言、形体动态及对外界的反应等方面。神产生于先天之精，依赖后天水谷精气的充养，而精气的产生，又与脏腑的功能密切相关。脏腑功能正常，精气充足，则能养神；脏腑功能失常，精气不足，神失所养。因此，神的正常与否，是脏腑气血盛衰的外在表现。通过观察患者神的变化可以判断人体正气的强弱、脏腑气血的盛衰、疾病的轻重，还能预测疾病的预后。

　　神的盛衰，可以从面、目、语言、气息、意识等方面表现出来，特别在双目表露得最为明显。

（一）得神

　　得神又称"有神"，表现为神志清楚、反应灵敏、表情自然、体态自如、面色荣润含蓄、目光明亮、语言清晰、呼吸均匀等。得神可见于健康人，说明人体正气充足、脏腑功能正常。若见于患者，则说明正气未伤、精气未衰、病情较轻、预后良好。

（二）少神

少神又称"神气不足"，表现为精神不振、双目乏神、面色少华、肌肉松软、倦怠乏力、少气懒言、动作迟缓。提示正气不足，气血津液轻度损伤，机体功能较弱。多见于轻病或恢复期的患者，亦可见于体质虚弱者。

（三）失神

失神又称"无神"，表现为精神萎靡、反应迟钝、表情淡漠、体态异常、面色晦暗暴露、目光晦暗、瞳仁呆滞、呼吸微弱，甚或神志昏迷、循衣摸床、撮空理线等。失神说明人体正气已伤、脏腑功能衰败、病情较重，预后一般不良。

（四）神乱

神乱指精神错乱或神志异常的表现，多见于癫、狂、痫等疾病。

1. 癫

癫是精神病的一种类型，临床表现为精神抑郁、表情淡漠、神志痴呆、喃喃自语、哭笑无常、悲观失望等症状，多由于痰迷心窍所致，俗称"文痴"。

2. 狂

狂也是精神病的一种类型，临床表现为狂躁妄动、胡言乱语、少寐多梦、怒骂叫号、毁物殴人、不避亲疏、力大倍常等，多由于痰火扰心所致，俗称"武痴"。

3. 痫

痫是一种发作性神志异常的疾病，临床表现为突然昏倒、口吐涎沫、两目上视、牙关紧闭、四肢抽搐、口中或发出类似猪羊叫声等症状，醒后如常，时有复作，多由于痰迷心窍、肝风内动所致，现多称"癫痫"。

此外，还有"假神"，是垂危患者暂时好转的假象，多是临终前的预兆。

学中做：让学生分小组拍摄并演绎癫、狂、痫患者的临床表现发到学习平台，让其他小组学生总结出神乱的特点。

知识拓展

郁证见《赤水玄珠·郁证门》。为病证名，又称郁症。是指以心情抑郁，情绪不宁，夜眠不安，胸部满闷，胁肋胀痛，或易怒易哭，或咽中如有物堵塞等为主要表现的疾病。凡因七情所伤而致气郁、痰结、血滞、食积，乃至脏腑不和而引起的种种病证均属之。临床常见的有肝气郁结、气郁化火、痰气郁结及阴虚火旺等类型。肝气郁结者，精神抑郁、胸闷胁痛、腹胀嗳气、不思饮食等；气郁化火者，情绪急躁、头痛目赤、胸闷虚烦、口苦口干等；痰气郁结者，亦称"梅核气"；阴血不足者，亦称"脏躁"。

二、望色

望色是指通过观察面部皮肤色泽的变化以了解病情的方法。"色"指颜色，属血、属阴，不同的颜色可以反映出不同脏腑的病变和不同的邪气；"泽"（又称"气"）指光泽，属气、属阳，光泽明暗反映体内脏腑精气的盛衰。在判断病情轻重和预后时，中医更重视体表的光泽（气），认为"有气不患无色，有色不可无气"。由于面部的皮肤薄嫩、血脉丰富、望诊方便，所以望色主要是望面部的色泽。

（一）常色

常色是指健康人的面色，表明气血津液充足、脏腑功能正常。我国人的正常面色为微黄红润而有光泽。由于体质不同，所处的地理环境不一，以及季节、气候、职业的不同，面色可以有略黑或稍白的差异，但只要明润光泽，都属于正常面色的范围。

（二）病色

病色是指在疾病状态下面部色泽的异常变化。古人根据长期临床实践经验，将疾病表现出来的颜色归纳为青、赤、黄、白、黑五种，分别代表不同的病证，称为"五色主病"。

1. 青色

青色主寒证、痛证，瘀血，惊风。青色为寒凝气滞、经脉瘀阻的气色。同时由于气血瘀滞、经脉不利，"不通则痛"，所以临床上多伴有疼痛。

（1）面色苍白带青，胸腹疼痛，或有四肢拘急，畏寒喜暖，多由阴寒内盛所致。

（2）面色青灰、口唇青紫、心胸憋闷疼痛、舌淡而青或有瘀斑者，多由心阳不振、心血瘀阻所致。

（3）小儿高热，并在眉间、鼻柱、口唇四周等部位出现青色，多为惊风之先兆。

2. 赤色

赤色主热证。赤为血色，热盛则血流加速、血脉充盈而见赤色。

（1）满面通红、发热、口渴、尿少、舌红苔黄者，多属于外感发热或脏腑阳盛的实热证。

（2）两颧潮红，微热，伴形体消瘦、五心烦热、舌红少苔、脉细数者，多属于阴虚阳亢的虚热证。

（3）久病、重病的人面色苍白，颧部却时而嫩红如妆，精神萎靡，呼吸短促，舌淡苔白者，属于戴阳证，是病情危重的征兆。

3. 黄色

黄色主虚证、主湿证。黄为脾虚湿蕴之征象。

（1）面色淡黄、枯槁不泽，称为"萎黄"，神疲少气、食少腹胀、舌淡无华者，多由脾胃虚弱、气血不足所致。

（2）面黄而虚浮，称为"黄胖"，神疲倦怠、水肿者，多由脾虚不运、水湿内停、泛滥肌肤所致。

（3）面、目、尿俱黄，称为"黄疸"。其中黄色鲜明如橘子色者为阳黄，为湿热蕴结肝胆所致；黄色晦暗如烟熏者为阴黄，为寒湿蕴结肝胆所致。

4. 白色

白色主虚证、寒证、失血证。白色为气血不荣之候。

（1）面色苍白无华、头晕、唇甲色淡者，多由血虚或失血、血脉空虚所致。

（2）面色淡白、精神不振、少气懒言者，多由气虚而血运无力、血脉不充所致。

（3）面色淡白而虚浮，称为"㿠白"，四肢不温、畏寒喜暖者，多由阳虚阴盛、气血运行无力所致。

5. 黑色

黑色主肾虚证、水饮证、瘀血证。黑色为阴寒水盛之病色。

（1）面色黑而干瘦、五心烦热、盗汗、唇舌干燥等，多由肾阴不足、虚火内扰所致。

（2）面色黑而暗淡、畏寒喜暖等，多由肾阳亏虚、血失温煦所致。

（3）眼眶四周发黑、颜面四肢水肿、小便短少等，多由肾虚水泛、气血受困所致。

（4）面色黧黑、肌肤甲错，舌质紫暗或有瘀斑、瘀点等，多由瘀血所致。

学中思： 分成小组做调研报告，分析眼底发黑的原因，并对报告进行分析。

知识拓展

观察患者的面色关键是望善色和恶色。善色指患者面色虽有异常，但仍光明润泽。说明病变尚轻，脏腑精气未衰，胃气尚能上荣于面。其病易治，预后较好。恶色指患者面色异常，且枯槁晦暗。说明病变深重，脏腑精气已衰，胃气不能上荣于面。其病难治，预后较差。《黄帝内经·五脏生成篇》："五脏之气，故色见青如草兹者死，黄如枳实者死，黑如炲者死，赤如衄血者死，白如枯骨者死，此五色之见死也。青如翠羽者生，赤如鸡冠者生，黄如蟹腹者生，白如豕膏者生，黑如乌羽者生，此五色之见生也。"

三、望形态

（一）望形体

望形体是通过望患者形体的强弱胖瘦等情况来诊察疾病。一般规律是"有余为实，不足为虚"。

1. 形体强弱

（1）体强　表现为胸廓宽厚、骨骼强健、肌肉丰满、皮肤润泽、精力充沛、食欲旺盛，说明脏腑功能正常、气血旺盛、抗病能力强。形体强壮者不易患病，即使生病也容易治愈。预后较好。

（2）体弱　表现为胸廓狭窄、骨骼细小、肌肉瘦削、皮肤枯槁、精神不振、食欲下降，说明脏腑功能异常、气血不足、抗病能力弱。形体虚弱者易患病，而且难治，预后较差。

2. 形体胖瘦

（1）体胖　表现为形体肥胖、肌肉松软、神疲乏力、食少气短等，多由阳气不足、多痰多湿所致。体胖的人易患痰饮、胸痹、中风等病，即古人所谓"肥人多湿""肥人多痰"。

（2）体瘦　表现为形体消瘦、肌肉瘦削、皮肤干枯、性格多急躁等，多由阴血不足、虚火内生所致。体瘦的人易患肺痨等虚热病证，即古人所谓"瘦人多火"。如久病卧床不起、骨瘦如柴者，表示精气衰竭、预后不佳，属病危之象。

此外，形体畸形，如鸡胸、龟背、兔唇等，是小儿先天不足的表现。

（二）望姿态

望姿态是通过望患者的动静姿态和体位变化来诊断疾病。健康人活动自如、动作灵活、步态平稳；不同疾病可以表现出不同的姿态和体位，观察患者的异常动作有助于诊断。一般规律是"动为阳，静为阴"。

（1）患者喜动多言，卧时转侧自如，仰面伸足，面常向外，常揭去衣被，不欲近火者，属于阳证、实证、热证。

（2）患者喜静少言，卧时转侧不能自如，蜷缩一团，面常向内，喜加衣被，欲近火者，属于阴证、寒证、虚证。

（3）患者端坐呼吸，不得平卧，张口抬肩者，多为哮喘。

（4）四肢抽搐，颈项强直，角弓反张者，多见于热极生风、小儿惊风。

（5）猝然昏倒，不省人事，半身不遂，口眼歪邪者，属中风病。

（6）突然神昏，四肢抽搐，口吐涎沫，醒后如常者，属癫痫病。

（7）手足软弱无力，行动不便者，为痿证。

（8）四肢活动困难，关节肿胀疼痛，强直或畸形者，为痹证。

学中做： 让学生调研本市三甲医院近一年的鸡胸、龟背、兔唇等特殊形态的 6 岁以下患儿，思考这类患儿的病因，并进行讨论。

知识拓展

通过姿态可以诊断疾病的性质，根据阳主动、阴主静的原则，喜动属阳证，喜静属阴证。卧时身轻，能自转侧，面朝外者，属阳证或实热证；卧时身重，难以转侧，面朝里者，多属阴证或虚寒证；仰面伸足而卧，揭去衣被，不能近火，多属热证。蜷腿成团，喜加衣被，向火取暖，多属寒证。坐而仰首，多为痰湿壅盛的肺实证。坐而俯首，气短懒言，多为肺气虚或肾不纳气。

四、望舌

望舌，又称舌诊，是通过观察舌象的各种变化来诊察疾病。望舌是望诊的重要组成部分，也是中医诊法的特色之一。望舌具有判断正气盛衰、分辨病位深浅、确定病变脏腑、分辨病邪性质、推断病势进退等临床意义。

（一）舌诊的原理

舌为心之苗。舌的脉络丰富，与心主血脉的功能有关；舌体的运动、声音，又与心主神志的功能有关。因此，舌象首先反映心的功能状态。而心为五脏六腑之大主，心的功能状态反映了全身脏腑的功能状态。

舌为脾之外候。舌的味觉可影响食欲，与脾主运化和胃主受纳的功能有关。而脾胃为后天之本，是气血生化之源，因此，舌象不仅反映脾胃的功能状态，而且也代表了全身气血津液的盛衰。

舌与经络脏腑关系密切。舌通过经络直接或间接地与许多脏腑联系。如手少阴心经"系舌本"；足少阴肾经"挟舌本"；足太阴脾经"连舌本，散舌下"等，所以脏腑的精气通过经络上营于舌，一旦出现病变，可从舌象上反映出来。

古人经过长期的临床实践，总结出舌的一定部位与一定的脏腑有联系，并反映着相应的脏腑病变，从而把舌体划分为舌尖、舌中、舌根、舌边四个部分，分属于心肺、脾胃、肾、肝胆等有关脏腑。

（二）舌诊的内容与正常舌象

望舌主要观察舌质和舌苔两个方面。舌质和舌苔的综合变化，称为舌象。

舌质（舌体）是指舌的肌肉脉络组织，为脏腑气血盛衰的外在表现。望舌质包括舌质的色泽、形态和动态的变化，以判断脏腑的虚实、气血的盈亏。

舌苔是指舌面上附着的一层苔状物，由胃气上蒸所生。观察舌苔，包括观察舌苔的颜色和性状的变化，可以判断胃气的存亡、津液的盛衰和病邪的性质。

正常舌象为舌体柔软、活动自如、颜色淡红，舌面上铺有一层薄薄的、颗粒均匀、干湿适中的白苔，可概括为"淡红舌，薄白苔"。

（三）病理舌质

1. 舌色

舌色，即舌体的颜色。病理舌色，一般分淡白、红绛、青紫几种。

（1）淡白舌　舌色浅淡，红色偏少，白色偏多。

临床意义：主虚证、寒证。① 舌色淡白、舌体瘦薄者，属于气血两虚。② 舌色淡白、舌体胖嫩、边着齿痕者，属于阳气不足。

（2）红绛舌　舌色较正常的舌质红。舌色鲜红者，为红舌；舌色深红者，为绛舌。一般绛舌为红舌进一步发展而成。

临床意义：主热证。红、绛舌皆主热证，舌色愈红说明热势愈甚。

① 舌色鲜红，为邪热炽盛，热在气分。

② 舌色深红，为热入营血。

③ 舌质红绛，少苔或无苔，为阴虚火旺。

（3）青紫舌　全舌呈均匀青色或紫色，或在舌的局部出现紫色的瘀斑、瘀点者，为青紫舌。青紫舌可表现为绛紫、青紫（或淡紫）。

临床意义：主热证、寒证、瘀血证。舌面干而少津。

① 绛紫舌多由红绛舌发展而成，为热毒炽盛所致。

② 青紫舌多由淡白舌发展而成，舌面滑润不干，为阴寒内盛所致。

③ 舌质紫暗，局部或有瘀斑，为瘀血之征。

2. 舌形

舌形即舌体的形状。病理舌形包括老嫩、胖瘦、芒刺、裂纹等。

（1）老舌、嫩舌　舌质纹理粗糙，形色坚敛苍老者为老舌；舌质纹理细腻，形色浮胖嫩者为嫩舌。

临床意义：老舌多见于实证、热证；嫩舌多见于虚证、寒证。

（2）胖舌、瘦舌　舌体大于正常，伸舌满口者为胖舌，多伴有齿痕；舌体比正常瘦小而薄者为瘦舌。

临床意义：胖舌多由脾肾阳虚、津液不化、水饮痰湿阻滞或心脾热盛所致；瘦薄舌多由气血不足或阴虚火旺所致。

（3）裂纹舌　舌面上出现不规则的裂纹、裂沟。裂沟中无舌苔覆盖者为裂纹舌。

临床意义：裂纹舌多由精血亏虚所致。

① 舌色淡白而裂纹者，为气血不足、舌体失养。

② 舌色红绛而裂纹者，为邪热炽盛或阴虚火旺，损伤阴液，舌体失于濡养。

③ 有些健康人也可见裂纹舌，无其他症状者，不做病论。

（4）芒刺舌   舌乳头增生、肥大，高起如刺，摸之刺手者为芒刺舌，多见于舌尖。

临床意义：芒刺舌多由邪热炽盛所致。

3. 舌态

舌态即舌的动态，包括颤动、吐弄、强硬、歪斜、痿软等。

（1）颤动舌   舌体震颤抖动，不能自主者为颤动舌。

临床意义：颤动舌为肝风内动的表现。

① 舌质红绛而颤动者，为热极生风。

② 舌质淡白而颤动者，为血虚生风。

③ 舌红少苔而颤动者，为阴虚动风。

（2）吐弄舌   舌伸出口外，不立即回缩者为吐舌；舌微露口外，立即收回或舐口唇四周、摆动不停者为弄舌。

临床意义：吐弄舌多由心脾有热所致。吐舌可见于疫毒攻心或正气已绝；弄舌多为动风先兆或小儿智力发育不全的表现。

（3）强硬舌   舌体失去应有的柔和、伸缩不便或转动不灵、语言不清者为强硬舌。

临床意义：强硬舌多为热入心包的表现或为中风先兆。

（4）歪斜舌   伸舌时舌体偏向一侧者为歪斜舌。

临床意义：歪斜舌多为中风的表现或中风先兆。

（5）痿软舌   舌体软弱、伸缩无力、转动不便者为痿软舌。

临床意义：痿软舌多由气血虚极或阴液亏损、筋脉失养所致。

（四）病理舌苔

1. 苔色

苔色即舌苔的颜色变化，一般分白、黄、黑几种。

（1）白苔   白苔有薄、厚之分。舌面上分布一层薄薄的白苔，透过舌苔可以见到舌体的颜色者为薄白苔；舌边尖较薄，舌中根较厚，透过舌苔不能见到舌体颜色者为厚白苔。

临床意义：一般主表证、寒证。薄白苔也可见于健康人。

① 舌苔薄白，兼恶寒发热、脉浮者，为外感表证。

② 苔厚白滑而腻者，为痰湿、食积内阻。

③ 苔厚白而干者，为热伤津液。

④ 苔白厚如积粉，为秽浊湿邪与热毒相结而成。

（2）黄苔   舌苔呈现黄色，根据黄色的深浅不同，分为浅黄、深黄、老黄、焦黄。黄苔多与红绛舌同时出现。

临床意义：主里证、热证。苔色愈黄，表示邪热愈甚。

① 薄黄苔见于风热袭表证或风寒入里化热。

② 苔厚黄而滑腻，多见于湿热蕴结或痰饮食滞。

③ 苔厚而焦黄，多见于邪热伤津燥结腑实。

（3）灰黑苔   灰黑苔包括灰苔和黑苔，灰为黑之淡、黑为灰之浓，两者只是颜色深浅不同。灰黑苔多由黄苔或白苔发展而成，多在病情危重时出现。

临床意义：热盛、寒盛。苔质润燥是判断黑苔寒热属性的重要指征。

① 苔灰黑而滑腻，为阳虚寒盛或痰饮内停。

② 灰黑而干燥，有芒刺裂纹者为热极津枯。

2. 苔质

舌苔的质地，包括厚薄、润燥、腐腻、剥落等。

（1）厚薄　舌苔的厚薄以能否见底为标准。透过舌苔能隐隐看到舌质者，为薄苔，又称见底苔；不能透过舌苔看到舌质者，为厚苔。

临床意义：辨别病邪的盛衰、观察病势的进退。薄苔多见于表证，病情较轻。厚苔多由胃肠积滞或痰湿内阻所致，病位在里，病情较重。

舌苔由薄变厚，表示邪由表入里，病情由轻转重，病势进展；舌苔由厚变薄，表示正气胜邪，病情由重转轻，病势退却。

（2）润燥　舌苔润泽有津、干湿适中者为润苔；舌苔干燥少津或无津者为燥苔。

临床意义：判断津液的盈亏、邪气的进退。润苔表示体内津液未伤，燥苔表示体内津液已伤。

舌苔由润变燥，表示津液渐伤；反之由燥变润，表示热退津复。

（3）腐腻　苔质颗粒较粗大，质松而厚，如豆腐渣铺于舌面，揩之可去者为腐苔；苔质颗粒较细腻而致密，状如油垢紧粘于舌面，揩之不去者为腻苔。

临床意义：多见于痰浊、食积。

（4）剥落　剥落苔有花剥、全剥之分。舌苔部分剥落，剥落处光滑无苔者为花剥苔；舌苔全部剥落，舌面光滑无苔者为全剥，又称镜面舌。

临床意义：花剥表示胃的气阴两伤；全剥表示胃阴枯竭、胃气大伤。

（5）舌质和舌苔的综合分析　一般情况下，舌质和舌苔反映出来的病理意义是一致的，说明病变比较单纯。如热证者舌质红，苔黄而干。但有些疾病舌质和舌苔所反映出来的病理意义不一致，说明病因病机比较复杂。如舌质红，苔白，舌质主要反映正气，舌苔主要反映病邪，患者素体热盛，又感寒邪可表现为舌红苔白。因此，应从整个舌质和舌苔的变化，结合全身症状，加以综合分析，才能为辨证提供可靠的依据。

学中做： 舌淡白胖嫩，苔白滑者，常提示的是（　　）
A. 阴虚夹湿　B. 脾胃湿热　C. 气分有湿　D. 阳虚水停　E. 瘀血内阻

知识拓展

中国的第一本舌诊专著是《敖氏伤寒金镜录》，该书形成舌诊发展的新阶段。《敖氏伤寒金镜录》全书叙述三十六舌，并附简图，每种病理舌均记载其所主证候，并介绍这些证候的治法和方药，或辨明类似证的轻重缓急、寒热虚实。不仅能辨伤寒外感病的传变，对于杂症、内伤病的虚实，亦可从此类推。此书是现存较早的舌诊专著，因其图文并茂，故对后世影响较大。此书后经重订，现有明、清刻本。1949年后有排印本。

单元二　闻　诊

闻诊是医生运用听觉和嗅觉来辨识患者的异常声音和异常气味，从而获得临床资料的一种诊断方法。

由于各种声音和气味都是在脏腑的生理和病理变化中产生的，所以通过听声音和嗅气味的异常变化，有助于诊断疾病的寒热虚实，为临床的辨证提供依据。

一、听声音

声音包括发声、语言、呼吸、呕吐、呃逆、嗳气、太息、喷嚏等。

（一）正常声音

正常声音的共同特点是发音自然、音调和畅、言语清楚、言与意符、应答自如。但由于人的性别、年龄、体质等形体禀赋的不同，健康人的发音亦各不相同，男性多声低而浊，女性多声高而清，儿童则声音尖利清脆，老人则声音浑厚低沉。

（二）病变声音

病变声音是指疾病反映于语言、声音上的异常变化。除正常声音和人体差异之处的声音，都属于病变声音。一般规律是高亢为实、低微为虚。

1. 发声

（1）失音　说话发不出声音者，称失音。新病多属实证，所谓"金实不鸣"常因外感引起肺气不宣所致；久病多属虚证，所谓"金破不鸣"，多由内伤、肺阴亏损所致。妊娠后期出现失音者，称为"子喑"，多由胞胎阻碍脉气，肾之精气不能上荣所致，娩后多可自愈。

（2）语声　沉默寡言、语声低微无力者，多属虚证、寒证；烦躁多言、语声响亮有力者，多属实证、热证。

（3）鼾声　鼾声表示息道不畅、肺气不宣，多由睡眠姿势不当或慢性鼻病所致。老年、肥胖者较常见。若鼾声不绝、昏睡不醒或神志昏迷者，多为中风之危证。

2. 语言

（1）谵语　神志不清、语无伦次、声高有力者，称谵语，多属热扰心神之实证，多见于温病热入心包或阳明腑实证。

（2）郑声　神志不清、语言重复、断断续续、声音低微者，称郑声，多属心气大伤之虚证，多见于疾病的后期或危重患者。

（3）独语　自言自语、喃喃不休、见人即止、首尾不续者，称独语，多属心气亏虚、神失所养，常见于癫证。

（4）错语　言语错乱、言后自知说错者，称错语，多属心气亏虚、神失所养，常见于老年人或重病患者。

（5）狂语　精神错乱、语言粗鲁、语无伦次、丧失理智者，称狂语，多属痰火扰心，常见于狂病。

3. 呼吸

（1）喘　呼吸急促、张口抬肩、不能平卧、喉间无痰鸣声为喘。有虚实之分。

（2）哮　呼吸急促似喘、呼吸困难、喉间有痰鸣声、时发时止、缠绵难愈为哮。有寒热之分。哮必兼喘，而喘不必兼哮。

（3）少气　又称"气微"，表现为呼吸微弱、语言无力、数而连续，多属诸虚不足。

（4）短气　表现为呼吸急促而短，不足以息，数而不能接续，似喘而不抬肩，喉中无痰鸣声。短气有虚实之分，当以声音有力、无力及其他症状区别。

4. 咳嗽

咳嗽是肺失清肃、气不宣降所致，且咳多与痰并见。咳嗽是肺的病理变化表现出来时的主要症状之一，其他脏腑病变影响肺气宣降功能时也可发生咳嗽。对于咳嗽，应注意分辨咳嗽的声音和痰的色、量、质的变化，并结合兼证，判断疾病的寒热虚实性质。

（1）咳声重浊、痰白清稀、鼻塞不通、无汗、口不渴等，属于风寒咳嗽。

（2）咳声不扬、痰黄黏稠、咽喉疼痛、汗出、口渴等，属于风热咳嗽。

（3）干咳无痰或有少量黏痰、咽喉干燥、尿少便干等，属于燥痰咳嗽。

（4）小儿阵发性痉咳，咳后有特殊的吸气性吼声，即鸡鸣样回声，为顿咳，又称百日咳。

5. 呕吐、呃逆、嗳气

呕吐、呃逆、嗳气三者皆为胃失和降、胃气上逆的表现，临床上可根据声音的变化，并结合其他症状、体征来判断寒热虚实。

（1）呕吐　指饮食物、痰饮等胃内容物上涌，从口中吐出的表现。若只有呕吐的动作和声音，却吐不出实物，称为干呕。

（2）呃逆　指胃气上逆，从咽喉发出的一种不自主的冲击声，表现为声短而频、呃呃作声。

（3）嗳气　又称噫气，指气从胃中向上出于咽喉而发出的声音，但其声长而缓。平时饱餐后或喝汽水后，偶见嗳气，不属于病态。

6. 太息

太息又称叹息，指患者自觉胸闷不畅，一声长吁或短叹后，则胸中略感舒适的表现，多属肝气郁结、疏泄失职所致。

7. 喷嚏

喷嚏是由肺中之气上冲于鼻所致，多见于外感风寒表证。健康人偶发喷嚏，不属于病态。久病阳虚的人，忽有喷嚏者，多为阳气恢复、病有好转之佳兆。

二、嗅气味

嗅气味主要指医生嗅到的异常气味，包括患者身体的气味、病室气味，以及排泄物、分泌物的气味，一般规律是"强烈者为热，微弱者为寒"。至于患者自己嗅到的异常气味，多用问诊了解。

（一）病体气味

1. 口气

口气指从口中发出的异常气味。健康人在说话时，一般口中无异常气味。若出现口臭，多属于消化不良或口腔不洁、口腔糜烂、龋齿等；口中有酸臭之气，多由食积胃肠所致。

2. 汗气

汗气指汗液发出的气味。汗有腥膻味，多属风湿热久蕴于皮肤；腋下随汗散发出阵阵臊臭气味，多由湿热内蕴所致，可见于狐臭病。

3. 痰涕之气

痰涕清稀，无异常气味，多属寒证；痰涕黄稠味腥，多属热证；咳吐浊痰脓血，腥臭异常，属于肺痈。

4.呕吐物之气

呕吐物酸腐臭秽，多属胃热；呕吐物清稀无味，多属胃寒；呕吐物酸腐，挟有不消化食物，多属食积。

5.排泄物之气

排泄物之气包括痰涎、大小便、妇人经带等的异常气味。一般恶臭者多属热证；略带腥味者多属寒证。

（二）病室气味

病室气味多是由患者身体及其排泄物的气味散于室内而成，多属病重的表现。病室有血腥味者，多属失血；有尿臊味者，多属水肿重证；有烂苹果味，多属消渴病的重症；有尸臭味者，多属脏腑衰败、病情危重。

🔎 **学中做：** 网上搜集并将小儿百日咳的咳嗽声做成音频，上传到学习平台。

🔄 **知识拓展**

鼻臭是指鼻腔呼气时有臭秽气味。其因有三：一是鼻流黄浊黏稠腥臭之涕、缠绵难愈、反复发作，是鼻渊。二是鼻部溃烂，如梅毒、疠风或癌肿可致鼻部溃烂，而产生臭秽之气。三是内脏病变，如鼻呼出之气带有"烂苹果味"，是消渴病之重症。若呼气带有"尿臊气"，则多见于阴水患者，病情垂危的险症。

单元三　问　诊

问诊是医生通过对患者或陪诊者进行有目的的询问，了解疾病的发生、发展、治疗经过、现在症状和其他与疾病有关的情况，以诊察疾病的方法。问诊是中医在问病诊断时最常用的诊法。

问诊一般是从问现在症状开始，询问患者就诊时所感到的痛苦和不适，以及与病情相关的全身情况。中医界流传一首《十问歌》，记述了问现在症状的主要内容：

<blockquote>
一问寒热二问汗，三问头身四问便，
五问饮食六胸腹，七聋八渴俱当辨，
九问旧病十问因，再兼服药参机变，
妇女尤必问经期，迟速闭崩皆可见，
再添片语告儿科，天花麻疹全占验。
</blockquote>

《十问歌》是问诊的要领，目前仍具有一定的指导意义，但在临床实际应用中，要根据患者的不同病情，灵活而有主次地进行询问，不能千篇一律地机械套问。

一、问寒热

恶寒（怕冷）与发热（发烧）是疾病的常见症状，也是问诊的重点内容。当机体感受寒邪时，则见寒象；当机体感受热邪时，则见热象。当各种原因造成内伤病，引起机体阴阳失调时，也常见寒热症状，即阳盛则热、阴盛则寒、阴虚则热、阳虚则寒。所以寒热是判断病邪性质和机体阴阳盛衰的重要依据。

询问寒热情况，首先要了解患者有无怕冷或发热的症状。如有寒热症状，必须问清怕冷与发热是否同时出现，还应问清寒热的轻重、出现的时间、持续的长短及其兼证等。

临床上常见的寒热表现有恶寒发热、但寒不热、但热不寒、寒热往来四种类型。

（一）恶寒发热

恶寒发热是指患者恶寒与发热同时出现，见于外感表证，多由外邪侵袭肌表、正邪相争所致。

1.恶寒重、发热轻

患者怕冷明显，并有轻微发热，兼头身疼痛、无汗、脉浮紧等，属于外感风寒表证。

2.发热重、恶寒轻

患者发热明显，并有轻微怕冷，兼口渴、汗出、脉浮数等，属于外感风热表证。

3.发热轻而恶风

患者轻微发热，并有遇风觉冷、避之可缓的症状，属于伤风表证。

（二）但寒不热

但寒不热，是指患者只觉怕冷而无发热的症状，见于里寒证，多由感受寒邪或阳气不足、阴寒内生所致。

1.新病恶寒

患者突然恶寒，四肢不温，脘腹冷痛或咳喘痰鸣者，属于里实寒证，由于寒邪直中脏腑、损伤阳气所致。

2.久病畏寒

患者经常畏寒肢冷，得温可缓，脉沉迟无力者，属于里虚寒证，多由久病阳气虚弱、失于温煦所致。

（三）但热不寒

但热不寒，指患者只觉发热而无怕冷的症状，见于里热证，多属阳盛或阴虚所致。

1.壮热

患者高热（体温在39℃以上），不恶寒，反恶热，属于里实热证。常兼有大汗、大渴、脉洪大等。

2.潮热

潮热指热势如潮水，定时发热或定时热更甚者。有三种情况。

（1）阴虚潮热　午后或入夜发热，有热自骨内向外透发的感觉（称为"骨蒸"），或五心烦热（自觉两手心、两脚心和心胸部位发热，而体温却不一定升高），常兼有盗汗、颧红、心烦失眠等症，属阴虚证。

（2）阳明潮热　热势较高，日晡热甚（日晡即下午3～5时），兼腹胀便秘等，属阳明腑实证。

（3）湿温潮热　身热不扬（即肌肤初扪之不觉很热，但扪之稍久即感灼手），午后热甚，兼头身困重、胸闷、便溏等，属湿温病。

3. 微热

热势不高，体温多在 38℃ 以下或自觉发热，多见于气虚、阴虚或小儿夏季热。

（四）寒热往来

寒热往来是指恶寒与发热交替发作，见于伤寒少阳病等，多由于邪在半表半里所致。

二、问汗

汗为心液，是阳气蒸化津液经玄府达于体表而成。正常出汗有保持阴阳平衡、调节体温等作用。健康人在气候炎热、体力劳动、进食辛辣、情绪激动、衣被过厚等情况下出汗，属于生理现象。

无论外感或内伤，皆可引起出汗异常。问汗要注意问有汗无汗，出汗的时间、多少、部位及主要兼证等。

（一）表证辨汗

1. 表证无汗

表证无汗多见于风寒表证。因寒性收引，腠理致密，因而无汗。

2. 表证有汗

表证有汗多见于风热表证。因风性开泄，热性升散，腠理疏松，因而汗出。

（二）特殊出汗

1. 自汗

自汗指白天经常汗出，活动后更甚者，兼有气短、乏力、神疲等症状，多由气虚、阳虚所致。

2. 盗汗

盗汗指入睡之后汗出，醒后则汗止，兼有潮热、颧红、口干等症状，多由阴虚所致。

3. 战汗

战汗指患者先恶寒战栗而后汗出的症状，多见于邪正相争剧烈之时，是疾病发展的转折点。

4. 黄汗

黄汗指汗出色黄如黄柏汁，汗出沾衣的症状，多由湿热交蒸所致。

5. 绝汗

绝汗又称"脱汗"，指在病情危重的情况下，出现大汗不止的症状，多由亡阴或亡阳所致。

（三）局部出汗

1. 半身出汗

半身出汗指身体一半出汗，而另一半无汗的症状，无汗的半身是病变的部位。多由风痰、瘀痰或风湿之邪阻于半身经络，气血津液运行受阻所致，常见于中风、痿证、截瘫患者。

2. 手足心汗

手足心汗指手足心微有汗出，属于正常生理现象。若出汗过多，常因脾胃气虚、脾胃阴虚、脾胃湿热或阳明经实热所致。

3. 头汗

头汗是头部或头项部出汗较多的症状，多属上焦热盛、中焦湿热蕴结或气虚阳浮、津随气泄所致。

三、问疼痛

疼痛是患者常见的自觉症状之一，可发生在患病机体的各个部位，主要病机是气血不通畅。疼痛分虚实：因虚而致痛的，多由于气血亏虚或阴精不足，脏腑经脉失养，"不荣则痛"；因实而致痛的，多由于外感邪气、气滞血瘀、痰浊阻滞或虫积食积阻滞脏腑经络，使气血运行不畅，"不通则痛"。

问疼痛，应注意询问疼痛的性质、部位及时间等。

（一）疼痛的性质

1. 刺痛

疼痛如针刺，痛处固定而拒按，是瘀血疼痛的特点。

2. 胀痛

疼痛且胀，是气滞疼痛的特点。

3. 灼痛

疼痛有灼热感，喜冷恶热，多由火邪窜络或阴虚火旺所致。

4. 冷痛

疼痛有冷感且喜暖，多由寒邪阻络或阳气不足、脏腑经络失于温养所致。

5. 重痛

疼痛有沉重感，多由湿邪阻滞气机所致。

6. 绞痛

疼痛剧烈如绞割，多由有形实邪闭阻气机所致。

7. 隐痛

疼痛并不剧烈，但绵绵不休，持续时间较长，多由阳气不足或精血不足，机体失于温煦、滋养所致。

8. 窜痛

疼痛部位游走不定，或走窜攻痛，多由气滞或风邪阻滞经络所致。

9. 掣痛

抽掣或牵引而痛，由一处而连及他处，多由经脉失养或阻滞不通所致。

10. 空痛

疼痛有空虚感，多由气血精髓亏虚、组织器官失其荣养所致。

（二）疼痛的部位

1. 头痛

头为诸阳之会，十二经脉尤其是三阳经，大都与头部有联系，因此，根据头痛部位，可以判断病在哪一经。如前额痛者，属阳明经；两侧痛者，属少阳经；巅顶痛者，属厥阴经；头项痛者，属太阳经。头痛可分虚实。

（1）实证头痛　多由于外感六淫或痰浊、瘀血阻滞所致，发病急、病程短，痛势较剧烈，多呈胀痛、跳痛、灼痛、刺痛等。

（2）虚证头痛　多由于气血津液亏损，不能上荣所致，发病慢、病程长，痛势较缓，多呈隐痛、空痛、昏痛等。

2. 胸痛

胸痛多与心肺有关，如胸前"虚里"部位痛或痛彻臂内，病位在心；"胸膺"部位作痛，病位在肺。胸痛多为实证，亦有虚证，兹列常见者于下。

（1）胸痛彻背、背痛彻胸者，为胸痹。

（2）胸部憋闷，疼痛如针刺刀绞，面色青紫，冷汗淋漓，为真心痛。

（3）胸闷痛而痞满、咳嗽吐痰者，为痰饮阻肺。

（4）胸痛喘促、高热、咳痰黄稠者，为痰热蕴肺。

（5）胸痛而潮热、盗汗，痰中带血者，为肺痨。

（6）胸痛发热、咳吐腥臭脓血痰者，为肺痈。

（7）胸部隐痛，时轻时重，兼见气虚、阴虚证候，为心气虚或心阴虚。

3. 胁痛

胁又称"胁肋"，指胸腹两侧部位。肝胆经循行胁肋，故胁痛多与肝胆有关。如气滞血瘀、湿热阻滞、悬饮等都可引起胁痛。

4. 脘痛

脘，又称"胃脘"，指上腹中部，是胃所在部位，故脘痛多与胃有关。如寒、热、食和气滞等阻滞胃气都可引起脘痛。

5. 腹痛

脐以上为"大腹"，属脾胃；脐以下至耻骨毛际以上为"小腹"，属肾、膀胱、大小肠、胞宫；小腹两侧为"少腹"，是肝经循行之处。上述脏腑经络出现病变都可引起腹痛。腹络有虚有实，问诊时应细问疼痛特点，加以区分。

（1）虚证腹痛　由气虚、阳虚、血虚等所致，多为隐痛，喜温喜按。

（2）实证腹痛　由寒凝、热结、气滞血瘀、食积虫积等所致，多为剧痛而拒按。

6. 腰痛

腰痛多与肾的病变有关，亦分虚实两类。

（1）虚证腰痛　多由肾虚所致，酸困隐痛，按压捶打可减轻疼痛。

（2）实证腰痛　多由寒湿、扭伤、瘀血阻滞所致，剧痛而有定处，按压则疼痛加重。

7. 四肢痛

痛在四肢关节，多由风湿之邪侵袭关节、阻滞气血、经脉不利所致，称为"痹证"（风寒湿痹或风湿热痹）。若风邪偏重者，关节疼痛游走不定，称风痹（行痹）；寒邪偏重者，关节疼痛剧烈，称寒痹（痛痹）；湿邪偏重者，关节疼痛重着不移，称湿痹（着痹）；热邪偏重者，关节红肿疼痛，称热痹。

四、问饮食口味

问饮食口味主要询问患者的食欲与食量、口渴与饮水、口味的异常，不仅能反映患者脾胃功能的盛衰、津液的盈亏，而且能判断证候的寒热虚实。

（一）食欲与食量

食欲是指患者对进食的要求和对进食的欣快感觉。食量是指实际的进食量。食欲的正常与否，食量的多少，对判断脾胃功能的强弱和疾病的预后有重要的临床意义。

1. 饮食减少

（1）不欲饮食　指患者食欲减退、食量减少的症状。食欲减退是脾胃功能失调的表现，但有虚实之分。若兼有倦怠乏力、腹胀便溏者，为脾虚失运；兼有脘闷、头身困重、便溏者，为湿邪困脾。

（2）厌食　指患者厌恶食物或恶闻食味的症状。厌食兼有嗳腐吞酸、脘腹胀满者，为食积胃脘；厌恶油腻食物、恶心呕吐、身热不扬、胁痛黄疸者，为肝胆湿热。厌食还可见于妊娠反应。

（3）饥不欲食　指患者有饥饿感，但不想进食或进食不多的症状，多由胃阴不足、虚火内扰所致。此外，在疾病过程中，患者食欲逐渐下降、食量逐渐减少，表示脾胃功能逐渐衰退、病情加重。

2. 饮食增加

（1）消谷善饥　指患者食欲猛增，食多而易饥饿，反见身体消瘦，多由胃火炽盛、腐熟太过所致。

（2）除中　指久病或重病的人，本不能食，突然思食暴食的症状，是脾胃之气将绝的征象，属于假神，多为死亡的预兆。

此外，在疾病过程中，患者食欲逐渐恢复、食量逐渐增加，表示胃气渐复、疾病向愈之佳兆。

3. 偏食食物

小儿嗜食泥土、生米等异物，多由虫积所致；妊娠妇女偏食酸辣等食物，一般不属于病态。

（二）口渴与饮水

口渴是指口中干渴的自觉症状，饮水是指实际饮水量的多少。询问口渴与饮水，可以了解人体津液的盈亏和输布情况。

1. 口不渴

不欲饮水，表示津液未伤，多见于寒证、湿证。

2. 渴而多饮

口渴，饮水较多，表示津液损伤，多见于热证、燥证。

3. 渴不多饮

口渴但饮水不多或不欲饮水，表示津液损伤程度较轻或输布障碍，可见于痰饮内停、阴虚、湿热、瘀血或热入营血的患者。

（三）口味

口味是指患者口中的异常气味及味觉。口味异常，多是脾胃功能失常或其他脏腑病变的反映。

1. 口苦

口苦指口中自觉有苦味，多由肝胆火旺、胆气上逆所致。

2. 口甜

口甜指自觉口中有甜味，多由脾胃湿热所致。口甜亦可因脾虚引起。

3. 口淡

口淡指口中无味，味觉减退，多见于脾虚或寒证。

4. 口酸

口酸指自觉口中有酸味，多由饮食积滞、肝胃不和或肝胃郁热所致。

5. 口咸

口咸指自觉口中有咸味，多由肾虚所致。

五、问二便

大小便的排出是人体正常的生理现象；若排泄异常，则属病理表现。大肠主司大便的排泄，但与脾的运化、肝的疏泄、肺的肃降、肾阳温煦功能有着密切关系。膀胱主司小便的排泄，但与脾的运化、肺的肃降、肾的气化、三焦的通调功能有密切关系。因此，询问大小便的情况可以了解人体消化功能、水液代谢的情况，同时可以判断病变的虚实。

问二便应注意询问大小便的性状、颜色、气味、时间、量，排便次数、排便感觉和伴随症状。

（一）问大便

健康人一般每天排便一次，排便通畅，成形不燥，内无脓血、黏液和未消化食物。大便的排泄异常不外便秘和泄泻两种。

1. 便秘

大便燥结，排出困难，便次减少，甚至多日不便者，称为便秘。多由于肠道津液不足，大肠传导迟滞所致。

（1）大便秘结，伴面赤身热、腹胀疼痛、口干等，多由热结肠道所致。

（2）大便秘结，伴面色苍白、畏寒喜暖等，多由阴寒内盛、传导失司所致。

（3）大便秘结，伴面色无华、头晕心悸、唇甲色淡等，为津血亏虚所致，多见于术后、产后或年老体弱之人。

（4）大便秘结，伴倦怠乏力、少气懒言、自汗等，多由于气虚而致大肠传导无力。

（5）大便秘结，伴五心烦热、颧红、盗汗、脉细数等，为阴液亏虚所致，多见于热病后期。

2. 泄泻

排便次数增加，大便稀薄，甚至便如水样者，称为泄泻，多由脾失健运、小肠不能分别清浊、水湿直趋大肠所致。一般新病暴泻者，多属于实证；久病缓泻者，多属于虚证。

（1）大便溏薄，或挟有不消化的食物，伴面色萎黄、纳少体倦、腹胀隐痛等，多由脾气虚弱、运化失常所致。

（2）黎明之前，腹痛作泻，泻后则安，伴腰膝酸软、形寒肢冷等，为五更泄泻。多由肾阳亏虚、不能温煦脾土所致。

（3）腹痛，泻下黄糜，肛门灼热，黏滞不爽，伴胸脘痞闷、苔黄腻等，多由湿热下迫肠道所致。

（4）腹痛泄泻，大便中挟有黏液脓血，里急后重，为痢疾的特点。

（5）腹痛作泻，泻后痛减，大便臭如败卵，或挟有不消化的食物，伴脘腹胀满、嗳腐吞酸等，多由饮食不节所致。

（6）大便时干时稀，每当情志不舒，则腹痛泄泻、泻后痛减者，称为痛泻，属于气滞泄泻，多由肝郁脾虚所致。

（二）问小便

在一般情况下，健康成人白天排尿 3～5 次，夜间 0～1 次，每昼夜总尿量在 1000～1800ml，尿次和尿量可受到饮水、气温、出汗、年龄等因素的影响。了解小便的情况，可判断体内津液的盈亏和有关脏腑的水液代谢功能状况。

1. 频数

频数指排尿次数增加，时欲小便的症状。

（1）小便频数，量多而色清，夜间尤甚，排尿无痛感，伴形寒肢冷、腰膝酸软者，多由肾虚不固、膀胱失约所致。

（2）尿频、尿急、尿痛，伴腰酸等症状者，多由湿热下注、膀胱气化失司所致，常见于淋证。临床可结合小便色、质等情况进行分析，以区分热淋、血淋、膏淋、石淋之不同。

2. 癃闭

小便不畅，点滴而出为"癃"；小便不通，点滴不出为"闭"。癃闭的病机有虚实之分：因湿热下注或有瘀血、结石阻塞而成，属于实证；因肾阳不足、阳不化水或肾阴亏损、津液内虚而成的，属于虚证。

3. 失禁

失禁指小便不能控制而自遗的症状，多由于肾气不固所致。

4. 遗尿

遗尿指睡眠中小便自行排出，俗称尿床。多由肾气不足、膀胱失约所致，也可见于 3 岁以内的健康儿童。

六、问睡眠

睡眠情况与人体卫气的循行和阴阳的盛衰有着密切的关系。在正常情况下，卫气昼行于阳经，阳气盛则醒；夜行于阴经，阴气盛则眠。同时，睡眠还与气血的盈亏和心肾的功能密切相关，通过询问睡眠时间的长短、入睡的难易、是否多梦等情况，可以判断人体阴阳气血的盛衰和心肾功能的强弱。

睡眠失常主要有失眠和嗜睡两种。

（一）失眠

失眠是指经常不易入睡，或睡而易醒，醒后不能再睡，甚至彻夜不眠的症状，属阳不入阴、神不守舍的病理表现。其致病原因主要有两个：由心脾两虚、心神失养或肾阴亏损、心火亢盛、心肾不交、扰乱心神所致，属于虚证；由痰火食积等邪气扰乱心神所致，属于实证。

（二）嗜睡

嗜睡是指睡意很浓，经常不自主地入睡的症状。嗜睡多由阳虚气弱、痰湿困阻所致。如嗜睡伴头目昏沉、胸脘痞闷、肢体困重者，为痰湿困脾、清阳不升所致；如饭后嗜睡，伴食少纳呆、神疲体倦者，为中气不足、脾失健运所致；若见神疲欲寐，闭眼即睡，呼之即醒，或朦胧迷糊、似睡非睡、似醒非醒者，为心肾阳虚、命门火衰所致。

七、问经带

女性有特殊的生理病理特点，所以除上述问诊外，要注意询问月经、带下、妊娠、产育等方面的情况，尤其是月经和带下更为重要。

（一）问月经

月经是指有规律的、周期性的子宫出血，一般每月一次，定时发生。健康女子，一般到14岁左右月经便开始来潮，称为初潮。到49岁左右，月经便停止，称为绝经。询问月经要注意月经的周期、行经的天数、经量、经质、经色及其兼证。

1. 经期

（1）月经先期　月经周期提前7天以上者，称为月经先期。月经先期多由气虚不能摄血或血热迫血妄行所致。

（2）月经后期　月经周期推迟7天以上者，称为月经后期。月经后期多由冲任血虚、血海不充，或气滞、寒凝血瘀、冲任受阻所致。

（3）月经不定期　月经周期不定，或前或后者，称为月经不定期。月经不定期多由肝郁气滞所致，也可由脾肾虚损引起。

2. 经量

（1）月经过多　月经周期基本正常，但经量较常量明显增多者，称为月经过多。月经过多，多由脾虚气弱、冲任不固，或瘀阻冲任、血不归经，或热伤冲任、迫血妄行所致。

（2）月经过少　月经周期基本正常，但经量较常量明显减少者，称为月经过少。月经过少，多由精血亏虚、冲任不充，或寒凝血瘀、冲任不畅所致。

3. 经色、经质

经色、经质指月经的颜色、质地及性状的变化。一般来说，经色淡红、质地稀薄者，多属气血亏虚；经色深、经质稠者，多属血热；经色紫暗、挟有血块者，多属寒凝血瘀。

（二）问带下

带下指妇女阴道的一种乳白色、无臭的分泌物，有滋润阴道的作用。询问带下，要注意量的多少、色质和气味的变化。

1. 白带

带下色白量多、质稀如涕、气味淡薄，多由脾肾阳虚、寒湿下注所致。

2. 黄带

带下色黄量多、质黏臭秽，多由湿热下注所致。

3. 赤白带

白带中混有血液，赤白杂见，多属肝经郁热或湿热下注。

学中做：把学生分成 8 个小组，每个小组轮流抽选出 1 名医生和 1 名患者，医患进行抽签模拟疾病的问诊流程，拍成短视频，上传学习平台。

知识拓展

暗经是一种异常月经。根据《医宗金鉴·妇科心法要诀》记载，暗经是指妇女终身未见有月经来潮，但能正常孕育者。女性出现暗经的可能性很小，只有个别的育龄女性出现有卵巢和子宫内膜发生周期性变化，但是没有发现有经血的流出，也不影响正常受孕和生育，这种情况称为暗经。

单元四　切　诊

切诊是医生用手在患者体表的一定部位进行触、摸、按、压，以了解病情的一种诊断方法。中药高级工的岗位工作虽不常应用切诊，但切诊为中医基础知识的重要组成部分，应该对其有所了解，为今后进一步深造打下基础。切诊的内容包括脉诊和按诊。

一、脉诊

脉诊又称"切脉"，是医生用手指触按患者寸口脉（手腕内侧桡动脉）来了解病情的诊法。根据脉象的各种变化，可以判断疾病的部位和性质，推断疾病的进退和预后。

（一）脉诊的基本原理

脉为血之府，与心相连，心气推动血液在脉管中运行。血液的运行除心的主导作用外，还需要其他脏腑的协调配合，如肺朝百脉，即循行于全身的血液，均汇聚于肺，且肺主气促进血液布散全身；脾统血，固摄血液在脉管中运行；肝藏血，能储藏血液并调节血量；肾藏精，精可化血。由此可见，五脏均与血脉密切相关。心又是五脏六腑之大主，所以脏腑和阴阳气血的盛衰情况均可反映于脉象。当脏腑气血发生病变时，必然会影响到脉，出现脉象的变化，因此切脉有助于临床诊断疾病。

（二）诊脉的部位和方法

1. 部位

寸口脉分寸、关、尺三部。通常以腕后高骨（桡骨茎突）为标记，其内侧的部位为"关"，关前（腕侧）为"寸"，关后（肘侧）为"尺"。两手各有寸、关、尺三部，共六部脉。按两手寸关尺可分别候（了解）各脏腑的功能状态：左手寸脉候心，关脉候肝，尺脉候肾（阴）；右手寸脉候肺，关脉候脾，尺脉候肾（阳）。

此外，少数人脉不见于寸口，而从尺部斜向手背者，称为斜飞脉；若脉出现在寸口的背部者，称为反关脉，均为桡动脉解剖位置的差异，若无其他症状，不属病脉。

2. 方法

（1）时间　古人认为平旦诊脉最宜，但不必拘泥。现代要求在内外环境安静的条件下即可诊脉。每次切脉的时间不应少于1min，即古人所谓"五十动"，必要时可延长至3～5min。

（2）体位　诊脉的一般体位是端坐（或仰卧）、平臂、直腕、仰掌，使手臂与心脏保持同一水平，血脉畅通。

（3）布指　即三指定位。医生一般用左手按患者右手脉，用右手按患者左手脉。首先用中指先定患者的关脉，然后再用食指按其寸部、无名指按其尺部。布指疏密应根据患者的高矮做适当的调整。小儿寸口位置短，可用一指（拇指）定关法，而不细分三部。

（4）指法　三指略成弓形，指头平齐，以"指目"（即指尖和指腹交界隆起之处）按触脉体。三指同时切脉，称为"总按"；单用一指按某一部脉，称为"单按"。

（5）指力　轻按在皮肤上为"举"，又称浮取；重按在筋骨间为"按"，又称沉取；指力不轻不重按在肌肉上为"寻"，又称中取。切脉时一般顺序是先举，再寻，然后按。

（6）调息切脉　一呼一吸称为一息。诊脉时，医生的呼吸要自然均匀，计算患者脉搏在医生一呼一吸的时间内搏动的至数（搏动一次为"一至"）。另外，调息还有利于医生思想集中和专一，可以仔细辨别脉象。在诊脉时最好不要掺入问诊，避免患者因情绪波动引起脉象变异。

（三）正常脉象

健康人的脉象称为正常脉象，又称"平脉"或"常脉"。

1. 平脉的形象

三部有脉，一息四至，不浮不沉，不大不小，从容和缓，柔和有力，节律一致，尺脉沉取应指有力，并随生理活动和气候环境的不同有相应的正常变化。

2. 平脉的特点

平脉有胃、神、根三个特点。

（1）有胃　指脉象从容和缓，节律一致，是为有胃气。人以胃气（即脾胃之气）为本，诊察胃气之盛衰，可判断疾病之进退吉凶。

（2）有神　指脉象柔和有力，节律整齐。诊察脉象神之有无，可判断心气的盛衰和神的得失。

（3）有根　指尺脉沉取应指有力。尺脉候肾，诊察脉象根之有无，可判断肾之精气的盛衰。

3. 平脉的生理变异

正常脉象可因气候变化、地理环境、年龄、性别、体格、情志刺激等因素影响而有差异。如随四季气候变化而脉有"春弦、夏洪、秋浮、冬沉"的变化；南方人脉多细软或略数，北方人脉多沉实；年龄越小，脉搏越快；胖人多沉，瘦人多浮；运动员脉多缓而有力等。此外，有的人两手六部脉都特别沉细，但无病候，称为"六阴脉"；还有的人两手六部脉都特别实大，但无病候，称为"六阳脉"。六阴脉、六阳脉都属于平脉的生理变异，不是病脉。所以不能单凭切脉诊断疾病，必须四诊合参。

（四）常见病理脉象

疾病反映于脉象上的变化，称为病理脉象。

1. 浮脉

轻取即得，重按稍减而不空，"如水漂木"。

临床意义：浮脉主表证，亦可见于内伤久病。① 外邪侵袭肌表，正气抵抗外邪，则脉气动于外，应指而浮；② 久病阴血衰少或阳气匮乏，不能内守而致虚阳外浮者，其脉虽浮，但举按皆不足，有别于表证的浮脉，是病情较为严重的表现。

2. 沉脉

轻取不应，重按始得，"如石投水，必及其底"。

临床意义：沉脉主里证。① 邪郁于里，气血内困，则脉沉而有力；② 脏腑虚弱，阳虚气弱，脉气鼓动无力，则脉沉而无力。

3. 迟脉

脉来迟缓，一息不足四至（相当于每分钟脉搏在 60 次以下）。

临床意义：迟脉主寒证。① 实寒证因寒胜凝滞，气血运行缓慢，故脉迟而有力；② 若阳气亏虚，无力运行气血，则脉迟无力。

4. 数脉

一息脉来五至以上（相当于每分钟脉搏在 90 次以上）。

临床意义：数脉主热证。① 邪热亢盛，血行加速，则见数脉，且数而有力；② 久病阴虚，虚热内生，则数而无力。

5. 虚脉

三部脉举之无力，按之空虚。

临床意义：虚脉主虚证。气虚血少，气虚则血运无力，血少则脉道不充，故见虚脉。

6. 实脉

三部脉举按皆有力。

临床意义：实脉主实证。邪气亢盛而正气不虚，正邪相搏，气血充盛脉道，故见实脉。

7. 洪脉

脉体宽大而浮，充实有力，来盛去衰，状若波涛汹涌。

临床意义：多见于阳明气分热盛，亦主邪盛正衰。

8. 细脉

脉细如线，但应指明显。

临床意义：多见于虚证或湿证。

9. 滑脉

往来流利，应指圆滑，如盘走珠。

临床意义：多见于痰湿、食积和实热等病证。

10. 动脉

脉形如豆，滑数有力，厥厥动摇，关部尤显。动脉的脉象特点是同时见有短、滑、数三种脉象的特点

临床意义：常见于惊恐、疼痛。

11. 涩脉

形细而行迟，往来艰涩不畅，脉势不匀。

临床意义：多见于气滞、血瘀、痰食内停和精伤、血少。

12. 弦脉

端直以长，如按琴弦。

临床意义：多见于肝胆病、疼痛、痰饮等，或胃气衰败。

13. 结脉

脉来缓慢，时有中止，止无定数。

临床意义：多见于阴盛气结、寒痰血瘀，亦可见于气血虚衰等证。

（五）相兼脉与主病

相兼脉是指两种或两种以上的脉象同时出现，又称复合脉。由于人体正气强弱有不同，发病的原因是多种的，病理变化又是多变的，病变性质和部位是错综复杂的，所以反映到脉象上往往是相兼出现的。相兼脉的主病，往往等于各脉主病的总和。如浮数为表热证；滑数为痰热；沉细为阴虚或血虚；沉细数为阴虚内热等，余可类推。

（六）脉证的顺逆

在一般情况下，脉与证是一致的。如表证见浮脉，里证见沉脉。但也有脉与证不是相应的。如表证见沉脉，实证见虚脉。脉与证相符者为顺，属正常的发病规律，病易治，预后较好；脉与证不相符者为逆，属异常的发病现象，病多难治，预后多不良。

二、按诊

按诊，是医生对患者的肌肤、手足、脘腹及腧（俞）穴等部位施行触、摸、按、压以测知病变的一种诊断方法。按诊是切诊的组成部分，也是四诊中不可忽视的一种诊断方法。按诊是在望、闻、问的基础上，根据被测部位的冷热、软硬、疼痛、肿块或其他异常变化，更进一步探明病变的部位、性质和发展趋势，充实诊断与辨证所必需的资料。

（一）按肌肤

按肌肤是为了探明全身肌表的寒热、润燥以及肿胀等情况。

邪盛多身热，阳虚多身寒。皮肤滋润的多津液未伤；皮肤干燥的多津液已伤；肌肤甲错（皮肤粗糙干燥起屑）的多见于瘀血。皮肤肿胀，按之凹陷，不能即起者，为水肿；按之凹陷，举手即起者，为气肿。

（二）按手足

按手足主要探明寒热，以辨别阴阳盛衰及病邪所属。

手足俱冷，为阳虚阴盛；手足俱热，为阳盛热炽。手足背部较热，为外感发热；手足心较热，为内伤发热（多为阴虚）。

（三）按脘腹

按脘腹是通过对脘腹的触摸按压，了解局部的冷热、软硬、胀满、肿块、压痛等情况，以辨别脏腑的虚实、病邪的性质及其积聚的程度。

心下（即胃脘部）满，按之柔软而不痛的，为痞证，属虚证；心下按之硬而痛的，为结胸，属实证。腹部肿胀如鼓者为臌证，当辨水臌或气臌。腹部胀大，按之不能即起，小便不利者为水臌；按之举手即起，小便不利者为气臌。腹部肿块，按之坚硬，推之不移，痛有定处者为癥积，病属瘀血；腹部肿块，按之无形，聚散不定，痛无定处者为瘕聚，病属气滞。

（四）按腧穴

按腧穴是通过对腧穴的按压，了解腧穴的变化与反应，以诊断内脏的疾病。

腧穴即经络之气汇聚的穴位。当脏腑出现病变时，在体表相应腧穴部位出现较明显的压痛点或敏感反应，或摸到有结节状、条索状的反应物。如肺病可在肺俞穴摸到结节或中府穴有压痛；肝病在肝俞和期门穴有压痛；胃病在胃俞和足三里穴有压痛等。因此，通过按压腧穴有助于诊断疾病或协助鉴别诊断。

学中思：学生去医院见习跟诊，学习并体会滑脉、弦脉、涩脉的真实指感，并将脉诊学习感悟上传至学习平台。

知识拓展

按尺肤，首次见于《黄帝内经》。两手肘关节（尺泽穴）下至寸口处的皮肤，称为"尺肤"。包括诊察该段肌肤的润泽、粗糙、冷热等情况，结合全身症状、脉象等以测知病情。具体操作方法是，嘱患者采取坐位或仰卧位，诊左尺肤时，医生用右手握住患者上臂近肘处，左手握住患者手掌，同时向桡侧转前臂，使前臂内侧面向上平放，尺肤部充分暴露。医生用指腹或手掌平贴尺肤处并上下滑动来感觉尺肤的寒热、滑涩、缓急（紧张度）。诊右尺肤时，医生操作手法同上，左、右手置换位置，方向相反。诊尺肤应注意左、右尺肤的对比。尺肤部热甚，为热证；尺肤部凉，为泄泻、少气；按尺肤窅而不起，为风水；尺肤粗糙如枯鱼之鳞，为精血不足，或有瘀血内停。

学习总结

知识点导图

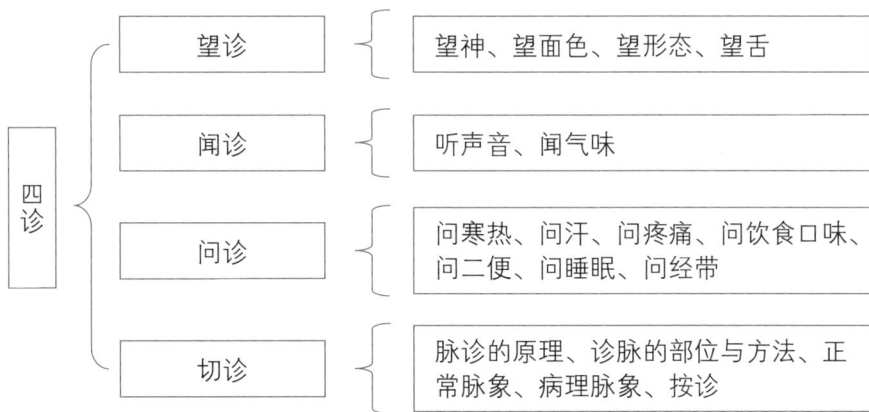

目标检测

一、选择题

（一）A 题型（最佳选择题）

1. 患者目无光彩，眼球呆滞，呼吸微弱，属于（　　）

  A. 失神　　　　　B. 得神　　　　　C. 少神　　　　　D. 神乱

2. 下列除哪项外，均提示病情严重，预后不良（　　）

  A. 目暗睛迷　　　B. 舌苔骤剥　　　C. 脉微欲绝　　　D. 抽搐吐沫

3. 下列各项，不属面色青主病的是（　　）

  A. 寒证　　　　　B. 惊风　　　　　C. 湿证　　　　　D. 气滞

4. 面色黑而干焦，多见于（　　）

  A. 肾阳亏虚　　　B. 肾阴亏虚　　　C. 瘀血内阻　　　D. 水饮内停

5. 疹的主要特点是（　　）

  A. 色深红或青紫　　　　　　　　B. 平铺于皮肤

  C. 抚之碍手　　　　　　　　　　D. 压之不褪色

6. 舌红绛者，属（　　）

  A. 阴虚火旺　　　B. 气虚　　　　　C. 血虚　　　　　D. 气阴两虚

7. 口渴不多饮，兼见身热不扬，头身困重，胸闷纳呆，舌苔黄腻，其临床意义是（　　）

  A. 湿热内蕴　　　B. 饮停胃肠　　　C. 瘀血内阻　　　D. 热入营分

8. 具有短、滑、数三种脉象特点的是（　　）

  A. 涩脉　　　　　B. 动脉　　　　　C. 弦脉　　　　　D. 滑脉

9. 主阳虚而寒凝血瘀的脉象是（　　）

  A. 沉迟脉　　　　B. 沉弦脉　　　　C. 沉涩脉　　　　D. 弦紧脉

10. 月经先期的临床意义是（　　）

  A. 血海空虚　　　B. 阴寒凝滞　　　C. 瘀血阻滞　　　D. 肝郁化热

（二）X 题型（多项选择题）

11. 下列哪项会出现口渴多饮（　　）

  A. 热盛伤津　　　B. 汗出过多　　　C. 剧烈呕吐　　　D. 湿热内阻

12. 不属于消谷善饥的临床意义是（　　）

  A. 脾胃虚弱　　　B. 湿热蕴脾　　　C. 肝胆湿热　　　D. 胃阴不足

13. 下列各项，属于排便感异常的是（　　）

  A. 肛门灼热　　　B. 排便不爽　　　C. 里急后重　　　D. 完谷不化

14. 结脉与代脉的主要区别不是（　　）

  A. 节律不同　　　B. 至数不同　　　C. 脉力不同　　　D. 脉位不同

二、综合问答题

1. 简述腻腐苔的区别。

2. 简述弦脉和涩脉的鉴别要点。

三、病例分析

  张某某，女，53岁。自述胃脘部胀痛2月余，加重3天，平素口中异味明显，大便酸臭，大便3日一次，舌红苔黄腻，脉滑数。

  讨论：本病例主要涉及哪些诊断方式？请做简要分析。

模块六
辨　证

学习目标

知识目标

1. 掌握各种类型的辨证及其辨证要点。
2. 熟悉辨证的概念，能说出辨证在中医学的主导地位和主要作用。

技能目标

1. 能够使用八纲辨证及脏腑辨证来进行简单的病例分析。
2. 能够明确其他辨证方法在临床中的重要作用。

素质目标

1. 增强爱护健康、敬畏生命的意识。
2. 培养严谨细致的职业精神。

情景导入

　　华佗精通内、外、妇、儿、针灸各科，在我国古代医学史上享有很高的声望。华佗给患者诊疗时，能够根据不同的病情，开出不同的处方。中医称为辨证论治。

　　一日，州官倪寻和李延一同问疾于华佗，两人的主诉相同：头痛发热。华佗分别给两人诊脉后，给倪寻开了通泻的药，给李延开了发汗的药。两人互相看了对方的药方，感到疑惑，问："我们两个人的症状相同，病情一样，为什么吃的药却不同呢？"华佗解释说："你俩相同的只是病证的表象，倪寻的病是由于饮食过多引起的，病在内，应当服泻下药，泻去积滞，病就好了。李延的病是受凉感冒引起的，病在外，应当吃解表药，风寒之邪随汗而去，头痛也就好了。你们二人的病因不同，我当然要对证下药，给你们用不同的药来治疗了。"

　　倪寻和李延听后佩服不已，回去服药后，没过多久，两人的病就全好了。

导学讨论：

1. 为什么两人主诉相同但是治法却截然不同？
2. 通过这个小故事，给予我们什么启发？

情景解析

- -

- -

💡 重难点分析

学习重点　1. 八纲辨证、脏腑辨证的方法及分类。
　　　　　　2. 其他辨证方法的概念及辨证方法。
学习难点　辨证在中医学中的应用。

∽∽∽∽岐黄要义∽∽∽∽

　　大家在本模块中将共同认识中医的多种辨证方法，本着医者仁心，人文关怀，心系患者生命健康的高度责任感，在课堂上扎实学好辨证方法及辨证方法的应用，为自己、为身边人、为社会提供自己的职业价值，彰显中医药人的职业素能。

　　辨证论治是中医学的特色与精华，是中医在进行疾病诊治时应当遵循的原则，是治疗时立方的主要依据。无论疾病病种是否明确，辨证论治都能够根据每个人的具体病情进行灵活处理，从而大大丰富了中医学对疾病的处理方法。"证"是中医学特有的理性概念，是哲理、医理与临床实践的结合，是认识论、科学观与生命科学、医学实际内容的结合。临床辨证的一般思维规律，是在中医学理论的指导下，通过对症状、体征等病情资料的综合分析，先明确病位、病性等辨证纲领，再确定辨证具体要素，然后形成完整准确的证名。八纲辨证是辨证的纲领，属于纲领证；病性辨证是辨别证候的性质，属于基础证；脏腑辨证是以病位为主的辨证方法，属于具体证；此外，还有六经辨证、卫气营血辨证、三焦辨证、经络辨证等，也是中医学辨证分类的方法。

单元一　八纲辨证

　　八纲，指表、里、寒、热、虚、实、阴、阳八个纲领。
　　八纲辨证是医者根据患者病情，收集相应病情资料，运用八纲进行分析综合，从而辨别疾病现阶段病变部位的浅深、病情性质的寒热、邪正斗争的盛衰和病证类别的阴阳，以作为辨证纲领的方法，称为八纲辨证。
　　八纲是将繁多的证候中的带有普遍规律性的共性抽象出来，将各种复杂的临床表现分别概括为表证、里证、寒证、热证、虚证、实证，再将这六大证候进一步归纳为阴证、阳证两大类。也就是说，对于任何一种证候，从大体病位来说，总离不开表或里；从基本性质来说，一般可区分为寒与热；从邪正斗争的关系来说，主要反映为实与虚；从病证类别来说，都可归属于阴或阳。因此，八纲辨证是中医辨证的纲领，是用于分析各种疾病共性的辨证方法，在诊断过程中能起到执简驭繁、提纲挈领的作用。

一、表里辨证

　　表里辨证是辨别病变部位、病情轻重和病势趋向的一种辨证方法，以辨别疾病病位内外和病势深浅为纲领。
　　表与里是相对的概念，如皮肤与筋骨相对而言，皮肤属表，筋骨属里；脏与腑相对而言，腑属表，脏属里；经络与脏腑相对而言，经络属表，脏腑属里；经络中三阳经与三阴经相对而言，三阳经属表，三阴经属里等。

表里主要代表辨证中病位的外内浅深。例如：身体的皮毛、肌腠在外，属表；血脉、骨髓、脏腑在内，属里。临床辨证时，一般把外邪侵犯肌表，病位浅者，称为表证；病在脏腑，病位深者，称为里证。表里证候的辨别主要是以临床表现为辨证依据，不能机械地将疾病解剖部位作为表里辨证的唯一依据。

由于内伤杂病的证候一般属于里证范畴，故而表里辨证主要适用于外感热病的诊断和治疗。外感病往往经历由表入里、由浅而深、由轻而重的发展传变过程，因此，表里辨证是对外感病发展阶段性的基本认识，它可说明病情的轻重浅深及病机变化的趋势，因而取得诊疗的主动性。

（一）表证

表证，指外感六淫等邪气经皮毛、口鼻入侵机体从而导致外感病的初期阶段，以恶寒发热、头身疼痛等为主要临床表现，病变部位在肤表浅层，多起病急、病程短。

【临床表现】恶风寒，或恶寒发热，头身疼痛，舌淡红，苔薄，脉浮，兼见鼻塞、喷嚏、流涕等。

【证候分析】表证见于外感病初期阶段。外邪袭表，正邪相争，阻遏卫气的正常宣发、温煦功能，故见恶寒发热；外邪束表，气血运行不畅，故而头身疼痛；肺主皮毛，鼻为肺窍，皮毛受邪，内应于肺，鼻咽不利，故喷嚏、鼻塞、流清涕，咽喉痒痛；肺气失宣，故微有咳嗽、气喘；病邪尚在表，未能入里，故而舌象没有明显变化，舌淡红、苔薄；正邪相争于表，故脉浮。

（二）里证

里证，指病变部位在内（脏腑、气血、骨髓等）的一类证候，多见于外感病的中后期或内伤疾病。形成里证的原因有三个：一是外邪袭表，表邪不解，病邪传内，形成里证；二是外邪直接侵犯脏腑等内里部位而为病；三是由于情志内伤、饮食劳倦等因素，导致脏腑气血功能紊乱，从而出现各种里证证候。

【临床表现】里证病因复杂，病变部位广泛，且临床表现多种多样，概括而言，凡非表证（及半表半里证）的特定证候，一般都属里证的范畴，即所谓"非表即里"。其证候特征是无新起恶寒发热并见，以脏腑症状为主要表现。如：壮热，烦躁神昏，口渴，腹痛，便秘或腹泻、呕吐，小便短赤，舌苔黄或白厚腻，脉沉等。

【证候分析】热邪内传入里，或寒邪化热入里，里热炽盛，则见壮热；热邪灼伤津液，则口渴、小便短赤；热扰心神，则烦躁昏谵。若寒邪直中脏腑或寒湿之邪直犯脾胃，寒邪凝滞中焦，则腹痛；寒湿困阻脾胃，脾胃运化失司，则腹泻；胃失和降则呕吐。苔黄或白厚腻，脉沉均为疾病在内之征。

里证的病位虽然同属于"里"，但仍有浅深之别，一般病变在腑、在上、在气者，较为轻浅，病变在脏、在下、在血者，较为深重。

（三）半表半里证

是指外邪由表内传，尚未入于里；或里邪透表，尚未至于表，邪正相搏于表里之间，称为半表半里证。病变部位既非完全在表，又未完全入里，病位处于表里进退之中，以寒热往来等为主要表现的证候。

【临床表现】寒热往来，胸胁苦满，心烦喜呕，默默不欲饮食，口苦，咽干，目眩，脉弦。

【证候分析】半表半里证在六经辨证中通常称为少阳病证，是外感病邪由表入里的过程中，邪正分争，少阳枢机不利所表现的证候。

（四）表里证鉴别要点

表证和里证的辨别，主要是审察寒热症状，内脏证候是否突出，舌象、脉象等变化。

（1）外感病中，发热恶寒同时并见者属表证；但热不寒或但寒不热者属里证；寒热往来者属半表半里证。

（2）表证以头身疼痛，鼻塞或喷嚏等为常见症状，内脏证候不明显；里证以内脏证候，如腹痛、呕泻、烦躁神昏等表现为主症；半表半里证则有胸胁苦满等特有表现。

（3）表证及半表半里证舌苔变化不明显，里证舌苔多有变化；表证多见浮脉，里证多见沉脉或其他多种脉象。

此外，辨表里证尚应参考起病的缓急、病情的轻重、病程的长短等。

（五）表证与里证的关系

1. 表里同病

即同一个患者的临床症状既有表证的症状同时又有里证的症状。如既有脘腹胀满、呕吐酸腐、腹泻臭秽的内伤食滞证，同时又见发热恶寒、头痛、咳嗽、鼻塞流涕的外感表证，患者为内有停食、外感风寒所导致。

2. 表里出入

（1）表邪入里　邪气侵袭肌表尚未痊愈，邪不胜正，邪气进一步入里，即表证转化为里证。如：外感病初起见发热恶寒、头痛咳嗽、鼻塞流涕等表证，若正不胜邪或治疗不当邪传于里，患者见高热恶热、口渴喜冷饮、舌红苔黄、脉洪数等即为表邪入里，多因失治误治或邪气过盛、正不敌邪所致。

（2）里邪出表　指先有里证后见表证，里证随之消失。如麻疹疹毒内陷时，由于治疗及时得当，使疹毒外透，热退喘平。

一般情况下，表邪入里，表明病势加重，里邪出表，则表明病势减轻。因此，能够正确地判断表里出入，对于进一步推测疾病的发展具有重要意义。

二、寒热辨证

寒热是辨别疾病性质的两个纲领。

病邪有阳邪与阴邪之分，正气有阳气与阴液之别。阳邪致病导致机体阳气偏盛而阴液受伤，或是阴液亏损而阳气偏亢，均可表现为热证；阴邪致病容易导致机体阴气偏盛而阳气受损，或是阳气虚衰而阴寒内盛，均可表现为寒证。所谓"阳盛则热，阴盛则寒""阳虚则外寒，阴虚则内热"即此义。这也说明，从分析病邪的属阴属阳与分析机体阴阳的盛衰，所得寒证、热证的认识是基本一致的。

（一）寒证

指感受寒邪，或阳虚阴盛，导致机体功能活动衰退所表现的具有冷、凉特点的证候。

由于阴盛可表现为寒的证候，阳虚亦可表现为寒的证候，故寒证有实寒证、虚寒证之分。

【临床表现】常见畏寒喜暖，口淡不渴，肢冷，面色㿠白，痰、涎、涕清稀，小便清长，大便稀溏，舌淡，苔白而润，脉迟等。

【证候分析】由于寒邪遏制，阳气被郁，或阳气虚弱，阴寒内盛，形体失去温煦，故见畏寒、肢凉、冷痛、喜暖等症；寒不消水，津液未伤，故口不渴，痰、涎、涕、尿等分泌物、排泄物澄澈清冷，苔白而润。

（二）热证

指感受热邪，或脏腑阳气亢盛，或阴虚阳亢，导致机体功能活动亢进所表现的具有温、热特点的证候。

因外感火热阳邪，或过服辛辣温热之品，或体内阳热之气过盛所致，病势急骤，形体壮实者，多为实热证；因内伤久病，阴液耗损而阳气偏亢者，多为虚热证。风热之邪袭于表，多为表热证；热邪盛于脏腑，或因阴虚阳亢所致者，多为里热证。

【临床表现】常见发热，恶热喜冷，口渴欲饮，面赤，烦躁不宁，痰涕黄稠，小便短黄，大便干结，舌红，苔黄燥少津，脉数等。

【证候分析】由于阳热偏盛，阳盛则热，故见发热、恶热、面赤、烦躁不宁等一派热象证候；热胜灼伤津液，故见口渴欲饮、痰涕黄稠、小便短黄、大便干结、苔燥少津等症；热易迫血妄行，故导致各种出血症状；阳热亢盛、脉道扩张、血行加速则舌红，脉数。

三、虚实辨证

虚实是辨别邪正盛衰的两个纲领，主要反映病变过程中人体正气的强弱和致病邪气的盛衰。《素问·通评虚实论》说："邪气盛则实，精气夺则虚。"实主要指邪气盛实，虚主要指正气不足。由于邪正斗争是疾病过程中的根本矛盾，阴阳盛衰及其所形成的寒热证候，亦存在着虚实之分，所以分析疾病过程中邪正的虚实关系，是辨证的基本要求，因而《素问·调经论》有"百病之生，皆有虚实"之说。通过虚实辨证，可以了解病体的邪正盛衰，为治疗提供依据。实证宜攻，虚证宜补，虚实辨证准确，攻补方能适宜。

（一）实证

是指人体感受外邪，或疾病过程中阴阳气血失调，导致体内病理产物蓄积，以邪气盛、正气不虚为基本病理，主要表现为有余、亢盛、停聚特征的各种证候。

【临床表现】精神烦乱，肢体躁动，声高气粗，脘腹胀满不减，疼痛拒按，大便秘结，小便短涩甚则排尿时疼痛。舌质苍老，舌苔厚，脉有力等。

【证候分析】实证范围极为广泛，临床表现十分复杂，其病因病机主要可概括为两个方面：一是风寒暑湿燥火、疫疠以及虫毒等邪气侵犯人体，正气奋起抗邪，故病势较为亢奋、急迫，以寒热显著、疼痛剧烈或呕泻咳喘明显、二便不通、脉实等症为突出表现。二是内脏功能失调，气化失职，气机阻滞，形成痰、饮、水、湿、脓、瘀血、宿食等有形病理物质，壅聚停积于体内。因此，风邪、寒邪、暑邪、湿邪、热邪、燥邪、疫毒为病，痰阻、饮停、水泛、食积、虫积、气滞、血瘀、脓毒等病理改变，一般都属实证的范畴。

（二）虚证

指人体阴阳、气血、津液、精髓等正气亏虚，而邪气不著，表现为不足、松弛、衰退特征的各种证候。

【临床表现】各种虚证的表现极不一致，各脏腑虚证的表现更是各不相同，所以很难用几个症状全面概括。临床一般认为久病、势缓者多虚证，耗损过多者多虚证，体质素弱者多虚证。

【证候分析】形成虚证的病因病机，虽可以由先天禀赋不足所导致，但主要是由后天失调和疾病耗损所产生，如饮食失调，营血生化之源不足；思虑太过、悲哀卒恐、过度劳倦等，耗伤气血营阴；房事不节，耗损肾精元气；久病失治、误治，损伤正气；大吐、大泻、大汗、出血、失精等，使阴液气血耗损等，均可形成虚证。

四、阴阳辨证

阴阳是八纲中的总纲，是辨别疾病属性的两个纲领。

由于阴、阳分别代表事物相互对立的两个方面，而八纲中的表里、寒热、虚实六纲，可以从不同侧面概括病情，但只能说明疾病某一方面的特征，而不能反映疾病的全貌，阴阳两纲则可以对病情进行总的归纳，使复杂的证候纲领化，因此，阴阳两纲可以统帅其他六纲而成为八纲中的总纲。

（一）阴证

凡见抑制、沉静、衰退、晦暗等表现的里证、寒证、虚证，以及症状表现于内的、向下的、不易发现的，或病邪性质为阴邪致病、病情变化较慢等，均属阴证范畴。

【临床表现】不同的疾病，表现出的阴证证候不尽相同，各有侧重。其特征性表现主要有：面色苍白或暗淡，精神萎靡，身重蜷卧，畏冷肢凉，倦怠无力，语声低怯，纳差，口淡不渴，小便清长或短少，大便溏泄、气腥，舌淡胖嫩，脉沉迟、微弱、细。

【证候分析】精神萎靡、声低乏力，是气虚的表现；畏冷肢凉、口淡不渴、小便清长、大便溏泄、气腥，是里寒的症状；舌淡胖嫩、脉沉迟、微弱、细均为虚寒舌脉。

（二）阳证

凡见兴奋、躁动、亢进、明亮等表现的表证、热证、实证，以及症状表现于外的、向上的、容易发现的，或病邪性质为阳邪致病、病情变化较快等，均属阳证范畴。

【临床表现】不同的疾病，表现出的阳证证候不尽相同，各有侧重。其特征性表现主要有：面色赤，恶寒发热，肌肤灼热，烦躁不安，语声高亢，呼吸气粗，喘促痰鸣，口干渴饮，小便短赤涩痛，大便秘结奇臭，舌红绛，苔黄黑生芒刺，脉浮数、洪大、滑实。

【证候分析】恶寒发热并见是表证特征；面红，肌肤灼热，烦躁不安，口干渴饮，小便短赤涩痛，为热证表现；语声高亢，呼吸气粗，喘促痰鸣，大便秘结，为实证症状；舌红绛，苔黄黑起刺，脉浮数、洪大、滑实，均为高热的特征。

♀ 学中做：下列选项中，属于阴虚证典型表现的是（　　）
A.发热恶寒　B.五心烦热　C.精神萎靡　D.苔黄脉细

（三）亡阴证与亡阳证

亡阴证与亡阳证都是疾病危重阶段出现的证候，也可以说是最严重的阴虚证和阳虚证。

1.亡阴证

亡阴证是指体内阴液大量耗损或丢失，而出现的全身衰竭的危重证候。多因高热耗伤阴液，或大汗、大吐、大泻不止，或严重烧伤使阴液暴脱而成，也可以是久病阴液亏耗基础上的进一步发展。

2.亡阳证

亡阳证是指机体阳气极度衰微而出现的全身衰竭的危重证候。多因阴寒极盛，暴伤阳气，或因大汗、大失血等阴血消亡而阳随阴脱，或因严重外伤，瘀痰阻塞心窍使阳气暴脱，亦见于久病导致阳气由虚而衰的危证。

亡阴证与亡阳证鉴别要点见表 6-1。

表 6-1　亡阴证与亡阳证鉴别要点

证候	临床表现	舌象	脉象
亡阴证	身热肢温，恶热，汗咸而黏如珠如油，口渴欲饮，皮肤皱瘪，小便极少，面红	唇舌干燥	脉细数疾
亡阳证	手足厥冷，肌肤不温，冷汗淋漓，汗液清稀，表情淡漠，呼吸微弱，面色苍白	舌淡而润	脉微欲绝

亡阴、亡阳虽然是两种截然相反的证候，但是由于阴阳是互根的，阴竭则阳气无所依附而随之亡失，阳亡则阴液无以化生随之而告竭。

学中思： 亡阴证和亡阳证形成的机理分别是什么？

五、八纲辨证的意义

八纲是从具体事物中抽象出来的概念，用八纲辨别归纳证候，是分析疾病共性的辨证方法，是八纲概念在中医学中应用的一个方面。

表里，是用以辨别疾病病位浅深的基本纲领；寒热虚实，是用以辨别疾病性质的基本纲领；阴与阳则是区分疾病类别、归纳证候的总纲，并用来概括表里寒热虚实六纲。由于八纲是对疾病过程中机体反应状态最一般的概括，是对辨证诊断提出的最基本的原则性要求，因此，八纲证候属于纲领证。通过八纲可找出疾病的关键，掌握其要领，确定其类型，预判其趋势，为治疗指出方向。

八纲辨证是辨证的基础，在辨证中有执简驭繁、提纲挈领的作用，适用于临床各科、各种疾病的辨证，而其他辨证分类方法则是八纲辨证的具体深化。

八纲辨证是从八个方面对疾病本质作出纲领性的辨别，但是，这并非意味着八纲辨证只是把各种证候简单、截然地划分为八个区域，由于八纲之间不是彼此孤立存在的，而是相互联系的、可变的，其间可发生相兼、错杂、转化，如表里同病、虚实夹杂、寒热错杂、表证入里、里邪出表、寒证转为热证、热证转为寒证、实证转为虚证、虚证转为实证等，并且在一定条件下可出现证候的真假，如真热假寒、真寒假热、真实假虚、真虚假实等，这就大大增加了八纲辨证的复杂程度，从而可组合成多种较为具体的证候，如表里实寒证、表寒里热证等，于是扩大了对病情进行辨证的可行性、实用性，临床上的证候尽管复杂多变，但都可用八纲来进行概括。八纲概念的确定，标志着中医辨证思维的完善，它反映了中医辨证思维的许多基本内容，抓住了疾病发生发展过程中所具有普遍性的主要矛盾，这对于其他辨证方法的学习以及对于临床正确认识疾病过程，都具有重要的指导意义。

知识拓展

八纲辨证的起源

一种认为，八纲的含义是程国彭（钟龄）首先提出的。其所著《医学心悟》首卷《医有彻始彻终之理》载，或问曰："医道至繁，何以得其要领，而执简以驭繁也？余曰：

……凡病之来，不过内伤、外感、与不内外伤，三者而已。内伤者，气病、血病、伤食，以及喜、怒、忧、思、悲、恐、惊是也。外感者，风、寒、暑、湿、燥、火是也。不内外伤者，跌打损伤，五绝之类是也。病有三因，不外此矣。至于变症百端，不过寒、热、虚、实、表、里、阴、阳八字尽之，则变而不变矣。"《医学心悟》一书，因理论平易近人，治法切实可行，自清朝雍正以来，一直作为初学中医临床之必备参考书。因此，八纲含义系程氏首创，已成通常的认知。

另一种看法认为，八纲的含义应前推一百零八年，为明代著名医家张景岳所首创。其所著《景岳全书》第一卷《传忠录》载："万事不能外乎理，而医之于理为尤切。散之则理为万象，会之则理归一心……阴阳既明，则表与里对，虚与实对，寒与热对，明此六变，明此阴阳，则天下之病固不能出此八者。"张氏称阴阳为"医道之纲领。阴阳无谬，治焉有差？医道虽繁，而可以一言蔽之者，曰阴阳而已。"张氏称表、里、寒、热、虚、实为"六变"。他说："六变者，表、里、寒、热、虚、实也。是即医中之关键。明此六者，万病皆指诸掌矣。"张氏的"二纲六变"说，以阴阳为纲，统率六变，不仅在包含八纲的内容上较程钟龄氏为早，而且更可达到"得其要领，而以简驭繁"的目的。故受到许多医家的推崇，并誉之为八纲含义的首创者。

单元二　脏腑辨证

脏腑辨证是在认识脏腑生理、病理变化的基础上，对四诊搜集的相关病情资料进行综合分析，从而判断疾病所在脏腑部位、病因、病性等的辨证方法。简言之，即以脏腑病位为纲，对疾病进行辨证。

人体是以五脏为中心的有机整体，人体的各个部位的生理功能都与五脏六腑密切相关。所以，无论何种病邪侵袭人体的任何部位、影响人体任何功能，都必然影响某个或某些相应的脏腑功能。因此，中医诊疗任何疾病都必须进行脏腑辨证，查明病变的脏腑，以恢复脏腑功能为目标进行辨证论治。可见，脏腑辨证是中医辨证体系中的重要组成部分。

脏腑辨证的内容十分丰富，通过各种辨证可得到各种证候，并与各脏腑病变紧密联系，从而为临床提供更加具体化和个性化的论治目标。脏腑辨证是中医辨证的基本方法，也是本章的学习重点。

一、辨心病证候

心的病变主要表现为主血脉功能异常，主精神意识、思维功能的失常，以及心胸、舌等相关部位的异常。心病常见症状有：心悸、怔忡、心烦、心痛、失眠、多梦、健忘、神昏谵语、神志错乱、脉结代或促等。此外，舌痛、舌疮等症亦常归属于心。

心病的证候有虚实之分。虚证多由思虑劳神太过，或先天不足，脏气虚弱，久病伤心，导致心血虚、心阴虚、心气虚、心阳虚、心阳虚脱等证；实证多因痰阻、火扰、寒凝、气郁、瘀血等原因，导致心火亢盛、心脉痹阻、痰蒙心神、痰火扰神及瘀阻脑络等证。

（一）心血虚证

心血虚证指血液亏虚，心与心神失于濡养，以心悸、失眠、多梦及血虚症状为主要表现的虚弱证候。

治法及方剂举例：养心血、安心神，用四物汤加减。

（二）心气虚证

心气虚证是指心气不足，鼓动无力，不能正常推动血液运行所表现的证候。

治法及方剂举例：补益心气，用养心汤。

（三）心阴虚证

心阴虚证是指阴液亏损，心与心神失养，虚热内扰，以心烦、心悸、失眠及阴虚症状为主要表现的证候。

治法与方剂举例：滋养心阴、安神定志，用天王补心丹加减。

（四）心阳虚证

心阳虚证是指心的阳气虚衰，鼓动无力，虚寒内生所表现的证候。

治法与方剂举例：温通心阳，用保元汤。

（五）心阳暴脱证

心阳暴脱证是指心阳虚衰至极或突然亡失所表现的危重证候。

治法与方剂举例：回阳固脱，用参附汤。

（六）心火亢盛证

心火亢盛证指火热内炽，扰乱心神，迫血妄行，上炎口舌，热邪下移，以发热、心烦、吐衄、舌赤生疮、尿赤涩灼痛等为主要表现的实热证候。

治法与方剂举例：清心泻火，用导赤散或三黄泻心汤加减。

（七）心脉痹阻证

心脉痹阻证是指由于瘀血、气郁、痰浊、阴寒等凝滞心脉，导致心脏气血运行不畅，甚则痹阻不通，而出现以心悸怔忡、胸闷心痛、痛引肩背及臂内侧、时作时止为主要表现的一类证候。

治法与方剂举例：气血阻心，宜活血化瘀，用血府逐瘀汤（胶囊）、速效救心丸、复方丹参片、丹参滴丸等；寒痰阻心，宜通阳散结，祛痰宽胸，用瓜蒌薤白半夏汤。

（八）痰蒙心窍证

痰蒙心窍证是指痰浊蒙蔽心神，以神志异常表现为主症的证候，又称痰迷心包证、痰迷心窍证、痰迷心神证。

治法与方剂举例：涤痰开窍，用涤痰汤。

（九）痰火扰神证

痰火扰神证是指由痰浊火热之邪侵扰心而导致的以神志异常为主要表现的证候。

治法与方剂举例：属内伤者，宜泻火逐痰，用礞石滚痰丸；属外感热病者，宜清热开窍、豁痰解毒，用安宫牛黄丸或局方至宝丸。

（十）心火下移小肠证

心火下移小肠证是指心火下移于小肠所表现的以小便赤、涩、痛、灼热及尿血为主症的实热证候。

治法与方药举例：清心火利小便，用导赤散。

二、肺与大肠病辨证

肺居胸中，上连气道、喉咙，开窍于鼻，合称肺系。肺在体合皮，其华在毛。其经脉起于中焦，下络大肠，肺与大肠互为表里。

肺主气、司呼吸，吸清呼浊，吐故纳新，生成宗气，营运全身，贯注心脉，助心行血；肺又主宣发、肃降，通调水道，输布津液，宣散卫气，滋润皮毛，并主嗅觉和发声。

肺的病变主要表现为呼吸功能失常，水液代谢输布失常，卫外功能失职，以及胸、鼻、皮毛等部位的异常。临床常见症状为：咳嗽、气喘、胸痛、咳痰、咯血、喉痛、声音异常、鼻塞、流涕或水肿等。

大肠的病变主要表现为大便异常。大肠病常见症状有：泄泻、大便秘结、脘腹痞胀疼痛等。

（一）肺气虚证

肺气虚证是指肺气虚弱，其主气、卫外功能失职所表现的虚弱证候。

治法与方剂举例：补益肺气，用补肺汤加减。

（二）肺阴虚证

肺阴虚证是指由于肺的阴液亏损，宣降失司，失于清肃，虚热内生所表现的证候。

治法与方剂举例：滋养肺阴，用百合固金汤（丸）。

（三）风寒犯肺证

风寒犯肺证是指风寒之邪侵袭肺表，肺卫失宣，卫气被遏所表现的一类证候。

治法与方剂举例：宣肺散寒，化痰止咳，用杏苏散、通宣理肺丸。

（四）风热犯肺证

风热犯肺证是指风热之邪侵犯肺系，肺卫受病所表现的证候。

治法及方剂举例：清宣肺热、止咳化痰，用桑菊饮、桑菊感冒片。

（五）燥邪伤肺证

燥邪伤肺证指外感燥邪，肺失宣降，以干咳少痰、鼻咽口舌干燥等为主要表现的证候，简称肺燥证。燥邪因偏寒、偏热的不同，故有温燥袭肺证和凉燥袭肺证之分。

治法及方剂举例：温燥宜清肺润燥，用桑杏汤；凉燥宜温肺润燥，用杏苏散。

（六）肺热炽盛证

肺热炽盛证是指热邪内盛于肺，肺失清肃所出现的里实热证，又称热邪壅肺证，简称肺热证或肺火证。

治法及方剂举例：清热化痰平喘，用麻杏石甘汤。

（七）痰热壅肺证

痰热壅肺证是指痰热交结，壅滞于肺，肺失宣降，以发热、咳喘、痰多黄稠等为主要表现的证候。

治法及方剂举例：化痰清热平喘，用麻杏石甘汤加味或与橘红丸合用。

（八）痰湿阻肺证

痰湿阻肺证是指痰湿阻滞于肺系，肺失宣降所表现的证候。

治法及方剂举例：燥湿化痰，用二陈汤（丸）、苏子降气汤。

（九）寒痰壅肺证

寒痰壅肺证是指寒邪、痰浊合并，停聚于肺，以咳喘、痰白量多易咳等为主要表现的一类证候。

治法及方剂举例：温肺化痰，用苓甘五味姜辛汤、小青龙汤加减。

（十）大肠湿热证

大肠湿热证是指湿热之邪侵袭肠道，大肠传导失职，而致下痢或泄泻为主的证候。

治法及方剂举例：清利湿热、调和气机，用白头翁汤、葛根芩连汤、香连化滞丸。

（十一）大肠津亏证

大肠津亏证是指由于大肠阴津亏损，肠失濡润，而致传导失常所表现的证候。

病因：① 素体阴津亏损；② 年老肠道阴津不足；③ 嗜食辛辣燥热之品；④ 热病后阴津耗伤未复；⑤ 妇女产后出血过多，而致大肠阴津亏虚。

治法及方剂举例：润肠通便，用麻子仁丸、麻仁滋脾丸。

三、脾与胃病辨证

脾位居中焦，与胃相表里。脾主肌肉、四肢，开窍于口，其华在唇，外应于腹。

脾的主要生理功能是主运化水谷、水液，输布精微，为气血生化之源，故有后天之本之称。脾又主统血，可统摄血液在脉内运行。脾气主升，喜燥恶湿。

脾的病变主要表现为运化、升清、统血功能的失常。脾病的常见症状有：食少、腹胀、便溏、倦怠困重、水肿、内脏下垂、慢性出血等。

胃的病变主要表现为受纳腐熟、降浊功能的失常。胃病的常见症状有：纳少，脘胀或痛、恶心、呕吐、呃逆、嗳气等。

（一）脾气虚证

脾气虚证是指脾气虚弱，运化失职，以食少、腹胀、便溏及气虚症状为主要表现的虚弱证候，又称脾失健运证。

治法及方剂举例：健脾益气，用香砂六君子汤（丸）、参苓白术散（丸、片）。

（二）脾虚气陷证

脾虚气陷证是指脾气亏虚，升举无力，以脘腹重坠、内脏下垂及气虚症状为主要表现的一类虚弱证候，又称中气下陷证。

治法及方剂举例：补气升陷，用补中益气汤（丸）。

🔄 **知识拓展**

补中益气汤

功用：补中益气，升阳举陷。

主治：脾虚气陷证、气虚发热证。

组成：黄芪、白术、陈皮、升麻、柴胡、人参、甘草、当归。

（三）脾阳虚证

脾阳虚证是指脾的阳气亏损，失于温运，阴寒内生，以食少、腹胀腹痛、便溏等为主要表现的虚寒证候，又名脾虚寒证。

治法及方剂举例：温中健脾，用理中汤（丸）。

（四）脾不统血证

脾不统血证是指脾气虚弱，统摄血液的功能失常，以各种类型慢性出血为主要表现的一类证候。

治法及方剂举例：健脾摄血，用归脾汤（丸）。

学中思： 脾的主要生理功能有哪些？

（五）湿热蕴脾证

湿热蕴脾证是指湿热内蕴中焦，脾失健运，胃失纳降，以腹胀、纳呆、发热、身重、便溏不爽等为主要表现的湿热证候。

治法及方药举例：清利湿热，用茵陈蒿汤。

（六）寒湿困脾证

寒湿困脾证是指寒湿内盛，脾阳被困，脾不健运，以纳呆、腹胀、便溏、身重等为主要表现的寒湿证候。

治法及方剂举例：温中化湿，用厚朴温中汤、理中汤加减。

（七）胃阴虚证

胃阴虚证是指胃的阴液不足，胃失滋润、和降，以胃脘嘈杂，饥不欲食，脘腹痞胀、灼痛等为主要表现的虚热证候。

治法及方剂举例：滋养胃阴，用益胃汤。

（八）寒滞胃肠证

寒滞胃肠证是指寒邪凝滞于胃腑，阻滞气机，以胃脘、腹部冷痛，痛势急剧等为主要表现的实寒证候。

治法及方剂举例：温胃散寒，用良附丸。

（九）胃热炽盛证

胃热炽盛证是指火热壅滞于胃，胃失和降，以胃脘灼痛、消谷善饥等为主要表现的实热证候。

治法及方剂举例：清胃泻火，用清胃散、清胃黄连丸。

（十）食滞胃脘证

食滞胃脘证是指饮食停滞于胃脘，不能腐熟，胃失和降所表现的证候。

治法及方剂举例：消食导滞，用保和丸。

四、肝与胆病辨证

肝位于右胁，胆附于肝，肝胆互为表里。肝开窍于目，在体合筋，其华在爪。足厥阴肝经绕阴器，循少腹，布胁肋，系目，上额，交巅顶。少腹、胸胁、头顶是肝经经脉循行反映于体表的重要区域。

肝的主要生理功能是主疏泄，其性升发，喜条达恶抑郁，能调畅气机，疏泄胆汁，促进胃肠消化，调节精神情志而使人心情舒畅，调节生殖功能而有助于女子调经、男子泄精。肝又主藏血，具有储藏血液，调节血量的功能。

肝的病变主要表现为疏泄失常导致的气机紊乱、情志异常及运化功能异常，以及头目、乳房、胁肋、少腹、外阴等肝经循行部位的异常。肝病常见症状有：精神抑郁，急躁易怒，眩晕头痛，胸胁少腹胀痛或走窜作痛，肢体震颤，手足抽搐；或目疾、睾丸疼痛、月经不调等。

胆的病变主要表现为胆汁排泄失常及情志异常，常见症状有：黄疸、口苦、胆怯、惊悸、消化异常等。

（一）肝血虚证

肝血虚证是指肝血不足，组织器官失于濡养，以眩晕、视力减退、经少、肢麻手颤等为主要表现的一类虚弱证候。

治法及方剂举例：补养肝血，用四物汤。

（二）肝阴虚证

肝阴虚证是指阴液亏损，肝失濡润，或阴不制阳，虚热内炽，以头痛、目涩、胁痛、烦热等为主要表现的虚热证候。

治法及方剂举例：滋补肝阴，用一贯煎、知柏地黄丸。

（三）肝气郁结证

肝气郁结证是指肝的疏泄功能失职，气机郁滞，以情志抑郁、胸胁或少腹胀痛等为主要表现的证候。

治法及方剂举例：疏肝解郁，用柴胡疏肝散、加味逍遥丸。

学中做： 肝气郁结可见（　　）
A. 情志抑郁　B. 咽中如梗　C. 月经不调　D. 颈项瘿瘤

（四）肝火上炎证

肝火上炎证是指肝经实热，气火上逆，炽盛于上，以头痛、烦躁、耳鸣、胁痛等及火热症状为主要表现的实热证候。

治法及方剂举例：清肝泻火，用龙胆泻肝汤（丸）。

（五）肝阳上亢证

肝阳上亢证是指肝肾阴液亏损，阴不制阳，肝阳偏亢，上扰头目，以眩晕耳鸣、头目胀痛、面红、烦躁、腰膝酸软等为主要表现的证候。

治法及方剂举例：滋阴潜阳，用镇肝熄风汤。

（六）肝风内动证

肝风内动证是泛指患者出现眩晕欲仆、震颤抽搐等具有"动摇"特点的一类证候。常分为肝阳化风、热极生风、血虚生风和阴虚风动四证。

1. 肝阳化风证

肝阳化风证是因肝阳上亢而导致肝风内动，以眩晕、肢麻震颤、头胀痛、面赤，甚至突然昏仆、口眼㖞斜、半身不遂等为主要表现的一类证候。

治法及方剂举例：平肝息风，用天麻钩藤饮、镇肝熄风汤。

2. 热极生风证

热极生风证是指热邪亢盛，灼伤阴液，引动肝风，以高热、神昏、抽搐为主要表现的证候。

治法及方剂举例：清热息风，用天麻钩藤饮、紫雪丹。

3. 血虚生风证

血虚生风证是指由于血液亏虚，筋脉失养，以眩晕、肢体震颤、麻木、拘急、瞤动、瘙痒等为主要表现的证候。

治法及方剂举例：养血息风，用补肝汤。

4. 阴虚风动证

阴虚风动证是指肝阴亏虚，筋脉失养，以眩晕、虚热、手足震颤、蠕动，或肢体抽搐等为主要表现的证候。

治法及方药举例：滋阴息风，用大定风珠。

（七）肝胆湿热证

肝胆湿热证是指湿热蕴结于肝胆，肝胆疏泄功能失常，以身目发黄、胁肋胀痛等及湿热症状为主要表现的证候。

治法及方剂举例：清利肝胆湿热，用龙胆泻肝汤（丸）。

（八）寒滞肝脉证

寒滞肝脉证是指寒邪内侵，客于肝经，以肝经循行部位（少腹、前阴、巅顶等）冷痛为主要症状的证候，又称肝经实寒证。

治法及方剂举例：暖肝散寒，用暖肝煎、茴香橘核丸。

（九）胆郁痰扰证

胆郁痰扰证是指痰浊或痰热内扰，胆郁失宣，以胆怯、惊悸、烦躁、失眠、眩晕、呕恶等为主要表现的证候。

治法及方剂举例：除痰理气、和胆降胃，用温胆汤。

五、肾与膀胱病辨证

肾位于腰部，左右各一。其经脉与膀胱相互络属，互为表里。肾在体为骨，骨生髓充脑，其华在发，开窍于耳及二阴。

肾的主要生理功能是主藏精，主管人体生长、发育与生殖。肾内寄元阴元阳，元阴属水，元阳属火，为脏腑阴阳之根本，故称肾为"先天之本""水火之宅"。肾又主水，并有纳气的功能。肾性潜藏，肾的精气只宜封藏，不宜耗泄。

肾的病变多属虚证，主要表现为生长发育、生殖、水液代谢及呼吸功能的异常，以及腰、脑、髓、骨、耳、目、发、齿、二便的异常。肾病常见症状有：腰膝酸软疼痛、耳鸣耳聋、牙齿动摇、发白早脱、阳痿遗精、精少不育、女子月经异常、不孕、呼吸表浅、水肿、大小便异常等。

膀胱的病变多属实热证，主要表现为小便的异常。膀胱病常见症状有：尿频、尿急、尿痛、尿赤、尿浊、尿闭、遗尿、小便失禁等。

（一）肾阴虚证

肾阴虚证是指肾阴亏损，失于滋养，阴不制阳，虚火内扰，以腰膝酸冷、性欲减退、夜尿多为主要表现的虚寒证候。

治法及方剂举例：滋补肾阴，用六味地黄丸或左归饮。

（二）肾阳虚证

肾阳虚证是指肾的阳气亏虚，对机体的温煦及气化功能减弱，以腰膝酸冷、性欲减退、夜尿多为主要表现的一类虚寒证候。

治法及方剂举例：温补肾阳，用肾气丸或右归饮。

（三）肾精不足证

肾精不足证是指由于肾精亏损，骨及髓海不足，以生长发育迟缓、早衰、生育功能低下等为主要表现的虚弱证候。

治法及方剂举例：滋补肾精，用大补元煎。

（四）肾气不固证

肾气不固证是指肾气亏虚，封藏固摄功能失常，以腰膝酸软，小便、精液、经带、胎气不固等为主要表现的虚弱证候。

治法及方剂举例：固摄肾气，用金锁固精丸。

（五）肾不纳气证

肾不纳气证是指肾气虚衰，纳气无权，气不归元，以腰膝酸软，小便、精液、经带、胎气不固等为主要表现的虚弱证候。

治法及方剂举例：补肾纳气，用人参胡桃汤、参蛤散。

（六）肾虚水泛证

肾虚水泛证是指由于肾阳虚衰，气化失权，气不化水，水液泛滥，以水肿下肢为甚、尿少、畏冷肢凉等为主要表现的证候。

治法及方剂举例：温阳利水，用真武汤。

（七）膀胱湿热证

膀胱湿热证是指由于湿热蕴结膀胱，膀胱气化不利，开合失常，以小便频急、灼涩疼痛及湿热症状为主要表现的证候。

治法及方剂举例：清热利湿，用八正散。

六、脏腑兼病辨证

脏腑兼病是指两个或两个以上脏腑同时出现病症。

人体的各脏腑之间，是一个有机联系的整体，脏与脏、腑与腑、脏与腑的关系至为密切，它们在生理上既分工又合作，共同完成各种复杂的生理功能，以维持生命活动的正常进行，某一脏或某一腑有病，势必要累及与其构成表里、生克、乘侮等关系的脏与腑，而形成脏腑兼病。有表里关系的脏腑兼病，已在五脏六腑辨证中述及。现将脏与脏、脏与腑的常见兼病辨证简析如下。

（一）心肺气虚证

心肺气虚证是指心肺两脏同时出现气虚，出现以咳喘、心悸、胸闷等为主要表现的虚弱证候。

治法及方剂举例：补益心肺，用保元汤。

（二）心脾气血两虚证

心脾气血两虚证是指心血不足、脾气虚弱所表现的心失所养、脾失健运、脾虚不能摄血的证候。

治法及方剂举例：补益心脾，用归脾汤（丸）。

（三）心肝血虚证

心肝血虚证是指由于心肝两脏血虚，神志及心肝所主的体表器官失养，以心悸、多梦、眩晕、肢麻、经少与血虚症状为主要表现的证候。

治法及方剂举例：同心血虚证和肝血虚证。

（四）心肾阳虚证

心肾阳虚证是指心肾阳气虚衰，阴寒内盛，温运无力，以心悸、水肿等为主要表现的虚寒证候。

治法及方剂举例：温阳利水，用真武汤。

（五）心肾不交证

心肾不交证是指心肾水火不相济，以心烦、失眠、梦遗、耳鸣、腰酸等为主要表现的虚热证候。

治法及方剂举例：交通心肾，用天王补心丸、六味地黄丸、黄连阿胶汤。

（六）脾肺气虚证

脾肺气虚证是指肺脾两脏气虚所形成的脾失健运、肺失宣降，以咳嗽、气喘、咳痰、食少、腹胀、便溏等为主要表现的一类虚弱证候。

治法及方剂举例：补脾益肺，用参苓白术散（丸）。

（七）肺肾气虚证

肺肾气虚证是指肺肾两脏气虚所形成的呼吸、纳气功能减退，以久病咳喘、呼多吸少、动则尤甚等为主要表现的虚弱证候。

治法及方剂举例：同肾不纳气证。

（八）肺肾阴虚证

肺肾阴虚证是指肺肾两脏阴液亏虚，虚火内扰，以干咳、少痰、腰酸、遗精等为主要表现的虚热证候。

治法及方剂举例：滋补肺肾，用麦味地黄丸。

（九）肝火犯肺证

肝火犯肺证是指肝经气火上逆犯肺，而使肺失清肃，以胸胁灼痛、急躁、咳嗽痰黄或咯血等为主要表现的实热证候。

治法及方剂举例：清肝泻肺，用黛蛤散合泻白散。

（十）肝郁脾虚证

肝郁脾虚证是指肝失疏泄，脾失健运，以胁胀作痛、情志抑郁、腹胀、便溏等为主要表现的证候。

治法及方剂举例：疏肝健脾，用四逆散、痛泻要方。

（十一）肝胃不和证

肝胃不和证是指由于肝气郁滞，疏泄失职，横逆犯胃，胃失和降，以脘胁胀痛、嗳气、吞酸、情绪抑郁等为主要表现的证候。

治法及方剂举例：疏肝和胃，用柴平汤。

（十二）肝肾阴虚证

肝肾阴虚证是指由于肝肾两脏阴液亏损，阴不制阳，虚热内生，以腰酸胁痛、眩晕、耳鸣、遗精等为主要表现的虚热证候。

治法及方剂举例：滋补肝肾，用杞菊地黄丸、一贯煎。

（十三）脾肾阳虚证

脾肾阳虚证是指脾肾两脏阳气亏虚，以久泻久痢、水肿、腰腹冷痛等为主要表现的虚寒证候。

治法及方剂举例：温补脾肾，水肿用真武汤或实脾饮；腹泻用附子理中汤或四神丸。

单元三　其他辨证

中医学的辨证方法，除八纲辨证、脏腑辨证外，还有气血津液辨证、六经辨证、卫气营血辨证、三焦辨证、经络辨证等多种辨证方法。其中，六经辨证、卫气营血辨证、三焦辨证主要适用于对外感病进行辨证，经络辨证在针灸、按摩等科应用较多。

子单元一　气血津液辨证

气血津液辨证是指采用中医气血津液的理论，分析、判断疾病中有无气血津液亏损或运行障碍的辨证方法。

气血津液是人体生命活动的物质基础，气血津液的生成、运动依赖脏腑的功能活动，而脏腑的功能活动，也离不开气血津液，所以气血津液辨证必须与脏腑辨证紧密结合。

一、气病辨证

（一）气虚类证候

气虚类证包括气虚证、气陷证、气虚不固证、气脱证四种。

1. 气虚证

是指元（真）气不足，气的推动、防御、气化、温煦、固摄等功能减退，或脏腑组织的功能活动减退所表现的虚证证候。

气虚可导致多种病理变化。由于气能生血，故气虚可导致营亏、血虚；气虚功能低下又可导致阳虚；气之生化功能减退，可致水湿潴留，而生湿、生痰及水液泛滥；气推运无力，可使气血运行不畅，而致气滞、血瘀。此外，气虚卫外功能失常，还可导致易感外邪；气虚运化功能不足，又易致食积等症。

元气亏虚，往往会导致整个脏腑组织功能活动的减退，故临床上有心气虚证、肺气虚证、胃气虚证、脾气虚证、肝胆气虚证、肾气虚证等的不同，各脏腑气虚证还可相兼出现。

2. 气陷证

是指气虚无力升举，清阳之气不升而下陷，内脏位置不能固定而下垂所表现的虚弱证候。气陷一般是指中焦脾虚气陷，故临床往往称中气下陷证或脾虚气陷证。本证多由气虚进一步发展而来。

3. 气虚不固证

是指气虚而失其固摄功能所表现的一类虚弱证候的概括。

病因：气虚肌腠不密，卫外无力，则常有自汗、易感外邪，名曰"卫表不固"，属肺气虚证的范畴。

气虚不能统摄血液在脉中运行，故出现各种出血，称为"气不摄血"，即脾不统血证。气虚而下元固摄失职，可致二便失禁、遗精、滑胎等，称为"肾气不固"，系肾气亏虚所致。其辨证是有气虚证的一般临床表现，并有各种"不固"的证候特征。具体临床表现详见有关脏腑辨证。

4. 气脱证

气脱证是指元气亏虚已极、气息奄奄欲脱的危重证候。

病因：① 气虚或气不固进一步发展；② 由大失血等所致。

气脱与亡阳常同时出现，肢厥身凉为亡阳的主要特征，气息微弱欲绝为气脱的主要特征，除此之外，其余证候基本相同，故临床又常称"气脱证"为"阳气虚脱证"。

此外，气虚可与血虚、阳虚、阴虚、津亏等同时出现，而为气血两虚、气阴亏虚、阳气亏虚、津气亏虚等证。

（二）气滞类证候

气滞类证候包括气滞以及气逆、气闭。

1. 气滞证

气滞证是指人体某一部分，或某一脏腑经络的气机阻滞、运行不畅所表现的证候，又称气郁证或气结证。

许多疾病过程中都普遍存在气机不畅的病理改变，但临床并不都将其诊断为气滞，因而气滞证是指以气机阻滞为主的病变。

病因：① 情志内郁、饮食失调、感受外邪、外伤及痰饮、瘀血、宿食、蛔虫、沙石等病理产物引起气机阻滞。② 阳气虚弱、阴寒凝滞亦可使脏腑经络之气机不畅，而成气滞。

气滞多与肝、胃、肠的功能失常密切相关，如肝气郁滞证、胃肠气滞证、肝胃气滞证等。气滞多见于疾病的早期阶段，因而有"初病在气"的说法。

2. 气逆证

气逆证是指气机升降失常，气上升太过，气上冲逆所表现的病理变化。气逆基本上是在气滞基础上的一种表现形式。

病因：① 外邪、痰饮等犯肺，导致肺失肃降而为肺气上逆；② 寒、热、水饮、食积、瘀血等原因，可致胃失和降而气机上逆，为胃气上逆；③ 情志不遂、郁怒惊恐等，使肝气失调，升发太过而无制，故导致肝气上逆的证候。

3. 气闭证

气闭证是指气不能正常出入，而致使气机闭塞的证候。

病因：① 大怒、暴惊、忧思过极；② 瘀血、沙石、蛔虫、痰浊等阻塞脉络、管腔等。

二、血病辨证

（一）血虚类证候

血虚类证候包括血虚和血脱。

1. 血虚证

血虚证是指血液亏少，濡养脏腑、经络、组织功能减弱而表现的虚弱证候。

病因：① 失血过多，新血一时未得补充；② 脾胃运化功能失常，从而营养不足；③ 肠道寄生虫等，以致营养吸收差，生血乏源；④ 思虑劳神太过，则阴血暗耗；⑤ 瘀血阻塞脉络，致新血生化障碍；⑥ 致使某些局部供血缺乏；⑦ 因久病、大病，伤精耗气，化血之源枯竭。

2. 血脱证

血脱证是血液大量耗失，以致血脉空虚所表现的证候，又称脱血。

病因：① 呕血、便血、崩漏、外伤失血等，致血液突然大量耗失；② 慢性失血、血虚。

（二）血瘀证

凡离开经脉的血液，未能及时排出或消散，停留于体内某处；或血液运行受阻，积于经脉或脏腑器官之内，呈凝滞状态，失去生理功能者，均属瘀血。

病因：① 外伤、跌仆及其他原因造成的体内出血，离经之血未及时排出或消散，蓄积而为瘀血。② 气滞使血行不畅。③ 气虚而无力行血，以致血脉瘀滞；或血寒使血脉凝滞。④ 血热使血液受煎熬，而血液黏滞，以及湿热、痰火阻遏，脉络不通，导致血液运行不畅。

（三）血热证

血热证是指外因或内因所致脏腑火热炽盛，热迫血分所表现的证候，即血分的实热证。

病因：① 外感温热病邪，温热邪毒内传，深入血分；② 过食温热辛燥之品；③ 五气化火、五志化火入血分等。

（四）血寒证

血寒证是指寒邪侵袭血脉，凝滞气机，血液运行不畅所表现的证候，即血分的实寒。

病因：① 外感寒邪深入血脉；② 过食生冷寒凉等。

三、气血同病辨证

气与血同是维持人体生命活动的基础物质，由于生理上存在相互依存、相互滋生的关系，故而病理上相互影响，相互为病。

（一）气血两虚证

气血两虚证是指气和血均亏损不足，无以营养全身所出现的虚弱证候。

病因：① 久病气虚不能生血；② 血虚日久不能化气等。

（二）气虚血瘀证

气虚血瘀证是指由于气虚无力推动血液运行，而导致血瘀的证候。

病因：① 久病耗气；② 年老体弱脏腑功能减退等。

（三）气虚失血证

气虚失血证是指气虚不能统摄血液而导致的出血证。

病因：① 脾气虚弱不能固摄血液；② 长期慢性出血而导致气虚，转致气虚不能摄血。

（四）气随血脱证

气随血脱证是指因大出血而引起的气随之暴脱的证候。

病因：① 外伤、女子崩漏、分娩；② 慢性内脏疾患突然脉道破裂出血。

（五）气滞血瘀证

气滞血瘀证是先有气滞后有血瘀的证候。

病因：情志不畅或外邪侵袭致肝气郁结，日久及血。

四、津液辨证

津液辨证是指分析、判断有无津液亏虚或水液停聚的证候存在。

津液是体内正常水液的总称，具有滋润脏腑、滑利关节、濡养肌肤、平衡阴阳等功能。

津液是血液的重要组成部分，故津液与血关系密切。津液的生成、输布与排泄，与肺、脾、肾等脏腑的气化作用密切相关。津液的病变，可以由邪气直接侵袭而导致，也可由肺、脾、肾等脏腑功能失常而致。

津液亏虚的证候，是由于津液的生成不足或丧失过多而致，外燥为病与津液亏虚的病理密切相关；水液停聚的病变，多由脏腑的功能失常导致津液的输布、排泄障碍而成。

（一）痰证

"痰"是指水液代谢障碍，导致水液内停而凝聚所形成的病理性产物，其质稠黏。痰停阻于脏器组织之间，或见于某些局部，或流窜全身而表现的证候，即痰证。痰可分为有形之痰和无形之痰，有形之痰，是指视之可见、闻之有声、触之有形的痰病，如咳嗽吐痰、喉中痰鸣及瘰疬、瘿瘤等；无形之痰，是指只见其征象，不见其形质的痰病，如眩晕、癫狂等。因此，中医学对"痰"的认识，主要是以临床征象为依据来进行分析从而判断出来的。痰浊为病，病证复杂，故有"百病多因痰作祟""怪病多痰"等说法。

病因：① 外感六淫邪气、饮食不当、情志刺激、过劳体虚、过逸少动等影响肺、脾、肾的功能，从而水液停聚，被寒凝、火煎，凝结浓缩而成痰。如肺失宣降，不能敷布津液，水液凝滞或被火热煎熬为痰。② 脾失健运，水湿停聚，凝而不散，变化为痰。③ 肾阳不足，脾阳失煦，脾失运化，聚湿为痰。④ 肾阴亏虚，虚火煎熬津液，炼液成痰等。

（二）饮证

饮是指体内水液停聚而形成的病理性产物，其质较痰清稀。由于饮邪停聚于胃、肠、心、肺、胸胁等处所导致的证候，即为饮证。

病因：① 由于外邪侵袭，影响脏腑对水液的气化，导致水液停聚而成；② 因中阳素虚，复因饮食不慎、外邪内袭，以致水液代谢障碍，停聚为饮。

子单元二　六经辨证概要

六经辨证是《伤寒论》辨证论治的纲领，是汉代著名医家张仲景所创的外感病辨证方法，为中医临床辨证之首创，为后世种种辨证方法的形成奠定了基础。张仲景将外感伤寒病发展过程中所表现的错综复杂的证候，归纳为三阳病（太阳病、阳明病、少阳病）、三阴病（太阴病、少阴病、厥阴病）两大类，用来阐述外感病不同阶段的病理特点，并指导临床治疗。

一、太阳病

太阳病可见于外感风寒而致病的初起阶段，属于表寒证，分为太阳中风证和太阳伤寒证两种类型。

1. 太阳中风证

本证是风寒之邪（以风邪为主）侵袭太阳经脉，卫强营弱所引起的表寒虚证。

辨证要点：发热、恶风，汗出，脉浮缓。

对证方药：桂枝汤（桂枝，芍药，甘草，生姜，大枣）。

2. 太阳伤寒证

本证是风寒之邪（以寒邪为主）侵犯太阳经脉，卫阳被遏，毛窍闭伏所引起的表寒实证。

辨证要点：恶寒发热，头身疼痛，无汗而喘，脉浮紧。

对证方药：麻黄汤（麻黄，桂枝，杏仁，甘草）。

二、阳明病

阳明病是太阳病、少阳病失治或误治，寒邪入里化热所表现的里实热证，是人体正邪斗争的极盛阶段。阳明病可分为阳明经证和阳明腑证两种类型。

1. 阳明经证

阳明经证是指邪热亢盛，凝聚于阳明之经，弥漫全身，而肠中尚无燥屎内结所表现的里实热证。

辨证要点：身大热，大汗，大渴，脉洪大。

对证方药：白虎汤（石膏，知母，粳米，甘草）。

2. 阳明腑证

阳明腑证是指邪热内盛，与肠中糟粕互结，燥屎内结所表现的里实热证。

辨证要点：日晡（下午 3～5 时）潮热，腹胀满疼痛拒按，大便秘结，甚者神昏谵语，狂躁难以入眠，舌苔黄燥，脉沉实等。

对证方药：大承气汤（大黄，芒硝，枳实，厚朴）。

三、少阳病

少阳病是指邪犯少阳胆腑，经气不畅所表现的半表半里证。

辨证要点：寒热往来，胸胁苦满，口苦，咽干，目眩，脉弦。

对证方药：小柴胡汤（柴胡，黄芩，人参，半夏，甘草，生姜，大枣）。

治法及方剂举例：补气升陷，用补中益气汤（丸）。

🔄 **知识拓展**

小柴胡汤

功用：和解少阳。

主治：① 伤寒少阳病证。邪在半表半里，症见往来寒热，胸胁苦满，默默不欲饮食，心烦喜呕，口苦，咽干，目眩，舌苔薄白，脉弦者。② 妇人伤寒，热入血室。经水适断，寒热发作有时。③ 疟疾、黄疸等内伤杂病而见以上少阳病证者。组成：黄芪、白术、陈皮、升麻、柴胡、人参、甘草、当归。

四、太阴病

太阴病是指脾阳虚衰，寒湿内生所表现的虚寒证候。

辨证要点：太阴病为三阴病之轻浅阶段，病位主要在脾，以腹满时痛、自利、食不下、口不渴、脉沉缓而弱等虚寒之象为辨证要点。

对证方药：理中汤（人参，干姜，白术，炙甘草）或附子理中丸（附子，干姜，人参，白术，炙甘草）。

五、少阴病

少阴病是指伤寒病发展后期，出现全身性阴阳衰惫的里虚寒证。

少阴病病位主要在心、肾，以脉微细、但欲寐为主要脉症。由于致病因素和患者体质有别，少阴病又分为寒化、热化两类证候。

1.少阴寒化证

少阴寒化证是心肾阳气虚衰，病邪入内从阴化寒所表现的全身性虚寒证。

辨证要点：畏寒蜷卧，但欲寐，四肢厥冷，下利清谷，脉微细。

对证方药：四逆汤（附子，干姜，甘草）。

2.少阴热化证

少阴热化证是指病邪入内从阳化热，表现为阴虚而阳亢的全身性虚热证。

辨证要点：心烦不得眼，口燥咽干，舌红或绛，脉细数。

对证方药：黄连阿胶汤（黄连，阿胶，鸡子黄，芍药，黄芩）。

六、厥阴病

厥阴病是三阴病最后阶段所表现出的寒热错杂证。多因三阳经病证失治、误治或少阴病不愈发展而成，此时正气大衰，疾病发展趋于极点，或寒极生热或热极生寒，证候多变，危象丛生。治法与方剂随证而变化，规律性不强。如蛔厥证，以消渴，气上撞心，心中疼热，饥而不欲食，食则吐蛔为辨证要点。对证方药：乌梅丸（乌梅，细辛，桂枝，人参，附子，蜀椒，干姜，黄连，黄柏，当归）。

单元四　卫气营血辨证简介

卫气营血辨证是清代著名医家叶天士创立的温病辨证方法（温病是一类以发热为主要症状的外感病的总称）。卫气营血辨证就其病位及层次、病变发展趋势而言，卫分证主表，邪在肺与皮毛，为外感温热病的开始阶段；气分证主里，病在胸、膈、胃、肠、胆等脏腑，为邪正斗争的亢盛期；营分证为邪热陷入心营，病在心与心包络，病情深重；血分证则为病变的后期，邪热已深入心、肝、肾等脏，重在耗血、动血，病情更为严重。卫气营血用来说明疾病病位的浅深、病情的轻重和传变的规律，并用来指导临床治疗。

一、卫分证

卫分证：是指温热病初起阶段出现的表热证。

辨证要点：发热、微恶风寒，口微渴，咽肿痛，舌边尖红，脉浮数。

对证方药：银翘散（金银花，连翘，竹叶，荆芥，牛蒡子，淡豆豉，薄荷，桔梗，芦根，甘草）。

二、气分证

气分证是温热病邪内传脏腑，正盛邪实，剧烈交争，邪热亢盛所表现的里实热证，以发热不恶寒反恶热，舌红苔黄，脉数有力为辨证要点。根据邪热侵犯的部位不同又分若干类型。

1. 里热炽盛证

辨证要点：壮热，口渴喜冷饮，汗出，心烦，舌红苔黄，脉数有力。

对证方药：白虎汤（石膏，知母，甘草，粳米）。

2. 邪热壅肺证

辨证要点：身热燥渴，汗出，咳喘，胸痛，咳痰黄稠，苔黄，脉数。

对证方药：麻杏石甘汤（麻黄，杏仁，石膏，甘草）。

3. 热扰胸膈证

辨证要点：心烦懊恼，身热，坐卧不安，舌苔黄，脉数。

对证方药：栀子豉汤（栀子，淡豆豉）。

4. 热结肠道证

辨证要点：日晡潮热，腹胀痛拒按，大便秘结或下利稀水，苔黄燥，甚则焦黑起刺，脉沉实。

对证方药：大承气汤、小承气汤（大黄，枳实，厚朴）。

学中思：气的分类有哪些？作用分别是什么？

三、营分证

营分证是指温热病邪在气分证的基础上进一步深入，灼伤心阴，扰乱心神所表现的较为深重的里实热证，分为热伤营阴和热入心包两种类型。

1. 热伤营阴证

辨证要点：身热夜甚，心烦不寐，舌红绛无苔，脉细数。

对证方药：清营汤（水牛角，生地黄，玄参，竹叶，麦冬，丹参，黄连，金银花，连翘）。

2. 热入心包证

辨证要点：发热，神昏谵语；或昏聩不语，舌謇，四肢厥冷；舌赤或绛，脉数。

对证方药：清宫汤（玄参，莲子心，竹叶心，连翘心，水牛角，麦冬）或安宫牛黄丸、至宝丹、紫雪散。

四、血分证

血分证是指温热病邪入阴血，导致动血、动风、耗阴的一类最为深重的里实热证。

辨证要点：热夜甚，躁扰昏狂，斑疹（皮下出血）紫黑，孔窍出血，舌质深绛，脉细数。

对证方药：犀角地黄汤（水牛角，生地黄，芍药，牡丹皮）。

学中做： 下列哪项不属于卫分证的临床表现（　　）

A. 发热微恶寒　B. 头痛　C. 咽喉肿痛　D. 舌质深绛　E. 脉浮数

学习总结

知识点导图

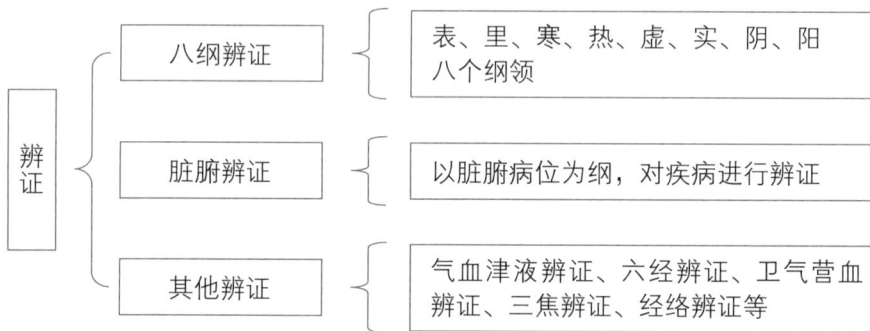

目标检测

一、选择题

A 题型（最佳选择题）

1. 新起恶寒微发热，头身疼痛，无汗，鼻塞流涕，口不渴，舌苔白而润，脉浮紧者，所属的证候是（　　）

　　A. 风寒表证　　　　　　　　　B. 风热表证

　　C. 暑邪挟湿表证　　　　　　　D. 风寒挟湿表证

2. 下列选项中，不属于真虚假实所致腹胀满症特点的是（　　）

　　A. 时有缓解　　　B. 按之不痛　　　C. 喜温喜按　　　D. 硬满拒按

3. 下列选项中，不属于虚实真假鉴别要点的是（　　）

　　A. 脉有力无力　　B. 舌质的老嫩　　C. 语声的高低　　D. 怕冷的轻重

4. 咳嗽，咳痰黄稠，口干咽痛，发热微恶风寒，舌红苔薄黄，脉数者，所属的证候是

（　　）

　　A. 风热表证　　　B. 风热犯肺证　　C. 肺热炽盛证　　D. 痰热壅肺证

5. 下列哪项不是阴虚证的表现（　　）

　　A. 低热潮热　　　B. 两颧潮红　　　C. 无汗而自汗　　D. 口燥咽干

6. 实寒证的临床表现是（　　）

　　A. 面色苍白　　　B. 舌质淡嫩　　　C. 大便溏薄　　　D. 小便清长

7. 下列选项中，与亡阳证形成无关的是（　　）

　　A. 阳气虚衰基础上的恶化

　　B. 阴寒极盛而暴伤阳气

　　C. 大汗、大泻、大失血而致阳随阴脱

　　D. 气机阻滞而血行不畅

8. 下列哪项不是引起血瘀的常见因素（　　）

　　A. 寒凝　　　　　B. 气滞　　　　　C. 气虚　　　　　D. 阴虚

9. 头痛眩晕，昏厥，呕血，见于（　　）

　　A. 气陷证　　　　B. 气滞证　　　　C. 气逆证　　　　D. 气脱证

10. 真寒假热证的病机是（　　）

　　A. 阴盛格阳　　　B. 阳气暴脱　　　C. 阴盛阳虚　　　D. 阴阳俱衰

二、综合问答题

1. 简述八纲证候之间的关系。

2. 怎样鉴别燥邪犯肺证与肺阴虚证？

3. 何谓卫气营血辨证？简述卫气营血的意义。

三、病例分析

王某，女，50 岁。素体虚弱，食欲缺乏，便溏，肢冷。近 2 日来，发热微恶风寒，头痛，咳嗽，咽喉肿痛，纳呆，腹胀便溏，小便清长，四肢不温，舌尖边红，脉浮数。

讨论：请写出主诉、八纲辨证结论，并作证候分析。

模块七
防 治 原 则

学习目标

知识目标

1. 掌握预防的基本概念和基本原则。
2. 掌握治则的概念、治病求本的概念。

技能目标

掌握正治反治、治标治本、扶正祛邪、调理气血、调和阴阳、调整脏腑和三因制宜在临床中的运用。

素质目标

1. 使学生掌握疾病的预防方法和增强对疾病预防的理念。
2. 让学生了解中医治疗疾病采用的各种不同治疗原则,增强学生对中医药的学习兴趣。

情景导入

禁微则易,救末者难。此句出自范晔《后汉书·桓荣丁鸿列传》,是丁鸿写给汉和帝奏疏中的话,意思是说:在萌芽阶段抑制不良之事很容易,等到酿成大祸时再来挽救就困难了。

丁鸿是东汉名儒,其才学品行先后得到汉明帝、汉章帝、汉和帝的赏识。汉和帝时升任太常、司徒。汉和帝虽继承皇位,但窦太后把持朝政大权,其兄窦宪官居大将军位,跋扈恣肆,欲谋叛逆。永元四年(公元92年),天上发生日食。丁鸿就以此上书皇帝,指出窦家权势对国家造成了危害,导致出现日食的不祥征兆,建议迅速改变这种状况。汉和帝听从丁鸿建议,撤窦宪官职并赐死,避免了一场大祸。

这篇奏疏中有一段名言:"若敕政责躬,杜渐防萌,则凶妖销灭,害除福凑矣。夫坏崖破岩之水,源自涓涓;干云蔽日之木,起于葱青。禁微则易,救末者难。人莫不忽于微细,以致其大。""防微杜渐"这一成语即来源于此。

导学讨论:这则故事对我们治疗疾病有什么启示?

数字资源7-1
中医治未病视频

扫一扫

情景解析

💡 **重难点分析**

学习重点　1. 预防的内容。
　　　　　2. 治法的基本内容。
学习难点　1. 治法与治则的区别与联系。
　　　　　2. 正治与反治的异同。
　　　　　3. 扶正与祛邪的辨证关系。

◇◇◇◇ **岐黄要义** ◇◇◇◇

　　大家在本模块中将共同认识中医疾病预防的知识和对疾病的治疗所采取的原则。在日常生活中我们要把"未病先防，既病防变"的原则运用到实处，做好养生保健，把疾病消灭于萌芽状态，这样才能把疾病对我们的伤害降到最低。即使已经患病，在治疗上也要遵循一定的原则，不能盲目治疗，防止疾病的进一步发展。

单元一　预　防

　　预防，就是采取一定的措施，防止疾病的发生和发展。《内经》称之为"治未病"。指出："圣人不治已病治未病，不治已乱治未乱"（《素问·四气调神大论》）。可见古人早已认识到预防疾病，防患于未然的重要意义。预防，对于健康人来说可以增强体质，预防疾病的发生；对于病者而言，可以防止疾病的发展与传变。

　　预防的内容包括未病先防和既病防变两个方面的内容。

一、未病先防

　　未病先防是指在人体未发生疾病之前，采取各种措施，做好预防工作，以防止疾病的发生。这是中医学预防疾病思想最突出的体现。"是故已病而不治，所以为医家之法；未病而先治，所以明摄生之理"（《丹溪心法》）。未病先防旨在提高抗病能力，防止病邪侵袭。

（一）调畅情志

　　精神情志活动是脏腑功能活动的体现。突然强烈的精神刺激，或反复的、持续的刺激，可以使人体气机紊乱，气血阴阳失调而发病，而在疾病的过程中，情志变动又能使疾病恶化。因此，调养精神就成为养生的第一要务了。

　　中医养生十分重视精神调养，要求人们做到"恬淡虚无"。"恬"是安静；"淡"是愉快；"虚"是虚怀若谷，虚己以待物；"无"是没有妄想和贪求，即具有较为高尚的情操，无私寡欲，心情舒畅，精神愉快，则人体的气机调畅，气血和平，正气旺盛，就可以减少疾病的发生。

（二）锻炼身体

　　"生命在于运动"。人体通过运动，可使气机调畅，气血流通，关节疏利，增强体质，提高抗病力，不仅可以减少疾病的发生，促进健康长寿，而且对某些慢性病也有一定的治疗作用。

（三）饮食有节

中医养生学要求人们饮食要有节制，不可过饱或过饥，否则"饮食自倍，肠胃乃伤"（《素问·痹论》）。此外，饮食五味不可偏嗜，并应控制肥甘厚味的摄入，以免伤人。

（四）起居有常

起居有常是指起居要有一定的规律。中医非常重视起居作息的规律性，并要求人们要适应四时时令的变化，安排适宜的作息时间，以达到预防疾病，增进健康和长寿的目的。此外，养生还要注意劳逸结合，适当的体力劳动，可以使气血流通，促进身体健康。否则，过劳则耗伤气血，过逸又可使气血阻滞，而发生各种疾病。

（五）顺应自然

自然界的四时气候变化，必然影响人体，使之产生相应的生理和病理反应。只有掌握其规律，适应其变化，才能避免邪气的侵害，减少疾病的发生，中医学提出了"法于阴阳""和于术数"等摄生原则，以适应自然规律，保障人体健康。"法于阴阳"的"法"，即效法之意。"阴阳"，指自然界变化的规律。"和于术数"的"和"，为调和、协调之意。"术数，修身养性之法"（《类经·摄生类》）。即遵循自然界阴阳消长规律而采取适宜的摄生方法；如果不能适应自然界的变化，就会引起疾病的发生，甚至危及生命。

🔄 **知识拓展**

《黄帝内经》谈养生

《黄帝内经·素问·上古天真论》中记载："昔在黄帝，生而神灵，弱而能言，幼而徇齐，长而敦敏，成而登天。

乃问于天师曰：余闻上古之人，春秋皆度百岁，而动作不衰；今时之人，年半百而动作皆衰者，时世异耶？人将失之耶？

岐伯对曰：上古之人，其知道者，法于阴阳，和于术数，食饮有节，起居有常，不妄作劳，故能形与神俱，而尽终其天年，度百岁乃去。

今时之人不然也，以酒为浆，以妄为常，醉以入房，以欲竭其精，以耗散其真，不知持满，不时御神，务快其心，逆于生乐，起居无节，故半百而衰也。

夫上古圣人之教下也，皆谓之虚邪贼风，避之有时，恬惔虚无，真气从之，精神内守，病安从来。

是以志闲而少欲，心安而不惧，形劳而不倦，气从以顺，各从其欲，皆得所愿。

故美其食，任其服，乐其俗，高下不相慕，其民故曰朴。

是以嗜欲不能劳其目，淫邪不能惑其心，愚智贤不肖，不惧于物，故合于道。

所以能年皆度百岁而动作不衰者，以其德全不危也。"

（六）药物预防及人工免疫

《素问·刺法论》中有："小金丹……服十粒，无疫干也"的记载，可见我国很早就已开始用药物预防疾病了。我国在 16 世纪就发明了人痘接种法预防天花，是人工免疫的先驱，为后世预防接种免疫学的发展开辟了道路。近年来随着中医药的发展，试用中药预防多种疾病收到了很好的效果。如板蓝根、大青叶预防流感、腮腺炎，马齿苋预防菌痢等，都是简便易行、用之有效的方法。

（七）防止病邪的侵袭

病邪是导致疾病发生的重要条件，故未病先防除了增强体质，提高正气的抗邪能力外，还要注意防止病邪的侵害。应讲究卫生，防止环境、水源和食物污染，对六淫、疫疠等应避其毒气。至于外伤和虫、兽伤，则要在日常生活和劳动中，留心防范。

学中做： 以下哪一项不是治未病的内容（　　）
A.调摄精神　B.加强锻炼　C.审因论治　D.人工免疫　E.药物预防

二、既病防变

所谓既病防变是指在疾病发生以后，应早期诊断、早期治疗，以防止疾病的发展与传变。

（一）早期诊治

"病之始生，浅则易治；久而深入，则难治"（《医学源流论·防微论》）。疾病初期，病情轻浅，正气未衰，所以比较易治。倘若不及时治疗，病邪就会由表入里，病情加重，正气受到严重耗损，以致病情危重。因此既病之后，就要争取时间及早诊治，防止疾病由小到大，由轻到重，由局部到整体，防微杜渐，这是防治疾病的重要原则。所谓"见微知著，弥患于未萌，是为上工"（《医学心悟》）。如头目眩晕，拇指麻木，口眼和肌肉不自主地跳动为中风预兆，必须重视防治，以免酿成大患。

（二）防止传变

控制传变是指应根据不同疾病的传变途径与发展规律，先安未受邪之地，做好预防。早在《金匮要略·脏腑经络先后病脉证》就指出："见肝之病，知肝传脾，当先实脾。"是说临床治疗肝病时，常配合健脾和胃的方法，首先调理脾胃，使脾气旺盛，而不受邪，以防肝病传脾，从而达到控制肝病传变的目的。此方法亦称"先安未受邪之地"。所以，在既病之后，应密切观察病情的变化，掌握疾病传变的规律和途径，及时采取有效的治疗措施，将疾病控制在早期阶段，防止病情进一步发展。

学中做：《金匮要略》中所说"见肝之病，知肝传脾，当先实脾。"这种治疗属于（　　）
A.治病求本　B.早期治疗　C.扶正祛邪　D.未病先防　E.药物预防

单元二　治则

治则是治疗疾病时所必须遵循的法则。治则是在整体观念和辨证论治理论指导下，根据四诊（望、闻、问、切）所获得的客观资料，在对疾病进行全面地分析、综合与判断的基础上，而制定出来的对临床立法、处方、遣药具有普遍指导意义的治疗规律。

治则是用以指导治疗方法的总则，而治法是在治则指导下制定的治疗疾病的具体方法，它从属于一定治疗原则。例如，各种疾病从邪正关系来说，不外乎邪正斗争、消长、盛衰的变化。因此，在治疗上，扶正祛邪就成为治疗的基本原则。在这一总的原则指导下，根据具体情况所采取的益气、养血、滋阴、补阳等方法，就是扶正的具体方法，而发汗、吐下等方法，则是祛邪的具体方法。

一、正治与反治

（一）正治

（1）概念：所谓正治，就是逆其证候性质而治的一种治疗法则，故又称"逆治"。正治是临床最常用的一种治疗法则。

（2）应用：适用于疾病的本质和现象相一致的病证。由于疾病的性质有寒热虚实之别，所以正治法就有寒者热之，热者寒之，虚者补之，实者泻之之分。

① 寒者热之：是指寒性病变出现寒象，用温热药治疗，即以热治寒。如表寒证用辛温解表法，里寒证用辛热温里法等，

② 热者寒之：是指热证现热象，要用寒凉的药物治疗。如表热证用辛凉解表法，里热证用苦寒清热法。

③ 虚者补之：是指虚证见虚象，用补益的药物补其虚。如阳虚证用壮阳法，阴虚证用滋阴法。

④ 实者泻之：是指实证见实象，则用泻法，泻其邪。如食积之证用消导法，水饮停聚证用逐水法，血瘀证用活血化瘀法，虫积证用驱虫法等。

（二）反治

（1）概念：所谓反治，是顺从疾病假象而治的一种治疗法则。即采用方药或措施的性质顺从疾病的假象，与疾病的假象相一致，故又称"从治"。究其实质，是在治病求本法则指导下，针对疾病的本质而进行治疗的方法，故仍然是"治病求本"。

（2）应用：适用于疾病的征象与本质不完全一致的病证。用于临床，一般具有以下几种。

① 热因热用：指用热性药物治疗具有假热症状的病证之法。适用于真寒假热证，即阴寒内盛，格阳于外，形成里真寒外假热的证候。治疗时针对疾病的本质，用热性药物治其真寒，真寒一去，假热也就随之消失了。这种方法对其假象来说就是以热治热的"热因热用"。

如阴盛格阳证，由于阴寒内盛，阳气被格拒于外，临床既有下利清谷、四肢厥逆、脉微欲绝等真寒之征，又反见身热、面赤等假热之象。因其本质是寒，热象是假，所以就不能用"热者寒之"的方法，而应用温热药治其真寒，里寒一散，阳气得复，而表现于外的假热亦随之消失，这就是"以热治热"的具体运用。

② 寒因寒用：是指用寒性药物治疗具有假寒症状的病证之法。适用于里热炽盛，阳盛格阴的真热假寒证。如热厥证，因阳盛于内，格阴于外，只现四肢厥冷的外假寒症状，但壮热、口渴、便燥、尿赤等热证是疾病的本质，故用寒凉药治其真热，假寒自然就消失了。这种治法，对其假寒的症状来说，就是"以寒治寒"的反治法。

③ 塞因塞用：是用补益的药物治疗具有闭塞不通症状的病证之法。适用于因虚而致闭塞不通的真虚假实证。如脾胃虚弱，气机升降失司所致的脘腹胀满等症，治疗时应采取补脾益胃的方法，恢复脾升胃降之职，气机升降正常，脘腹胀满自除。这种以补开塞之法，就是塞因塞用。

④ 通因通用：是用通利的药物治疗具有实性通泄症状的病证之法。适用于真实假虚之候，如食积腹泻，治以消导泻下；瘀血所致的崩漏，治以活血化瘀等，这种以通治通的方法，就是通因通用。

正治与反治，都是针对疾病的本质而治的，同属于治病求本的范畴。但是，正治与反治

的概念有别，并且，就各自采用的方药的性质、效用与疾病的本质、现象间的关系而言，方法上有逆从之分。此外，它们的适用病证有别，病变本质与临床表现相符者，采用正治；病变本质与临床表现的属性不完全一致者，则适于用反治。由于在临床上，大多数疾病的本质与其征象的属性是相一致的，因而，正治是最常用的一种治疗法则。

二、治标与治本

标与本是相对而言的，标本关系常用来概括说明事物的现象与本质，在中医学中常用来概括病变过程中矛盾的主次先后关系。

不同情况下标与本之所指不同。如就邪正而言，正气为本，邪气为标；就病机与症状而言，病机为本，症状为标；就疾病先后言，旧病、原发病为本，新病、继发病为标；就病位而言，脏腑精气病为本，肌表经络病为标等。

掌握疾病的标本，就能分清主次，抓住治疗的关键，有利于从复杂的疾病矛盾中找出和处理其主要矛盾或矛盾的主要方面。在复杂多变的疾病过程中，常有标本主次的不同，因而治疗上就有先后缓急之分。

（一）缓则治本

缓则治本的原则，一般适用于慢性疾病，或当病势向愈，正气已虚，邪尚未尽之际。如内伤病其来也渐，且脏腑之气血已衰，必待脏腑精气充足，人体正气才能逐渐恢复。因此，治宜缓图，不可速胜。故"治主以缓，治客以急"（《冯氏锦囊秘录》）。

（二）急则治标

急则治标的原则，一般适用于猝病且病情非常严重，或疾病在发展过程中，出现危及生命的某些证候时。如治暴病不宜缓，初病邪未深入，当急治以去其邪，邪去则正气不伤，患者易于恢复。故曰："夫病痼疾，加以卒病，首当治其卒病，后乃治其痼疾也"（《金匮要略》）。又如大失血病变，出血为标，出血之因为本，但其势危急，故常以止血治标为首务，待血止后再治出血之因以图本。此外，"先病而后生中满者，治其标""小大不利，治其标"（《素问·标本病传论》）。先病为本，后病为标，诸病皆先治本，惟独中满和小大不利两证先治其标。因中满之病，其邪在胃。胃为五脏六腑之大源，胃病中满，则药物和水谷之气俱不能运行，而脏腑皆失其养，其病情更急，故当先治其标。名曰治标实则是治疗脏腑的大本，亦为治本。而大小不利者，因二便不通，病情危急，虽为标病，必先治之。但须注意，小大不利当是急症的大小便不通，如"关格"之类。若为一般病情，可酌情处理，不一定先治。

🔄 **知识拓展**

什么是"关格"

关格，中医病名。是指以脾肾虚衰，气化不利，浊邪壅塞三焦，而致小便不通与呕吐并见为临床特征的危重病证。分而言之，小便之不通谓之关，呕吐时作谓之格。多见于水肿、癃闭、淋证等病的晚期。

必须指出，所谓"急则治其标，缓则治其本"，不能绝对化。急的时候也未尝不须治本，如亡阳虚脱时，急用回阳救逆的方法，就是治本；大出血之后，气随血脱时，急用独参汤益气固脱也是治本。不论标本，急者先治是一条根本原则。

同时，缓的时候也不是不可治标，脾虚气滞患者，用理气药兼治其标更有别于单纯补脾。

（三）标本同治

标本同治适用于标病和本病俱急之时。如痢疾患者，饮食不进是正气虚（本），下痢不止是邪气盛（标）。此时标本俱急，须以扶正药与清化湿热药同时并用，这就是标本同治。又如脾虚气滞患者，脾虚为本，气滞为标，既用人参、白术、茯苓、甘草等健脾益气以治本，又配伍木香、砂仁、陈皮等理气行滞以治标。标本兼治的原则，运用非常广泛，诸如补散并用之参苏饮，消补兼行之枳术丸，攻补兼施之增液承气汤等。根据病情的需要，标本同治，不但并行不悖，更可相得益彰。

综上所述，一般来说，凡病势发展缓慢的，当从本治；发病急剧的，首先治标；标本俱急的，又当标本同治。总之，临床上必须以"动"的观点来处理疾病，善于抓住主要矛盾，借以确定治疗的先后缓急。故曰："谨察间甚，以意调之；间者并行，甚则独行"（《素问·标本病传论》）。

三、扶正与祛邪

扶正就是使用扶助正气的药物或其他疗法，并配合适当的营养和功能锻炼等辅助方法，以增强体质，提高机体的抗病力，从而驱逐邪气，以达到战胜疾病，恢复健康的目的。

祛邪就是利用驱除邪气的药物或其他疗法，以祛除病邪，达到邪去正复，恢复健康的目的。所谓"实者泻之"就是这一原则的具体应用。

扶正和祛邪是相互联系的两个方面，扶正是为了祛邪，通过增强正气的方法，驱邪外出，从而恢复健康，即所谓"正盛邪自祛"。祛邪是为了扶正，消除致病因素的损害而达到保护正气，恢复健康的目的，即所谓："邪去正自安"。扶正与祛邪是相辅相成的两个方面，因此运用扶正祛邪的治则时，要认真仔细分析正邪力量的对比情况，分清主次，决定扶正或祛邪，或决定扶正祛邪的先后。

（一）扶正

扶正适用于以正虚为主，而邪不盛实的虚证。如气虚、阳虚证，宜采取补气、壮阳法治疗；阴虚、血虚证，宜采取滋阴、养血法治疗。

（二）祛邪

适用于以邪实为主，而正未虚衰的实证。临床上常用的汗法、吐法、下法、清热、利湿、消导、行气、活血等法，都是在这一原则指导下，根据邪气的不同情况制定的。

（三）先攻后补

即先祛邪后扶正。适用于虽然邪盛、正虚，但正气尚可耐攻，以邪气盛为主要矛盾，若兼顾扶正反会助邪的病证。如瘀血所致的崩漏证，因瘀血不去，出血不止，故应先活血化瘀，然后再进行补血。

（四）先补后攻

即先扶正后祛邪。适用于正虚邪实的虚实错杂证而正气虚衰不耐攻的情况。此时先祛邪更伤正气，必须先用补法扶正，使正气渐渐恢复到能承受攻伐时再攻其邪。如臌胀病，当正气虚衰为主要矛盾，正气又不耐攻伐时，必须先扶正，待正气适当恢复，能耐受攻伐时再泻其邪，才不致发生意外事故。

（五）攻补兼施

即扶正与祛邪并用。适用于正虚邪实，但二者均不甚重的病证。具体运用时必须区别正虚邪实的主次关系，灵活运用。如以正虚为主要矛盾，单纯用补法又恋邪，单纯攻邪又易伤正，此时则应以扶正为主兼祛邪。如气虚感冒，则应以补气为主兼解表。若以邪实为主要矛盾，单攻邪又易伤正，单补正又易恋邪，此时治当以祛邪为主兼扶正。

学中做： 对真寒假热应采取的治疗方法是（   ）
A.热因热用 B.寒因寒用 C.通因通用 D.塞因塞用 E.虚则补之

四、调整阴阳

所谓调整阴阳，是针对机体阴阳偏盛偏衰的变化，采取损其有余，补其不足的原则，使阴阳恢复于相对的平衡状态。从根本上讲，人体患病是阴阳间协调平衡遭到破坏，出现了偏盛偏衰的结果，故调整阴阳，"以平为期"是中医治疗疾病的根本法则。

（一）损其有余

损其有余，又称损其偏盛，是指阴或阳的一方偏盛有余的病证，应当用"实则泻之"的方法来治疗。

用"寒者热之"的法则治疗。

（二）补其不足

补其不足，是指对于阴阳偏衰的病证，采用"虚则补之"的方法予以治疗的原则。病有阴虚、阳虚、阴阳两虚之分，其治则有滋阴、补阳、阴阳双补之别。

五、调和气血

（一）气病之治则

概而言之，即：气虚则补，气滞则疏，气陷则升，气逆则降，气脱则固，气闭则开。

1. 气虚则补

气虚系指元气亏乏，脏腑功能衰退，抗病能力低下的病理变化。肺主一身之气，脾为后天之本，气血生化之源，故补气主要是补脾肺之气，而尤以培补中气为重；先天之精气，依赖于肾藏精气的生理功能，才能充分发挥先天之精气的生理效应。故气虚至极，又要从补肾入手。

2. 气滞则疏

气滞即气机郁滞不畅。多因情志失调，或痰湿食积、瘀血等停聚于内，影响气的流通，导致局部或全身的气机不畅，从而引起某些脏腑、经络的功能障碍。故云："气血冲和，万病不生，一有怫郁，诸病生焉。故人身诸病，多生于郁"（《丹溪心法》），因为人体的气机升降出入多与肝主疏泄、肺主宣降、脾主升清、胃主降浊，以及小肠大肠主泌别传导功能有关，故气滞多与肺、肝、脾、胃等脏腑功能失调有关。肝主疏泄，调畅气机，若肝失条达，气机郁结，郁则气滞。所以，气滞之病又以肝气郁滞为先。

3. 气陷则升

气陷，即气虚升举无力，而反下陷，失于摄纳的一种病理变化。多因禀赋不足，或久病体虚，使脏器之维系、气液之统摄等受到损害，当升者不能升，当固者不能固，而导致各种气虚下陷之候。陷者举之，故气陷当用升气之法。升气之法主要用于中气下陷而见囟陷、胞睑下垂、脱肛、滑泄不止，以及冲任不固所致崩中漏下、带下、阴挺、胎动不安等。

4. 气逆则降

气逆是指气机升降失常，脏腑之气逆而上冲的病理变化。气逆多见于肺、胃、肝等脏腑。肺气逆则咳嗽胸闷；胃气逆则恶心嗳气；肝气逆则头痛而晕、胸胁胀满，甚则昏厥；肾气（冲气）逆则奔豚。气逆则降气，所谓"气逆于脏……当以顺气为先"（《景岳全书·血证》）。降气又称顺气，平气。气逆于上，以实为主，亦有虚者。降气法，适于实证，且宜暂用，不可久图。若因虚而逆者，补其虚而气自降，不得用降气之品。

5. 气脱则固

气脱是气的内守固摄作用过弱，而致气外越散脱的一种病理变化。多因气虚至极而成。由于体内气血津液遭到严重损耗，以致脏腑功能衰竭，阴阳失其相互为根之常，因而有脱绝危亡之险。脱有缓急，故临床上有虚脱和暴脱之分。凡汗出亡阳、精滑不禁、泄痢不止、大便不固、小便自遗、久嗽亡津者，属于气脱。虚者补之，涩可固脱。故气脱者每于补气固本之中加入收涩之品，以补而涩之。若属暴脱者，固涩无效，应当补阳助阴，使阴固阳潜。固涩法常与补法同用，又据证之寒热而与温法或清法同用。因气属阳，故气脱之治，多温补与固涩同用。

6. 气闭则开

气闭是由于浊邪外阻，或因气郁至极，甚至气的外出亦为所阻，从而出现突然闭厥的病理变化。临床上以突然昏倒，不省人事，或伴有四肢厥冷为主要特征。闭则宜开，因清窍闭塞而昏厥，故又称开窍。开窍有温开、凉开之分。气闭有虚实之分，实则邪未减而正未衰，治当开其闭；而虚则为内闭外脱之候，当予以补气养血，回阳固脱之品。切勿但见气机闭塞，不分虚实，一律用辛香走窜、通关开窍之药，以避免犯虚虚实实之弊。

学中思：气病包括哪些？临床如何治疗？

（二）血病治则

血为水谷之精华，出于中焦，生于脾，宣于肺，统于心，藏于肝，化精于肾，功司濡养、滋润，调和五脏，洒陈六腑，维持着生命活动的正常进行，临床上，血之为病，证有血虚、血瘀、出血、血寒、血热之分。其治疗则有补、行、止、温凉之异。

1. 血虚则补

血虚是指血液不足或血的濡养功能减退的一种病理变化。心主血，肝藏血，脾生血统血，肾精可化而为血，所以血虚多与心、肝、脾、肾密切相关。气为阳，血为阴，气能生血，血能载气，根据阳生阴长的理论，血虚之重证，于补血方内常配入补气药物，可收补气生血之效。血虚与阴虚常常互为因果，故对血虚而兼有阴虚者常配伍补阴之品，以加强其作用。

2. 血脱则固

下血不止，崩中漏下，诸大出血，皆属血脱，用涩以固脱。凡脱则散而不收，故用酸涩温平之品，以敛其耗伤。凡治血脱者，于止涩药中加入气药。如大失血当用固脱益气之法。气能行血，血能载气，所以血脱必然导致气脱，即气随血脱，并非单纯的血脱，甚则阴竭阳脱，出现亡阳亡阴之危候。

3. 血瘀则行

血瘀是指血液运行迟缓和不流畅的病理状态。"血实宜决之"（《素问·阴阳应象大论》）：瘀者行之，总以祛瘀为要。祛瘀又称消瘀：在具体运用活血化瘀法时，应注意须分清其病位之表里脏腑经络、病性之寒热、病势之或虚或实，方能收到预期效果。

4. 血寒则温

血寒是指寒邪侵袭经络，气血流行不畅，或素体阳虚，虚寒内生，而致气血凝滞而言，以寒痛为其临床特征。以温经散寒药通经活络，与和血行血之品相配伍。

5. 血热则凉

血热是脏腑火热炽盛，热迫血分，或外感温热邪气侵入血分的一种病理变化，以出血和热象为临床特征。热者寒之，故血热多选用清热凉血和凉血止血之品治之：血得寒则凝，得温则行，所以应用凉血止血和清热凉血等寒凉药物，要中病即止，不可过剂。出血而有明显瘀滞者，不宜一味大剂寒凉止血，必要时配合活血行血药，旨在避免留瘀之患。热盛必伤阴，除配伍有养阴作用的清热凉血和凉血止血之品外，亦可加入养阴之药。

6. 出血则止

凡血液不循常道，上溢于口鼻，下出于二阴，或溢于肌肤者，统称为出血：出血宜止血。正确地运用止血法，必须注意分清出血的原因和性质、出血的部位等。

六、三因制宜

疾病的发生、发展与转归，受多方面因素的影响。如气候变化、地理环境、个体的体质差异等，均对疾病有一定的影响：因此治疗疾病时，必须把这些因素考虑进去，根据具体情况具体分析，区别对待，以采取适宜的治疗方法。

（一）因时制宜

四时气候的变化，对人体的生理功能、病理变化均产生一定的影响：根据不同季节气候的特点，来考虑治疗用药的原则，就是因时制宜。

一年四季，有寒热温凉的变迁，所以治病时，要考虑当时的气候条件，例如，春夏季节，气候由温渐热，阳气升发，人体腠理疏松开泄，即使外感风寒，也应注意慎用麻黄、桂枝等发汗力强的辛温发散之品，以免开泄太过，耗伤气阴。而秋冬季节，气候由凉变寒，阴盛阳衰，人体腠理致密，阳气潜藏于内，此时若病热证，也当慎用石膏、薄荷等寒凉之品，以防苦寒伤阳。故曰："用热远热，用温远温，用寒远寒，用凉远凉"（《素问·六元正纪大论》）：所谓"用温远温"。"远"，避之谓；前者之"温"，指药物之温，后者之"温"，指气候之温。就是说用温性药时，当避其气候之温。余者与此同义。

（二）因地制宜

根据不同地理环境特点，来考虑治疗用药的原则，就叫因地制宜。

不同的地理环境，由于气候条件及生活习惯不同，人的生理活动和病变特点也有区别，所以治疗用药亦应有所差异：如我国西北地区，地势高而寒冷，其病多寒，治宜辛温；东南地区，地势低而温热，其病多热，治宜苦寒；说明地区不同，患病亦异，而治法亦当有别；即使相同的病证，治疗用药亦当考虑不同地区的特点，例如，用麻黄、桂枝治疗外感风寒证，在西北严寒地区，药量可以稍重，而在东南温热地区，药量就应稍轻。此外，某些地区还有地方病，治疗时也应加以注意。

学中做： 我国东南地区多用辛凉解表药，东南地区则常用辛温解表药，所体现的原则是（　　）

A.既病防变　B.治病求本　C.因人制宜　D.因时制宜　E.因地制宜

（三）因人制宜

根据患者年龄、性别、体质、生活习惯等不同特点，来考虑治疗用药的原则，叫作因人制宜。在治疗时不能孤立地看待疾病，而要看到患者的整体情况，如：

（1）年龄：年龄不同，生理功能及病变特点亦不同，老年人气血衰少，功能减退，患病多虚证或正虚邪实，治疗时，虚证宜补，而邪实须攻者亦应注意配方用药，以免损伤正气。小儿生机旺盛，但气血未充，脏腑娇嫩，且婴幼儿生活不能自理，多病饥饱不均，寒温失调，故治疗小儿，当慎用峻剂和补剂。一般用药剂量，亦必须根据患者年龄加以区别。

（2）性别：男女性别不同，各有其生理特点，特别是妇女有经期、怀孕、产后等情况，治疗用药尤须加以考虑。如妊娠期，禁用或慎用峻下、破血、滑利、走窜伤胎或有毒药物，产后又应考虑气血亏虚及恶露情况等。

（3）体质：在体质方面，由于每个人的先天禀赋和后天调养不同，个体素质不仅有强弱之分，而且还有偏寒偏热以及素有某种慢性疾病等不同情况，所以虽患同一疾病，治疗用药亦当有所区别。如，阳旺之躯慎用温热，阴盛之体慎用寒凉。其他如患者的职业、工作条件等也与某些疾病的发生有关，在诊治时也应该注意。

因时、因地、因人制宜的治疗原则，充分体现了中医治疗疾病的整体观念和辨证论治在实际应用上的原则性和灵活性。必须全面地看问题，具体情况具体分析。

学习总结

知识点导图

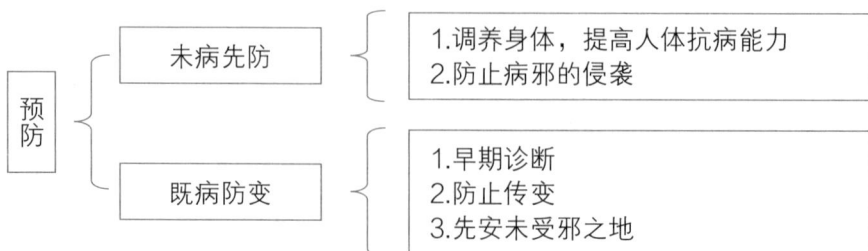

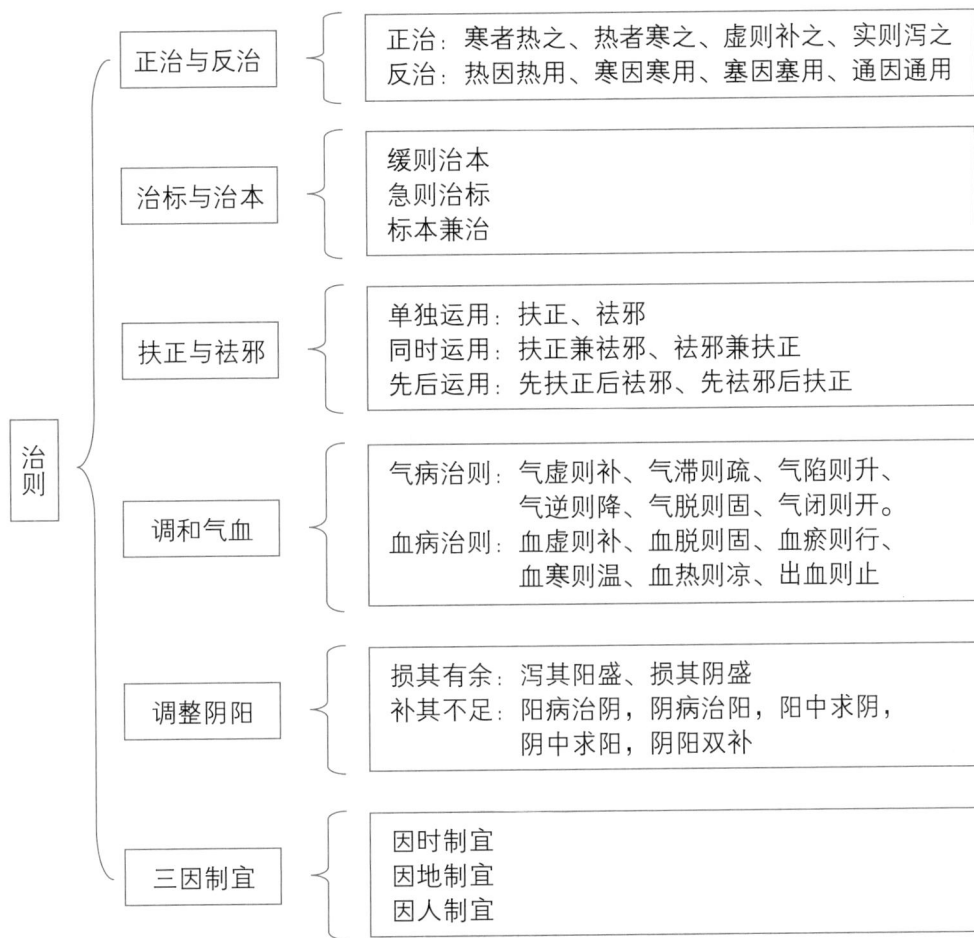

		正治：寒者热之、热者寒之、虚则补之、实则泻之 反治：热因热用、寒因寒用、塞因塞用、通因通用

治则
- 正治与反治
  - 正治：寒者热之、热者寒之、虚则补之、实则泻之
  - 反治：热因热用、寒因寒用、塞因塞用、通因通用
- 治标与治本
  - 缓则治本
  - 急则治标
  - 标本兼治
- 扶正与祛邪
  - 单独运用：扶正、祛邪
  - 同时运用：扶正兼祛邪、祛邪兼扶正
  - 先后运用：先扶正后祛邪、先祛邪后扶正
- 调和气血
  - 气病治则：气虚则补、气滞则疏、气陷则升、气逆则降、气脱则固、气闭则开。
  - 血病治则：血虚则补、血脱则固、血瘀则行、血寒则温、血热则凉、出血则止
- 调整阴阳
  - 损其有余：泻其阳盛、损其阴盛
  - 补其不足：阳病治阴，阴病治阳，阳中求阴，阴中求阳，阴阳双补
- 三因制宜
  - 因时制宜
  - 因地制宜
  - 因人制宜

目标检测

一、选择题

（一）A 题型（最佳选择题）

1. 先安未受邪之地属于（　　）

　　A. 治病求本　　　B. 急则治标　　　C. 既病防变　　　D. 未病先防　　　E. 因时制宜

2. 事先服用某些药物，可以提高机体的免疫功能，从而有效防止病邪的侵袭，属于
（　　）

　　A. 药物预防　　　B. 顺应自然　　　C. 既病防变　　　D. 早期诊治　　　E. 避其邪气

3. 由太阳而阳明，而少阳，而太阴，而少阴，而厥阴属于（　　）

　　A. 三焦传变　　　　　　　B. 越经传变　　　　C. 循经传变

　　D. 卫气营血传变　　　　　E. 表里传变

4. 下列何项不是中医饮食养生所提倡的（　　）

　　A. 药膳保健　　　　　B. 克服饮食偏嗜　　　　　C. 注意饮食卫生

　　D. 强调高营养饮食　　E. 提倡饮食有节

5. 素体气虚，反复感冒，治之以益气解表，以标本先后缓急治则思想言之，属于（　　）

  A. 标急则先治其标   B. 本急则先治其本
  C. 标缓则先治其本   D. 本缓则先治其标   E. 标本兼治
6. "阳病治阴"之"治阴"，系指（　　）
  A. 温散阴寒   B. 发表散寒   C. 滋阴制阳   D. 扶阳消阴   E. 阴阳并补
7. "益火之源，以消阴翳"，主要适用于下列何项病机变化的病证（　　）
  A. 阴偏盛   B. 阴偏衰   C. 阳偏衰   D. 阴虚致阳亢   E. 阳虚致阴盛
8. 气虚证治以补气，一般认为当以何脏腑为其重点（　　）
  A. 肺与大肠   B. 心与小肠   C. 脾与胃   D. 肝与胆   E. 肾与膀胱
9. 根据脏性喜恶的理论，对于脾虚湿阻之证，适宜的治法是（　　）
  A. 甘寒生津   B. 降逆和胃   C. 清热利湿   D. 甘温燥湿   E. 滋阴养血
10. 在寒冷的季节里应慎用寒性药物，此用药戒律称为（　　）
  A. 热因热用   B. 寒因寒用   C. 寒者热之   D. 用寒远寒   E. 用热远热

（二）X 题型（多项选择题）

1. 下列选项中，属于未病先防内容的是（　　）
  A. 调摄精神   B. 加强锻炼   C. 早期诊治   D. 起居有节   E. 药物预防
2. 预防的内容包括（　　）
  A. 治病求本   B. 未病先防   C. 既病防变
  D. 因时因地制宜   E. 急则治标缓则治本
3. 生活起居应有规律，要做到（　　）
  A. 饮食有节   B. 起居有常   C. 药物预防
  D. 顺应自然规律   E. 早期诊断
4. 下列属正治法则的是（　　）
  A. 热因热用   B. 虚则补之   C. 寒者热之   D. 实则泻之   E. 热者寒之
5. "因人制宜"是根据患者（　　）等不同特点来考虑用药。
  A. 年龄不同   B. 体质差异   C. 性别差异
  D. 生活习惯不同   E. 生活环境不同
6. 下列属于祛邪的方法有（　　）
  A. 发汗   B. 清热   C. 祛痰   D. 健脾   E. 活血化瘀
7. 下列属于反治的是（　　）
  A. 热因热用   B. 寒因寒用   C. 塞因塞用   D. 通因通用   E. 寒者热之

二、综合问答题

1. 未病先防包括哪些内容？
2. 既病防变的方法包括哪些？
3. 什么是治则，其与治法的关系是什么？
4. 什么是正治、反治？其具体内容是什么？
5. 治病为什么要因时、因地、因人制宜？

三、病例分析

1. 李某，男，53岁，患高血压病6年，近4年来经常反复头痛头胀，伴眩晕，心烦易怒，胁痛不适，失眠多梦，口苦，舌质红，苔薄黄，脉沉弦有力。医师辨证认为此患者为肝阳上亢引起的头痛，医师在使用平肝潜阳药的同时也配伍了健脾药。

问：配伍健脾药体现了什么思想？

2. 刘某某，女，32 岁。咳嗽频作 1 年多，医诊慢性支气管炎。先用西药治疗半年多不效后又配合中药止咳化痰亦不效。细询其咳嗽尤甚于早晨，咳痰不多，烦躁易怒，头晕脑涨，大便秘结，舌质红，舌苔黄，脉弦数。综合脉证，反复思考：早晨者，肝胆所主之时也，肝火炽盛，凌烁肺金、肺气不降则咳也。治拟清肝泻火。处方：当归 10g、川芎 10g，大黄 4g，栀子 10g，羌活 10g，防风 6g，青黛 4g。服药 6 剂，愈。

某医云：此何不用止嗽之药而反愈也？

答曰：《素问》说："五脏六腑皆令人咳，非独肺也。"此咳乃肝火所致，故以清肝泻火而愈。

要求：分析此病例"标"与"本"各是什么？从此病例可以说明中医治疗疾病的总原则是什么？

下篇

中 药

中药篇包括中药基本知识总论（中药产地、采收、储藏、炮制、性能与鉴别）以及根据功效分类的中药各论，要求学习者能够对各中药饮片进行性状鉴别，同时掌握各中药的功效及临床运用技能，本篇章除知识、技能外，还融入了职业素养、思政教育等内容，全面提升学习者知识、技能和素养。

模块八
中 药 总 论

学习目标

知识目标

1. 掌握中药炮制的概念及目的；四气五味的概念及作用；中药配伍的概念、内容及用药基本原则；用药禁忌的概念及内容；特殊煎煮方法。

2. 熟悉道地药材的概念及部分道地药材的产地；常用的炮制方法；中药性能的指导意义；中药剂量的概念及一般用量；一般煎煮方法；中药的服用时间。

技能目标

1. 能根据有代表性的中药理解产地、采收及炮制对中药质量的影响。

2. 能理解中药性能与主治病证的关系。

3. 能根据方中的中药说出其配伍关系、禁忌等。

素质目标

1. 增强合理安全用药，具有传承发扬中医药学的责任感。

2. 明确职业定位，热爱中药专业。

情景导入

三国时期，曹操带兵出征的路上，全军都很口渴，但是找不到有水的地方。于是，曹操下令，传话给手下的士兵们说："前方发现一大片梅林，树上结了许多梅子，又酸又甜，可以用来解渴。"众士兵们听后，非常高兴，嘴里都流出了口水，一时也就不渴了。士兵们靠着这个念头，最后到达了前方有水源的地方。

导学讨论：

1. 请分析故事中为什么想到"又酸又甜"的梅子，众士兵一时就不渴了？

2. 试分析酸味的功能？

情景解析

💡 **重难点分析**

学习重点　1. 中药炮制的目的；四气五味的作用；中药配伍及用药禁忌的内容；特殊煎煮方法。
　　　　　　2. 道地药材的概念及部分道地药材的产地；常用的炮制方法；中药性能的指导意义。

学习难点　1. 理解中药性能与主治病证的关系。
　　　　　　2. 根据方中的中药说出其配伍关系、禁忌等。

〰〰〰**岐黄要义**〰〰〰

　　大家在本模块中将共同学习中药的产地（道地药材）、采收、储藏、炮制、性能、应用及中药鉴别的基础知识，自古以来，历代医家十分重视道地药材，所谓道地就是功效的地道实在，确切可靠。医家在一定的自然条件、生态环境的地域内，通过探索、实践、研究、总结出品质佳、疗效好的药材用于中医处方中，充分表现了医家对中药应用的勇于探索、敢于实践、精益求精的精神，体现了潜心修治的工匠精神和虚怀济世的高尚品德。这种精神值得我们学习和传承。

单元一　中药的产地、采收与储藏

一、中药的产地

　　中药材中除了极少数人工制品外，如人工麝香、轻粉、升药等，绝大多数中药材来源于天然植物、动物和矿物。其生长都离不开一定的自然环境。中药材受不同地域、环境、光照、水土、气候、环境、温度、湿度等因素的影响，同一品种的中药材，由于产地不同，其有效成分的含量会存在较大的差异，临床疗效也就有所不同。因此天然药材绝大多数具有一定的地域性。如青蒿的有效成分青蒿素，南方生长的青蒿所含的青蒿素的含量明显高于北方；地黄的有效成分梓醇，河南焦作生长的地黄所含的梓醇的含量明显高于浙江。

　　唐代时期，著名医药学家孙思邈编写的《备急千金要方》指出"用药必依土地"。所以人们根据药材地域不同而导致的药材差异性，逐步形成了"道地药材"的概念。所谓"道地药材"，是指在特定地域，与其他地区所生长的同种中药材相比，产量相对较大，品种和疗效相对更好，且质量稳定，具有较高知名度的中药材。如宁夏的枸杞；山东的阿胶、金银花；四川的黄连、川乌、川贝母等。

　　目前，在我国常用的中药材中，道地药材的用量约高达80%。单一道地药材的用量日益增长，供不应求。因此，这就要在不降低原有药材的性能和疗效的基础上，进行植物药材的引种栽培和药用动物的人工培养。按照其应有的生长条件进行人工种养，按照科学规范管理标准《中药材生产质量管理规范》（GAP），对规模化、规范化生产中药材具有十分重要的意义。

🔄 **知识拓展**

道地药材

东北三宝：人参、鹿茸、细辛。

四大怀药：河南山药、牛膝、地黄、菊花。

浙八味：浙江的麦冬、玄参、菊花、白术、延胡索、郁金、白芍、浙贝母。

四大南药：广东、广西、海南、台湾的槟榔、益智、砂仁、巴戟天。

二、中药的采收

（一）植物药的采收

1. 根及根茎类

一般在秋、冬两季采收。此时采收后药物的质量和产量都较高。如葛根、苍术、天麻等。但个别药物在夏季采收，如半夏、延胡索等。

2. 树皮及根皮类

一般在春、夏两季采收。此时树皮中所含营养物质最为丰富，质量较佳；枝干内浆液充沛，容易剥落，如杜仲、牡丹皮、黄柏等。根皮类中药的采收，同根及根茎类，一般在秋、冬两季采收。

3. 花类

花类中药，在植物形成花蕾时采收，如菊花、辛夷、槐花等；在花刚开放时采收，如洋金花等；个别药物，如红花要求花冠由黄变为红色时采收；花粉类中药，如蒲黄，在花完全盛开时采收。

4. 叶类

一般在开花前或果实未成熟时采收。此时叶中的有效成分含量较高，药力较佳，如艾叶、臭梧桐叶、大青叶等；个别药物，如桑叶则需要在深秋霜降后采收。

5. 果实及种子类

果实类中药，一般在果实成熟后采收，如瓜蒌、马兜铃、女贞子等；少数药物，如青皮、枳实等，在果实未成熟时或为幼果时采收。种子类中药，一般在果实成熟后经加工取其种子，如银杏、菟丝子等；有些种子类药物，在果实刚成熟时采收，如豆蔻、小茴香等。

6. 全草类

一般在茎叶茂盛、花开时或花前期采收。不用根者，从根上割取地上部分，如益母草、荆芥等；用根者，则连根拔起，如车前草、大蓟等。个别药物，则需要在幼苗时采收，如茵陈等。

👤 **学中思：** 植物药材的采收方式有哪几种？试举例说明。

（二）动物药的采收

需要根据动物的生长和活动季节采收，不具备明显的规律性。一般藏在地下的动物，在夏末秋初时采收，如蚯蚓、全蝎等；桑螵蛸在秋末至春初时采收；蟾酥在夏秋两季活动时采收；鹿茸在清明后45～50天截取头茬茸。哈蟆油在霜降期采收；石决明、瓦楞子等贝壳类药材则应在夏季采收。

（三）矿物药的采收

矿物类药材全年皆可采收。

总之，中药材的采收，需根据动植物药的生长规律和现代对中药有效成分的研究进行采收，虽然采收时间和方法各不相同，但大多数药物的采收都有一定的规律可循。

三、中药的储藏

（一）中药储藏中常见的变质现象

1. 虫蛀

虫蛀是指中药被害虫侵入后而对其产生破坏的现象。虫蛀使中药产生空洞、破碎，害虫的排泄物污染中药，甚至将药材完全虫蛀成粉末状，严重影响中药的疗效，以致中药丧失疗效，不能药用。害虫主要来源于中药在采收、加工干燥时、运输储存过程中受到污染，其中，虫蛀是中药在储存过程中危害中药最大的因素。虫蛀品种占40%左右。当温度在16~35℃，相对湿度在70%以上，中药的含水量在13%以上，最适宜害虫的生长繁殖。一般中药中含淀粉类、糖类、蛋白质、脂肪油等成分，比较容易被虫蛀，如山药、桃仁、柏子仁、前胡、肉豆蔻等。虫蛀最严重的月份为每年的6~8月。

2. 霉变（发霉）

霉变是指中药受潮后，在适宜的温度下，霉菌在中药的表面或内部的滋生或繁殖现象。当温度在20~35℃，空气的相对湿度在75%以上，中药的含水量在15%以上，并在足够的营养条件下，中药表面散落的霉菌会生长繁殖，萌发成菌丝，分泌酶，溶蚀中药组织，从而引起中药材的腐败变质，破坏中药的有效成分，致使中药失效。

3. 变色

变色是指中药的固有颜色发生变化的现象。引起药材变色的原因：具有酚羟基结构的中药，在酶的作用下，经过氧化和聚合作用，形成有色化合物，如具有羟基蒽酮类、黄酮类、鞣质类结构的中药；具有糖及糖酸类结构的药材易分解成糠醛或其他类似物，此化合物能与一些含氮化合物缩合成棕色色素。因此，色泽是中药品质的重要标志之一，色泽的变化不仅影响中药的外观，也标志着中药内在质量的变化。防止中药变色的方法主要是干燥、避光和冷藏。

4. 泛油（走油）

泛油是指由于储存不当，某些含油中药的油质泛于表面；或某些含糖的中药在受潮、变质后，表面呈现油样物质的现象。如含脂肪油的柏子仁、桃仁、杏仁；含糖质的黄精、党参。防止中药泛油的方法主要是干燥、冷藏、密封和避光。

5. 气味散失

气味散失是指中药本身固有气味变淡薄或消失的现象。中药气味散失多与储藏日久和某些外界因素有关。如果气味散失，就会影响中药的疗效。如沉香、砂仁等含有挥发油的中药，在温度、空气等因素的影响下，可致气味散失。

6. 风化

风化是指某些含结晶水的矿物类中药，因与干燥的空气接触，日久逐渐失去结晶水变为粉末状的现象。中药风化后由于失去了结晶水，导致成分结构发生改变，因此中药的质量和药性也随之改变。如芒硝、硼砂等。

7. 潮解

潮解指某些含盐类成分的中药，在潮湿的空气中吸收水分，使其表面湿润，甚至溶化成液体状态的现象。如昆布、盐附子、盐苁蓉等。

8. 粘连

粘连指某些固体树脂类熔点较低的中药，因受热、受潮而粘连的现象。如乳香、没药、胶类药物等。

9. 腐烂

腐烂指某些新鲜的中药，因受温度、空气中微生物等因素的影响，导致微生物生长繁殖而腐败的现象。如鲜生地黄、鲜芦根等。

♀ 学中做：中药储藏中常见的变质现象包括（　　　）
A. 虫蛀　B. 霉变　C. 变色　D. 泛油

（二）中药的储藏方法

1. 仓库管理

按照 GAP、《药品生产质量管理规范》（GMP）、《药品经营质量管理规范》（GSP）的要求，应制定严格的日常管理制度，经常检查，保证库房的干燥、通风、阴凉和清洁。注意温度、湿度的变化，及时采取有效措施调节库房内的温度和湿度。保持室内温度在25℃以下，相对湿度在70%以下，且中药的堆垛层不宜过高。中药入库前要详细检查有无虫蛀、生霉、变色、泛油及中药含水量等情况。对有问题的包件必须进行适当处理，合格后方能入库储存。入库后，要定期检查，发现问题及时处理。根据中药的特性分类保管，分别选择适合中药特性的储藏方法和条件。中药应遵循"先进先出"原则，避免储藏日久发生变质。

2. 常用储藏方法

（1）干燥法　干燥法不仅可以除去中药中多余的水分，还能杀死害虫，起到防止虫蛀、霉变，储藏日久不变质的作用。常用的干燥法：晾晒法、暴晒法、烘炕法、密封吸潮法、微波干燥法、远红外加热干燥法等。

（2）容器密封法　容器密封法是指对仓库及容器进行密封，使中药与外界空气隔离，以防止中药吸潮、虫蛀、霉变和软化的方法。密封前，将中药充分干燥，使中药中的含水量不超过安全水分。若有虫蛀、霉变等现象，应及时处理并符合要求后再封存。

（3）对抗同贮法　对抗同贮法是指利用不同中药所含的成分，吸潮性及散发的特殊气味，将中药共同储藏，相互克制，以防止虫蛀、霉变、变色、泛油等现象的方法。如山药与牡丹皮同储，则山药不虫蛀，牡丹皮不变色；柏子仁与滑石或明矾放在一起，可防柏子仁霉变和泛油。

（4）密封除湿法　密封除湿法是指将中药置于密封的仓库中，采用机械除湿的方法。机械除湿常用空气去湿机、空调等设备。

（5）通风法　通风法是指利用空气流动的规律，使库内外空气发生对流，以调节仓库的温度和湿度，起到降温、防潮作用的方法。

（6）清洁法　对于刚发霉的中药，可采用淘洗法、沸水烫洗法、醋洗法、油擦法、撞刷法，酒洗法等除霉。

（7）冷藏法　冷藏法指采用2～10℃的冷藏箱或冷藏库储藏中药，可有效防止中药的虫蛀、霉变、变色、泛油等现象的发生。此方法主要适用于贵重中药，易虫蛀，发霉、变色、不宜烘晒的中药，如人参、冬虫夏草、杭菊花等。

（8）气调养护法　气调养护法是指将中药置于密闭环境中，通过降低空气中的氧浓度，以抑制微生物和害虫的生长繁殖及药材自身氧化反应的储藏方法。此办法是一种比较先进的中药养护技术，可防止虫蛀、霉变、变色、走油、气味散失，且无公害残毒。常用降氧的方法有充入氮气或二氧化碳，充氮与加除氧剂结合，更能达到无氧或极少氧的效果。

（9）气幕防潮法　气幕防潮法是指将气幕安装在中药库房门上，配合自动门防止库内空气排出库外，库外空气侵入库内的装置，可以达到防潮的目的。使用此方法时库房必须密封。

3. 特殊中药的储藏

（1）毒性中药的储藏　应严格按照《中华人民共和国药品管理法》《医疗用毒性药品管理办法》，对于毒性中药的保管，必须专人、专库、专柜加锁保管，建立专用账册，记载收入、使用、消耗情况。

（2）贵重中药的储藏　贵重中药如人参、麝香等，应与一般中药分开储存，专人管理，一般密封后放在通风、干燥、阴凉的地方储存，勤于检查，注意防霉、防蛀。

（3）易燃中药的储藏　易燃中药如硫黄、海金沙等，必须按照消防管理要求，专人保管，远离火源，储存在阴凉通风的安全地点。

单元二　中药的炮制

中药炮制，是指在中医药理论的指导下，根据临床辨证施治用药的目的和药物自身的性质，及储存、配方或制剂的不同要求，对药物进行必要的加工处理过程。在古代，炮制又叫"炮炙""修事""修治"。药材除自身的质量外，由于炮制方法、添加辅料等因素的不同，直接影响着中药的药效，所以中药药效的高低与炮制适当与否息息相关。

一、炮制目的

中药的炮制，根据添加辅料的不同，主要目的归纳如下。

1. 增加药物作用，提高临床疗效

增强药物作用，提高临床疗效，是中药炮制中最为常见的目的。在中药炮制时经常加入一些辅助药料（辅料），由于辅料在炮制过程中与加工药材起到协同作用，从而起到增强药物作用的目的。如蜜炙百合、紫菀能增强润肺止咳作用，醋炙延胡索能增强活血止痛作用，酒制红花能增强活血化瘀作用，炒槐花能增强止血作用。其次，有些药材如决明子、莱菔子、杜仲等不加辅料清炒，可使其表面爆裂或胶质改变，有利于药物有效成分溶出而增强药效。

2. 降低或消除药物的毒性、烈性或副作用，保证用药安全

生用毒性、烈性或有副作用的药材，即使在常用的有效剂量内，也容易产生毒性反应和副作用，若经过炮制后，能明显降低药物的毒性、烈性或不良反应，保证临床用药安全，如生用马钱子、乌头、常山易中毒，炮制后能降低毒性或副作用；生用半夏、天南星有毒，与白矾、生姜水共浸并煮透后，能明显降低毒性；生用巴豆有剧毒，去油制霜后能明显降低毒性；生用甘遂、大戟有大毒，醋制后能明显降低其毒副作用。

3. 改变药物的性能和功效，扩大其临床应用范围

中药具有的寒热、升降、补泻等性能和功效，临床病情复杂多变，为扩大其临床应用范围，有些药物需经过特殊的炮制加工，适当地改变其性能和功效，使其更好地适应临床病情的需要。如生用地黄药性甘苦寒而入血分，可清营血分之热而凉血，蒸制成熟地黄则性温而补血。麻黄发汗解表，又宣肺平喘，最宜于外感风寒，无汗而气喘者；对肺热喘急而有汗之证，可将麻黄炙用，以降低其温散之力。半夏经白矾炮制后能增强其燥湿化痰的作用，而经竹沥炮制后改变其药性，药性变成了寒性，具有清热化痰的作用。生用何首乌具有润肠通便、解疮毒的作用，制何首乌则具有补肝肾、益精血、乌须发的作用。

4. 改变药材的某些性状，便于储存、制剂和调配

在季节、温度、湿度等因素的影响下，药材鲜品储存时容易腐败变质。所以，一般药材需要采用晒干、阴干、烘干、炒制等炮制方法进行干燥，防止药材腐败变质，便于养护和储存，如赤小豆、白扁豆等一些具有活性的药材，必须经过加热处理，才能防止变质。如马齿苋鲜嫩多汁，必须经过沸水焯后才能干燥。此外，植物药切制成一定规格的饮片，有利于有效成分的煎出；矿物药经过煅、淬等炮制加工，利于粉碎，从而便于制剂和调配。

5. 药材纯净，保证药材质量，方便应用

一般原中药材往往带有一些泥沙和非药用的部分，需经过挑拣修治、清洗药材，使药材纯净，以免影响药材的质量和称量的不准确。如石膏挑出沙石、巴戟天去木心、黄柏刮净粗皮、远志抽心等。

6. 矫味矫臭，便于服用

某些药物具有臭气、异味或刺激性，患者难以接受，需经过炮制加工（麸炒、醋制、酒制）后，能起到矫味较臭的作用。如水漂昆布、酒制地龙等。

7. 引药入经

有些药物经过炮制处理后，可以在特定的脏腑经络中发挥治疗作用。如盐炒知母、黄柏后，能增强入肾经的作用；如醋炒三棱、柴胡后，能增强入肝经的作用。

学中思： 简述中药炮制的目的？

二、炮制的方法

中药的炮制方法一般分为五类，分别是修治法、水制法、火制法、水火共制法和其他制法。

（一）修治法

1. 纯净药材

借助一定的工具和设备，采用挑、拣、簸、筛、刮、刷、撞等方法，除去药材中的泥沙、非药用部分和一些其他杂质。如厚朴刮去粗皮、麻黄去根节及木质茎、簸去薏苡仁的杂质、刷去枇杷叶背面的茸毛等。

2. 粉碎药材

采用手工或机械的方法，如捣、碾、研、锉、磨等方法使药物粉碎，利于有效成分的提取，使其便于制剂或服用。如牡蛎砸碎、龙骨捣碎、琥珀研粉、水牛角等角类药材的锉片与锉粉等。

3. 切制药材

根据药材的性质，按照一定规格，用刀具采用切或铡等方法将药材切为薄片、节段或小块的方法。此方法有利于煎出药物的有效成分，同时方便调配、制剂或储存。如大黄切厚片、甘草切圆片、桑白皮切丝等。

学中做： 中药的炮制方法主要包括（　　）
A. 修治法　　B. 水制法　　C. 火制法　　D. 水火共制法

（二）水制法

水制法是采用水或其他液体处理药物的方法。常用的方法有漂洗、淋、泡、润、水飞等。其主要目的是清洁药物、软化药物，降低药物的毒烈之性、调整药性。

1. 漂洗

将药物置于宽水或长流水中浸渍，反复地换水，以除去杂质、盐味和腥味的方法。如盐苁蓉漂去咸味、吴茱萸漂去烈性等。

2. 润（闷）

用清水湿润药材，采用适当的方法（淋润、洗润、泡润、浸润、盖润、复润、双润）等，使清水或其他液体辅料充分渗入药材内部，使药材软化，以便于切制。如淋润荆芥、盖润大黄等。

3. 水飞法

水飞法是根据药物在水中沉降性质的不同，将药物与水反复研磨分取极细粉末的一种加工方法。将不溶于水的药物粉碎后置于乳钵、球磨机或碾槽中，加水研磨，再加多量的水进行搅拌，此时细粉混悬于水中，随水倾出，粗粉沉于水底继续研磨再飞。倾出的混悬液静置使细粉沉淀，分出，干燥即成极细粉末。此法常用于不溶于水的矿物类、甲壳类药物的制粉，如水飞炉甘石、水飞朱砂、水飞滑石等。

（三）火制法

将药物直接用火加热，或加入少量液体或固体辅料拌炒的方法，称为火制法。依据加热温度、方法、时间的不同，火制法分为炒、炙、烫、煅、煨、炮、燎、烘八种方法。

1. 炒

将药物置于锅中加热不断翻炒，炒至一定程度取出。炒法分为清炒和辅料炒两种方法。

（1）清炒：将药物放置锅内，不加辅料直接翻炒，叫清炒。根据"火候"大小，清炒又有炒黄、炒焦和炒炭之分。

炒黄：用文火将药物炒至表面微黄或能嗅到药物固有的气味为度。如炒苏子、炒牛蒡子等。

炒焦：用武火将药物炒至表面焦黄或焦褐色，内部淡黄色为度，并有焦香气味。如焦白术、焦神曲等。

炒炭：用武火将药物炒至表面焦黑，内部焦黄，且保留原有气味（存性）。如艾叶炭、荆芥炭、地榆炭等。

（2）辅料炒：将药物与固体辅料进行拌炒。常用的固体辅料有砂、土、米、麦麸、蛤粉、滑粉等。例如，砂烫龟甲、蛤粉炒阿胶，可使之酥脆，便于制剂、矫味矫臭及增强药效；米炒斑蝥，能降低其毒性；米炒党参，能增强健脾止泻的作用。

2. 炙

用液体辅料拌炒药物，使液体辅料渗入药材组织内部的方法。其主要目的是改变药性，增强疗效，降低药物的毒副作用。常用的液体辅料有：蜂蜜、酒、醋、姜汁、盐水等。如蜜炙百部，能增强润肺止咳的作用；酒炙川芎，能增强活血通络的作用；醋炙香附可柔肝止痛，酒炙常山能降低催吐作用。

3. 煅

将药物用猛火直接或间接煅烧的一种炮制方法。其目的是使药材质地松脆，易于粉碎，有效成分便于煎出。煅法分为直接煅和间接煅两种。

（1）直接煅（明煅）　将质地坚硬的矿物、贝壳或甲骨类药材直接用猛火煅烧，以煅至红透为度。如煅龙骨、煅石决明等。

（2）间接煅（焖煅）　将药材放于耐高温的密闭容器中加热煅烧，煅至容器底部红透为度。如煅血余炭、煅棕榈炭等。

4. 煨

将药材用湿面粉、湿草纸等包裹后置于火灰中烫至熟透的炮制方法。药物煨制的主要目的是缓和药性、降低毒副作用、增强疗效、除去药物中的挥发性及刺激性成分。如煨生姜、煨肉豆蔻、煨木香等。

（四）水火共制法

既要用水又要用火，某些药材还需加入其他辅料进行炮制的方法。

1. 淬

将某些矿物药直接煅烧至红后迅速投入液体辅料中，使之受冷而松脆的方法。其主要目的是：易于粉碎，增强药效。如醋淬自然铜、醋淬磁石。

2. 焯

将药物迅速放入沸水中，短暂潦过，立即捞出的方法。常用于杏仁、桃仁等种子类药材，焯后便于除去非药用的种皮。马齿苋、天冬等肉质多汁的药材焯后便于干燥储存。

3. 蒸

药物加辅料或不加辅料装入容器中，利用水蒸气将药物蒸熟后，取出晾干的炮制方法。如茯苓、厚朴蒸后质地变软，便于切制；白果、女贞子等蒸后利于干燥储存；何首乌、生地黄蒸后能改变性能和功效；黄精蒸后能增强药效；藤黄蒸后能降低毒性。

4. 煮

将药物与水或其他液体辅料置于容器中同煮的炮制方法。其主要目的是：增强药物疗效，降低或消除药物的毒副作用等。如芫花用醋煮能降低毒性，吴茱萸用甘草水煮可降低烈性。

5. 炖

由蒸法演变而来的。将药物放入钢罐或陶瓷器中，同时加入一定的液体辅料，盖严后炖至一定时间的炮制方法。其主要优点是辅料不挥发，药效不走失。如炖制熟地黄、炖制黄精等。

（五）其他制法

1. 制霜

中药制霜主要包括三种方法：一是将药物榨去油质的残渣，如巴豆榨去部分油称巴豆霜；二是药液中渗出细小结晶，如将芒硝放入西瓜内，日后在其外皮上渗出的白色结晶称西瓜霜；三是药物经煮提后剩余的残渣研细，如鹿角霜。

2. 发酵

药物在一定的条件（温度、湿度）下，利用霉菌和酶的作用使药物发泡、生霉，并改变原药的性能与功用，以生产新的药物品种的炮制方法。如神曲、半夏曲等。

3. 发芽

在一定的温度和湿度下，使具有发芽能力的种子药材萌发幼芽的炮制方法。如谷芽、麦芽等。

4. 药拌

将药物与辅料拌匀而成的方法。如砂仁拌熟地黄，朱砂拌茯苓等。

知识拓展

中药炮制的法规

1. 国家标准：中药饮片必须按照国家药品标准炮制；国家药品标准没有规定的，必须按省、自治区、直辖市人民政府药品监督管理部门制定的炮制规范炮制。省、自治区、直辖市人民政府药品监督管理部门制定的炮制规范应报国务院药品监督管理部门备案。

2. 省级标准：各省（市）先后制定了适合本地的中药饮片炮制规范，其中，有关内容属省级的药物炮制质量标准。

3. 部（局）级标准：1994年国家中医药管理局颁发了关于"中药饮片质量标准通则（试行）"的通知，规定了饮片的净度、片型及粉碎粒度、水分标准及饮片色泽要求等，属于部级质量标准。1988版的《全国中药炮制规范》也属于部级的质量标准。

单元三 中药的性能

中药的性能，简称"药性"，是指中药的性质和作用。

中药治病的作用主要是祛除病邪，补益正气，消除病因，纠正机体阴阳气血的偏盛偏衰，以恢复人体脏腑正常生理功能。前人常将中药特有的特性和作用称为中药的偏性，用中药的偏性来纠正疾病所表现的阴阳偏盛或偏衰的病理现象。把中药治病的多种多样的性质和作用加以概括，主要有四气、五味、升降浮沉、归经、有毒无毒等内容，统称为中药的性能。熟悉和掌握每味中药的性能和特点，对于正确使用中药有着十分重要的意义。

一、四气

四气，又称四性，是指药物的寒、热、温、凉四种不同的药性。其中寒凉与温热属两种不同的性质，但寒与凉、温与热又具有共同性，凉次于寒，温次于热。按照阴阳分类，寒凉属阴，温热属阳。一般认为，每种中药都有一个"性"，凡能减轻或消除热证的药物，大多属于寒性或凉性，如黄连、栀子可以清热泻火，则属寒性。能减轻或消除寒证的药物，大多属于热性或温性，如附子、干姜可以温中散寒，则属热性。可见，中药四气是从中药作用于人体所发生的不同反应总结出来的，是从性质上对药物多种医疗作用的高度概括。

除四性之外，还有一类平性药物，是指寒热温凉之性不甚显著，药性、作用比较平和的药物。其中平性药也有微寒、微温的，基本上仍属四性范围。

中医用药可根据"寒者热之，热者寒之"的治疗原则，即治疗寒证选用温热药，治疗热证选用寒凉药，治疗寒热夹杂证选用热寒相兼药，但一般有所侧重，这样才能使阴阳失调恢复平衡。中医治病用药首先要辨清疾病的性质，然后才能选择相应的药物治疗，不然起不到治疗效果，还会适得其反。

四气都可随中药炮制而改变，如温性的天南星可治疗寒痰，经寒性的胆汁炮制后，成为凉性的胆南星治疗热痰；寒性的生地黄具有凉血的作用，经蒸制后变为温性的熟地黄具有补血的作用。

二、五味

五味理论最早见于《内经》和《本经》，是指药物的辛、甘、酸、苦、咸五种不同的味道。此外，有些药物具有淡味或涩味，习惯上淡附于甘，涩附于酸，仍称"五味"。中药不同的味具有不同的作用，具有相同的味的中药，其作用也会有相同或相近之处。中药五味的产生，最初是源于口尝或嗅觉器官辨别出来的。随着长期的临床实践观察，有些中药的作用很难用其味道来解释，从而采用了以中药的功效确定其味的方法，从不同味道的中药作用于人体所产生的不同反应和获得不同的治疗效果总结归纳出来的。所以，中药的五味不仅体现了味觉感知的真实滋味，更重要的是对中药的作用特性的高度概括。

中药五味进行阴阳属性划分，则辛、甘、淡属阳，酸、苦、咸属阴。综合历代用药经验，用五味解释和归纳中药的作用。如下：

辛：具有发散、行气、行血等作用。多用于治疗外感表证，如麻黄、薄荷等；治疗气滞证、血瘀证，如香附、红花等。

甘：具有补益、和中、缓急止痛、调和药性等作用。多用于治疗虚证、脾胃不和，如党参、熟地黄；能缓和拘急疼痛、调和药性，如白芍、甘草等。

酸：具有收敛、固涩的作用。多用于治疗虚汗、泄泻、遗精、遗尿等滑脱证。如五味子、五倍子、肉豆蔻等。

涩：与酸味药的作用相似，也具有收敛、固涩的作用。多用于治疗虚汗、泄泻、遗尿、遗精等滑脱证，如莲子、龙骨、牡蛎等。

苦：具有能泄、能燥、能坚的作用。即：清热泻火、降泄气逆、泻下通便、燥湿、泻火存阴。泄分为通泄、降泄和清泄。通泄指泻下通便，如大黄，多用于治疗热结便秘；降泄指降泄气逆，如杏仁，多用于治疗肺气上逆的喘咳；清泄指清热泻火，如栀子，多用于治疗热盛心烦。燥指燥湿，多用于治疗湿证，如苍术、白果能燥寒湿证，黄连、黄芩能燥湿热证；坚阴指泻火存阴，多用于治疗阴虚火旺证，如黄柏、知母能泻火存阴，多用于治疗肾阴虚而火旺的痿证。

咸：具有软坚散结、泻下的作用。多用于治疗瘰瘤、痰核、痞块及燥结便秘等证，如海藻、鳖甲、瓦楞子、芒硝等。

淡：具有渗湿、利小便的作用，多用于治疗小便不利、水肿等证，如猪苓、茯苓、泽泻等。

每种药物都具有性和味。有些药物一性一味，有些药物一性多味；有些药物性味都相同，其功效和作用大体相同，有些药物性同味不同，或味同性不同，其功效和作用就有不同。如麻黄、桂枝性味均是辛温，两者都属于辛温解表药，都具有发汗解表的功效，都可以治疗外感风寒表证；黄连苦寒，浮萍辛寒，性同味不同，黄连具有清热燥湿的功效，治疗湿热证，浮萍具有疏解风热的作用，治疗风热表证；黄芪甘微温，芦根甘寒，味同性不同，黄芪具有补气的作用，治疗气虚证，芦根具有清热生津除烦的作用，治疗热盛伤阴烦躁。所以对气味不能孤立看待，必须结合起来，全面认识，才能更好地指导临床用药。

♀ 学中做： 辛味的作用不包括（　　）
A. 发散　　B. 行气　　C. 收敛　　D. 行血

三、升降浮沉

升降浮沉是指药物在体内不同的作用趋向。升即上升、举陷，趋向于上，为能治病势下陷的药物；降即下降、平逆，趋向于下，为能治病势上逆的药物；浮即轻浮、发散，趋向于表，为能治病位在表的药物；沉即重沉、泄利，趋向于里，为能治病位在里的药物。其中，升与降，浮与沉是相对的。至于阴阳属性，升、浮属阳，沉、降属阴。

药物的升降浮沉，是和各种疾病在病机和证候上表现出来的病势趋向是相对而言的。在临床上疾病常表现出向上（如呕吐、喘咳）、向下（如腹泻、崩漏、脱肛），或向外（如自汗、盗汗）、向内（如表证不解）等病势趋向。因此，能够针对病情改善或消除这些病证的药物，相对说来也就分别具有升降浮沉的作用趋向。如升麻、柴胡能解在上在表之邪，举下陷之气，则为升浮；厚朴能治在下在里之病，引气机以下行，则为沉降。

一般具有升阳、解表、祛风湿、散寒、行气、涌吐、开窍等作用的中药，大致都上行向外，其作用趋向主要是升浮的；而具有泻下、清热、利湿、重镇安神、潜阳息风、止呕、止汗、降逆、收敛及止咳喘等作用的中药，大体都下行向内，其作用趋向主要是沉降的。但有些药物的升降浮沉的性能不明显或存在着双向性，如麻黄既能发汗解表，又可宣肺平喘，利水消肿；川芎既能"上行头目"，又能"下行血海。"不过，这种情况不常见。

药物的升降浮沉与四气、五味、质地、炮制、配伍等也具有密切的关系。一般来说，具有辛、甘味，性温、热的药物，大多属于升浮药，如麻黄、黄芪等；具有苦、酸、咸味，性寒、凉的药物，大多属于沉降药，如黄连、黄芩等。花、叶、皮、枝等质地较轻的药物，大多属于升浮药，如菊花、金银花、陈皮等；而果实、种子、贝壳、矿物等质地较重的药物，大多属于沉降药，如紫苏子、石膏、牡蛎等。有些药物的升降浮沉也会随着药物的炮制加工而改变，酒炒则升，盐炒则下，姜炒则散，醋炒则收。而在复方配伍中，性属升浮的药物，在同较多的沉降药物配伍时，其升浮之性可受到一定的制约；反之，性属沉降的药物同较多的升浮性质药物同用，则沉降之性亦能受到一定程度的制约。可见，药物升降浮沉的性质受多种因素的影响，在一定条件下，是可以加以控制而转化的，正如李时珍所说："升降在物，亦在人也。"在临床中，要依据病情结合药物自身的特性活学活用，才能运用得当，更好地发挥药物的治疗作用。

四、归经

归经：归即归属，经即人的脏腑经络，是指药物对机体某部分的选择性作用，主要是对脏腑经络中的某一经或某几经有明显的作用，而对其他经作用不明显，或没有作用。

药物的归经是以藏象学说、经络学说为理论基础，结合药物所治的具体病症，经过长期的临床实践经验总结出的用药规律。如肺经病变时，常见咳、痰、喘等症状，杏仁能止咳平喘，说明杏仁归肺经；心经病变时，常有神昏、心悸、健忘等症状，麝香能醒神，朱砂能安神，两者均归心经。

此外，在掌握药物归经与相应脏腑联系的基础上，还应注意脏腑经络病变是可以相互影响的，因此，在临床用药时，不要单纯地使用某一经的药物。如肝阳上亢而肾虚者，在使用平肝潜阳的药物外，兼用滋补肾虚的药物，使肝有所养而虚阳自潜。总之，既要了解每一种药物的归经，又要掌握脏腑、经络之间的相互联系，才能更好地指导临床用药。

🔍 **学中思**：归经的含义是什么？应用时应考虑哪些方面？

🔄 **知识拓展**

由于辨证方法的不同，造成了药物归经的表述和含义的不一致。例如柴胡具有解表退热，疏肝解郁的功效，按六经辨证主归少阳经，按经络辨证主归厥阴经，按脏腑辨证主归肺、肝经。在现代中药学中，一般的归经内容都是根据脏腑辨证所确定的，以经络定位仅见于少数特殊药物。

五、毒性

毒性是指药物对人体的伤害性，主要反映药物的安全程度。古代本草书籍中常在每一种中药的性味之下，标明"有毒"或"无毒"。

对药物毒性的认识，古代和现代有很大差异。古人认为：药物的毒性指药物的偏性，而把毒药看作一切药物的总称，此为广义的毒性。现代人认为：药物的毒性一般是指药物对人体所产生的不良影响及损伤性，是少数药物特有的性能，此为狭义的毒性。《中华人民共和国药典》将毒性药物分为三类：即大毒、中毒、小毒。

产生中药中毒的主要原因：一是剂量过大或用药时间过长，如砒霜、斑蝥、附子等毒性较大药物；二是误服伪品，如误以华山参、商陆代人参使用；三是炮制加工不当，如生附子、生乌头未炮制过且使用产生中毒；四是剂型服用方法不当，如附子中毒，多因煎煮时间较短，或服用后受寒；五是配伍不当，半夏与乌头同服，贝母与乌头同服而产生中毒等。

随着医学的发展，人们对药性的认识逐渐深化。药物的使用必须以用药安全为原则，对于无毒的中药也应该注意用法用量，一旦药证不符，用量过大，仍有可能出现不良反应或中毒现象，人参就有中毒反应的报告。虽然毒性药物对人体的损伤性比较大，但在确保用药安全的基础上，对中药的储藏、炮制、剂型、给药途径等各个环节加以控制，注意配伍禁忌和体质差异，抓好中药鉴别，防止伪品混用，按照中药正确的用法用量，可以起到明确的疗效。

毒性较强的中药，在确保用药安全的前提下，采用"以毒攻毒""以偏治偏"的原则，对某些疾病也会起到特殊的治疗效果。如应用适宜的毒药来解疮毒、除毒病、杀虫等。掌握药物的毒性及其中毒后的临床表现，便于诊断中毒原因，让有毒中药更好地应用到临床。此外，通过必要的炮制加工、配伍，也可以减轻或消除有毒药物的有害作用，以保证用药安全。

单元四　中药的应用

中药的应用是在中医药理论指导下，根据病情、药物性能和治疗要求运用药物的方法。其主要包括中药的配伍、禁忌、用量和煎服法等内容。掌握中药的应用，对于确保临床用药安全具有十分重要的意义。

数字资源 8-2
中药的配伍视频

一、配伍

配伍是指根据病情的需要和药物的特点，按照一定组方原则，有选择地将两味以上的药物配合应用。从中药的发展史来看，在医药萌芽时期一般采用单味药治疗疾病，随着临床经验的不断丰富，对药性特点的不断明确，对疾病认识的不断深化，对于复杂的病情，单味药往往不能全面治疗疾病，因而形成了同时使用两种以上药物配合应用的规律，从而既能治疗复杂的病情，又能增进疗效，降低或消除毒副作用。前人把单味药的应用及药与药之间的配伍关系概括为七个方面，称为药物的"七情"。"七情"是指单行、相须、相使、相畏、相杀、相恶和相反。除单行外，其他均是药物配伍关系。

（1）单行是指用单味药治病。适用于比较单纯的病情，对此选用一种针对性比较强的药物即能获得疗效。如清金散，单用黄芩治疗轻度的肺热咯血；独参汤，单用人参治疗虚脱证。

（2）相须是指性能、功效相类似的药物配伍应用，可以增强其原有的疗效。如石膏与知母配伍应用，能明显增强清热泻火的功效；麻黄与桂枝配伍应用，能明显增强发汗解表，散风寒的功效。

相使是指在性能功效方面有某些共性的药物配伍应用，一种药物为主，另一种药物为辅，辅药能提高主药的功效。如补气利水的黄芪与淡渗利湿的茯苓配伍应用，茯苓能增强黄芪补气利水的功效；补肾益精、养肝明目的枸杞子与清肝泻火、明目的菊花配伍应用，菊花能增强枸杞子的补虚明目作用。

（4）相畏是指一种药物的毒性反应或不良反应，能被另一种药物减轻或消除。如半夏、天南星的毒性能被生姜减轻或消除，即半夏畏生姜，天南星畏生姜。

（5）相杀是指一种药物能减轻或消除另一种药物的毒性反应或不良反应。如生姜能减轻或消除半夏、天南星的毒性，即生姜杀半夏，生姜杀天南星。

（6）相恶是指一种药物能降低甚至消除另一种药物原有的药效。如莱菔子能降低人参补气的功效，即人参恶莱菔子。

（7）相反是指两种药物配伍应用时，能发生或增强毒性反应或副作用。如配伍禁忌中的"十八反""十九畏"中的若干药物。

除单行外，在临床用药时要正确应用药物的其他六个方面的配伍关系：相须、相使可产生协同作用，能增强原有的疗效，临床用药时要充分利用。相畏、相杀可降低或消除不良反应，以保证用药安全，在应用毒性药物时可考虑此配伍关系。相恶由于相互牵制、拮抗而降低或消除药物原有的疗效；相反则是药物配伍应用时，可产生毒性反应或强烈的副作用，故相恶、相反属于临床用药禁忌，原则上应避免应用。

二、用药禁忌

为了确保临床用药安全，避免药物毒副作用的产生，必须注意用药禁忌。中药的用药禁忌主要包括配伍禁忌、妊娠用药禁忌和服药时的饮食禁忌三个方面。

中药的用药禁忌是指临床用药时，必须注意在某种情况下不宜使用某些药物，或在服药时不宜吃某些食物等，以免发生不良反应或影响药物的疗效。

（一）配伍禁忌

配伍禁忌是指某些药物配伍应用后，能降低或消除药效，甚至产生毒副作用，在临床用药时应避免应用，即《神农本草经》所谓："勿用相恶、相反者。"金元时期，医家把配伍禁忌概括为"十八反"和"十九畏"，并编成歌诀，一直沿用至今。现将歌诀内容列举如下。

1. 十八反

本草明言十八反，半蒌贝蔹及攻乌，
藻戟遂芫俱战草，诸参辛芍叛藜芦。

十八反的具体内容：乌头反半夏、瓜蒌、贝母、白蔹、白及；甘草反海藻、大戟、甘遂、芫花；藜芦反人参、沙参、丹参、玄参、苦参、细辛、芍药。

2. 十九畏歌诀

硫黄原是火中精，朴硝一见便相争；
水银莫与砒霜见，狼毒最怕密陀僧；
巴豆性烈最为上，偏与牵牛不顺情；
丁香莫与郁金见，牙硝难合京三棱；
川乌草乌不顺犀，人参最怕五灵脂；
官桂善能调冷气，若逢石脂便相欺；
大凡修合看顺逆，炮爁炙煿莫相依。

十九畏的具体内容：硫黄畏朴硝，水银畏砒霜，狼毒畏密陀僧，巴豆畏牵牛，丁香畏郁金，牙硝畏三棱，川乌、草乌畏犀角，人参畏五灵脂，官桂畏赤石脂。

对于"十九畏"和"十八反"作为配伍禁忌，历代医家虽遵信者居多，但亦有持不同意见者，认为"十九畏"和"十八反"并非绝对配伍禁忌，有一部分同实际应用有些出入，有些医家也有所论及，证明某些药物仍然可以合用，如甘遂半夏汤以甘草同甘遂合用等。目前对"十八反"和"十九畏"还有待研究。因此，对"十八反"和"十九畏"的药物应采取慎重态度，若无充分依据和应用经验，仍须避免盲目配合使用。

（二）妊娠用药禁忌

妊娠用药禁忌是指妇女在妊娠期间，应注意药物的禁忌。因为某些药物具有损害胎元，导致胎动不安甚至堕胎的副作用，这些药物应作为孕妇禁忌的药物。根据药物对胎元损害程度的不同，一般分为禁用与慎用两类。

1. 禁用药

禁用药大多是毒性较强或药性峻烈的药物。如水银、斑蝥、马钱子、川乌、草乌、生附子、砒霜、马兜铃、洋金花、雄黄、轻粉、巴豆、牵牛子、大戟、甘遂、芫花、商陆、麝香、蟾酥、三棱、罂粟壳等。

2. 慎用药

慎用药主要包括行气破滞药、活血祛瘀通经药、攻下药及辛热滑利之品。如枳实、枳壳、青皮、牛膝、川芎、王不留行、桃仁、红花、大黄、芒硝、番泻叶、芦荟、薏苡仁、冬葵子、附子、干姜、肉桂、半夏、天南星等。

凡属禁用药物，绝对不能使用；凡属慎用药物，可根据孕妇病情的需要慎重选用。慎用药除非必用时，要注意剂量从小到大逐渐增加，一旦见效即可停药，避免长期使用，以防发生事故。

知识拓展

《妊娠禁忌歌》

蚖斑水蛭及虻虫，乌头附子配天雄，野葛水银并巴豆，牛膝薏苡与蜈蚣，
三棱芫花代赭麝，大戟蝉蜕黄雌雄，砒石硝黄牡丹桂，槐花牵牛皂角同，
半夏南星兼通草，瞿麦干姜桃仁通，硇砂干漆蟹爪甲，地胆茅根与䗪虫。
上述《妊娠禁忌歌》总结的禁忌中药可分为三类。

1. 绝对禁用的剧毒药：芫青（青娘虫）、斑蝥、天雄、乌头、附子、野葛、水银、巴豆、芫花、大戟、硇砂、地胆、红砒、白砒。

2. 禁用的有毒药：水蛭、虻虫、蜈蚣、雄黄、雌黄、牵牛子、干漆、蟹爪甲、麝香。

3. 慎用药：茅根、木通、瞿麦、通草、薏苡仁、赭石、芒硝、牙硝、朴硝、桃仁、牡丹皮、三棱、牛膝、干姜、肉桂、生半夏、皂角、生南星、槐花、蝉蜕等。

（三）服药时的饮食禁忌

服药饮食禁忌是指服药期间对某些食物的饮食禁忌，简称食忌，俗称"忌口"。一般来说，服药期间应忌食辛辣、生冷、油腻、腥膻、不易消化及有刺激性的食物。此外，还应根据病情的不同，注意饮食禁忌。如寒证应忌食生冷食物；热证应忌食辛辣、油炸、油腻食品；肾病水肿者应忌盐、碱过多的食物；脾胃虚弱者应忌油炸、油腻、生冷、辛辣、不易消化的食物；肝阳上亢之急躁易怒者应忌辛辣等助阳类药物。此外，古代文献也有记载，如常山忌葱；地黄、何首乌忌葱、蒜、萝卜；薄荷忌蟹肉；丹参、茯神、茯苓忌醋；土茯苓、使君子忌茶；柿反蟹；蜂蜜忌生葱等，也应作为服药时的饮食禁忌的参考。

学中思：七情配伍中的相畏与配伍禁忌中十九畏中的畏是同一个含义吗？

三、剂量

（一）剂量的概念

剂量也叫"用量"，是指临床用药时的分量。一般以克（g）为单位。它主要包括两个含义：一是指干燥药材在复方（两味以上的处方）汤剂中的成人一日水煎服量；二是指方剂中每味药之间的比较分量，即相对剂量。

（二）确定中药剂量的依据

药物剂量是否得当，是确保用药安全、有效的重要因素之一。中药剂量的大小，直接影响着药物的疗效，用药剂量过小达不到治疗目的，用药剂量过大，不但达不到预期疗效，甚至损伤正气造成不良后果。在复方应用时，其中主要药物的剂量变化可以影响到整个处方的功效和主治的改变。因此，中药剂量的确定，临床上主要根据药物的性能、配伍、剂型和人的病情、年龄、体质及季节气候的变化等具体情况，予以全面考虑而确定。

1. 根据药物性质确定剂量

凡有毒、作用峻烈的药物，剂量宜小，应严格控制在安全范围内，一旦病情好转后，应立即减量或停服，防止过量产生中毒。一般来说，花类、叶类等质轻、味浓的中药，剂量宜小；贝壳、矿石类等质重、味淡的中药，剂量宜大。鲜品中药剂量宜大，干品中药剂量宜小。除剧毒药、峻烈药、精制药及某些贵重药外，大多数中药的常用量为5～10g，鲜品中药常用量为30～60g。中药调剂员在审方时要注意用量是否符合《中华人民共和国药典》规定。

2. 根据用药目的、配伍、剂型确定剂量

由于用药目的的不同，同一种中药的用药剂量不同。如槟榔，用以行气、消食、利水的功效时，常用量为6～15g，而用以驱虫时，常用量为60～120g。一般单味药应用时，剂量较复方为重。复方中主药剂量比辅药宜大。同样的药物在复方中入汤剂，比入丸剂、散剂剂量宜大。作酒剂、浸膏剂剂量可稍大。

3. 根据病情、体质、年龄确定剂量

一般病情急、病势重者剂量宜大；病情缓、病势轻者剂量宜小。一般年老、小儿、妇女产后、久病体虚者剂量宜小；新病患者正气损伤较小者剂量可稍大；成人及平素体质壮实者剂量宜大。不同年龄的患者，药物用量尚无严格规律可循。一般16岁以上可按成人量使用；10～15岁可按成人量的2/3使用；5～9岁可按成人量的1/2使用；1～5岁可按成人量的1/3使用；1岁以内的可按成人量的1/5～1/4使用。

4. 季节变化与剂量的关系

中医的整体观念认为人与自然界是一个有机的整体，这种天人相应的观点要求在药物应用时，其剂量应随着季节变化而变化。如夏季气候炎热，发汗解表药及辛温大热药剂量宜小，而苦寒清热降火药剂量宜大；冬季气候寒冷，苦寒清热降火药剂量宜小，发汗解表药及辛温大热药剂量宜大等。

（三）中药的计量单位

中药用量的传统计量单位主要是质量单位：如斤、两、钱、分、厘、毫等。明清以来，普遍采用16进位制的"市制"计量方法，即1市斤=16两=160钱，从1979年1月1日起，一律采用公制，即1公斤=1000g。为了调剂换算方便，按规定以如下近似值进行换算：

1斤（16进位制）=300g；1两（16进位制）=30g；1钱=3g；1分=0.3g；1厘=0.03g。

四、煎法与服法

（一）汤剂的煎煮方法

清代医家徐灵胎在《医学源流论》中说"煎药之法，最宜深讲，药之效与不效，全在乎此。"汤剂是临床应用中药最常用的剂型，为了保证获得预期的疗效，应注意以下内容。

1. 煎药器具

煎药最好用砂锅、砂罐等陶瓷器皿，其次可用搪瓷器皿或不锈钢锅。这些器具化学性质稳定，不与药物中所含的各种成分发生化学反应。忌用铁、铜、铝等金属器具，因金属元素容易与药物成分生成不溶或有害的化合物，改变或降低原有药效。

2. 煎药用水

煎药用水必须洁净，无异味，含矿物质及杂质少。一般可用清洁的泉水、河水及自来水，井水则需选择水质较好者。加水量要适中，应为饮片吸水量、煎煮过程中蒸发量及煎煮后所需药液量的总和。一般用水量为将中药饮片适当加压后，没过饮片面约2cm。对于质地坚硬、黏稠、需久煎的中药，加水量宜多一些；质地疏松、含有挥发性成分、煎煮时间较短的中药，加水量宜少一些。如在煎煮过程中发现水少了，可酌情添加温水再煎煮。

3. 煎前浸泡

中药饮片煎前浸泡既有利于有效成分的充分溶出，又可以缩短煎煮受热时间，避免因长时间煎煮会发生结构破坏或挥发，保存更多的有效成分。多数中药饮片应用冷水浸泡，一般中药饮片浸泡时间为20~30min。以果实、种子为主的中药可浸泡1~2h。第二煎不用浸泡。夏天天气炎热，浸泡时间不宜过长，以免腐败变质。

4. 煎煮次数

一般来说，每剂（付）药煎煮2~3次。第一煎煎好倒出，重新加水煎煮作第二煎，使有效成分充分溶出，将两次（或三次）的煎出液合并，再分次服用。

5. 煎煮火候及时间

火候又叫火力，有"文火"（弱火、小火）、"武火"（强火、大火）之分。煎煮一般中药宜先武火后文火，即未沸之前用武火，沸腾后改用文火，保持微沸状态，以防药材煎煳或药液溢出。煎煮时间应根据药物和疾病性质及用药情况而定。一般来说，第一煎沸后继续煎煮20~25min为宜，第二煎沸后继续煎煮15~20min为宜。解表药及其他芳香性中药，一般先用武火迅速煮沸，后改为文火煎煮10~15min即可。矿物类、贝壳类、骨角类等中药及补益药一般宜用文火久煎，使有效成分充分溶出。

6. 榨渣取汁

汤药煎后，应立即滤取药汁，不宜久置器具中，以免胶体过多的药液遇冷产生胶凝，增加过滤难度，造成损失。锅中剩余的药渣须放在洁净纱布中压榨取汁，与倒出的药液混合使用。如果药渣不进行压榨取汁就丢弃，会造成有效成分的损失。

7. 入药方法

一般中药可以同时入煎，但有些中药由于性能、质地及临床应用的不同，尚有特殊煎服方法，必须在处方中药名的右下角进行脚注，简介如下。

（1）先煎　一些质地坚硬的矿物药（如赭石、磁石）、贝壳类药（如牡蛎、石决明）、动物甲角类药（如龟甲）等，因质地坚硬，有效成分难以煎出，应打碎先煎 30min 左右再纳入其他药同煎。另有一些有毒的中药（如川乌、生附子）应先煎、久煎，以便降低毒性，确保用药安全。

（2）后下　气味芳香，有效成分易挥发的中药，如薄荷、藿香等，长时间煎煮会使挥发性成分随水蒸气挥散，降低疗效，一般待汤剂煎好前 5min 左右入煎。另有些中药久煎有效成分容易被破坏，降低甚至消除原有的疗效，也应后下，如大黄、番泻叶、青蒿、杏仁等，一般待汤剂煎好前 10min 左右入煎。大黄、番泻叶等中药也可直接用开水泡服。

（3）包煎　粉末状中药，如蒲黄、海金沙等，煎煮时易漂浮在药液面上，或成糊状，不便煎煮；细小种子类、含有淀粉、黏液质较多的中药，如车前子、葶苈子等，煎煮时容易糊化、粘锅；含有茸毛的中药，如辛夷、旋覆花等，对咽喉和消化道有刺激性，以上几类中药入药时应用洁净的纱布包裹入煎。

（4）烊化　胶类中药，如阿胶、鹿角胶、龟甲胶等，煎煮时容易黏附其他药渣，应烊化后，与其他煎好的药液兑服。

（5）另煎　贵重药材，如人参、西洋参、三七、鹿茸等，应另煎，以避免煎出的有效成分被其他药渣吸附造成损失，确保治疗效果。

（6）冲服　某些有效成分难溶于水的中药，如水牛角、羚羊角、朱砂、琥珀、牛黄等，需研成细粉，用其他煎好的药液冲服。某些贵重类中药，如人参、三七、牛黄、麝香、鹿茸等，需研成细粉，用温水或其他煎好的药液冲服。芒硝等入水即化的中药，竹沥汁、姜汁等液体中药也需冲服。

学中做：煎煮中药的器具最好选用（　　）
A. 铁　B. 铜　C. 铝　D. 砂锅、砂罐

（二）服药方法

1. 服药时间

具体的服药时间应依据病情需要和药性而定。汤剂一般每日一剂，煎两次分服，两次间隔时间一般为 4～6h。临床用药时可根据病情需要适当增减，如急性病、热性病可一日两剂。一般来说，滋补药宜空腹服；驱虫药和泻下药大多在空腹时服；健胃药和对胃肠刺激性较大的药宜在饭后服；治疟疾药宜在疟疾发作前 2h 服；而安神药宜在睡前服；其他药一般也宜在饭后服。

2. 服药多少

一般疾病服药，多采用每日一剂，每剂分 2～3 次服用。而病重病急者可间隔 4h 左右服药一次，昼夜不停，使药力持续。应用发汗、泻下类药时，若发汗、泻下等药力较强，要注意患者个体差异，一般以得汗、得下为度，服药时应适可而止，以免汗下太多，损伤正气。呕吐患者服药宜小量频服。

3. 服药冷热

一般汤剂多宜于温服，发散风寒药宜热服；呕吐患者或药物中毒患者宜冷服药物。另外，用从治法时，也有热药冷服或凉药热服者。此外，对于丸剂、散剂等固体制剂，除特别规定以外，均宜用温开水送服。

单元五　中药鉴别基本知识

常用的中药鉴定方法有来源（基原）鉴定、性状鉴定、显微鉴定、理化鉴定等；每一种鉴定方法都有其特点和适用对象，有时一种方法独立应用，有时几种方法相互配合应用。如对完整的中药，先使用性状鉴定方法，在有困难时，再配合显微及理化鉴定方法。对花、果实、枝叶及全草类中药，主要使用来源鉴定方法，对粉末类中药，主要使用显微鉴定方法，必要时再配合理化鉴定方法。总之，各种方法的选取，因鉴定对象和目的的不同而异。

一、性状鉴定

性状鉴定又称"感官鉴定"，即用眼看、手摸、鼻闻、口尝、水试、火试等方法来考察药材、饮片的形状、大小、表面、质地、断面、气味等特征，以判断药材、饮片真伪优劣的鉴定方法。性状鉴定方法具有简单、易行及迅速的特点，可以大批量鉴定。主要适用于完整药材、饮片的鉴定。因此，性状鉴定是最基本的鉴定方法，是中药鉴定工作者必备的基本功之一。

性状鉴定的顺序总的原则是先整体后局部；局部原则是先上后下、先外后内。

性状鉴定方法的内容，一般包括以下几个方面。

1. 看形状

形状指药材、饮片的外形。观察时一般不需要预处理，但对皱缩的全草、叶或花类药材，应先将药材浸润使其软化后，展平再观察。对某些果实、种子类药材，如有必要可浸软后，剥下果皮或种皮，以观察内部特征。

药材的形状与药用部位有关，每种药材的性状一般较固定。如根类中药有圆柱形、纺锤形、圆锥形等；皮类中药有板片状、卷筒状等；种子类中药有圆球形、扁球形等。如黄连味连形似"鸡爪"，海马的外形为"马头蛇尾瓦楞身"，老药工们的这些经验鉴别术语对药材形状特征描述既简单又生动，易懂易记。

2. 量大小

大小是指药材、饮片的长短、粗细、厚薄等。药材的大小要得出比较准确的大小数值，应观察并测量较多的样品。如测量的大小与规定的大小有差异时，可允许有少量低于或高于规定的大小数值。测量时选用的测量工具应是毫米刻度尺，单位多用"厘米"。某些较细小的种子类或果实类中药，如葶苈子、车前子、紫苏子、菟丝子等，可将每10粒紧密排成一行，用毫米刻度尺测量后求其平均值。

3. 观色泽

观色泽是指在日光下观察药材、饮片的颜色及光泽度。色泽的描述包括表面和断面的色泽，描述色泽时应注意很多中药是复合色调，对于复合色泽描述时，则应以后一种色调为主，如黄棕色，以棕色为主。中药具有两种不同颜色时，一般将常见的或质量好的颜色写在前面，少见的或质量差的颜色写在后面，用"或"连接，如白鲜皮呈灰白色或淡灰黄色；如果中药的颜色在一定范围内变化，可将两种颜色用"至"连接，如知母呈黄棕色至棕色。药材的色泽因品种而异，色泽变化与药材的成分、质量有关。所以观察药材的色泽，可以鉴定药材的品种。另外，药材因加工或保管不当、储藏时间过久等原因，会改变其固有的色泽，因此，药材的色泽是否符合要求，也是衡量中药质量的重要因素。

4. 看表面

表面指药材、饮片表面光滑还是粗糙，有无皱纹、皮孔、毛茸及其他附属物等。如白芥子表面光滑，合欢皮的皮孔棕红色，形状呈椭圆形等。

5. 验质地

质地指用手折断药材、饮片时所感知到的特征，一般用软硬、结松、韧脆、粉性、角质、轻重、柴性、黏性等术语描述。描述中药质地的术语均有各自的含义。"松泡"指质轻而松，断面多裂隙；"粉性"指中药富含淀粉，折断时常有粉末散落；"油润"指质地柔软，富含油脂而润泽；"角质"指质地坚硬，断面半透明或有光泽。

6. 查断面

查断面指在日光下检查药材、饮片的断面色泽和特征。

（1）自然折断面：观察折断时的现象，如折断时有无粉尘飞扬，折断的难易程度等。也应注意折断面是否平坦，有无胶丝，有无纤维性、颗粒性、裂片状，能否层层剥离等情况。如茅苍术易折断，断面久置能析出白色细针状结晶（起霜）；甘草折断时有粉尘（淀粉）散落；杜仲折断时有胶丝相连；黄柏折断面呈纤维性分层；牡丹皮折断面呈粉性，较平坦。此方法主要适用于皮类、长条形的根及根茎类、茎类、藤类药材的鉴别。

（2）用刀切成横切面：观察皮部、木质部的色泽、比例、射线与维管束的分布、排列形状等。经验鉴别也积累了很多术语，如"菊花心"（甘草、黄芪）；"车轮纹"（防己）、"星点"（大黄）、"云锦花纹"（何首乌）等。此方法主要适用于折断面不平坦或不易折断的药材，也适用于饮片的鉴别。

7. 嗅气

嗅气是指用嗅闻法识别药材、饮片。有些药材、饮片有特殊的气感，可直接嗅闻，作为鉴别药材、饮片的主要依据。气味不明显的药材、饮片，可将其折断、破碎、揉搓后再闻，或用热水浸泡或湿润后再闻。如薄荷有特殊的清凉香气；阿魏有强烈的蒜样臭气；鱼腥草有鱼腥气；白鲜皮有羊膻气等。

8. 尝味

尝味是指用味觉来识别药材、饮片。尝味时，可取少量药材或饮片直接口尝，或加热水浸泡后尝浸出液。药材、饮片的味道与本身含有的成分及含量有关。有时是衡量药材或饮片品质的标准之一，如乌梅、山楂以味酸为佳；黄连、黄柏以味苦为佳；甘草、党参以味甘为佳等。药材或饮片的味道发生改变，就要考虑其品种及质量是否有问题。

尝味时要注意取样的代表性，由于药材或饮片的部位不同，味道也可能不同。即在药材或饮片的各个部位都取一部分样品。比如根类中药的皮部和木部。舌的不同部位对不同味道的敏感程度不同，如舌尖对甘味较敏感；舌两侧对酸味较敏感；近舌根部对苦味较敏感；所以口尝时，嚼至少1min，使药液充分接触到舌的各部位，这样才能准确地尝到药味。对于具有强烈刺激性和剧毒性的药材、饮片，口尝时一定要特别小心，取样要少，口尝后应立即吐出样品，漱口，洗手，以免中毒，如草乌、半夏等。

9. 水试

水试法是利用某些中药材、饮片在水中或遇到水时所产生的各种比较明显或特殊现象以鉴别其品种的真伪优劣的一种方法。水试法常作为鉴别药材的方法。这些特殊现象包括沉浮、颜色变化、溶解、透明度、膨胀度、黏性、旋转性、酸碱性等。如红花用水浸泡后，水染成金黄色；西红花用水浸泡后，水染成黄色；葶苈子、车前子等用水浸泡后，种子变黏滑，且体积膨胀；熊胆粉末投入清水中，即在水面旋转并呈黄线下沉而不扩散，这些现象常与药材、饮片中所含有的某种化学成分或组织构造有关。

10. 火试

火试法是某些药材、饮片用火灼烧后，能产生特殊的气感、颜色、烟雾、响声等现象，可用来鉴别药材、饮片。如麝香灼烧后，香气浓烈，无臭气，灰烬白色；青黛灼烧后，会产生紫红色的烟雾；海金沙易点燃，会发出爆鸣声及闪光。

🔖 学中做：性状鉴定的顺序总的原则是（　　）；局部原则是（　　）。
A. 先整体后局部　B. 先局部后整体　C. 先上后下、先外后内　D. 先下后上

二、显微鉴定

显微鉴定是利用显微镜来观察药材、饮片及制剂中饮片粉末的组织结构、细胞形状及内含物等特征，用以鉴定药材、饮片及某些制剂的真伪、优劣的一种方法。适用于外形不易鉴定、破碎的粉末状药材、饮片及用饮片粉末制成的制剂的鉴别。鉴定时，要根据观察的对象和目的，选有代表性的供试品，制备不同的显微制片以便观察。

（一）显微制片

1. 横切片或纵切片制片

取供试品欲观察部位，经软化处理后，用徒手或滑走切片法，切成 $10\sim20\mu m$ 的薄片。选取平整的薄片置载玻片上，根据观察对象的不同，滴加甘油醋酸试液、水合氯醛试液或其他试液 $1\sim2$ 滴，盖上盖玻片。必要时滴加水合氯醛试液后，在酒精灯上加热透化，并滴加甘油乙醇试液或稀甘油，盖上盖玻片。

2. 粉末制片

取供试品粉末，过四号或五号筛，挑取少许供试品置载玻片上，滴加甘油醋酸试液、水合氯醛试液或其他适当的试液处理后观察。必要时按上法加热透化。主要适用于粉末状药材及含药材粉末的制剂的观察。

3. 表面制片

将供试品湿润软化后，剪取欲观察部位约 $4mm^2$，一正一反置载玻片上，或撕取表皮，加适宜的试液或加热透化后，盖上盖。主要适用于花类、叶类、果实类、鳞茎类及草质茎类等中药的表面特征（气孔、毛茸、表面细胞）的观察。

4. 解离组织制片

将供试品切成长约 5mm，直径约 2mm 的段或厚约 1mm 的片，如供试品薄壁组织占大部分，木化组织少或分散存在，采用氢氧化钾法处理、观察，如果供试品质地坚硬，木化组织较多或集成较大群束，采用硝铬酸法或氯酸钾法处理、观察。主要适用于厚壁组织或输导组织等单个细胞的显微观察。

5. 花粉粒与孢子制片

取花粉、花药（或小的花）、孢子或孢子囊群（干燥的供试品浸泡于冰醋酸中软化），用玻璃棒研磨碎，用纱布过滤至离心管中，离心，取沉淀加新配制醋酐 - 硫酸（9：1）的混合

液 1～3ml，置水浴中加热 2～3min，离心，取沉淀，用水洗涤 2 次，取少量沉淀置载玻片上，滴加水合氯醛试液，盖上盖玻片，或加 50% 甘油与 1% 的苯酚各 1～2 滴，用品红甘油胶取明胶封藏。

6. 磨片制片

选取厚度 1～2mm 的供试材料，置粗磨石或磨砂玻璃板上，加适量水，用食指、中指夹住或压住材料，在磨石上往返磨，待两面磨平，且厚度约数百微米时，将材料移置细磨石上，加水，用软木塞压在材料上，往返磨至透明，用水冲洗，再加乙醇试液处理和甘油乙醇试液装片。主要适用于坚硬的动物、矿物类药材。

7. 含饮片粉末的制剂显微制片

按供试品不同的剂型，对于散剂、胶囊剂（内容物为颗粒状，应研细），可直接取适量的粉末；对于片剂取 2～3 片；水丸、水蜜丸、糊丸、锭剂等（包衣者除去包衣），取数丸或 1～2 锭，分别置乳钵中研成细粉，取适量的细粉；蜜丸应将药丸切开，从切面由外至中央挑取适量供试品或用水脱密后，吸取少量的沉淀物。根据不同的观察对象，分别按粉末制片法制片（1～5 片）。

学中思： 显微制片方法主要包括哪些？

（二）细胞壁性质的鉴别

（1）木质化细胞壁　滴加间苯三酚试液 1～2 滴，放置片刻，滴加盐酸 1 滴，因木质化程度不同，呈红色或紫红色。

（2）木栓化或角质化细胞壁　滴加苏丹Ⅲ试液，放置片刻或微热，呈橘红色至红色。

（3）纤维素细胞壁　滴加氯化锌碘试液，或先滴加碘试液湿润后，放置片刻，再滴加硫酸溶液（33 → 50），呈蓝色或紫色。

（4）硅质化细胞壁　滴加硫酸溶液，无变化。

学中做： 角质化细胞壁滴加苏丹Ⅲ试液，显（　　）
A. 红色　B. 蓝色　C. 黄色　D. 绿色

三、理化鉴定

理化鉴定就是利用某些物理、化学方法或仪器分析方法，鉴定中药的真伪、纯度和品质优良程度的方法。理化鉴定包括定性分析和定量分析两类：定性分析是确定中药的真实性；定量分析则是说明中药有效成分的含量，确定中药的品质和优良度。现将常用的理化鉴定方法介绍如下。

（一）物理常数测定

物理常数测定主要包括相对密度、旋光度、折光率、黏稠度、硬度、凝固点、沸点、熔点等的测定。这对挥发油类、树脂类、油脂类、液体类药（如蜂蜜等）及加工品类（如阿胶等）药材的纯度和真实性的鉴定，具有十分重要的意义。

知识拓展

粉末特征的观察与描述

粉末制片在显微镜下观察时，可见到多种组织碎片、细胞及内含物的特征。在描述顺序上，按照"先多数后少数，先特殊后一般，先感官后测试"的原则进行。

（1）先多数后少数：粉末药材镜检时，总是数量多的容易被察见，数量少的不容易被察见，有些特征极为稀少，在描述时应先描述多见的、易见的，后描述少见的、偶见的，并分别注明，以供参考。

（2）先特殊后一般：各类药材粉末都具有一些为本类药材粉末所共有的组织和细胞等特征。在描述时应先重点描述比较特殊的组织、细胞及内含物等，它们具有鉴别的实际意义，而且在描述时应力求详尽。对于一般特征的描述，在一般情况下，只要在最后简单地提一句就可以了。

（3）先感官后测试：在对每一种细胞或细胞内含物进行描述时，应当先从感官入手，然后再对最易检出的特点进行描述。

（二）常规检查

1. 水分测定

水分测定，是为了保证中药不因所含水分超限而虫蛀、霉烂变质。控制中药中水分的含量对于保证中药质量有着十分重要的意义，一般情况下，药材、饮片的安全含水量应在8%～12%，除另有规定外，饮片的含水量通常不得超过13%。现行版《中国药典》规定了水分的含量限度，如牛黄的含水量不得超过9.0%，红花的含水量不得超过13.0%，阿胶的含水量不得超过15.0%等。

2. 灰分测定

中药中灰分的来源，主要包括中药本身经灰化后遗留的不挥发性无机盐及中药表面附着的不挥发性无机盐类，即"生理灰分"或"总灰分"。每一种中药，在无杂物时，一般都有一定的总灰分含量范围。若中药中含有杂物（泥土、砂石等无机物质），总灰分则超过一定限度。测定中药的总灰分限度，对于保证中药的纯净程度有着十分重要的意义。

3. 膨胀度测定

膨胀度是中药膨胀性能的指标，是指每1g中药在水或其他规定的溶剂中，在一定的时间与温度下膨胀后所占有的体积（ml）。主要适用于含有胶质、黏液质或半纤维素类中药的鉴定，如车前子、葶苈子等种子类中药含有黏液、树脂、果胶等成分，具有吸水膨胀的性质，其吸水膨胀的程度和其所含的黏液成正比关系。

4. 杂质检查

检查方法：可取规定量的样品，摊开，用肉眼或放大镜（5～10倍）观察，将杂质拣出，若其中有可以筛分的杂质，通过合适的筛，将杂质筛出，再将各类杂质分别称重，计算其在样品中的百分数。若中药中混存的杂质与正品相似，很难从外观鉴别时，可进行显微鉴别、理化鉴别试验，证明其为杂质后，计入杂质重量中。个体较大的中药，必要时可破开，检查中药中是否有虫蛀、霉变等变质现象。杂质检查所用的样品量，一般按药材取样法称取。

5. 有害物质检查

随着中药质量分析的内容不断扩大，对中药中无机成分和有害、有毒成分的分析越来越重视。中药的安全性和有效性同样重要。中药中若污染了有害物质如农药、霉菌和霉菌毒素及重金属等就会影响人体健康。因此，在中药品质鉴定中，必须重视对有害物质的检查和控制。

（三）一般理化鉴别

1. 化学定性反应

利用中药中所含的化学成分能与某些特定试剂产生特殊的颜色、沉淀、结晶、气味等，来鉴别中药的真伪。一般在试管中或纸片上进行，或直接在中药表面、切片或粉末上进行。如在山豆根外皮滴加10%氢氧化钠试液呈橙红色，并逐渐变为血红色，久置不褪色；柴胡横切片，滴加无水乙醇-浓硫酸等量混合液后，则凡是含有皂苷的组织开始呈黄绿色，逐渐呈绿色、蓝绿色，最终呈蓝色。

2. 微量升华

微量升华是利用中药中所含的某些化学成分，在一定温度条件下能升华的性质，获得升华物，在显微镜下观察其形状、色泽。如大黄粉末升华物可见菱状针晶或羽状结晶。牡丹皮、徐长卿根的升华物为长柱状或针状、羽状牡丹酚结晶。

3. 荧光分析

荧光分析是利用中药中所含的某些化学成分，在紫外光或日光下能产生一定颜色的荧光，通过荧光分析可鉴别中药的真伪。如秦皮的水浸液在日光下呈碧蓝色荧光，紫外光下更加强烈；黄连中含有小檗碱，折断面在紫外光下呈金黄色荧光，木质部尤为明显。有的天然药物浸出液需滴加一定的试剂才能产生荧光，如芦荟水溶液滴加硼砂共热呈绿色荧光。

中药表面附有地衣或真菌，也可能有荧光出现，因此，荧光分析还可用于检查某些中药的变质情况。

试验时，将样品置于紫外光灯下约10cm处，观察所产生的荧光。除另外规定外，紫外光的波长一般为365nm。

4. 显微化学反应

显微化学反应是将中药粉末、切片或浸出液，置于载玻片上，滴加某些化学试剂，使其产生沉淀、结晶或特殊颜色，在显微镜下观察进行鉴定的一种方法。如黄连粉末滴加30%硝酸，可见针状小檗碱硝酸盐结晶析出。

（四）定量分析

1. 浸出物测定

浸出物测定是指用水或其他适宜的溶剂对中药中可溶性物质进行的测定。对于有效成分尚不明确或尚无精确定量方法的中药，可根据已知成分的溶解性质，选用水、一定浓度的乙醇、乙醚等为溶剂，测定中药中可溶性物质的含量，以示中药的品质。中药中浸出物的含量大致有一定的范围，故测定浸出物的含量可以控制中药的质量。如《中国药典》规定，黄芪的水溶性浸出物不得少于17.0%，降香的乙醇浸出物不得少于8.0%。

2. 含量测定

含量测定是指用化学、物理或生物的方法，对样品含有的有关成分进行检测。中药中往往含有多种成分，可选择具有生理活性的主要化学成分，作为有效成分或指标性成分之一进行含量测定，来鉴定中药的品质。有效成分或指标性成分明确的可进行针对性定量测定；有效成分不明确而化学上大类成分明确的可对总成分（如总黄酮、总生物碱、总皂苷等）进行含量测定；含挥发油成分的可进行挥发油含量测定。如《中国药典》规定，八角茴香中挥发油的含量不得少于4.0%，马钱子中士的宁的含量不得少于1.20%。

（1）色谱法　色谱法又称层析法，是将中药浸出物进行化学成分分离和鉴别的重要方法之一。此法主要适用于中药的定性定量分析，具有分离能力强、分析速度快、定量准确等特点。根据其分离原理不同，可分为吸附色谱法、分配色谱法、离子交换色谱法与排阻色谱法等方法。又根据分离方法的不同，分为柱色谱法、纸色谱法、薄层色谱法、气相色谱法、高效液相色谱法等方法。

扫一扫

数字资源8-3
中药总论之液体
辅料视频

（2）分光光度法　分光光度法是指通过测定被测物质在某些特定波长处或一定波长范围内对光的吸收度，对该物质进行定性分析和定量分析的方法。

学习总结

知识点导图

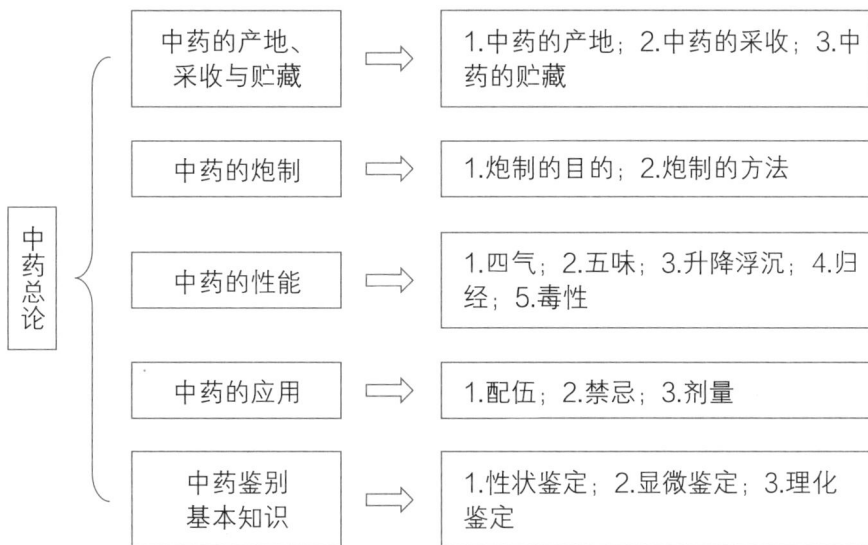

中药总论

- 中药的产地、采收与贮藏 ⇒ 1.中药的产地；2.中药的采收；3.中药的贮藏
- 中药的炮制 ⇒ 1.炮制的目的；2.炮制的方法
- 中药的性能 ⇒ 1.四气；2.五味；3.升降浮沉；4.归经；5.毒性
- 中药的应用 ⇒ 1.配伍；2.禁忌；3.剂量
- 中药鉴别基本知识 ⇒ 1.性状鉴定；2.显微鉴定；3.理化鉴定

目标检测

一、选择题

（一）A题型（最佳选择题）

1. 辛味药物不具有的功效是（　）
　A. 发汗解表　　　B. 疏肝解郁　　　C. 活血祛瘀　　　D. 补气健脾
2. 性能功效相类似的药物配合使用属于（　）的配伍关系
　A. 相须　　　　　B. 相使　　　　　C. 相畏　　　　　D. 相杀
3. 人参配莱菔子属于（　）的配伍关系
　A. 相使　　　　　B. 相恶　　　　　C. 相须　　　　　D. 相反
4. 下列哪一组不属十九畏的内容（　）
　A. 官桂畏石脂　　B. 水银畏砒霜　　C. 芫花畏甘草　　D. 丁香畏郁金

5. 反映药物安全性的性能是（　　）
　　A. 升降浮沉　　　　B. 毒性　　　　　C. 归经　　　　　D. 五味
6. 能够减轻或消除寒证的药物，其药性一般多属于（　　）
　　A. 温热之性　　　　B. 寒凉之性　　　C. 苦寒之性　　　D. 平行
7. 具有渗湿利水作用的是（　　）
　　A. 辛味　　　　　　B. 涩味　　　　　C. 淡味　　　　　D. 咸味
8. 四气是如何总结出来的（　　）
　　A. 是从疾病的性质总结出来的　　　B. 是从人体感觉出来的
　　C. 是机体反映的结果总结出来的
　　D. 是从药物作用于机体所发生的反应概括出来的
9. 诸花皆浮，（　　）独降
　　A. 菊花　　　　　　B. 金银花　　　　C. 旋覆花　　　　D. 款冬花
10. 除下列哪一项外，均为十八反的内容（　　）
　　A. 乌头反白蔹　　B. 海藻反甘草　　C. 甘草反甘遂　　D. 人参反五灵脂

（二）X 题型（多项选择题）

11. 与甘草相反的药物有（　　）
　　A. 甘遂　　　　　　B. 芫花　　　　　C. 芍药　　　　　D. 海藻
12. 与藜芦相反的药物有（　　）
　　A. 人参　　　　　　B. 细辛　　　　　C. 玄参　　　　　D. 大戟
13. 能增强疗效的配伍关系是（　　）
　　A. 相须　　　　　　B. 相使　　　　　C. 相恶　　　　　D. 相畏
14. 下面的药物应后下的是（　　）
　　A. 薄荷　　　　　　B. 大黄　　　　　C. 麻黄　　　　　D. 番泻叶
15. 宜于煎药的器具有（　　）
　　A. 砂罐　　　　　　B. 砂锅　　　　　C. 陶瓷　　　　　D. 不锈钢器皿

二、综合问答题

1. 什么是道地药材？怎样评定道地药材？
2. 简述中药炮制的目的？
3. 中药性能的含义是什么？包括哪些具体内容？
4. 中药"七情"配伍关系的具体内容是什么？并举例说明。
5. 中药"十八反"和"十九畏"的具体内容是什么？
6. 煎煮中药汤剂时应注意什么？
7. 用药的妊娠禁忌分为哪两类？分别列举 8 种。

三、病例分析

　　患者李某在医院开具了中药处方，随后自行去药店抓药，但药店专业技术人员发现方中出现了芍药和藜芦两味中药，并拒绝给李某抓药。
　　讨论：1. 药店专业技术人员为什么拒绝给李某抓药？
　　2. 方中出现了芍药和藜芦两味中药违反了什么用药禁忌？

模块九
解 表 药

🔆 **学习目标**

知识目标

1. 学会表寒和表热证候特征。
2. 学会常见解表药的性状特征与功效。

技能目标

1. 能区别表寒和表热症状并进行辨证。
2. 能对常见解表药进行性状鉴别。
3. 能够对表证合理辨证用药。

素质目标

1. 增强合理安全用药、爱护健康、敬畏生命的意识。
2. 培养严谨细致的职业精神。

扫
一
扫

中药性状图

📖 **情景导入**

相传，从前有一位老大夫，医术高明，收了一个小徒弟，但这个徒弟很是狂傲，学习粗心大意，只学了点皮毛便自以为是。小徒弟准备自立门户，老大夫不放心，特别叮嘱他说："有一种无叶草的药，止汗用根，发汗用茎，一朝弄错，就会丧命！务必牢记"。小徒弟张口就背了一遍，就认为很简单。结果没过几天，就让他用无叶草医死了一个患者。死者家属不肯善罢甘休，抓住他去官衙。县太爷质问他对无叶草使用口诀是否还记得，小徒弟背道："止汗用根，发汗用茎，一朝弄错，就会丧命！"县太爷又问："患者有汗无汗？"徒弟心虚道："浑身出虚汗。""你用的是茎还是根？""是茎。"县官大怒："简直是荒唐！患者已经出虚汗了，还用发汗的茎，能不死人吗？"说罢，命人打了徒弟四十大板，判坐三年大牢。小徒弟经过这一番波折，才知道医术深奥，悔不当初。三年之后，他找到老大夫，表示痛改前非，希望老大夫能再收他入门。老大夫见他诚心悔过，就把他留下，向他传授医道。从此以后，小徒弟再用"无叶草"时就十分小心了。经过用功的学习，小徒弟继承了老大夫的医术，也成了一位受人尊敬的医生。因为"无叶草"给他惹过麻烦，于是他就把这种药草叫作"麻烦草"。后来，又因为这草的根是黄色的，又改叫"麻黄"。中药麻黄用的是麻黄的茎，具有发汗解表，宣肺平喘，利水消肿的功效；而麻黄根用的则是麻黄的根和根茎，具有固表止汗的功效。虽然都是从同一株植物上摘下来的，但是作用却完全相反，我们一定要分清。

导学讨论：

1. 表证出汗为什么忌用麻黄？

2. 通过对比小徒弟前后学习态度与结果，告诫我们应该如何求医求学？

情景解析

重难点分析

学习重点　1.表寒证、表热证的证候特征与常见体征。

　　　　　　2.常见解表药的性状特征与临床功效。

学习难点　1.同类中药功效异同点及精准用药。

　　　　　　2.根茎类解表药的性状鉴别。

﹀﹀﹀岐黄要义﹀﹀﹀

　　大家在本模块中将共同认识中医表寒证与表热证的证候特征，共同学习解表药的性状鉴别与功效运用，本着医者仁心，人文关怀，心系患者生命健康的高度责任感，在课堂上扎实学好医药基础知识，鉴别各类中药，并熟知各类中药功效的细微区别，从而在各类实践场景中精准推荐用药，为自己、为身边人、为社会提供自己的职业价值，彰显中医药人的职业素能。

　　定义：以发散表邪为主要功效，常用以治疗表证的药物，称为解表药。

　　表邪，是指经口鼻或腠理侵入人体，并引起表证的六淫外邪，其中又以风邪为主。多见于外感病，尤以感冒为多见，具有起病急、变化快的特点。

　　解表药多具有辛味，轻宣疏散，发散表邪，主入肺、膀胱经，擅行肌表，能使肌表之邪外散或从汗而解，主要用于外感风寒或风热所致的恶寒、发热、头痛、身痛、无汗（或有汗）、脉浮等症。部分解表药还兼有宣肺利水、平喘、胜湿止痛、透疹等作用，可用于水肿、咳喘、风湿痹痛、疹发不畅等。根据其性能特点和功效主治的不同，解表药可分为发散风寒药、发散风热药两类。

　　使用解表药时，应当注意：（1）解表药药性升浮，易于挥发而散失药性，故入汤剂不宜久煎（煮沸10～15min为宜）；（2）发汗力强的解表药，注意用量，以免发汗太过，伤津耗气，以微汗出为宜；（3）表虚自汗、阴虚盗汗、疮疡日久、淋病、失血者，虽有表证，也应当慎用或忌用；（4）发散风寒药多宜饭后热服，温覆其体，以利汗出，助散寒解表之力。

单元一　发散风寒药

　　本类药气味多辛温，故又称为辛温解表药，以发散风寒为主要作用。均可用于风寒表实证，症见恶寒重、发热轻、无寒、头身疼痛、口

数字资源9-1
发散风寒药视频

不渴、苔薄白、脉浮紧等。部分药物还用治风寒表虚证、痹证及喘咳、水肿、麻疹、疮疡初起兼有风寒表证者。

麻黄 《神农本草经》

【来源】本品为麻黄科植物草麻黄、中麻黄或木贼麻黄的干燥草质茎。

【成分】生物碱、挥发油类，如麻黄碱等。

【性味归经】辛、微苦，温。归肺、膀胱经。

【功效应用】（发汗解表第一药，为治肺气壅遏所致喘咳之要药）

（1）发汗解表　用于风寒表实证。本品辛温发散，入肺经，开腠理，为发汗解表之要药。常与桂枝相须为用，如麻黄汤。

（2）宣肺平喘　用于各种喘咳气急病证。本品能开宣肺气，散风寒以平喘，不论风寒、痰浊、热邪等各种原因引起的喘咳气急者，均可配伍应用。治风寒表证兼有咳喘者，常与杏仁、甘草配伍，如三拗汤。

（3）利尿消肿　善于通肺气，调水道，适宜于水肿、小便不利兼风寒表证者，常与甘草配伍，如甘草麻黄汤。

【用法用量】煎服，2～10g。

【使用注意】本品发汗力强，药性温燥，故体虚汗出、头痛失眠、表虚自汗、阴虚盗汗者不宜使用；蜜炙麻黄善于平喘；麻黄绒作用缓和，对小儿、老人及体虚者尤宜。

🔱 学中做：外感风寒表实证，恶寒发热，无汗，脉浮紧首选（　　）

A. 桂枝　　B. 紫苏叶　　C. 麻黄　　D. 防风

🔄 知识拓展

麻黄与麻黄根的功效差别

麻黄与麻黄根，二药同出一源，均可治汗。前者以草质茎入药，主发汗，擅发散表邪，解除表证，常用于外感风寒表实证；后者以其地下根及根茎入药，功专敛肺固表止汗，为止汗之专药，对于自汗、盗汗，内服、外用均可。

桂枝 《神农本草经》

【来源】本品为樟科乔木肉桂的干燥嫩枝。

【成分】挥发油类，如桂皮醛等。

【性味归经】辛、甘，温。归心、肺、膀胱经。

【功效应用】（纯阳之品，温心通阳之要药）

（1）发汗解肌　用于外感风寒表证。本品辛甘温煦，辛散温通，可外行肌表而具解表之效。治外感风寒表虚有汗者，常与白芍配伍，以调和营卫、发表解肌，如桂枝汤；治表实无汗者，常与麻黄配伍，相须为用，如麻黄汤。

（2）温通经脉　用于风寒湿痹、经寒瘀滞、痛经、闭经等。本品能散风寒湿邪，温经通脉、散寒逐瘀。治风寒湿痹，常与附子、甘草配伍，如桂枝附子汤；治经寒瘀滞的月经不调或经闭腹痛，常与当归、川芎等配伍，如温经汤。

（3）通阳化气　用于胸痹，水肿及心动悸，脉结代。本品能温通心中阳气，温化水湿。

治心阳不振、瘀血痹阻的胸痹，常与薤白、瓜蒌配伍，如瓜蒌薤白桂枝汤；治心脾阳虚，阳气不行，水湿内停的心悸气短，常与白术、茯苓等配伍，如苓桂术甘汤；治心悸、脉结代之证者，多与炙甘草、人参、阿胶等配伍，如炙甘草汤。

【用法用量】煎服，3～10g。

【使用注意】本品性温助热，凡温热病、阴虚阳盛及血热妄行、月经过多者应忌用。孕妇慎用。

学中思： 同是发汗作用，麻黄和桂枝发汗作用的区别是什么？分别适用的病证有哪些？

荆芥《神农本草经》

【来源】为唇形科植物荆芥的干燥地上部分。

【成分】挥发油类，如胡薄荷酮等。

【性味归经】辛，微温。归肺、肝经。

【功效应用】（纯阳之品，温心通阳之要药）

（1）解表散风　用于外感表证。本品药性平和，微温不烈，祛风解表之力佳，对于外感表寒表热证，均可应用。治外感风寒证，常与防风、羌活等配伍，如荆防败毒散；治外感风热证，常与金银花、连翘、薄荷等配伍，如银翘散。

（2）透疹　用于风疹瘙痒，麻疹透发不畅。本品能祛风止痒，宣散透疹。治风疹或湿疹痒痛，常与防风、苦参等配伍，如消风散；治麻疹初起，疹出不畅，常与薄荷、蝉蜕等配伍，如透疹汤。

（3）消疮　用于疮疡初起有表证。本品能消散疮疡。常与防风、金银花、连翘等配伍。

（4）止血　用于吐衄下血。本品炒炭能止血，可用于衄血、便血等证，常配其他止血药。

【用法用量】煎服，5～10g。

【使用注意】止血宜炒炭用。

学中做： 试搜集含有荆芥成分的中成药，举例说明该中成药运用荆芥的功效是？

紫苏叶《名医别录》

【来源】为唇形科植物紫苏的干燥叶（或带嫩枝）。

【成分】挥发油类。

【性味归经】辛，温。归肺、脾经。

【功效应用】（解鱼蟹毒）

（1）解表散寒　用于外感风寒证。本品能发散风寒，开宣肺气。治外感风寒表证兼有咳嗽咳痰，常配前胡、杏仁、桔梗等，如杏苏散。

（2）行气和胃　用于脾胃气滞证。本品能行气宽中，和胃止呕，理气安胎。治脾胃气滞之胸闷不舒，恶心呕吐，常配广藿香、陈皮、半夏等，如藿香正气散；治妊娠呕吐、胸腹满闷，常与陈皮、砂仁配伍，以增强止呕安胎之效。

【用法用量】煎服，5～10g。治鱼蟹中毒，可单用至30～60g。

【使用注意】本品能解鱼蟹毒。治进食鱼蟹中毒而引起的腹痛、吐泻，单用或与生姜、白芷煎服。进食鱼蟹时加紫苏，可防中毒。

🔄 **知识拓展**

紫苏叶、紫苏子、紫苏梗均可入药

紫苏叶、紫苏子、紫苏梗均可入药，其中紫苏叶主解表散寒，行气和胃；紫苏子主降气化痰，止咳平喘；紫苏梗主理气宽中，止痛，安胎。

羌活 《神农本草经》

【来源】为伞形科植物羌活或宽叶羌活的干燥根茎和根。

【成分】挥发油类，如羌活醇、异欧前胡素。

【性味归经】辛、苦，温。归膀胱、肾经。

【功效应用】（治上半身风寒湿痹之要药，治太阳经头痛之好药）

（1）解表散寒　用于外感风寒表证。本品辛散苦燥温通，发散风寒之效颇佳。治外感风寒夹湿之表证，常与防风、白芷、细辛等配伍，如羌活胜湿汤。

（2）祛风除湿，止痛　用于风寒湿痹证。本品祛风散寒，利关节而止痛，为治痹之常品。其作用部位偏上，善治腰以上风寒湿痹，尤以肩背肢节疼痛者为佳。治痹证肩背关节疼痛，常与防风、姜黄等配伍，如蠲痹汤。

【用法用量】煎服，3～10g。

【使用注意】本品温燥，阴虚、燥热证忌用；本品剂量不宜过大，以免过汗伤阳或引起呕吐。

👤 **学中做**：试查"独活"的功效，与羌活的区别是什么？

白芷 《神农本草经》

【来源】为伞形科植物白芷或杭白芷的干燥根。

【成分】挥发油类，如白芷素。

【性味归经】辛，温。归胃、大肠、肺经。

【功效应用】（治鼻渊头痛的要药）

（1）解表散寒　用于风寒感冒，头痛，牙痛。本品能解表散寒，祛风止痛，擅上行头目，善治阳明经之前额和眉棱骨疼痛、牙痛。

（2）宣通鼻窍　用于鼻塞，鼻渊。本品能祛风散寒通窍，为治鼻渊之要药，内服外用均效。治风寒犯肺所致的鼻塞流涕，常与苍耳子配伍，如苍耳子散。

（3）消肿排脓　用于疮疡肿毒。本品能消肿排脓止痛，为外科常用之品。

（4）燥湿止带　用于寒湿带下。本品能升清阳，燥湿止带。治寒湿带下，常与白术、茯苓等配伍；治湿热带下，可配黄柏、车前子等药。

【用法用量】煎服，3～10g。

【使用注意】本品能祛风止痒、祛斑除臭。外用可治湿疹、面部色斑、狐臭、白癜风等。

细辛 《神农本草经》

【来源】为马兜铃科植物北细辛、汉城细辛或华细辛的干燥根和根茎。

【成分】挥发油类，如细辛醚。

【性味归经】辛，温。归心、肺、肾经。

【功效应用】（治鼻渊头痛的要药）

（1）解表散寒　用于外感风寒证。本品辛温，能解表散寒。治风寒表证而头身疼痛者，常与羌活、防风等配伍，如九味羌活汤。

（2）祛风止痛，通窍　用于头痛，牙痛，痹痛。本品辛香走窜，能祛风、散寒、通窍、止痛。

（3）温肺化饮　用于寒饮咳喘。本品外散表寒，内温肺饮。治外感风寒，寒饮伏肺，咳嗽气喘，可与干姜、五味子等配伍，如小青龙汤。

【用法用量】煎服，1～3g。散剂每次服 0.5～1g。外用适量。

【使用注意】不宜与藜芦同用。气虚多汗、阴虚阳亢头痛等忌用。

🔖 学中思：如何理解"细辛用量不过钱之说"？

辛夷《神农本草经》

【来源】本品为木兰科植物望春花、玉兰或武当玉兰的干燥花蕾。

【成分】挥发油类，如木兰脂素。

【性味归经】辛，温；归肺、胃经。

【功效应用】（治鼻渊头痛，鼻塞流涕之要药）

（1）散风寒　用于风寒感冒。本品发汗之力不强，但善通鼻窍，可解除外感风寒引起的头痛、鼻塞、流涕之症。

（2）通鼻窍　用于鼻渊。本品又为治疗鼻渊头痛，鼻塞流涕之要药，偏于风寒与细辛、白芷、苍耳子等同用；偏于风热与薄荷、连翘、黄芩等同用。

【用法用量】煎服，3～10g，包煎。散剂每次服 0.5～1g。外用适量。

【使用注意】不宜与藜芦同用。气虚多汗、阴虚阳亢头痛等忌用。

单元二　发散风热药

发散风热药性味多为辛凉，发汗作用缓和，主要用于外感风热或温病初起，邪在卫分，症见发热重、恶寒轻、头痛、咽干口渴、舌苔薄黄而干、脉浮数等。部分药物兼具清头目、利咽喉、透疹、宣肺止咳等作用，可用治咽喉肿痛、麻疹不透、风热咳嗽等证。

薄荷《新修本草》

【来源】本品为唇形科植物薄荷的干燥地上部分。

【成分】挥发油类，如薄荷醇、薄荷酮等。

【性味归经】辛，凉。归肺、肝经。

【功效应用】（清利头目）

（1）疏散风热　用于外感风热及温病初起之头痛，发热，微恶寒者。本品凉散，善解风热之邪，常与荆芥、金银花、连翘等配伍，如银翘散；或与桑叶、菊花等配伍，如桑菊饮。

（2）清利头目　用于风热上攻所致头痛目赤。本品轻扬升浮，散风热，清头目，利咽喉。常与菊花、牛蒡子等配伍，如薄荷汤。

（3）透疹　用于麻疹初起透发不畅，或风疹瘙痒。本品轻扬宣散，疏表散邪。常与蝉蜕、荆芥等配伍，如加减葛根汤。

（4）疏肝解郁　用于肝气郁滞之胸闷、胁痛等。本品可入肝经，能疏肝解郁。常与柴胡、白芍等配伍，如逍遥散。

【用法用量】煎服，3～6g。入汤剂宜后下。

【使用注意】本品发汗力强，体虚多汗者不宜用。

🔍 学中思：薄荷入煎剂时宜后下，为什么？

🔄 知识拓展

薄荷内服可使皮肤毛细血管扩张，具有发汗解热作用。薄荷醇、薄荷酮局部外用有抗炎、镇痛、止痒作用。薄荷油有解除胃肠痉挛及促进呼吸道腺体分泌作用。

同科植物留兰香又名绿薄荷、香薄荷、青薄荷等，有个别地区将其混入薄荷中使用，但其不含薄荷脑，不能混入，应注意。

牛蒡子 《名医别录》

【来源】本品为菊科植物牛蒡的干燥成熟果实。

【成分】苷类，如牛蒡苷。

【性味归经】辛、苦，寒。归肺、胃经。

【功效应用】（利咽透疹）

（1）疏散风热　用于外感风热，咳嗽咳痰，咽喉肿痛。本品辛寒，能疏散风热。常与薄荷、荆芥等配伍，如牛蒡汤。

（2）宣肺透疹　用于麻疹初起，疹发不畅及风热发疹等症。本品能疏散风热，宣肺透疹，促使疹子透发。常与薄荷、蝉蜕等配伍，如加减葛根汤。

（3）解毒利咽　用于风热或热毒上攻的咽喉肿痛。本品能利咽散结、清热解毒。常与薄荷、金银花等配伍使用。治热毒疮疡及痄腮，常与连翘、板蓝根等配伍。

【用法用量】煎服，6～12g。炒用苦寒性降低。

【使用注意】本品性寒滑肠，脾虚腹泻者慎用。

菊花 《神农本草经》

【来源】本品为菊科植物菊的干燥头状花序。

【成分】含绿原酸、木犀草苷。

【性味归经】甘、苦，微寒。归肺、肝经。

【功效应用】

（1）散风清热　用于外感风热及温病初起，发热头痛。本品能清上焦风热，清头目。常与桑叶、薄荷等配伍，如桑菊饮。

（2）清肝明目　用于肝经风热或肝火上攻的目赤肿痛。本品性微寒，能清肝明目，常与桑叶、夏枯草等配伍。治肾阴虚的目暗不明，可与枸杞子、熟地黄等配伍，如杞菊地黄丸。

（3）平抑肝阳　用于肝阳上亢，头痛、眩晕。本品入肝经，能平抑肝阳。常与石决明、白芍、钩藤等配伍。

（4）清热解毒   用于疔疮肿毒。本品能清热解毒，善治疔毒，常与金银花、生甘草配伍，如甘菊散。

【用法用量】煎服，5～10g。炒用苦寒性降低。

【使用注意】本品性寒滑肠，脾虚腹泻者慎用。

♀ 学中做：试查阅资料，对比黄菊、白菊、野菊的功效异同，并制作PPT汇报。

柴胡《神农本草经》

【来源】本品为伞形科植物柴胡或狭叶柴胡的干燥根。

【成分】苷类，如柴胡皂苷。

【性味归经】辛、苦，微寒。归肺、肝、胆经。

【功效应用】（治疗少阳证要药）

（1）疏散退热   用于少阳证，外感发热。本品味苦、辛，善疏散少阳半表半里之邪，为治少阳证之要药。治伤寒邪在少阳，寒热往来、口苦、咽干、目眩等证，常与黄芩、半夏等配伍，如小柴胡汤；治外感发热，常与葛根、黄芩等配伍，如柴葛解肌汤。

（2）疏肝解郁   用于肝郁气滞，胸胁疼痛，月经不调。本品善条达肝气而疏肝解郁，调经止痛。常与当归、白芍等配伍，如逍遥散；治肝郁气滞，胸胁疼痛，常与香附、川芎等配伍，如柴胡疏肝散。

（3）升举阳气   用于气虚下陷，久泻脱肛，胃、子宫下垂。本品能升举脾胃清阳之气而举陷，常与升麻、黄芪等配伍，如补中益气汤。

【用法用量】煎服，3～10g。炒用苦寒性降低。

【使用注意】本品性寒滑肠，脾虚腹泻者慎用。

🔄 知识拓展

柴胡、升麻、葛根、黄芪均能升阳举焰；柴胡、薄荷均能疏肝解郁。现代用柴胡制成的单味或复方注射液，有较好的解表退热作用。

桑叶《神农本草经》

【来源】本品为桑科植物桑的干燥叶。

【成分】黄酮类，如芦丁。

【性味归经】甘、苦，寒。归肺、肝经。

【功效应用】

（1）疏散风热   用于外感风热，头昏头痛、咽喉肿痛。本品轻清疏散，能疏散风热。常与菊花、连翘、桔梗等配伍，如桑菊饮。

（2）清肺润燥   用于肺热或燥热伤肺，鼻咽干燥等。本品清肺热、润肺燥。可用蜜炙桑叶加强润肺燥之功效，多与杏仁、贝母、麦冬等配伍，如桑杏汤。

（3）清肝明目   用于肝经实热或风热之目赤涩痛。本品性微寒，能清肝明目。治肝经实热或风热所致目赤、涩痛等症，可与菊花、决明子、车前子等配伍。治肝阴不足，目暗昏花，可与黑芝麻配伍，做蜜丸服，如桑麻丸。

【用法用量】煎服，5～10g；或入丸、散。

【使用注意】蜜炙桑叶功偏润肺止咳，对于肺燥咳嗽者多用。

学中做： 善治燥热伤肺，干咳少痰，感受风热之邪的药物是（　　）
A.蝉蜕　B.桑叶　C.菊花　D.薄荷　E.葛根

粉葛 《神农本草经》

【来源】本品为豆科植物甘葛藤的干燥根。

【成分】异黄酮苷类，如葛根素。

【性味归经】甘、辛，凉。归脾、胃经。

【功效应用】

（1）解肌退热　用于外感发热，头痛无汗，项强。本品甘、辛性凉，轻扬发散，能解肌发汗。治外感表证，邪郁化热，发热重，恶寒轻、头痛等症，常与柴胡、石膏等配伍，如柴葛解肌汤；治风寒表证，恶寒无汗、项背强痛者，可与麻黄、桂枝等配伍，如葛根汤。

（2）透疹　用于麻疹透发不畅。本品能解肌发散，透发麻疹。治麻疹初起，疹出不畅，常与升麻、芍药等配伍，如升麻葛根汤。

（3）生津止渴　用于热病烦渴、内热消渴。治热病津少烦渴，常与芦根、天花粉等配伍；治内热消渴，可单用或与天花粉、麦冬等配伍，如玉泉散。

（4）升阳止泻　用于湿热泻痢，脾虚久泻。本品能升发清阳，鼓舞脾胃清阳之气上行而奏止泻痢之效。治湿热泻痢，常与黄连、黄芩等配伍，如葛根芩连汤；治脾虚泄泻，常配党参、白术、木香等，如七味白术散。

【用法用量】煎服，5～10g；或入丸、散。

知识拓展

粉葛主含黄酮类物质大豆素、大豆苷、葛根素等。研究表明，所含总黄酮能扩张冠状动脉和脑血管，增加血流量，降低心肌耗氧量，有明显降压作用。醇浸剂能直接扩张血管，降低外周血管阻力，具有显著的解热作用。本品还能松弛胃肠平滑肌、轻微降血糖。

葛根素，系从野葛或甘葛藤根中提出的一种黄酮苷，以此制成的注射液，具有扩张冠状动脉和脑血管、降低心肌耗氧量，改善微循环和抗血小板聚集的作用，为血管扩张药。临床多用于辅助治疗冠心病、心绞痛、心肌梗死以及视网膜动、静脉阻塞等病的治疗。

蔓荆子 《神农本草经》

【来源】本品为马鞭草科植物单叶蔓荆或蔓荆的干燥成熟果实。

【成分】黄酮类，如蔓荆子黄素。

【性味归经】辛、苦，微寒。归膀胱、肝、胃经。

【功效应用】

（1）疏散风热　用于外感风热所致头晕、头痛及偏头痛等证。本品主散头面之邪，能疏散风热，祛风止痛。治外感风热，头痛头晕，常与菊花、薄荷等同用；治偏头痛，可与菊花、防风、川芎等配伍如菊芎散。

（2）清利头目　用于目赤肿痛，目昏多泪。本品能发散风热，清利头目。治风热上扰，目赤肿痛、目昏多泪，可与菊花、蝉蜕等同用；治诸阳不升，目生翳障、耳鸣耳聋等证，与黄芪、党参、白芍等同用，如益气聪明汤。

【用法用量】煎服，5～10g。

蝉蜕 《名医别录》

【来源】本品为蝉科昆虫黑蚱的若虫羽化时脱落的皮壳。

【成分】异黄酮苷类，如葛根素。

【性味归经】甘，寒。归肺、肝经。

【功效应用】

（1）疏散风热　用于外感风热，咽痛音哑。本品甘寒，质轻上浮，凉散风热，清利头目。治外感风热及温病初起所致发热、头痛，常与薄荷、连翘等配伍；治风热郁肺之咽痛音哑，常与胖大海、牛蒡子、桔梗等配伍，如海蝉散。

（2）透疹　用于麻疹初起，疹发不透及风疹瘙痒。治麻疹初起，透发不畅，常与薄荷、紫草等配伍，如透疹汤；治风湿热相搏之风疹湿疹、皮肤瘙痒，常与荆芥、防风等配伍，如消风散。

（3）解痉　用于惊痫夜啼，破伤风。治小儿外感夹惊、惊痫夜啼，可用本品研末，薄荷、钩藤煎汤送下，如止啼散；若小儿急热惊风，可与牛黄、僵蚕等同用。

（4）明目退翳　用于肝经风热之目赤、目翳、多泪，可与菊花、决明子等配伍，如蝉花散。

【用法用量】煎服，3～6g；或单味研末冲服。

【使用注意】孕妇慎服。

学习总结

知识点导图

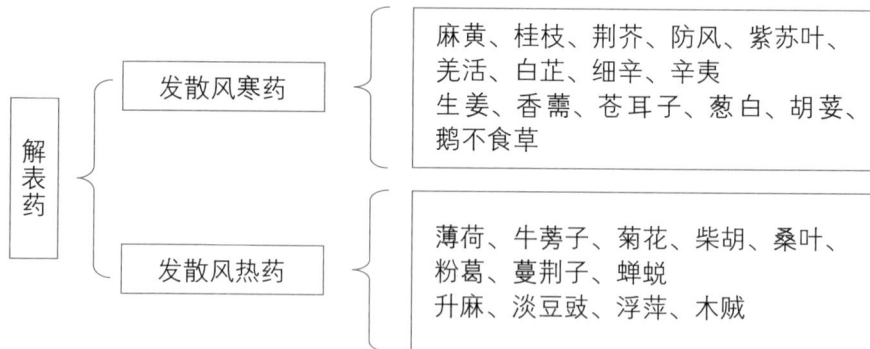

目标检测

一、选择题

（一）A 题型（最佳选择题）

1.解表药的共性是（　　）

　A.辛散解表　　　B.辛散活血　　　C.辛散行气　　　D.辛散温通

2. 外感风寒表实证，恶寒发热，无汗，脉浮紧首选（　　）

　　A. 桂枝　　　　　B. 紫苏叶　　　　　C. 麻黄　　　　　D. 防风

3. 表虚有汗，恶风发热当选用（　　）

　　A. 麻黄　　　　　B. 紫苏叶　　　　　C. 荆芥　　　　　D. 桂枝

4. 风寒感冒，时作呕吐，当用（　　）

　　A. 桂枝　　　　　B. 防风　　　　　C. 羌活　　　　　D. 生姜

5. 从归经来看，解表药主要归（　　）

　　A. 肺、肾经　　　B. 肺、大肠经　　C. 肺、脾经　　　D. 肺、膀胱经

6. 麻黄性状描述错误的是（　　）

　　A. 有分节　　　　　　　　　　　B. 表面淡绿色至黄绿色

　　C. 断面髓部红棕色　　　　　　　D. 气香味苦凉

7. 性状具有"蚯蚓头"特征的是（　　）

　　A. 桂枝　　　　　B. 防风　　　　　C. 羌活　　　　　D. 白芷

8. 薄荷的药用部位是（　　）

　　A. 地上部分　　　B. 全草　　　　　C. 茎和叶　　　　D. 花蕾

9. 风湿痹见上半身疼痛，当选用（　　）

　　A. 桂枝　　　　　B. 白芷　　　　　C. 羌活　　　　　D. 紫苏叶

10. 风热上攻，咽喉肿痛，多用（　　）

　　A. 桑叶　　　　　B. 牛蒡子　　　　C. 葛根　　　　　D. 柴胡

11. 肝郁气滞，月经不调者可选用（　　）

　　A. 葛根　　　　　B. 薄荷　　　　　C. 柴胡　　　　　D. 荆芥

12. 具有疏散风热，疏肝解郁的药物是（　　）

　　A. 菊花　　　　　B. 蝉蜕　　　　　C. 桑叶　　　　　D. 薄荷

（二）X 题型（多项选择题）

13. 麻黄可治疗的病证是（　　）

　　A. 风寒表实无汗　　　　　　　　B. 风寒表虚证

　　C. 咳嗽气喘证　　　　　　　　　D. 风水水肿

　　E. 经寒瘀滞

14. 防风的功效有（　　）

　　A. 祛风解表　　　B. 透疹　　　　　C. 胜湿止痛　　　D. 止痉　　　　　E. 化痰止咳

15. 柴胡的主治病证有（　　）

　　A. 少阳证　　　　B. 肝郁气滞　　　C. 气虚下陷　　　D. 麻疹不透　　　E. 肝火上炎

16. 粉葛性状特征有（　　）

　　A. 横切面可见由纤维形成的浅棕色同心性环纹　　　　B. 质硬，富粉性

　　C. 表面黄白色　　　　　　　　　　　　　　　　　　D. 纤维性强

17. 北柴胡具有的性状特征是（　　）

　　A. 呈圆柱形或长圆锥形　　　　B. 质硬而韧　　　C. 表面红棕色　　　D. 下部少分枝

18. 具有透疹作用，可用于麻疹不透的药物有（　　）

　　A. 防风　　　　　B. 荆芥　　　　　C. 蝉蜕　　　　　D. 菊花　　　　　E. 葛根

二、综合问答题

1. 简述麻黄的性能特点和使用注意事项。

2. 简述桂枝、防风、葛根、柴胡的性状鉴别要点。

3. 比较麻黄与桂枝、荆芥与防风、桑叶与菊花功效主治的异同。

三、病例分析

陈某某，女，7 岁。发热，微恶寒，有汗不解，头痛咳嗽，咽喉痛已 5 天，脉浮细数，苔薄腻，舌质偏红。

讨论：1. 本病例主要涉及哪些脏腑？有哪些异常症状？请做简要分析。

2. 请写出本病例的治法与方药？

3. 根据中药的性能、应用相关知识，分析本病应用方药的特点？

模块十
清 热 药

学习目标

知识目标

1. 学会不同类型的里热证的证候特征。
2. 学会常见清热药的性状特征与功效。

技能目标

1. 能区别不同类型的里热证的症状并进行辨证。
2. 能对常见清热药进行性状鉴别。
3. 能够对不同类型的里热证辨证合理用药。

素质目标

1. 增强合理安全用药、爱护健康、敬畏生命的意识。
2. 培养严谨细致的职业精神。

扫一扫

中药性状图

情景导入

有个儿科医生，自家娃七岁，发热，脉势洪大，他用白虎汤治疗，居然退不了，这么厉害的汤方还退不了这高热，两三天一直烧到四十度，家里人没有不担惊受怕的。这该怎么办呢？他不得已之下，只好带着娃子敲开了竹篱茅舍的门求教老先生。

老先生一看这娃子面赤，舌苔黄，舌尖红，脉也洪数，便笑笑说，你可以给他用白虎汤啊！这儿科医生摇摇头说，白虎汤能治得好，我就不用送到你这里来了。我这娃子向来都不喜欢吃药，这白虎汤给他喝了，他却吐出来，根本进不了。

老先生问，你石膏给他用了多少克呢？这儿科医生说，一般大人我用20g，小孩子我只用10g。老先生笑笑说，此病重药轻故也。你用一小撮想扑灭这燎原之热，如何能够称心如意呢？治疗外感实热，高热脉数，我用生石膏轻的必用一两；若湿热炽盛，如燎原之势，必用四五两，或者七八两，或者单独用，单刀直入，或者跟其他药配合用。

这儿科医生听后还有点疑惑地说，这么大剂量，我还是不敢拿我儿子试药。老先生又笑笑说："这样吧，你可以先用生石膏二两煎汤，凉药热服，趁着还温热，你不用给他一次服完，每次只给他服用三分之一，这样热如果退下来，后面的就不用服了，如果没退下来，再慢慢地增加，这样不就安全了吗？"

这儿科医生听后，觉得也是，便依法炮制。想不到自己用10g石膏退不下的高热，用二两（60g）给娃吃，孩子居然喝了一口没有吐，还想要继续喝。第二杯喝完，这热势明显就退下来了。再把剩下的喝下去，晚上就没有再发热了，睡了个安稳觉。第二天就彻底好了。

导学讨论：文中治疗小儿高热用的石膏是生石膏还是煅石膏？为什么？

🖊 情景解析

💡 重难点分析

学习重点　1. 不同类型的里热证的证候特征与常见体征。
　　　　　2. 常见清热药的性状特征与临床功效。
学习难点　1. 同类中药功效异同点及精准用药。
　　　　　2. 根茎类清热药的性状鉴别。

∽∽∽ 岐黄要义 ∽∽∽

在本模块中将介绍不同类型的里热证的证候特征，共同学习清热药的来源与功效运用，本着医者仁心，人文关怀，心系患者生命健康的高度责任感，化作飞扬的"蒲公英"，将医药的种子撒向祖国大地，做健康的守护神，人民的向阳花；查阅"知母"的典故，加深认知孝心与感恩，心怀父母的养育之恩，报效祖国的热忱情怀，为祖国的中医药事业做出自己的一份努力和贡献。

凡以清解里热为主要作用，用于治疗里热证的药物，称为清热药。

清热药药性皆寒凉而适用于里热证。味多苦，部分兼有甘或咸味。主沉降，依所清脏腑气血之不同，归经亦不同，如清热泻火药多入肺、胃；清热凉血药多入肝、心；清虚热药多入肝、肾。

由于里热证的致病因素、疾病表现阶段及脏腑、部位的不同，里热证的症状多样，需选择针对性强的清热药进行治疗。清热药虽均能清里热，或功偏泻火，或能凉血，或善解毒，或祛湿热，或疗虚热，各有所长，但使用时首先必须注意辨证准确。因里热病证既有气分、血分之别，湿热、热毒之异，又有实热、虚热之分。其次，若表证未解，当先解表后清里，或与解表药同用，以表里双解。此外，还需注意有无兼证，如气血两燔，应气血两清；若里热兼有积滞，当清热、通腑同用。

根据其性能特点和功效主治的不同，清热药可分为清热泻火药、清热解毒药、清热燥湿药、清热凉血药和清虚热药。

使用清热药时，应当注意：

① 清热药性属寒凉，易伤脾胃，凡脾胃虚寒、食少便溏者当慎用。

② 热证易伤阴液，某些苦寒药物又易伤阴化燥，故阴虚津伤者慎用，或配养阴药同用，祛邪而不忘扶正。

③ 阴盛格阳、真寒假热者，禁用清热药。

④ 使用清热药要中病即止，以防克伐太过、损伤正气。

单元一　清热泻火药

清热泻火药，多为甘寒或苦寒药物，清热作用较强，适用于邪在气分所致的高热、口渴、汗出、烦躁，甚则神昏谵语、脉洪大等气分实热证，以及肺热咳嗽、胃热口渴、心火烦躁、肝火目赤等脏腑实热证。

使用本类药物时，对于体质虚弱的患者应考虑照顾正气，勿令伐太过，必要时可与扶正药物配伍应用。

扫一扫

数字资源10-1
清热泻火药视频

石膏 《神农本草经》

【来源】本品为硫酸盐类矿物石膏族石膏。

【成分】主含含水硫酸钙（$CaSO_4 \cdot 2H_2O$）。

【性味归经】甘、辛，大寒。归肺、胃经。

【功效与应用】（为清泻肺胃二经气分实热之要药）

（1）清热泻火，除烦止渴　用于气分实热证。本品辛甘性寒，能解肌退热，清热泻火，甘寒除烦止渴，为清泻肺胃二经气分实热的要药。治邪在气分之壮热、烦渴、脉洪大，常与知母相须为用，如白虎汤；治温邪渐入血分，气血两燔之高热不退、身发斑疹，常与玄参、牡丹皮等配伍，如清瘟败毒饮；治因邪热袭肺所致的身发高热、咳嗽、气急鼻扇，常与麻黄、杏仁、甘草等配伍，如麻杏石甘汤；治胃热阴虚，牙痛烦渴，常与知母、牛膝等配伍，如玉女煎。

（2）收敛生肌　用于疮疡溃后不敛，湿疹，水火烫伤。本品煅后外用有清热收湿、敛疮生肌作用。治湿疹，常与黄柏、枯矾等同用；治水火烫伤，常配青黛、黄柏等。

【用法用量】煎服，15～60g。生品宜打碎先煎。煅品外用适量，研末敷。

【使用注意】脾胃虚寒及阴虚内热者忌用。

🔄 **知识拓展**

药理研究显示，石膏及白虎汤对内毒素发热均有明显的解热效果，且石膏解热而不发汗，作用快而维持时间短，知母解热作用慢而较持久，故二者配合有协同作用。

知母 《神农本草经》

【来源】本品为百合科植物知母的干燥根茎。

【成分】皂苷、黄酮、生物碱、有机酸类，如知母皂苷A～Ⅰ等。

【性味归经】苦、甘，寒。归肺、胃、肾经。

【功效与应用】（清热泻火、滋阴生津之要药）

（1）清热泻火　用于温热病、高热烦躁、口渴、脉洪大等肺胃实热之证及肺热喘咳、痰黄而稠。本品苦寒，上能清肺热，中能清胃火，故适用于肺胃有实热的病证。本品常与石膏相须配伍，如白虎汤；治肺热咳嗽，咳痰色黄，常与贝母、黄芩、桑白皮等配伍，如二母宁嗽丸。

（2）滋阴润燥　用于阴虚发热、虚劳咳嗽及消渴等证。本品能泻肺火而滋肾，故不仅能清实热，且可清虚热。治肾阴亏虚，骨蒸潮热，遗精盗汗，常与黄柏合六味地黄丸同用，如知柏地黄丸；治阴虚火旺，真阴耗竭，骨蒸潮热，遗精盗汗，常与龟甲、黄柏、熟地黄等同用，如大补阴丸。

本品也可配沙参、麦冬、川贝母等，用治肺虚燥咳；配天花粉、麦冬、粉葛等，用治消渴。

🔍 **学中思：** 试比较石膏与知母功用的异同点？

【用法用量】煎服，6～12g。

【使用注意】本品性寒质润滑肠，故脾虚便溏及虚寒证不宜使用。

🔍 **学中做：** 试搜集含有知母成分的中成药，举例说明该中成药运用知母的功效是什么？

栀子 《神农本草经》

【来源】栀子为茜草科植物栀子的干燥成熟果实。

【成分】环烯醚萜类、酸类、黄酮类，如栀子苷等。

【性味归经】苦，寒。归心、肺、三焦经。

【功效与应用】（治热病心烦、躁扰不宁之要药）

（1）泻火除烦　用于热病发热、心烦不宁等症。本品善泻火泄热而除烦。治外感热病发热心烦，常与淡豆豉配伍，如栀子豉汤；治实热壮火症见高热烦躁、神昏谵语，常与黄芩、黄连等配伍，如黄连解毒汤。

（2）清热利湿　用于湿热黄疸。治湿热蕴结肝胆所致的黄疸，常与茵陈、大黄等配伍，如茵陈蒿汤。

（3）凉血解毒　本品能泻火凉血。治热毒、实火引起的吐血、鼻衄、尿血、目赤肿痛和疮疡肿毒等证，可与白茅根、地黄、黄芩等配伍。

（4）消肿止痛　生栀子研末，与面粉、黄酒调服，能消肿止痛，可用于跌仆损伤、扭挫伤、皮肤青肿疼痛等证，尤其适用于四肢关节附近的肌肉、肌腱损伤。

【用法用量】煎服，6～10g。外用生品适量，研末调敷。清热泻火、解毒、利湿宜生用；止血宜炒用。

【使用注意】脾虚便溏以及虚寒证不宜使用。

🔄 **知识拓展**

水栀子为茜草科植物大花栀子的干燥成熟果实，与栀子相似，但较长较大，表面隆起的纵棱较高，棕红色，集结成团。浸入水中染成棕红色。气特异，味苦微酸。水栀子是栀子的伪品，不可充当栀子使用。一般外敷作伤科用药，不作内服药使用。工业上可作为无毒染料。

天花粉 《神农本草经》

【来源】天花粉为葫芦科植物栝楼或双边栝楼的干燥根。

【成分】多糖、蛋白质、氨基酸、皂苷及多量淀粉，如天花粉蛋白等。

【性味归经】甘、微苦，微寒。归肺、胃经。

【功效与应用】（本品清肺胃之热，甘润又养胃阴，生津止渴，润肺燥。）

（1）清热泻火　本品甘寒，长于清热生津，治热病伤津口渴，常与麦冬、知母等配伍，如沙参麦冬汤；治阴虚内热，消渴多饮，常与葛根、知母等配伍，如玉液汤；治肺热燥咳或咯血等证，常与天冬、麦冬等同用，如滋燥饮。

（2）消肿排脓　本品对疮疡初起之红肿热痛或脓成未溃者，有清热消散、溃疮排脓作用，常与金银花等配伍，如仙方活命饮。

【用法用量】煎服，10～15g。

【使用注意】① 不宜与乌头类药材同用；② 脾胃虚寒大便滑泄者忌服；③ 孕妇忌服。

🔄 知识拓展

瓜蒌根中含有一定量的蛋白质：天花粉蛋白是妊娠中期引产的有效蛋白质，同时其也具有抗葡萄胎活性及抗艾滋病（AIDS）的活性；蛋白质 Karasurin 对妊娠小鼠有强烈坠胎作用。瓜蒌根中含有糖类化合物即天花粉多糖，有明显的免疫调节作用，能增强免疫活性，具有抗肿瘤和细胞毒作用。

夏枯草《神农本草经》

【来源】夏枯草为唇形科植物夏枯草的干燥果穗。

【成分】三萜皂苷类、有机酸类、胡萝卜素类，如夏枯草苷等。

【性味归经】辛、苦，寒。归肝、胆经。

【功效与应用】（肝家要药）

（1）清肝泻火，明目　用于目赤肿痛、头痛眩晕。本品善清肝火。治肝火上炎的目赤肿痛、头痛眩晕，常与菊花、决明子等同用。

（2）散结消肿　用于瘰疬瘿瘤。本品能清肝火、散郁结。治瘰疬，常与贝母、香附等配伍；治瘿瘤，常与玄参、贝母、牡蛎、昆布等同用。

【用法用量】煎服，9～15g。单味可酌加剂量。

【使用注意】脾胃虚弱者慎服。

🔄 知识拓展

夏枯草主要含三萜类、黄酮类、甾体糖苷及香豆素类等成分。研究表明，本品水煎剂、水浸出液、乙醇浸剂、乙醇 - 水浸剂均有明显的降压作用。水煎液对痢疾杆菌、伤寒杆菌、人型结核杆菌等有抑制作用，对皮肤真菌及肿瘤有抑制作用。

夏枯草作为药膳的原料，使用很广泛，如夏枯草煲猪瘦肉、煲猪横脷等。

单元二　清热解毒药

以清热解毒为主要作用，用以改善或消除热毒病证的药物，称为清热解毒药。所谓"热毒"，多指火热内盛、疫疠邪气、虫蛇所伤等病因及其病理变化。由热毒所致的病证称热毒证，多见于外科疮疡、温热病以及其他火热炽盛者。

本类药物性味多苦寒，具有清解热毒之功，主要用于痈肿疔毒、痄腮、丹毒、热毒下痢、咽喉肿痛，也常用于虫蛇咬伤及癌肿等表现出热（火）毒证候者。本类药中有的还分别兼有疏散风热、凉血、利咽、止痢等功效。因本类药物功效特性各异，应有针对性地选择药物，并结合兼证作适当的配伍。

本类药物性味苦寒，不宜久服，宜中病即止，以免损伤脾胃。

金银花 《名医别录》

【来源】金银花为忍冬科植物忍冬的干燥花蕾或带初开的花。

【成分】绿原酸、木犀素、槲皮素、金丝桃苷、挥发油等。

【性味归经】甘，寒。归肺、心、胃经。

【功效与应用】（治一切内痈、外痈之要药）

（1）清热解毒　用于疮痈肿毒、咽喉肿痛。本品清热解毒作用强，为治一切内外痈之要药。治疮痈初起，红肿热痛，常与天花粉、白芷等配伍，如仙方活命饮；治疔疮疮形如粟，坚硬根深，常与紫花地丁、蒲公英等配伍，如五味消毒饮；治肠痈腹痛，常与薏苡仁、黄芩、红藤等同用；治肺痈咳吐脓血，常与天花粉、桔梗等同用；治因热毒引起的泻痢便血，常以金银花炒炭，与黄芩、黄连、马齿苋等同用。

（2）疏散风热　用于外感风热或温病初起。本品甘寒，善清肺经之邪以疏风透热，泄心胃之热以清解热毒。治外感风热或温病初起，常与连翘、薄荷、牛蒡子等配伍，如银翘散；治热入营血，神昏，舌绛，可与黄连、地黄、麦冬等配伍，如清营汤。

（3）凉血止痢　用于热毒血痢。本品能清热解毒，凉血止痢。治热毒血痢，大便脓血者，可单用或配伍白头翁、秦皮等同用。

【用法用量】煎服，6～15g。

【使用注意】脾胃虚寒或气虚疮疡脓稀者慎用。

【附药】忍冬藤　为忍冬科植物忍冬的干燥茎枝。性味甘，寒。清热解毒，疏风通络，用于温病发热，热毒血痢，痈肿疮疡，风湿热痹，关节红肿热痛。

　　山银花　为忍冬科植物灰毡毛忍冬、红腺忍冬、华南忍冬或黄褐毛忍冬的干燥花蕾或带初开的花。性味甘，寒。清热解毒，疏散风热，用于痈肿疔疮，喉痹，丹毒，热毒血痢，风热感冒，温热发病。

🔄 知识拓展

　　忍冬始载于《名医别录》。陶弘景谓："似藤生，凌冬不凋，故名忍冬。"李时珍谓："忍冬在处有之，附树延蔓，茎微紫色，对节生叶。叶似薜荔而青，有涩毛。三四月开花，长寸许，一蒂两花二瓣，一大一小，如半边状。长蕊。花初开者，花瓣俱色白；经二三日，则色变黄。新旧相参，黄白相映，故呼金银花，气甚芳香。四月采花阴干；藤叶不拘时采。阴干。"

连翘 《神农本草经》

【来源】连翘为木樨科植物连翘的干燥果实。

【成分】非挥发性成分：连翘酚、连翘苷、齐墩果酸、松脂素等。挥发性成分：醛酮类、醇酯醚类等。

【性味归经】苦，微寒。归肺、心、小肠经。

【功效与应用】（疮家圣药）

（1）清热解毒，消肿散结　用于疮痈肿毒，瘰疬结核。本品能清热解毒、消痈散结。治疮痈初起，红肿未溃，常与蒲公英等配伍；治疮疡溃烂，红肿脓出不畅，则与天花粉、金银花等同用；治疮疡肿毒、瘰疬等证，常与金银花、夏枯草等同用。

（2）疏散风热　用于风热感冒，温病初起，温热入营。本品苦寒，能清热解毒、疏风透热。治外感风热温病初起，常与金银花、牛蒡子等配伍，如银翘散；治热入营血，神昏舌绛，则与黄连、地黄、麦冬等同用，如清营汤。

此外，本品还能清心利尿。治热淋涩痛。

【用法用量】煎服，6～15g。

【使用注意】气虚疮痈脓清稀者慎用。

👤 学中做：试搜集含有连翘成分的中成药，举例说明该中成药运用连翘的功效是什么？

鱼腥草《名医别录》

【来源】鱼腥草为三白草科植物蕺菜的新鲜全草或干燥地上部分。

【成分】挥发油类，如癸酰乙醛、月桂醛、α-蒎烯和芳樟醇等。

【性味归经】辛，微寒。归肺经。

【功效与应用】（为治疗痰热壅肺，发为肺痈，咳吐脓血之要药）

（1）清热解毒，消痈排脓　用于肺痈咳吐脓血及肺热咳嗽、痰黄而稠、热毒疮疡等。本品寒凉，善清泄肺热，为治肺痈之要药。治肺痈咳吐脓血，常与桔梗、芦根、冬瓜子等同用；治肺热咳嗽，痰黄黏稠，多与桑白皮、贝母、瓜蒌等配伍；治热毒疮疡，常与紫花地丁、金银花、连翘等同用。内服外用均可。

（2）利尿通淋　用于热淋小便涩痛。本品有利尿通淋之效。治热淋小便涩痛，常与车前子、海金沙等配伍。

【用法用量】煎服，15～25g，不宜久煎；鲜品用量加倍，水煎或捣汁服。外用适量，捣敷或煎汤熏洗患处。

🔄 **知识拓展**

鱼腥草中所含鱼腥草素、月桂醛、香乙烯及槲皮苷、蕺菜碱等挥发油成分，对金黄色葡萄球菌、白色葡萄球菌、痢疾杆菌、铜绿假单胞菌、变形杆菌、大肠杆菌等均有一定抑制作用，对金黄色葡萄球菌和白色葡萄球菌作用较强。

板蓝根《日华子本草》

【来源】板蓝根为十字花科植物菘蓝的干燥根。

【成分】吲哚类、喹唑类生物碱、芥子苷类、含硫类化合物、有机酸类，如靛蓝、靛玉红等。

【性味归经】苦，寒。归心、胃经。

【功效与应用】

（1）清热解毒　用于温病发热，头痛喉痛或身发斑疹。本品以清热解毒见长。治温病发热，头痛咽痛，或身发斑疹，常与金银花、连翘、生石膏等同用。

（2）凉血利咽　用于温病气血两燔之壮热、发斑，或痈肿疮毒、大头瘟等，常与黄连、黄芩、连翘、玄参等配伍，如普济消毒饮。

【用法用量】煎服，9～15g。

【使用注意】体虚而无实火热毒者忌服。

🔄 **知识拓展**

　　南板蓝根为爵床科植物马蓝的干燥根茎和根。根茎呈类圆形，多弯曲，有分枝。表面灰棕色；节膨大；外皮易剥落。质硬而脆，易折断，皮部蓝灰色，木部灰蓝色至淡黄褐色，中央有髓。根粗细不一，弯曲有分枝，细根细长而柔韧。气微，味淡。本品性味功效及临床应用与板蓝根相同，广东、广西等南方地区常用此品。既往常将二者混用。

山豆根 《开宝本草》

　　【来源】来源于豆科蔓生性小灌木植物越南槐（广豆根）的干燥根及根茎。

　　【成分】喹诺里西啶类生物碱，如苦参碱和氧化苦参碱等。

　　【性味归经】苦，寒；有毒。归肺、胃经。

　　【功效与应用】（为治疗热毒蕴结的咽喉肿痛之要药）

　　（1）清热解毒　用于热毒蕴结，咽喉肿痛，轻者可单用本品，水煎服或含漱；重者须配板蓝根、射干等解毒利咽之品，以增强疗效。

　　（2）利咽消肿　胃火上炎引起的牙龈肿痛、口舌生疮等症，可单用煎汤漱口，或与石膏、黄连、升麻等清胃泻火药同用。

　　此外，本品还可用于湿热黄疸、肺热咳嗽、痈肿疮毒等。近年来用于钩端螺旋体病及早期肺癌、喉癌、膀胱癌等均有一定的疗效。用治钩端螺旋体病多与大青叶、甘草合用；用治癌症，常与白花蛇舌草、鱼腥草配伍。本品对慢性迁延性肝炎也有一定疗效。

💡 **学中思**：思考板蓝根与山豆根的功效与应用的异同点？

　　【用法用量】煎服，3～6g。外用适量。

　　【注意事项】本品大苦大寒，过量服用易引起呕吐腹泻、胸闷、心悸等副作用，故用量不宜过大。脾胃虚寒者慎用。

穿心莲 《岭南采药录》

　　【来源】穿心莲为爵床科植物穿心莲的干燥地上部分。

　　【成分】二萜内酯和二萜内酯苷类，如穿心莲内酯等。

　　【性味归经】苦，寒。归心、肺、大肠、膀胱经。

　　【功效与应用】（本品善清肺火，治疗肺热肺火引起的病证）

　　（1）清热解毒　用于温病初起，肺热咳嗽，肺痈，咽喉肿痛，湿热泻痢，热淋。本品清热解毒，长于清肺。治温病初起或外感风热，常与金银花、连翘等同用；治肺痈咳吐脓血，常与鱼腥草、芦根等配伍；治咽喉肿痛，可与射干、牛蒡子、大青叶等同用；治热淋，小便淋沥涩痛，常与车前子、虎杖、白茅根等配伍。

　　（2）凉血，消肿　用于痈肿疮毒，毒蛇咬伤。治热毒疮痈，常配伍野菊花、紫花地丁、重楼等；治毒蛇咬伤，可单用本品捣烂外敷，或配伍白花蛇舌草、重楼等水煎服。

　　【用法用量】煎服，6～9g。外用适量。

　　【使用注意】① 不宜多服久服；② 脾胃虚寒者不宜用。

牛黄 《神农本草经》

　　【来源】牛黄为牛科动物牛的干燥胆结石。

　　【成分】胆酸及其盐类、胆红素及其钙盐，并含胆固醇、麦角固醇等。

【性味归经】甘，凉。归心、肝经。

【功效与应用】（为清热解毒要药）

（1）息风止痉　用于高热烦躁、神昏谵语及惊痫抽搐等证。本品清心、凉肝，能息风止痉、定惊安神。常与朱砂、全蝎、钩藤等配伍，如牛黄散。

（2）化痰开窍　用于温热病热入心包及中风、惊风、癫痫等痰热蒙蔽心窍所致之神昏、口噤、痰鸣等证。本品能清心热，化痰、开窍醒神。可单用本品为末，淡竹沥化服。亦可与麝香、黄连等配伍，如安宫牛黄丸。

（3）清热解毒　用于咽喉肿痛腐烂、各种热毒疮痈。本品为清热解毒要药，对热毒引起的咽喉肿痛、疮痈肿痛及一些外科疾患属于阳证者都可应用。治咽喉肿痛、口舌生疮，常与黄芩、雄黄、大黄等同用，如牛黄解毒丸；治痈疽、疔毒、瘰疬等，常与麝香、乳香、没药等同用，如犀黄丸。

【用法用量】0.15～0.35g，多入丸、散用。外用适量，研末敷患处。

【使用注意】孕妇及非实热证者慎用。

【附药】人工牛黄　由牛胆粉、胆酸、猪去氧胆酸、牛磺酸、胆红素、胆固醇、微量元素等加工制成。本品为黄色疏松粉末。味苦，微甘。清热解毒，化痰定惊。用于痰热谵狂，神昏不语，小儿急惊风，咽喉肿痛，口舌生疮，痈肿疔疮。用量为一次0.15～0.35g。多作配方用。外用适量敷患处。

蒲公英 《新修本草》

【来源】蒲公英为菊科植物蒲公英、碱地蒲公英或同属数种植物的干燥全草。

【成分】蒲公英甾醇、胆碱、菊糖和果胶等。

【性味归经】苦、甘，寒。归肝、胃经。

【功效与应用】（治乳痈要药）

（1）清热解毒，消肿散结　用于痈肿疮毒，乳痈、内痈。本品苦能泄降，甘以解毒，寒能清热，为清热解毒、消痈散结之佳品，是治乳痈之良药。治热毒疮疡痈肿，常与金银花、紫花地丁、野菊花等配伍，如五味消毒饮；治乳痈，可用鲜品捣烂外敷，或配全瓜蒌、连翘等内服；治肠痈腹痛，配大黄、牡丹皮等同用；治肺痈吐脓，与鱼腥草、冬瓜子等同用。

（2）利尿通淋　用于湿热黄疸及小便淋漓涩痛。治热淋涩痛，常与金钱草、车前子等配伍；治湿热黄疸，常与茵陈、栀子、大黄等同用。

此外，本品还可用治咽喉肿痛或目赤肿痛。

【用法用量】煎服，10～15g。

【使用注意】阳虚外寒、脾胃虚弱者忌用。

紫花地丁 《本草纲目》

【来源】紫花地丁为堇菜科植物紫花地丁的干燥全草。

【成分】有机酸、黄酮及其苷类、糖类、皂苷、植物甾醇、鞣质等。

【性味归经】苦、辛，寒。归心、肝经。

【功效与应用】（治疔疮之要药）

（1）清热解毒　用于疔疮肿毒，痈疽发背，丹毒，乳痈，肠痈。治热毒疮痈，常与金银花、紫花地丁、野菊花等配伍，如五味消毒饮；治疗疮初起肿痛，常与连翘、栀子等同用；治乳痈，常配伍蒲公英等，内服或外敷均可；治肠痈，可与红藤、白花蛇舌草等同用。

（2）解蛇毒　用于毒蛇咬伤。治毒蛇咬伤，单用鲜品捣汁内服，或与鲜半边莲、鲜野菊花等，捣烂外敷。

【用法用量】煎服，15～30g。

【使用注意】① 阴证疮疡者慎用；② 脾胃虚寒者慎服。

单元三　清热燥湿药

以清热除湿为主要功效，用以治疗湿热证的药物，称为清热燥湿药。

本类药物性味苦寒，有清热燥湿功效，并能清热泻火解毒。主要用于湿热证及火热证。多见发热、苔腻、尿少等症状。湿热病证，常以脏腑湿热为主要表现，如肠胃湿热所致的泄泻、痢疾、痔瘘；肝胆湿热所致的胁肋胀痛、黄疸、口苦；下焦湿热所致的小便淋漓涩痛、带下；其他如关节肿痛、湿疹、痈肿、耳痛流脓等，以及诸脏腑火热证，均属本类药施治范围。

本类药苦寒，苦燥伤阴，寒凉伤阳，故用量不宜过大，脾胃虚寒、津伤阴亏者当慎用。

数字资源10-2
清热燥湿药视频

黄芩《神农本草经》

【来源】黄芩为唇形科植物黄芩的干燥根。

【成分】黄酮类化合物，如黄芩苷等。

【性味归经】苦，寒。归肺、胆、脾、大肠、小肠经。

【功效与应用】（清上焦湿热之要药）

（1）清热燥湿　用于湿温发热、口渴不欲饮，以及湿热泻痢、黄疸等证。本品清热燥湿作用颇强。治湿温、暑湿之胸脘痞闷、恶心、呕吐，常与滑石、豆蔻等配伍，如黄芩滑石汤；治湿热蕴结所致的黄疸，可与绵茵陈、栀子等同用；治湿热蕴结大肠，泻痢腹痛，或里急后重，常与葛根、黄连等配伍，如葛根芩连汤。

（2）泻火解毒，止血　用于热病高热烦渴，或肺热咳嗽，或热盛迫血外溢的吐血、衄血、便血崩漏，以及热毒疮疡等证。本品能清实热，泻肺火。治外感热病，壮热烦渴，常与栀子、大黄等配伍，如凉膈散；若邪在少阳，寒热往来，每与柴胡同用，如小柴胡汤；治肺热咳嗽，可单味应用，如清金丸；或与瓜蒌、胆南星等配伍，如清气化痰丸；治热盛咽痛，常与连翘、金银花等配伍。

（3）安胎　用于胎动不安。本品能清热安胎。治胎热胎动不安，常与白术、竹茹等同用。

【用法用量】煎服，3～10g。生用清热，炒用安胎，酒炙清上焦热，炒炭可止血。

【使用注意】脾胃虚寒者不宜使用。

黄连 《神农本草经》

【来源】黄连为毛茛科植物黄连、三角叶黄连或云连的干燥根茎。

【成分】多种异喹啉类生物碱及酸性成分，如小檗碱、阿魏酸等。

【性味归经】苦，寒。归心、脾、胃、肝、胆、大肠经。

【功效与应用】（清中焦湿热之要药，善清心、胃之火的好药）

（1）清热燥湿　用于湿热内蕴、胸中烦热痞满、舌苔黄腻，黄疸，以及肠胃湿热、呕吐、泻痢、痔疮等证。本品苦寒，能清热燥湿。治湿热泻痢，常与木香配伍，如香连丸；治外邪入里、泻痢身热，常与黄芩、葛根等配伍，如葛根黄芩黄连汤；治泻痢脓血，常与白头翁、黄芩、秦皮等配伍，如白头翁汤；治热病高热烦躁，常与黄芩、黄柏、栀子等配伍，如黄连解毒汤。

（2）泻火解毒　用于心烦失眠，胃热呕吐，肝胃失和、呕吐吞酸，吐血衄血，以及热毒疮疡等证。本品善清心胃之火，又清肝热，为泻火解毒要药。治阴虚火旺，失眠心烦，常与白芍、阿胶等，如黄连阿胶汤；心肾不交，夜不能寐者，每与肉桂同用，如交泰丸；治胃热呕吐，常配半夏、竹茹等，如黄连橘皮竹茹汤；若治肝火犯胃，胁肋胀痛，呕吐吞酸，常与吴茱萸配伍，如左金丸；治热毒疮疡，常与黄芩、黄柏等配伍；治皮肤湿疮，可用黄连制膏外用。

此外，黄连还可用于胃火炽盛的中消证，可与天花粉、知母、地黄等同用。外用以黄连汁点眼，可治火盛目赤；涂口，可治口舌生疮。

🔍 **学中思：** 黄芩与黄连功效及应用有何异同？

【用法用量】煎服，2～5g。外用适量。

【使用注意】脾胃虚弱、阴虚津伤者忌用。不可久服。

🔄 **知识拓展**

临床上常用黄连须代替黄连应用，黄连须中的小檗碱含量为1.2%左右，体外抑菌试验表明，50%黄连须煎剂与10%黄连煎剂的抗菌效力相同。

黄柏 《神农本草经》

【来源】黄柏为芸香科植物黄皮树的干燥树皮，习称"川黄柏"。

【成分】多种生物碱，如小檗碱、药根碱等；尚含黄柏内酯、黄柏酮及甾体成分等。

【性味归经】苦，寒。归肾、膀胱经。

【功效与应用】（清下焦湿热、坚阴之要药）

（1）清热燥湿　用于湿热带下，热淋，足膝肿痛，泻痢，黄疸。本品清热燥湿之力与黄芩、黄连相似，以除下焦湿热为佳。治湿热下注，带下腥臭，常与车前子、白果等配伍，如易黄汤；治湿热所致足膝肿痛，常与牛膝、苍术配伍，如三妙丸；治湿热泻痢腹痛，常与白头翁、黄连等同用，如白头翁汤；治湿热黄疸，可与栀子、甘草配伍，如栀子柏皮汤。

（2）泻火除蒸　用于阴虚发热，遗精盗汗。本品能泻相火、退虚热。治阴虚火旺，骨蒸潮热、遗精盗汗等，常与知母、地黄等配伍，如知柏地黄丸、大补阴丸。

（3）解毒疗疮　用于疮疡肿毒，湿疹湿疮。本品燥湿泻火解毒的功效颇好，用治湿热疮疡、湿疹之证，既可内服，又可外用；内服配黄芩、栀子等药，外用可配大黄、滑石等研末撒敷。

【用法用量】煎服，3～12。外用适量。

【使用注意】脾胃虚寒者慎用。

【附药】关黄柏为芸香科植物黄檗的干燥树皮。性味苦寒，清热燥湿，泻火除蒸，解毒疗疮，用于湿热泻痢，黄疸尿赤，带下阴痒，热淋涩痛，脚气，骨蒸劳热，盗汗，遗精，疮疡肿毒，湿疹湿疮。

知识拓展

黄柏、黄芩、黄连三药，为苦寒三品，均能清热燥湿、泻火解毒。但黄柏泻肾火而退虚热，且能除下焦湿热；黄芩则以清肺热为专长，又能安胎；黄连泻心火而除烦，善止呕逆。一般而言，黄芩治上焦、黄连治中焦、黄柏治下焦，根据黄芩清肺火、黄连止呕逆、黄柏泻肾火的特点而来的。实际应用时，芩、连、柏三药没有严格区分。

龙胆《神农本草经》

【来源】龙胆为龙胆科植物条叶龙胆、龙胆、三花龙胆或坚龙胆的干燥根和根茎。

【成分】环烯醚萜苷类、生物碱、多糖及甾醇类，如龙胆苦苷等。

【性味归经】苦，寒。归肝、胆经。

【功效与应用】（治疗肝胆实热诸证之要药）

（1）清热燥湿　用于阴肿阴痒，带下，湿疹，黄疸。本品善于清泄下焦及肝胆湿热。治湿热下注，带下黄稠腥臭，或男子阴囊肿痛、湿疹瘙痒等，常与黄柏、苦参等配伍；治湿热黄疸，身黄尿赤，常与茵陈、栀子等配伍。

（2）泻肝胆火　用于头痛，目赤，以及小儿惊痫抽搐等证。本品为泻肝胆实火要药。治肝火头痛，口苦耳聋，常与柴胡、栀子、黄芩等配伍，如龙胆泻肝汤；治肝火上炎，目赤肿痛，常配伍黄连同用；治肝经热盛，热极生风的高热惊厥、手足抽搐，常与钩藤、牛黄等配伍。

学中做：黄芩、黄连、黄柏、龙胆草四药均可清热燥湿，泻火解毒，其来源及功效各有何异同。

【用法用量】煎服，3～6g。

【使用注意】脾虚腹泻者忌用。

单元四　清热凉血药

以清热凉血为主要作用，用以改善或消除营血分热证的药物，称为清热凉血药，简称凉血药。

本类药多为甘苦咸寒之品，具有清热凉血之功，主治温热病邪入营血，证见身热夜盛、烦躁不眠，甚至神昏谵语、斑疹、吐血、鼻出血、咯血、便血、尿血、舌质深绛、脉细数等；也常用于内科杂病热邪迫血妄行引起的各种出血证。清热凉血药还兼有止血、养阴、解毒、活血等功效。

本类药物滋腻，故湿盛便溏者慎用；兼能活血化瘀的药物，孕妇慎用或忌用。

地黄《神农本草经》

【来源】地黄为玄参科植物地黄的新鲜或干燥块根。前者习称"鲜地黄"，后者习称"生地黄"。

🔍 **学中思**：鲜地黄与生地黄在功效应用上有何异同？

【成分】环烯醚萜、单萜及其苷类、氨基酸、有机酸类，如梓醇等。

【性味归经】鲜地黄　甘、苦，寒。归心、肝、肾经。

生地黄　甘，寒。归心、肝、肾经。

【功效与应用】（为清热凉血、养阴生津之要药。）

（1）清热凉血　用于热入营血证。本品性寒质润，入血分，凉血养阴生津。治温热病热入营血，身热口干，常与玄参、麦冬等配伍，如清营汤；若热病后期，余热未清，夜热早凉，常与青蒿、知母、鳖甲等配伍，如青蒿鳖甲汤；治血热吐血衄血，便血崩漏，常与鲜荷叶、生艾叶、生侧柏叶同用，如四生丸；治热毒斑疹色紫暗，多与赤芍、紫草、玄参等配伍。

（2）养阴生津　用于热病口渴，内伤消渴，肠燥便秘。本品甘寒，能清热养阴、生津润燥。治热病伤津，舌红口干，常与沙参、麦冬等同用；治内伤消渴，多与山药、黄芪等配伍，或与葛根、天花粉、五味子等同用，如玉泉散；若热伤津液，大便秘结，常与玄参、麦冬配伍，如增液汤。

【用法用量】煎服，生地黄 10～15g，鲜地黄 12～30g。

【使用注意】脾虚湿滞腹胀便溏者慎用。

玄参《神农本草经》

【来源】玄参为玄参科植物玄参的干燥根。

🔍 **学中思**：玄参在清热解毒方面有何特点？

【成分】环烯萜苷类。

【性味归经】甘、苦、咸，微寒。归肺、胃、肾经。

【功效与应用】（治疗阴虚火旺型咽喉肿痛为佳）

（1）清热凉血，滋阴降火　用于温热病热入营血、口渴、舌绛、烦躁、夜寐不安、神志不清或身发斑疹，劳嗽咯血，阴虚发热、消渴等证。本品善清热凉血、泻火解毒。治温热病热入营血，身热口干，常与地黄、连翘等配伍，如清营汤；治热入心包，神昏谵语，常配莲子心、竹叶卷心等，如清宫汤；治劳嗽咯血，常配百合等润肺止咳；治阴虚发热，骨蒸劳热，常与地骨皮等同用；治内热消渴，常与麦冬、五味子等配伍；治津伤便秘，多与地黄、麦冬配伍，如增液汤。

（2）解毒散结　用于咽喉肿痛、目赤、瘰疬等证。本品能泻火解毒、软坚散结。治热毒里盛，咽喉肿痛，常与连翘、板蓝根等同用，如普济消毒饮；治瘰疬痰核，常配牡蛎、贝母，如消瘰丸；治脱疽，常与金银花、当归等配伍，如四妙勇安汤。

【用法用量】煎服，9～15g。

【使用注意】① 虚寒证以及脾虚便溏者不宜使用；② 不宜与藜芦同用（十八反）。

🔍 **学中做**：试搜集含有玄参成分的中成药，举例说明该中成药运用玄参的什么功效？

牡丹皮 《神农本草经》

【来源】牡丹皮为毛茛科植物牡丹的干燥根皮。

【成分】牡丹酚、牡丹酚苷、牡丹酚原苷、芍药苷、挥发油及植物甾醇等。

【性味归经】苦、辛，微寒。归心、肝、肾经。

【功效与应用】（无汗骨蒸之要药）

（1）清热凉血　用于温热病、热入营血高热、舌绛、身发斑疹，血热妄行、吐血、衄血、尿血，以及阴虚发热等证。本品清营血之实热，还能清透阴分伏热。治温热病热入营血，身发斑疹，或血热妄行，吐血衄血，常配地黄、赤芍、鲜白茅根等同用；治温病伤阴，邪伏阴分，夜热早凉，热退无汗，常与青蒿、鳖甲等配伍，如青蒿鳖甲汤；治血热妄行，常与鲜白茅根、侧柏叶、栀子等同用。

（2）活血化瘀　用于经闭、跌扑损伤、疮痈肿毒、肠痈等证。本品能活血散瘀，使瘀滞散而气血流畅，疼痛得解。治瘀滞经闭、痛经，常配丹参、当归等同用；治跌打损伤，常与乳香、没药等同用；治疮痈，多与金银花、蒲公英等同用；治肠痈腹痛，常与大黄、桃仁等配伍，如大黄牡丹皮汤。

【用法用量】煎服，6～12g。

【使用注意】月经量过多慎用；孕妇慎用。

🔄 **知识拓展**

我国安徽省铜陵凤凰山地区生产的凤丹质量最佳。安徽亳州及周边地区产量最大，湖南邵东、山东菏泽、河南洛阳分别次之。每年秋季或次年初春，选择栽培4～5年的牡丹采挖，洗净泥土，刮取根皮，晒干入药。刮去外皮的为刮丹皮，又称粉丹皮；不刮皮的为原丹皮，又称连丹皮。

赤芍 《神农本草经》

【来源】赤芍为毛茛科植物芍药或川赤芍的干燥根。

【成分】芍药苷、赤芍甲素、二氢芹菜素、β-谷固醇、樟脑烃、香草酸等。

【性味与归经】苦，微寒。归肝经。

【功能与应用】

（1）清热凉血　用于温热病热入营血，舌绛、身发斑疹，以及血热妄行、吐血、衄血等证。本品善清血分郁热，既凉血又活血，亦能清泻肝火。治温热病热入营血，身发斑疹，常与牡丹皮等配伍；治肝热目赤，或目生翳障，常配伍菊花、夏枯草等。

（2）散瘀止痛　用于经闭、跌扑损伤、疮痈肿毒等气血瘀滞之证。本品能活血通经、祛瘀止痛。治经闭痛经，多与桃仁、红花、益母草等配伍；治瘀滞伤痛，常与乳香、没药等同用；治热毒疮痈，多与金银花、黄连、赤芍等配伍，如夺命丹。

【用法用量】煎服，6～12g。

【使用注意】① 不宜与藜芦同用；② 无瘀血者，孕妇慎用；③ 不可大量服用，大量服用可致出血。

⟳ **知识拓展**

　　常见赤芍伪品有白芍根头或未去皮白芍，为毛茛科植物芍药的干燥根头或根。呈不规则块状或柱状，表面灰棕色或灰褐色，有明显的突起根痕。无油室，放射状纹理不明显，无裂隙。气微，味微苦、酸。

单元五　清虚热药

　　以清虚热为主要作用，用以改善或消除虚热证的药物，称为清虚热药或称退虚热药。

　　本类药均有清退虚热的功效，主治阴虚内热证。适用于肝肾阴虚所致之骨蒸潮热、手足心热、虚烦不眠、遗精盗汗、舌红少津、脉细数等症。亦可用于热病后期，余热未清，伤阴劫液而致发热呈夜热早凉、热退无汗、舌质红绛。

青蒿《神农本草经》

　　【来源】青蒿为菊科植物黄花蒿的干燥地上部分。

　　【成分】单萜、倍半萜、三萜等萜类化合物及 β- 香树脂醇乙酸酯等。

　　【性味归经】苦、辛，寒。归肝、胆经。

　　【功效与应用】（截疟要药，清四热要药）

　　（1）清虚热，除骨蒸　用于热病伤阴，夜热早凉；阴虚发热。本品能凉血退热、退蒸除热。治热病伤阴发热，常与鳖甲配伍，以标本兼治，如青蒿鳖甲汤；治阴虚内热，虚劳骨蒸，日晡潮热，手足心热，可配伍知母、鳖甲等，如清骨散。

　　（2）解暑　用于暑热外感。本品气味芳香，虽苦寒但不伤脾胃，能清热解暑。治外感暑热，发热头痛，烦渴，常广藿香、荷叶等同用。

　　（3）截疟　本品能截疟。治疟疾，可用大量鲜青蒿绞汁服用，或与草果等截疟药同用。

　　【用法用量】煎服，6～12g，后下。

　　【使用注意】① 不宜久煎；② 脾虚腹泻者不宜使用。

♀ **学中做**：试搜集含有青蒿成分的方剂或中成药，举例说明该方剂或中成药运用青蒿的什么功效？

地骨皮《神农本草经》

　　【来源】地骨皮为茄科植物枸杞或宁夏枸杞的干燥根皮。

♀ **学中思**：地骨皮与牡丹皮功效与应用上有何异同？

　　【成分】生物碱、枸杞酰胺、亚油酸、桂皮酸，如甜菜碱、橙黄胡椒酰胺乙酸酯等。

　　【性味归经】甘，寒。归肺、肝、肾经。

　　【功效与应用】（治有汗骨蒸之要药）

　　（1）清虚热　本品能退热除蒸、凉血清热。治阴虚内热，虚劳骨蒸，心烦盗汗，常配银柴胡、知母等同用，如清骨散。

　　（2）凉血　用于血热妄行、吐血、衄血、尿血等证。本品入血分而凉血，亦可用于吐血、衄血等证，可与白茅根、侧柏叶等同用。

（3）清肺降火　用于肺热咳嗽。本品善清肺热。治肺火郁结，气逆不降，咳嗽气喘，常与桑白皮等同用，如泻白散。

【用法用量】煎服，9～15g。

【使用注意】外感风寒发热或脾虚便溏者不宜用。

银柴胡 《本草纲目》

【来源】来源于石竹科多年生草本植物银柴胡的干燥根。

【成分】甾醇类、环肽类、黄酮类、挥发性物质，如汉黄芩素等。

【性味归经】甘，微寒。归肝、胃经。

【功效与应用】（本品为治疗阴虚发热、盗汗及骨蒸潮热的佳品）

（1）清虚热　为治疗阴虚发热、盗汗及骨蒸潮热的佳品，多与地骨皮、青蒿同用，如清骨散。

（2）消疳积　治疗小儿疳积发热，与健脾消积杀虫药同用。

【用法用量】煎服，3～10g。

【使用注意】外感风寒，血虚无热者忌用。

🔄 知识拓展

胡黄连为玄参科植物胡黄连的干燥根茎。主产于印度、印度尼西亚及我国的云南、西藏等地。在地上部分枯萎时采挖，去净泥杂及地上部分，洗净，晒干。苦，寒。入肝、胃、大肠经。退虚热，除疳热，清湿热。用于骨蒸潮热，小儿疳热，湿热泻痢，黄疸尿赤，痔疮肿痛。

▤ 学习总结

知识点导图

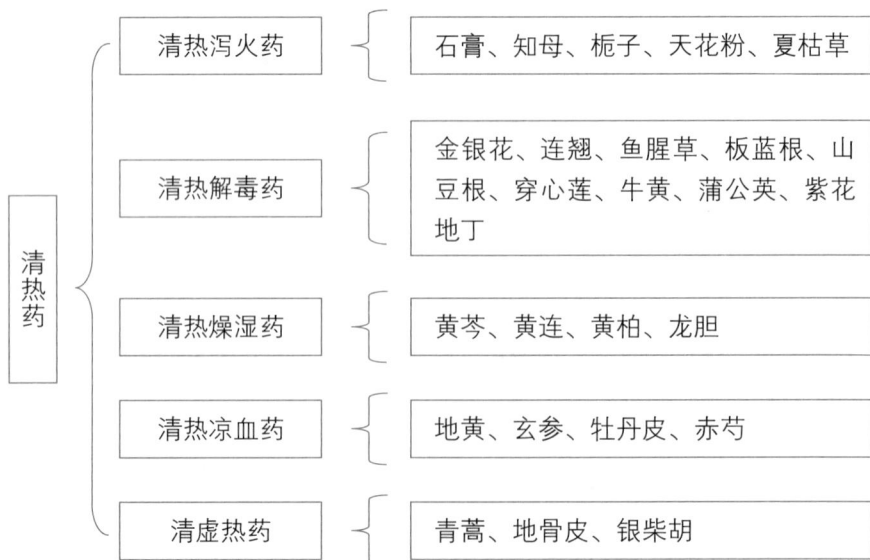

目标检测

一、选择题

（一）A题型（最佳选择题）

1. 石膏治疗温热病邪在气分，壮热、烦渴、汗出、脉洪大等症，常配的药是（   ）。

　　A. 知母　　　　　B. 栀子　　　　　C. 芦根　　　　　D. 天花粉

2. 既清气分热，又清血分热的药物是（   ）。

　　A. 石膏　　　　　B. 知母　　　　　C. 栀子　　　　　D. 夏枯草

3. 功能清热燥湿，善清肺热的药物是（   ）。

　　A. 黄芩　　　　　B. 黄连　　　　　C. 黄柏　　　　　D. 黄芪

4. 功能清热燥湿，善泻心火、泻肝火，清胃热的药物是（   ）。

　　A. 天花粉　　　　B. 金银花　　　　C. 黄芩　　　　　D. 黄连

5. 黄柏、知母都具有的功效是（   ）。

　　A. 清热燥湿　　　B. 清热凉血　　　C. 清热解毒　　　D. 既清实热，又退虚热

6. 药用部位是花蕾，功能清热解毒，为治一切内痈外痈之要药的是（   ）。

　　A. 金银花　　　　B. 连翘　　　　　C. 夏枯草　　　　D. 辛夷

7. 有"疮家要药"之称的是（   ）。

　　A. 金银花　　　　B. 连翘　　　　　C. 蒲公英　　　　D. 紫花地丁

8. 内外痈均治，但长于治疗肺痈吐脓，为治肺痈之要药的是（   ）。

　　A. 板蓝根　　　　B. 鱼腥草　　　　C. 牛黄　　　　　D. 蒲公英

9. 夏枯草的入药部位是（   ）。

　　A. 花　　　　　　B. 果实　　　　　C. 果穗　　　　　D. 全草

10. "金包头"是下面哪一药材的性状特征（   ）。

　　A. 栀子　　　　　B. 知母　　　　　C. 黄柏　　　　　D. 金银花

（二）X题型（多项选择题）

11. 金银花治泻痢，是因具有（   ）。

　　A. 燥湿作用　　B. 凉血作用　　C. 清热作用　　D. 解毒作用　　E. 利湿作用

12. 黄连的功能有（   ）。

　　A. 清肺止咳　　B. 清胃止呕　　C. 清退虚热　　D. 清热燥湿　　E. 清心除烦

13. 既能清实热，又能退虚热的有（   ）。

　　A. 知母　　　　B. 黄柏　　　　C. 黄芩　　　　D. 石膏　　　　E. 天花粉

14. 黄连的植物来源有（   ）。

　　A. 黄连　　　　B. 三角叶黄连　　C. 云连　　　　D. 鸡爪连　　　E. 峨眉野连

15. 黄柏性状特征描述正确的是（   ）。

　　A. 板片状或浅槽状　　　　　　B. 断面纤维性，呈裂片状分层

　　C. 味极苦　　　　D. 嚼之有黏性　　　　　　　　E. 质软

二、综合问答题

1. 清热药分哪几类？各类药物至少举出两种药物。

2. 比较下列各组药物性味、功效、主治的异同：石膏与知母，黄芩、黄连与黄柏，金银花与连翘。

3. 金银花在清热解毒方面有何特点？

三、病例分析

1. 张某某，女，46 岁。两天前开始出现腹痛，大便每日 4～6 次，伴肛门灼热，里急后重，赤多白少，舌红苔黄厚，脉数。请结合中医药理论分析该患者应选用的药物。

2. 李某某，男，16 岁。感冒发热 8 天，自服抗生素无效。现症见面红目赤，口干口渴，烦躁不安，汗出，舌红苔黄，脉数。体温 39.7℃。请结合中医药理论分析该患者应选用的药物。

模块十一
温 里 药

学习目标

知识目标

1. 学会里寒证候特征。
2. 学会常见温里药的性状特征与功效。

技能目标

1. 能对虚寒证和亡阳证的症状进行辨别。
2. 能对常见温里药进行性状鉴别。
3. 能够对里寒证合理辨证用药。

素质目标

1. 增强合理安全用药、爱护健康、敬畏生命的意识。
2. 培养严谨细致的职业精神。

情景导入

　　明代张仲景称颂："附子、大黄为药中之良将，人参、熟地为药中之良相。"

　　相传道观中一位善良的老道士对民间疾苦有着深刻的体会，就提炼丹药给穷人治病，养护身体，大家都很感激他。有一次，他在炼丹的时候加入了一味新发现的药材，之后炼出来的丹丸竟然让服用过的百姓体力更为强健，甚至不少人在寒冬里可以依靠这药丸增生的阳气御寒。老道士不断地为大家送去这种灵丹。后来他收留了一个孤儿做徒弟，并将毕生所掌握的医术交给了这个小道士，师徒二人合力，帮助了无数的穷苦人。由于古代医术大多是父子相传，人们误以为这个小道士是老道士的儿子，便称这味子根附着在主根周围的药材称为"父子药"，后来才知道他们是师徒关系，于是就把"父"字改为"附"字，称这种药为"附子"。

导学讨论：

1. 请同学们谈谈从"老道士的医者故事"中所受到的启发或感悟。
2. 请说出附子的功效主治。
3. 使用附子等有毒的温里药时有哪些使用注意事项？

📝 **情景解析**

💡 **重难点分析**

学习重点　1. 虚寒证、亡阳证的证候特征与常见体征。
　　　　　　　2. 常见温里药的性状特征与临床功效。
学习难点　1. 同类中药功效异同点及精准用药。
　　　　　　　2. 不同入药部位温里药的性状鉴别。

∽∽∽∽ 岐黄要义 ∽∽∽∽

从唐代诗人王维的《九月九日忆山东兄弟》："遥知兄弟登高处，遍插茱萸少一人"中可以看出，古时人们认为重阳节插戴茱萸可以避灾克邪。

自古我国就有重阳节身插茱萸和饮菊花酒；端午节悬艾叶、饮雄黄酒的文化习俗。其实，端午节和重阳节，一个是春夏交替，另一个是秋冬交替，都是疾病容易流行的时节；茱萸、菊花、艾叶均为常用的驱虫避秽的中药。这也反映了我们祖先具有预防疾病、治未病的医学思维；中医药文化不仅在治疗疾病方面博大精深，还润物细无声地融于我们的生活，值得我们深入学习、传承并发扬光大。

定义：以温里祛寒为主要功效，用以治疗里寒证的药物，称为温里药，又称祛寒药。

里寒证，是指寒邪直中脏腑经络、阴寒内盛或阳气虚衰所表现的证候。常表现为形寒肢冷、面色㿠白、口淡不渴喜热饮、静而少言、尿清便溏，舌淡苔白润，脉沉迟等症状。

温里药多味辛而性温热，主入心、脾、胃、肝、肾经，以其辛散温通、善走脏腑而能温里散寒、温经止痛，故可以用治里寒证，即所谓"寒者热之"之意。个别药物尚能助阳、回阳，用以治虚寒证、亡阳证。

温里药因主要归经之不同而具有多种效用。主入脾胃经者，能温中散寒止痛，可用治脾胃受寒或脾胃虚寒证，症见脘腹冷痛、呕吐泄泻、舌淡苔白等；主入肺经者，能温肺化饮而治肺寒痰饮证，症见痰鸣咳喘、痰白清稀、舌淡苔白滑等；主入肝经者，能温肝散寒而治疗肝经受寒少腹痛、寒疝作痛或厥阴头痛等；主入肾经者，能温肾助阳而治肾阳不足证，症见阳痿宫冷、腰膝冷痛、夜尿频多、滑精遗尿等；主入心肾两经者，能温阳通脉而治心肾阳虚证，症见心悸怔忡、畏寒肢冷、小便不利、肢体水肿等，或能回阳救逆而治亡阳厥逆证，症见畏寒蜷卧、汗出神疲、四肢厥逆、脉微欲绝等。

使用温里药时，应注意：(1) 本章药物性多辛热燥烈，易耗阴助火，凡实热证、阴虚火旺、精血亏虚者忌用；气候炎热时慎用；(2) 患者素体阴虚或失血，虽患寒证，不宜过剂，以免重伤其阴，寒去热生，或致动血；(3) 对真热假寒之证，尤当明辨；(4) 部分药物有毒性，孕妇禁用或慎用。

附子 《神农本草经》

【来源】本品为毛茛科植物乌头的子根的加工品。6 月下旬至 8 月上旬采挖，除去母根、须根及泥沙，习称"泥附子"，加工成下列规格。

（1）选择个大、均匀的泥附子，洗净，浸入胆巴的水溶液中过夜，再加食盐，继续浸泡，每日取出晒晾，并逐渐延长晒晾时间，直至附子表面出现大量结晶盐粒（盐霜）、体质变硬为止，习称"盐附子"。

（2）取泥附子，按大小分别洗净，浸入胆巴的水溶液中数日，连同浸液煮至透心，捞出，水漂，纵切成厚约0.5cm的片，再用水浸漂，用调色液使附片染成浓茶色，取出，蒸至出现油面、光泽后，烘至半干，再晒干或继续烘干，习称"黑顺片"。

（3）选择大小均匀的泥附子，洗净，浸入胆巴的水溶液中数日，连同浸液煮至透心，捞出，剥去外皮，纵切成厚约0.3cm的片，用水浸漂，取出，蒸透，晒干，习称"白附片"。

【成分】双酯型生物碱类，如新乌头碱、次乌头碱和乌头碱等。

【性味归经】辛、甘，大热；有毒。归心、肾、脾经。

【功效应用】（纯阳之品，"回阳救逆第一品药"）

（1）回阳救逆　用于亡阳证。本品上助心阳、中温脾阳、下补肾阳，为"回阳救逆第一品药"。治久病体虚，阳气衰微，阴寒内盛，或大汗、大吐、大泻所致亡阳证，症见四肢厥逆、脉微欲绝，常与干姜、甘草配伍，如四逆汤；亡阳兼气脱者，与人参同用，如参附汤；若寒邪入里，直中三阴而见四肢厥冷、恶寒蜷卧、吐泻腹痛、脉沉迟无力或无脉者，与干姜、肉桂、人参同用，如回阳急救汤。

（2）补火助阳　用于肾、脾、心诸脏阳气衰弱，阴寒内盛。本品辛甘温煦，有峻补元阳、益火消阴之效。心阳不足，胸痹心痛、心悸气短者，配伍人参、桂枝等药；治脾肾阳虚，寒湿内盛所致脘腹冷痛、虚寒吐泻者，配伍党参、白术、干姜等药，如附子理中丸；肾阳虚衰，命门火衰所致阳痿宫冷，阴寒水肿、腰膝冷痛、夜尿频多者，配伍肉桂、山茱萸、熟地黄等药如右归丸。

（3）散寒止痛　用于阳虚外感，寒湿痹痛。本品辛散温通，能逐经络中风寒湿邪，有较强的散寒止痛作用，凡风寒湿痹周身骨节疼痛者均可运用，尤善治寒痹痛剧者，常与桂枝、白术、甘草同用，如甘草附子汤。

【用法用量】煎服，3～15g。本品有毒，入汤剂宜先煎、久煎。

【使用注意】本品辛热燥烈，孕妇慎用；阴虚阳亢者忌用；不宜与半夏、瓜蒌、瓜蒌子、瓜蒌皮、天花粉、川贝母、浙贝母、平贝母、伊贝母、湖北贝母、白蔹、白及同用；内服须经炮制。若内服过量，或炮制、煎煮方法不当，可引起中毒。

学中做：被称为"回阳救逆第一品药"的药物是（　　）。
A. 附子　　B. 干姜　　C. 高良姜　　D. 肉桂

知识拓展

附子炮制减毒的研究进展

附子药用历史悠久，应用广泛，对多种急症、重症疗效独特。但附子毒性较大，具有明显的心脏毒性和神经毒性。因其毒性剧烈可致人死亡，所以炮制减毒对附子的临床应用非常重要。《中国药典》采用乌头碱限量法对附子的炮制进行定性检测。附子毒性在经加工炮制后得到缓解，便于内服。炮制品盐附子、黑顺片、白附片可直接入药。另外，附子炮制减毒的机制主要是在炮制过程中各种类型的生物碱均被破坏或流失。剧毒性的双酯型乌头碱水解成苯甲酰单酯型生物碱，进而水解成醇胺类乌头原碱类生物碱。

有研究证实，乌头碱水解产物乌头原碱的毒性仅为原生物碱的 1/4000～1/2000 但已无明显强心作用。因此，附子的炮制不可盲目操作，应遵循中医临床用药的特点。生品可供临床经验丰富的医生用于回阳救逆，这不但为中医治疗危急重症的研究提供了物质基础，而且对传承和发展中医药学具有重要意义。

干姜 《神农本草经》

【来源】本品为姜科植物姜的干燥根茎。冬季采挖，除去须根和泥沙，晒干或低温干燥。趁鲜切片晒干或低温干燥者称为"干姜片"。

【成分】挥发油类，如 6- 姜辣素等。

【性味归经】辛，热。归脾、胃、肾、心、肺经。

【功效应用】（为温暖中焦之主药）

（1）温中散寒　用于脾胃寒证。本品辛热燥烈，主入脾胃而长于温中散寒、健运脾阳，外寒内侵或阳气不足引起的寒证皆宜选用。治脾胃虚寒，脘腹冷痛，多与人参、白术等同用，如理中丸；治胃寒呕吐，常配高良姜，如二姜丸。

（2）回阳通脉　用于亡阳证。本品辛热，入心、脾、肾经，能温阳守中，回阳通脉。治心肾阳虚，阴寒内盛所致亡阳证，常与附子相须为用，可增强回阳救逆之功，有"附子无干姜不热"的赞誉；还可降低附子的毒烈之性，如四逆汤。

（3）温肺化饮　用于寒饮喘咳。本品辛热，入肺经，善温肺散寒化饮。治寒饮喘咳，症见形寒背冷，痰多清稀，常与细辛、五味子、麻黄等同用，如小青龙汤。

【用法用量】煎服，3～10g。

【使用注意】阴虚内热、血热妄行及孕妇慎用。

肉桂 《神农本草经》

【来源】本品为樟科植物肉桂的干燥树皮。多于秋季剥取，阴干。

【成分】挥发油类，如桂皮醛等。

【性味归经】辛、甘，大热。归肾、脾、心、肝经。

【功效应用】（纯阳之品，治疗命门火衰之要药）

（1）补火助阳　本品辛甘大热，能补火助阳，益阳消阴，作用温和持久，为治命门火衰之要药。治肾阳不足，命门火衰，症见阳痿宫冷、腰膝冷痛、夜尿频多、滑精遗尿等，常配附子、熟地黄、山茱萸，如桂附地黄丸、右归饮。

（2）引火归原　用于虚阳上浮诸证。本品大热入肝、肾，用治元阳亏虚，虚阳上浮所致的眩晕目赤、面赤、虚喘、汗出、心悸、失眠、脉微弱者，常与山茱萸、五味子、牡蛎等药同用。如蓬莪术丸、通经四物汤。

（3）散寒止痛　用于胸痹心痛、腹痛、寒疝。本品甘热助阳以补虚，辛热散寒以止痛，善去痼冷沉寒。治胸阳不振，寒邪内侵之胸痹心痛，常与附子、薤白等配伍；治寒邪内侵或脾胃虚寒所致的脘腹冷痛，呕吐泄泻，可单用研末，酒煎服，或与干姜、高良姜等配伍；治寒疝腹痛，多与吴茱萸、小茴香等药同用。

（4）温通经脉　用于寒痹腰痛、闭经、痛经。本品辛散温通，能通行气血经脉，散寒止痛。治冲任虚寒，寒凝血滞之闭经、痛经，可与当归、川芎、小茴香等配伍，如少腹逐瘀汤；治风寒湿痹，尤以治寒痹腰痛为主，常与独活、桑寄生、杜仲等同用，如独活寄生丸。

此外，久病体虚气血不足者，在补气益血方中少量加入肉桂，有鼓舞气血生化之效。

【用法用量】煎服，1～5g。

【使用注意】有血热出血倾向者及孕妇慎用；不宜与赤石脂同用。

学中思：附子、肉桂两药均有补火助阳、散寒止痛之功效，在应用上有何区别？

吴茱萸《神农本草经》

【来源】本品为芸香科植物吴茱萸、石虎或疏毛吴茱萸的干燥近成熟果实。8～11月果实尚未开裂时，剪下果枝，晒干或低温干燥，除去枝、叶、果梗等杂质。

【成分】生物碱类，如吴茱萸碱、吴茱萸次碱等。

【性味归经】辛、苦，热；有小毒。归肝、脾、胃、肾经。

【功效应用】（治疗肝寒气滞诸痛之要药）

（1）散寒止痛　用于肝寒气滞诸痛证。本品辛散苦泄，性热能祛寒，主入肝经，既散肝经之寒邪，又疏肝气之郁滞，且有良好的止痛作用，为治肝寒气滞诸痛之要药。治中焦虚寒，肝气上逆的厥阴头痛证，症见巅顶头痛、干呕吐涎沫、苔白、脉迟等，每与生姜、人参、大枣等同用，如吴茱萸汤；治寒凝肝经，寒疝腹痛，常与小茴香、川楝子、木香等药配伍；治寒凝肝经，肝气不舒，冲任不利，瘀血阻滞之痛经、经产腹痛，常与桂枝、当归、川芎等同用，如温经汤。

（2）降逆止呕　用于胃寒所致的呕吐吞酸，脘腹胀痛。本品能温中止呕，适用于胃寒呕吐、呃逆之证，常与半夏、生姜等药同用。

（3）助阳止泻　用于脾肾阳虚，五更泄泻。本品性味辛热，能温脾益肾，助阳止泻，为治脾肾阳虚，五更泄泻之常用药，多与补骨脂、肉豆蔻等同用，如四神丸。

【用法用量】煎服，2～5g。外用适量。

【使用注意】本品辛热燥烈，易耗气动火，故不宜多用、久服；阴虚有热者忌用。

丁香《名医别录》

【来源】本品为桃金娘科植物丁香的干燥花蕾。当花蕾由绿色转红时采摘，晒干。

【成分】挥发油、三萜皂苷类，如丁香酚等。

【性味归经】辛，温。归脾、胃、肺、肾经。

【功效应用】

（1）温中降逆　用于脾胃虚寒，呃逆呕吐，食少吐泻。本品辛温芳香，暖脾胃而行气滞，尤善降逆，故有温中散寒、降逆止呕、止呃之功，为治胃寒呕吐呃逆之要药。治虚寒呕逆，常与柿蒂、人参、生姜等同用，如丁香柿蒂汤；治脾胃虚寒之食少吐泻，常与白术、砂仁等配伍。

（2）补肾助阳　用于肾虚阳痿，宫冷。本品性味辛温，入肾经，有补肾助阳起痿之功，治肾虚阳痿、宫冷不孕时，可与附子、肉桂、淫羊藿等药配伍应用。

丁香还具有散寒止痛的功效，可用于心腹冷痛，常与延胡索、橘红等同用。

【用法用量】煎服，1～3g，内服或研末外敷。

【使用注意】不宜与郁金同用；热证及阴虚内热者忌用。

小茴香《新修本草》

【来源】本品为伞形科植物茴香的干燥成熟果实。秋季果实初熟时采割植株，晒干，打下果实，除去杂质。

【成分】挥发油类，如反式茴香脑等。

【性味归经】辛，温。归肝、肾、脾、胃经。

【功效应用】

（1）散寒止痛　用于寒疝腹痛，睾丸偏坠胀痛，经寒腹痛，少腹冷痛。本品辛温，能温肾暖肝，散寒止痛，常盐炙。治寒疝腹痛，常与乌药、青皮、高良姜等配伍，如天台乌药散；治肝气郁滞，睾丸偏坠胀痛，可与橘核、山楂等同用，如香橘散。

（2）理气和胃　用于脾胃虚寒气滞，脘腹胀痛，食少吐泻。本品能温中散寒止痛，并善理脾胃之气而开胃、止呕。治胃寒气滞之脘腹胀痛，可与高良姜、香附、乌药等配伍；治脾胃虚寒，脘腹胀痛、呕吐食少，可与白术、陈皮等配伍。

【用法用量】煎服，3～6g。

【使用注意】阴虚火旺者慎用。

💡**学中做**：小茴香除了药用价值之外，还常用于调味香料，请找出本章中还有哪些药物有此作用？

【附药】

八角茴香　为木兰科植物八角茴香的干燥成熟果实。又名大茴香，八角。主含挥发油、黄酮类成分，如反式茴香脑、柠檬烯等。生用或盐水炒用。性味辛温，归肝、肾、脾、胃经。功能温阳散寒，理气止痛，适用于寒疝腹痛，肾虚腰痛，胃寒呕吐，脘腹冷痛；也常用作食物调味品。煎服。

高良姜《名医别录》

【来源】本品为姜科植物高良姜的干燥根茎。夏末秋初采挖，除去须根和残留的鳞片，洗净，切段，晒干。

【成分】黄酮类，如高良姜素等。

【性味归经】辛，热。归脾、胃经。

【功效应用】

（1）温胃止呕　用于胃寒呕吐，嗳气吞酸。本品性热，能温散寒邪，和胃止呕，治胃寒呕吐，嗳气吞酸，多与半夏、生姜等同用。

（2）散寒止痛　用于胃寒脘腹冷痛。本品辛散温通，能温中散寒止痛，为治胃寒脘腹冷痛之常用药，每与炮姜相须为用，如二姜丸；治胃寒肝郁，脘腹胀痛，多与香附合用，以疏肝解郁，散寒止痛，如良附丸。

【用法用量】煎服，3～6g。

💡**学中思**：干姜与高良姜均是姜科中药的根茎入药，试比较干姜与高良姜的功效应用异同点。

学习总结

知识点导图

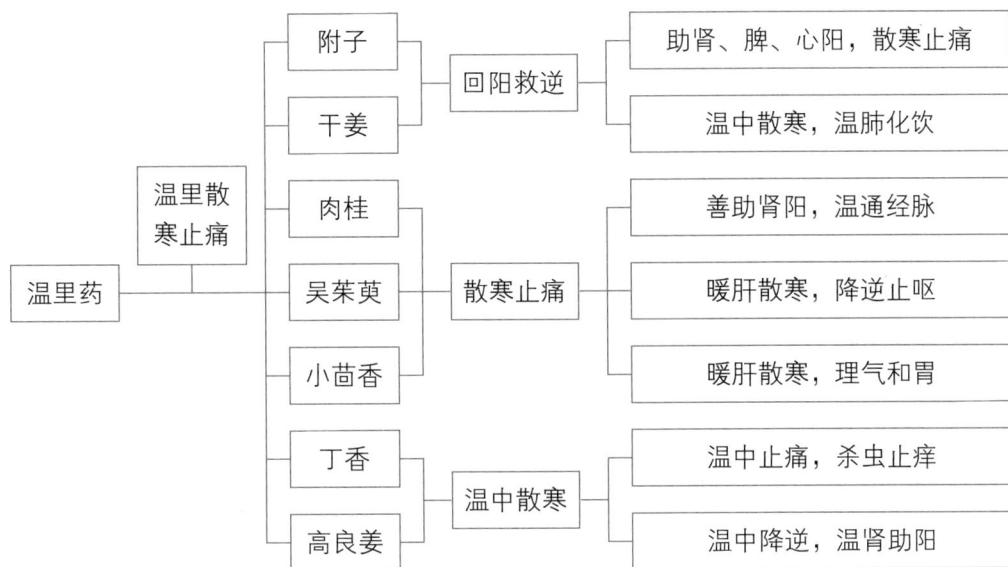

目标检测

一、选择题

（一）A 题型（最佳选择题）

1. 温里药的主治病证为（ ）
   A. 里热证　　　B. 里寒证　　　C. 阳虚证　　　D. 阴虚证

2. 具有"引火归原"功效的药物是（ ）
   A. 附子　　　B. 肉桂　　　C. 桂枝　　　D. 干姜

3. 大多数温里药的性味是（ ）
   A. 辛甘热　　　B. 辛苦热　　　C. 辛热　　　D. 甘热

4. 具有助阳止泻作用的药物是（ ）
   A. 吴茱萸　　　B. 高良姜　　　C. 茯苓　　　D. 薏苡仁

5. 既能温中回阳又能温肺化饮的药物是（ ）
   A. 生姜　　　B. 高良姜　　　C. 炮姜　　　D. 干姜

6. 补火助阳之力较猛，上助心阳，中温脾阳，下补肾阳，凡阳虚者均可运用的药物是
（ ）
   A. 肉桂　　　B. 吴茱萸　　　C. 丁香　　　D. 附子

7. 既善疏肝又能暖肝的药物是（ ）
   A. 肉桂　　　B. 花椒　　　C. 吴茱萸　　　D. 山茱萸

8. 治亡阳证，常以附子配（ ）
   A. 肉桂　　　B. 干姜　　　C. 生姜　　　D. 高良姜

9. 具有助阳止泻功效，常用于治疗五更泄泻的药物是（　　）

　　A. 花椒　　　　　B. 吴茱萸　　　　C. 丁香　　　　D. 小茴香

10. 既能温中止痛，又能杀虫止痒的药物是（　　）

　　A. 花椒　　　　　B. 干姜　　　　　C. 小茴香　　　　D. 丁香

（二）X 题型（多项选择题）

11. 干姜可以治疗（　　）

　　A. 脾胃虚寒，脘腹冷痛　　　　　B. 肾虚阳痿

　　C. 亡阳证　　　　　　　　　　　D. 肝气上逆诸证

　　E. 寒饮咳喘

12. 肉桂的功效包括（　　）

　　A. 补火助阳　　　　　　　　　　B. 散寒止痛

　　C. 温通经脉　　　　　　　　　　D. 引火归原

　　E. 鼓舞气血生化

二、综合问答题

1. 试述温里药的含义、性能特点、功效、适用范围、配伍原则及使用注意。

2. 附子适用于哪些阳虚证？常与哪些药配伍？怎样降低其毒性？

3. 比较下列各组药物性味、功效及主治异同点：附子、干姜与肉桂；肉桂与桂枝；干姜与生姜。

三、病例分析

患者张某，男，65 岁，因患风寒湿痹证而导致全身肌肉骨节剧痛，医生为其开具了甘草附子汤。因患者治病心切，遂自行加量服药，第二天即出现恶心、呕吐、舌麻等症状。

讨论：

1. 该患者为何会出现恶心、呕吐、舌麻等症状？

2. 使用温里中药时有哪些注意事项？

模块十二
祛风湿药

学习目标

知识目标

1. 学会风寒湿痹、风湿热痹和风湿兼有肝肾不足三种证候特征。
2. 学会常见祛风湿药的性状特征与功效。

技能目标

1. 能区别风寒湿痹证和风湿热痹证的症状并进行辨证。
2. 能对常见祛风湿药进行性状鉴别。
3. 能够对风湿痹证合理辨证用药。

素质目标

1. 增强合理安全用药、爱护健康、敬畏生命的意识。
2. 培养严谨细致的职业精神。

扫一扫

中药性状图

情景导入

相传"神农尝百草，死于断肠草"。几千年来，人们对于神农的献身精神，充满了敬佩和惋惜之情。而这个传说给"断肠草"也抹上神秘的色彩。

相传湖南岳阳有座"黄藤岭"，漫山遍野长着雷公藤。当地人轻生时，只需服下六七枝雷公藤的嫩芽，就魂归西天。十几年前，有位被麻风病折磨得痛不欲生的青年，特地找到此山，采了一把雷公藤，煎服一碗，想以此了结生命。不料服后上吐下泻，昏睡了一天，不但没有死，反而全身轻快，病痛去了大半。这个"绝处逢生"的故事传到某麻风病防治院，医生因此受到启发，于是试用雷公藤煎剂内服治疗麻风病，获得成功。

导学讨论：

1. 请同学们谈谈从"神农尝百草"故事中所受到的启发或感悟。
2. 请说出雷公藤的功效主治。
3. 使用雷公藤等有毒的祛风湿药时有哪些使用注意事项？

情景解析

💡 **重难点分析**

学习重点　1. 表寒证、表热证的证候特征与常见体征。
　　　　　　　2. 常见祛风湿药的性状特征与临床功效。
学习难点　1. 同类中药功效异同点及精准用药。
　　　　　　　2. 根茎类祛风湿药的性状鉴别。

〰〰〰 岐黄要义 〰〰〰

　　如川乌、蕲蛇、雷公藤、香加皮、广防己等部分祛风湿药有一定毒性，使用不当易产生中毒现象。药师或者医师在临床使用时应该慎重，规范炮制，使用正品药物，注意合理用药。借此，同学们在中药用药安全方面应多加思考，胸怀"善用药，为中国"的大志，不断激励和鞭策自己，向着更高的目标迈进。同学们应具备将常用毒性中药合理使用原则进行初步整合的本领，培养自身详于辨证、精于辨证、综合论治的素养，更好地却病疗疾，为将来成为"上工"打下坚实的能力基础。

　　凡以祛除肌肉、经络、筋骨间风湿，以解除风湿痹痛为主要功效，治疗风湿痹证的药物，称为祛风湿药。

　　本类药物味多辛苦，性或温或凉，能祛除留着于肌肉、经络、筋骨的风湿之邪，主要用于风湿痹证之肢体疼痛、关节不利、筋脉拘挛等症或风湿热痹，关节红肿热痛等症。部分药物兼有散寒舒筋、通络止痛或补肝肾、强筋骨等作用，可用于腰膝酸软、下肢痿弱等。

　　祛风湿药根据其药性和功效的不同，分为祛风湿散寒药、祛风湿清热药、祛风湿强筋骨药三类。

　　使用祛风湿药时，应根据痹证的类型、邪犯的部位、病程的新久等，选择药物并作适当的配伍。如风邪偏盛的行痹，应选择善于祛风的祛风湿药，佐以活血之品；湿邪偏盛的着痹，应选用温燥的祛风湿药，佐以健脾渗湿之品；寒邪偏盛的痛痹，当选用温经散寒、止痛较强的祛风湿药，佐以活血止痛之品；外邪入里而从热化或郁久化热的热痹，当选用寒凉的祛风湿药，酌情配伍凉血清热解毒药；久病体虚，肝肾不足，应选用强筋骨的祛风湿药，配伍补肝肾、益气血的药物，扶正以祛邪。

　　痹证多属慢性疾患，需长期用药治疗。为服用方便，可制成酒剂或丸散剂服用。酒剂因其辛散之性，还能增强祛风湿药的功效。

　　辛温性燥的祛风湿药，易伤阴耗血，阴血亏虚者应慎用。部分祛风除湿，温经止痛的药物有一定毒性，在使用时应该慎重，不可长时间服用。

单元一　祛风湿散寒药

　　本节药物性味多为辛苦温，入肝、脾、肾经。辛行散、祛风，苦燥湿，温通祛寒。有较好的祛风除湿、散寒止痛、通经络等作用，尤以止痛为其特点，主要适用于风寒湿痹，肢体关节疼痛，筋脉拘挛，痛有定处，遇寒加重等，经配伍亦可用于风湿热痹。

　　部分药物有毒性，需要严格控制剂量，或选用炮制之品。

数字资源12-1
祛风湿散寒药视频

独活 《神农本草经》

【来源】为伞形科植物重齿毛当归的干燥根。春初苗刚发芽或秋末茎叶枯萎时采挖，除去须根和泥沙，烘至半干，堆置 2～3 天，发软后再烘至全干。

【成分】香豆素、挥发油类，如甲氧基欧芹素、二氢欧山芹素等。

【性味归经】辛、苦，微温。归肾、膀胱经。

【功效应用】（善祛在下在里之风湿，下半身的风寒湿痹常用药）

（1）祛风除湿　用于风寒湿痹证。本品辛散苦燥，气香温通，善祛风除湿而散寒止痛，为治风寒湿痹主药，凡风寒湿邪所致之痹证，无论新久，均可应用；因其性善下行，尤以腰膝、腿足关节疼痛属下部寒湿者为宜。如用于治疗感受风寒湿邪而致肌肉、腰背、下肢疼痛时，常配当归、白术、牛膝等药，如独活汤；治疗证日久正虚，腰膝酸软，关节屈伸不利者，常配桑寄生、杜仲、人参等药，如独活寄生汤。

（2）通痹止痛　用于风寒挟湿表证。本品有辛温解表之功，治外感风寒挟湿所致的头痛头重，一身尽痛，常配羌活、藁本、防风等药，如羌活胜湿汤。

本品善入肾经而搜伏风，还可用于治疗风扰肾经，伏而不出之少阴头痛，常配细辛、川芎等药，如独活细辛汤。

此外，其祛风除湿，亦治皮肤瘙痒，内服或外洗皆可。

【用法用量】煎服，3～10g，或浸酒，或入丸、散。外用适量。

【使用注意】大剂量使用可导致舌体发麻、恶心、呕吐及胃部不适；阴虚血燥者慎用。

🔄 **知识拓展**

独活与羌活的功效异同

二药均能祛风湿，止痛，解表，以治风寒湿痹，风寒挟湿表证，头痛。两者常相须为用。独活性较缓，发散之力较羌活为弱，但祛风胜湿力强，多用于痛在下半身的风寒湿痹者及头痛属少阴者；羌活性较燥烈，发散力强，解表散寒功胜，常用于风寒表证，痛在上半身的风寒湿痹及因风寒属太阳经之头痛者。

威灵仙 《新修本草》

【来源】为毛茛科植物威灵仙、棉团铁线莲或东北铁线莲的干燥根和根茎。秋季采挖，除去泥沙，晒干。

【成分】皂苷、黄酮、木脂素类，如齐墩果酸等。

【性味归经】辛、咸，温。归膀胱经。

【功效应用】（治风湿痹证要药）

祛风湿，通经络　用于风湿痹痛，肢体麻木，筋脉拘挛，屈伸不利。本品辛散温通，性猛善走，通行十二经络，对全身游走性风湿痹痛尤为适宜，为治风湿痹证要药。凡风湿痹痛、肢体麻木、筋脉拘挛、屈伸不利，无论上下均可应用，尤适于风邪偏盛，拘挛掣痛，可单用为末用酒送服，如威灵仙散；治风寒腰背疼痛，与当归、肉桂同用，如神应丸。

【用法用量】煎服，6～10g，或入丸、散。外用适量。

【使用注意】本品辛散走窜，久服易伤正气，气血虚弱者慎服。有过敏反应，过量服用可引起中毒。

蕲蛇 《雷公炮炙论》

【来源】为蝰科动物五步蛇的干燥体。多于夏、秋二季捕捉，剖开蛇腹，除去内脏，洗净，用竹片撑开腹部，盘成圆盘状，干燥后拆除竹片。

【成分】蛋白质、多肽、核苷和磷脂类。

【性味归经】甘、咸，温；有毒。归肝经。

【功效应用】（内走脏腑，外达肌表而透骨搜风，为截风之要药）

（1）祛风，通络　用于风湿顽痹之麻木拘挛、抽搐痉挛，中风之口眼㖞斜，半身不遂，麻风，疥癣等。本品生品极具走窜之性，能内走脏腑，祛风力强，兼通经活络，为截风要药，擅治风湿顽痹，麻木拘挛，抽搐痉挛。常单用研末黄酒冲服，或入酒剂；或配天麻、独活等同用，如白花蛇酒；还能外走肌表而祛风止痒，又能以毒攻毒。治麻风、疥癣，多配天麻、荆芥等药，如驱风膏。

（2）止痉　用于小儿急慢惊风、破伤风。为治惊风抽搐之要药，尤适宜于小儿。治小儿肝热急惊风，常配蝉蜕、牛黄等药；小儿脾虚慢惊，多与天麻、白术等同用；破伤风，常与乌梢蛇、蜈蚣共研末，煎酒调服，即定命散。

【用法用量】3～9g；研末吞服，一次1～1.5g，一日2～3次。

【使用注意】阴虚内热者忌服。

知识拓展

金钱白花蛇

本品为眼镜蛇科动物银环蛇的幼蛇干燥体。分布于长江以南各地。夏、秋二季捕捉，剖开蛇腹，除去内脏，擦净血迹，用乙醇浸泡处理后，盘成圆形，用竹签固定，干燥。切段用。本品药性、功效、应用、使用注意与蕲蛇相似而力较强。煎服，2～5g；研粉吞服，1～1.5g。亦可浸酒服。

乌梢蛇 《药性论》

【来源】为游蛇科动物乌梢蛇的干燥体。多于夏、秋二季捕捉，剖开腹部或先剥皮留头尾，除去内脏，盘成圆盘状，干燥。

【成分】蛋白质、脂肪、核苷类，如腺苷和尿苷等。

【性味归经】甘，平。归肝经。

【功效应用】（功似蕲蛇而力弱）

（1）祛风，通络　用于风湿顽痹之麻木拘挛，中风半身不遂、抽搐痉挛，麻风，疥癣等证。本品性走窜，能搜风邪，透关节，通经络，尤宜于风湿顽痹，日久不愈者。功用与蕲蛇相似而无毒，药力较缓。治风痹，手足缓弱，麻木拘挛，不能伸举，常配全蝎、天南星、防风等，如乌蛇丸；治顽痹，挛急疼痛，可制酒饮，如乌蛇酒；治中风半身不遂，宜配活血通络之品；因善祛风止痒，治麻风，配白附子、大风子等；治干湿癣证，配枳壳、荷叶等，如三味乌蛇散。

（2）止痉　用于小儿惊风、破伤风。本品能入肝祛风以定惊搐，治小儿急慢惊风，可与麝香、皂荚等同用，如乌蛇散；治破伤风之抽搐痉挛，多与蕲蛇、蜈蚣配伍，如定命散。

【用法用量】6～12g，煎服。

【使用注意】血虚生风者慎服。

🔖 **学中做：** 请同学们总结以蛇类干燥体入药的中药的功效与临床应用特点。

徐长卿 《神农本草经》

【来源】本品为萝藦科植物徐长卿的干燥根和根茎。秋季采挖，除去杂质，阴干。

【成分】酚类化合物，如丹皮酚、异丹皮酚等。

【性味归经】辛，温。归肝、胃经。

【功效应用】

（1）祛风　用于风湿痹证。本品味辛性温，具有祛风除湿之功，故常用于风湿痹证。治疗风寒湿痹，关节疼痛，筋脉拘挛者，可与防己、威灵仙、木瓜等配伍；单用煎服即可。

（2）止痛　用于各种痛证。本品止痛作用显著。治肝肾亏虚，寒湿痹阻之腰膝酸软疼痛，可与杜仲、续断、独活等同用；治寒凝气滞所致的胃痛胀满，可与高良姜、延胡索配伍；治牙痛，单用本品煎水漱口；治腰痛、跌扑伤痛，配伍红花、乳香等活血药。

（3）化湿、止痒　用于湿疹、风疹、顽癣等瘙痒性皮肤病。本品祛风止痒作用较强。用治各种皮肤病瘙痒，可单用内服或煎汤外洗，亦可配伍苦参、黄柏、地肤子等。

此外，本品还能解蛇毒，用治毒蛇咬伤，可与重楼、半边莲等同用，内服或外敷。

【用法用量】3～12g，后下。

【使用注意】孕妇慎用。

川乌 《神农本草经》

【来源】本品为毛茛科植物乌头的干燥母根。6月下旬至8月上旬采挖，除去子根、须根及泥沙，晒干。

【成分】生物碱类成分，如新乌头碱、乌头碱、次乌头碱等。

【性味归经】辛、苦，热；有大毒。归心、肝、肾、脾经。

【功效应用】（治风寒湿痹之佳品；温经止痛暖心腹之要药。）

（1）祛风除湿　用于风寒湿痹，关节疼痛。本品善于祛风除湿，温经散寒，有明显的止痛作用，为治风寒湿痹之佳品，尤宜于寒邪偏盛之风湿痹痛，常与麻黄、芍药、甘草等配伍，如乌头汤；若与草乌、地龙、乳香等同用，可治寒湿瘀血留滞经络，肢体筋脉挛痛，关节屈伸不利，日久不愈者，如小活络丸。

（2）温经止痛　用于心腹冷痛、寒疝。本品散寒止痛之功显著。故又常用于阴寒内盛之心腹冷痛，常配赤石脂、干姜、花椒等，如乌头赤石脂丸；治寒疝，绕脐腹痛，手足厥冷者，多与蜂蜜同煎，如大乌头煎。还可用于局部麻醉止痛药，多以生品与生草乌并用，或配生南星、蟾酥等外用，如外敷麻药方。

【用法用量】生品多外用，内服一般炮制后用。

【使用注意】生品内服宜慎；孕妇禁用；不宜与半夏、瓜蒌、瓜蒌子、瓜蒌皮、天花粉、川贝母、浙贝母、平贝母、伊贝母、湖北贝母、白蔹、白及同用；不宜浸酒饮用，酒浸则毒性加强，易中毒。

🔖 **学中做：** 川乌内服一般应（　　）

A. 生用，先煎　B. 生用，禁酒　C. 炮制，久煎　D. 生用，研末

木瓜《名医别录》

【来源】为蔷薇科植物贴梗海棠的干燥近成熟果实。夏、秋二季果实绿黄时采收，置沸水中烫至外皮灰白色，对半纵剖，晒干。

【成分】糖类、蛋白质及氨基酸类、脂质及脂肪酸类、有机酸类成分，如木瓜多糖、齐墩果酸等。

【性味归经】酸，温。归肝、脾经。

【功效应用】（性善下行，是治疗湿痹筋脉拘挛要药及脚气水肿之常用药）

（1）舒筋活络　用于风湿证之湿痹拘挛，转筋挛痛，腰膝关节酸重疼痛。本品善舒筋活络，且能祛湿除痹，为治疗湿痹筋脉拘挛要药，亦常用于腰膝关节酸重疼痛，常与乳香、没药、生地黄同用，治筋急项强，不可转侧，如木瓜煎；或以木瓜配川乌、威灵仙、牛膝等治风湿痹痛，如木瓜丸。

（2）和胃化湿　用于暑湿吐泻与脚气水肿。治湿阻中焦之腹痛吐泻转筋，偏寒者，常配吴茱萸、茴香、紫苏等；偏热者，多配蚕沙、薏苡仁、黄连等；因其温通之性，可以祛湿舒筋，为脚气水肿常用药，多配吴茱萸、槟榔、紫苏叶等，如鸡鸣散。

【用法用量】煎服，6～9g。

【使用注意】内有郁热，小便短赤者忌服。

Ω 学中思：请简述药用木瓜和食用木瓜有何不同？

单元二　祛风湿清热药

本类药物性味多为辛苦寒，入肝、脾、肾经。辛行散，苦降泄，寒清热。具有良好的祛风除湿，通络止痛，清热消肿功效，主要用于风湿热痹，关节红肿热痛等，经配伍亦可用于风寒湿痹。

数字资源12-2
祛风湿清热药视频

防己《神农本草经》

【来源】为防己科植物粉防己的干燥根。秋季采挖，洗净，除去粗皮，晒至半干，切段，个大者再纵切，干燥。

【成分】生物碱类成分，如粉防己碱、防己诺林碱等。

【性味与归经】苦，寒。归膀胱、肺经。

【功效应用】（大苦大寒之品，善下行清泄，是治疗风湿热痹及下肢水肿之要药）

（1）祛风止痛　用于风湿痹痛。本品既能祛风除湿止痛，又能清热，对风湿痹证湿热偏盛、肢体酸重、关节红肿疼痛，及湿热身痛，为要药，常配滑石、薏苡仁、栀子等，如宣痹汤；治风寒湿痹、四肢挛急，常与麻黄、肉桂、茯苓等同用，如防己饮。

（2）利水消肿　用于水肿脚气，小便不利。本品苦寒清泄，能清热利水，善走下行而泄下焦膀胱湿热，尤宜于下肢水肿、小便不利；治风水脉浮、身重、汗出恶风，常与黄芪、白术等配伍，如防己黄芪汤；治一身悉肿、小便短少，常与茯苓、黄芪等配伍，如防己茯苓汤；治脚气足胫肿痛、重着、麻木，可与牛膝、槟榔、木瓜等同用。

（3）湿疹疮毒　用于湿疹疮毒。本品苦寒能燥湿清热，治湿疹疮毒，可与苦参、金银花等配伍。

【用法用量】煎服，5～10g。
【使用注意】大苦大寒易伤胃气，胃纳不佳及阴虚无湿热者慎服。

🔄 **知识拓展**

汉防己与广防己

　　马兜铃科植物广防己的根称为"广防己"，又称"木防己"。以前与"汉防己"通称为"防己"。由于广防己含有马兜铃酸，具有肾毒性，国家食品药品监督管理局从2004年9月30日起规定，停用"广防己"药用标准，其不能再用作药品生产。

　　但广防己价格远低于粉防己，且两者因药名、形态特征、性味、功效等相似，难以区别，部分不良商贩将其混淆，不仅影响患者康复，甚至威胁患者生命安全。因此，临床医师或药师应注意提高职业素养，提升道德情操，以"保证患者生命安全，守护患者健康"为首要原则，在使用粉防己时需进行性状等鉴别，必要时对其进行显微鉴别和成分测定，以避免混入广防己，威胁患者生命健康，造成使用假药等不合理用药情况。

秦艽《神农本草经》

　　【来源】为龙胆科植物秦艽、麻花秦艽、粗茎秦艽或小秦艽的干燥根。前三种按性状不同分别习称"秦艽"和"麻花秦"，后一种习称"小秦艽"。春、秋二季采挖，除去泥沙；秦艽和麻花秦艽晒软，堆置"发汗"至表面呈红黄色或灰黄色时，摊开晒干，或不经"发汗"直接晒干；小秦艽趁鲜时搓去黑皮，晒干。

　　【成分】环烯醚萜苷类、黄酮类及三萜类，如秦艽碱甲、秦艽碱乙、秦艽碱丙、龙胆苦苷等。

　　【性味归经】辛、苦，平。归胃、肝、胆经。

　　【功效应用】（性平质润之品，治痹证通用药；治阴虚发热之要药）

　　（1）祛风湿，止痹痛　用于风湿痹痛，筋脉拘挛，骨节酸痛。本品辛散苦泄，质偏润而不燥，为风药中之润剂。风湿痹痛，筋脉拘挛，骨节酸痛，无论寒热新久均可配伍应用。其性偏寒，兼有清热作用，故对热痹尤为适宜，多与防己、牡丹皮、络石藤等配伍；治风寒湿痹，常与天麻、羌活、川芎等同用，如秦艽天麻汤。

　　（2）清湿热　用于湿热黄疸。本品苦以降泄，能清肝胆湿热而退黄。可单用为末服；亦可与茵陈、栀子、大黄等配伍，如山茵陈丸。

　　（3）退虚热　用于骨蒸潮热，小儿疳积发热。本品能退虚热，除骨蒸，亦为治虚热要药。治骨蒸日晡潮热，常与青蒿、地骨皮、知母等同用；治小儿疳积发热，可与银柴胡、地骨皮等相伍。

　　另外，本品还可用于中风半身不遂。本品既能祛风邪，舒筋络，又善"活血荣筋"，治中风半身不遂、口眼㖞斜、舌强不语等，单用大量水煎服即能奏效；治中风口㖞斜，言语不利者，可与升麻、葛根、防风等配伍；治血虚中风者，则与当归、白芍、川芎等同用。

　　【用法用量】煎服，3～10g，或浸酒，或入丸、散。

👤 **学中思**：请思考秦艽与防己二味中药在功效应用方面有何异同？

雷公藤《本草纲目拾遗》

　　【来源】本品为卫矛科植物雷公藤的干燥根或根的木质部。秋季挖取根部，去净泥土，晒干，或去皮晒干，切厚片。本品气微、特异，味苦微辛。以块大、断面红棕色者为佳。

【成分】生物碱类、二萜类成分，如雷公藤碱、雷公藤次碱等。

【性味归经】苦、辛，寒；有大毒。归肝、肾经。

【功效应用】（苦寒清泄之品，为治风湿顽痹要药）

（1）祛风，活血通络　用于风湿顽痹。本品有较强的祛风湿，活血通络之功，为治风湿顽痹要药，苦寒清热力强，常与威灵仙、独活、防风等同用，并宜配伍黄芪、党参、鸡血藤等补气养血药，以防久服而克伐正气。

（2）消肿止痛　尤宜于关节红肿热痛、肿胀难消、晨僵、功能受限，甚至关节变形者。消肿止痛功效显著，可单用内服或外敷，能改善功能活动，减轻疼痛。

（3）杀虫解毒　用于麻风病，顽癣，湿疹，疥疮。本品苦燥除湿止痒，杀虫攻毒，可用治多种皮肤病。治麻风病，可单用煎服，或配金银花、黄柏、当归等；治顽癣可单用，或随证配伍防风、荆芥、刺蒺藜等祛风止痒药内服或外用。

此外，现代也用治肾小球肾炎、肾病综合征、红斑狼疮、口眼干燥综合征、白塞病。

【用法用量】煎汤，1～6g，宜久煎（文火煎2h以上）以降低毒性；研粉，每日1.5～4.5g；外用适量，捣烂或研末外敷、调搽；外敷不可超过半小时，以防起疱。

【使用注意】本品有大毒，内服宜慎；孕妇、体虚者忌用；凡有心、肝、肾器质性病变及白细胞减少者慎用。

🔖 学中做：下列药物因有大毒而孕妇需忌用的是（　　）

A.防己　B.秦艽　C.雷公藤　D.桑枝

单元三　祛风湿强筋骨药

凡能祛除风湿邪气，兼能强壮筋骨的药物，为祛风湿强筋骨药。主治风湿日久累及肝肾所致的腰膝酸软无力、疼痛等风湿痹证。亦可主治肝肾虚损、腰痛、骨痿筋软、半身不遂等。

数字资源12-3
祛风湿强筋骨药视频

桑寄生《神农本草经》

【来源】本品为桑寄生科植物桑寄生的干燥带叶茎枝。冬季至次春采割，除去粗茎，切段，干燥，或蒸后干燥。

【成分】黄酮、生物碱、萜类等，如芦丁、异槲皮素。

【性味归经】苦、甘，平。归肝、肾经。

【功效应用】

（1）祛风湿，补肝肾，强筋骨　用于风湿痹痛，腰膝酸痛。本品祛风湿又长于补肝肾，强筋骨，对痹证日久，伤及肝肾，腰膝酸软，筋骨无力尤宜，常与独活、杜仲、牛膝等同用，如独活寄生汤。

（2）安胎元　用于经多崩漏，妊娠漏血，胎动不安。本品能补肝肾，养血而固冲任，安胎。治肝肾亏虚、月经过多、崩漏、妊娠下血、胎动不安，常配阿胶、续断、菟丝子，如寿胎丸。

此外，桑寄生尚能降血压，可用于高血压病所致的头晕目眩。

【用法用量】煎服，9～15g。

🔲 学中做：肝肾不足所致的胎动不安，应首选（　　）

A. 桑寄生　B. 五加皮　C. 狗脊　D. 黄芩

🔄 知识拓展

桑寄生与桑枝的功效异同点

二药都能祛风除湿，通经络。桑枝通行善走，祛风湿拘挛，尤宜于上肢风湿热痹，兼能祛风和血；桑寄生为祛风养血之要药，既能祛风除湿，又可补益肝肾，强壮筋骨，养血安胎。

五加皮 《神农本草经》

【来源】本品为五加科植物细柱五加的干燥根皮。夏、秋二季采挖根部，洗净，剥取根皮，晒干。

【成分】苯丙醇苷类化合物，如异贝壳杉烯酸、紫丁香苷等。

【性味归经】辛、苦，温。归肝、肾经。

【功效应用】（补益之力较强，治风湿痹证兼肝肾不足者效佳）

（1）祛风除湿　用于风湿痹病。本品辛能散风，苦能燥湿，温能祛寒，且兼补益之功，尤宜于老人及久病体虚者。治风湿痹证，腰膝疼痛，筋脉拘挛，可单用或配当归、牛膝等，如五加皮酒。

（2）补益肝肾，强筋壮骨　用于筋骨痿软，小儿行迟，体虚乏力。本品有温补之效，能补肝肾，强筋骨。常用于肝肾不足，筋骨痿软者，常与牛膝、杜仲等配伍；治小儿发育不良，骨软行迟，则与龟甲、牛膝、木瓜等同用。

（3）利水消肿　用于水肿，脚气。本品能利水消肿。治水肿，小便不利，每与生姜皮、茯苓皮、大腹皮配伍，如五皮散；若治疗寒湿壅滞之脚气肿痛，可与木瓜、蚕沙、吴茱萸等同用。

【用法用量】5～10g，煎服；或酒浸、入丸散服。

🔲 学中思：五加皮与桑寄生二味中药在功效应用方面有何异同？

🔄 知识拓展

五加皮与香加皮的功效主治异同点比较

五加皮俗名"南五加皮"，香加皮俗名"北五加皮"，两药同具"五加皮"之称，实为来源、功效与临床应用不尽相同的两种药物。五加皮来源于五加科植物细柱五加的干燥根皮，香加皮来源于萝藦科植物杠柳的干燥根皮，且有毒。有的地方南、北五加皮临床应用相同，临床处方上开五加皮常给北五加皮，导致有过很多关于误服香加皮而中毒死亡的报告。因此，无论生产经营单位还是医院临床处方，均应使用《药典》规定的正名药物为准，切勿混淆，以免造成中毒死亡事故。五加皮与香加皮均具有祛风湿、强筋骨、利水消肿之功效，均可用于治疗风湿痹证与水肿。但五加皮还具有补肝肾作用，功效应用偏于补益；而香加皮偏于祛风湿与利水消肿力强。

千年健《本草纲目拾遗》

【来源】本品为天南星科植物千年健的干燥根茎。春、秋二季采挖，洗净，除去皮，晒干。

【成分】挥发油，多羟基醇，脂肪酸类，如芳樟醇。

【性味归经】苦、辛，温。归肝、肾经。

【功效应用】

祛风湿，壮筋骨　用于风寒湿痹，腰膝冷痛，拘挛麻木，筋骨痿软。本品辛散苦燥温通，主入肝、肾经，既能祛风湿，又能强筋骨，颇宜于老人。治风寒湿痹，腰膝冷痛，拘挛麻木，筋骨痿软，可与独活、桑寄生、五加皮等药配伍；或与牛膝、枸杞子、萆薢等酒浸服。

【用法用量】5～10g，煎服或酒浸服。

【使用注意】阴虚内热者慎服。

学习总结

知识点导图

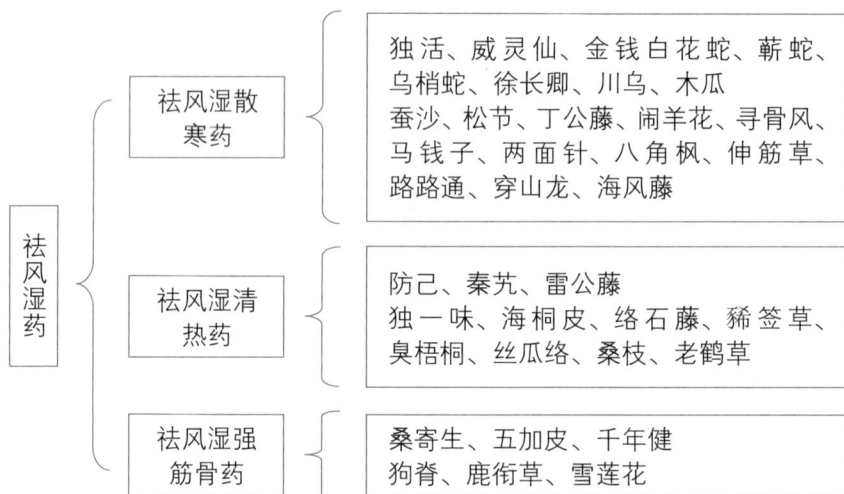

祛风湿药

- **祛风湿散寒药**：独活、威灵仙、金钱白花蛇、蕲蛇、乌梢蛇、徐长卿、川乌、木瓜　蚕沙、松节、丁公藤、闹羊花、寻骨风、马钱子、两面针、八角枫、伸筋草、路路通、穿山龙、海风藤
- **祛风湿清热药**：防己、秦艽、雷公藤　独一味、海桐皮、络石藤、豨莶草、臭梧桐、丝瓜络、桑枝、老鹤草
- **祛风湿强筋骨药**：桑寄生、五加皮、千年健　狗脊、鹿衔草、雪莲花

目标检测

一、选择题

（一）A 题型（最佳选择题）

1. 尤善治风湿痹证属下部寒湿者的药物是（　）
   A. 威灵仙　　　B. 独活　　　　C. 川乌　　　　D. 羌活

2. 治疗湿痹、筋脉拘挛、吐泻转筋病证，最宜选用的药物是（　）
   A. 桑枝　　　　B. 防己　　　　C. 豨莶草　　　D. 木瓜

3. 既能祛风湿，又能退虚热的药物是（　）
   A. 地骨皮　　　B. 青蒿　　　　C. 黄柏　　　　D. 秦艽

4. 既能祛风湿，又能利水而性寒的药物是（　）

 A. 豨莶草   B. 五加皮   C. 秦艽   D. 防己

5. 五加皮的功效是（　）

 A. 祛风湿，补肝肾，安胎   B. 祛风湿，补肝肾，活血

 C. 祛风湿，补肝肾，利水   D. 祛风湿，强筋骨，补肾阳

6. 药性温热，用治风寒湿痹的药物是（　）

 A. 独活、威灵仙、防己   B. 防己、蕲蛇、雷公藤

 C. 川乌、独活、威灵仙   D. 防己、络石藤、雷公藤

7. 药性寒凉，治风湿热痹的药物是（　）

 A. 独活、威灵仙、防己   B. 防己、蕲蛇、雷公藤

 C. 川乌、独活、威灵仙   D. 防己、络石藤、雷公藤

8. 下列祛风湿药浸酒服会增加毒性的是（　）

 A. 川乌   B. 独活   C. 威灵仙   D. 乌梢蛇

（二）X 题型（多项选择题）

9. 独活可治疗的病证是（　）

 A. 风寒表证   B. 发热表证   C. 风寒湿痹证

 D. 风湿热痹证   E. 阳暑证

10. 防己的功效有（　）

 A. 祛风止痛   B. 利水消肿   C. 通络   D. 止痉   E. 补肝肾

11. 具有祛风湿，补肝肾，强筋骨功效的药物有（　）

 A. 防己   B. 独活   C. 五加皮   D. 桑寄生   E. 狗脊

12. 下列药物因毒性较大，孕妇忌用的有（　）

 A. 独活   B. 川乌   C. 乌梢蛇   D. 蕲蛇   E. 雷公藤

13. 下列药物中，不宜与川乌同用的是（　）

 A. 犀牛角   B. 半夏   C. 天花粉   D. 白及   E. 浙贝母

14. 具有祛风湿作用，可用于风湿痹证的药物有（　）

 A. 防己   B. 独活   C. 桑寄生   D. 五加皮   E. 大黄

二、综合问答题

1. 祛风湿药有何特点？使用时应注意什么？

2. 独活、木瓜、桑寄生作为祛风湿散寒药、祛风湿清热药和祛风湿强筋骨药的代表要药，以此为例列表找出这三类祛风湿药功能主治的共同点和区分点。

三、病例分析

女，55 岁。因肢体关节疼痛多年，痛有定处，遇寒痛增，得温痛减，痛处不红不热而常有冷感，关节屈伸不利，被医生诊断为痛痹证，前来药店咨询购买一些温经散寒，祛风除湿的中成药。

讨论：

1. 痹证有哪些分类？请简述其临床表现是什么？

2. 请写出本病例的治法与方药？

3. 根据中药的性能、应用相关知识，分析本病应用方药的特点？

模块十三
芳香化湿药

扫一扫

中药性状图

学习目标

知识目标

1. 学会湿阻中焦证候特征。
2. 学会常见芳香化湿药的性状特征与功效。

技能目标

1. 能对常见芳香化湿药进行性状鉴别。
2. 能够对湿阻中焦合理辨证用药。

素质目标

1. 增强合理安全用药、爱护健康、敬畏生命的意识。
2. 培养严谨细致的职业精神。

情景导入

扫一扫

数字资源13-1
芳香化湿药视频

很久很久以前，在一个古老的村庄里，生活着一位年迈的中医师傅张天齐。张师傅深知草木之灵，能够感应自然的力量。在那里，他发现了一种茂盛的植物，它长得像一棵蒿草，叶子上有独特的白色斑点。张师傅认出了它，原来这就是传说中的广藿香。

张师傅采摘了广藿香带回村庄，仔细研究它的性质和功效。他发现广藿香有清热解毒、宣肺平喘的作用，正是治疗村民们患病症状的良药。于是，他开始制作广藿香的草药汤剂，并亲自为村民们服用。

经过一段时间的治疗，村民们的病情逐渐好转。广藿香的神奇功效让人们惊叹不已，传遍了整个村庄。张师傅的名声也因此传开，人们争相前来寻求他的医治。

然而，传染病并没有就此终结。它向周围的城镇蔓延，形成了一场规模庞大的疫情。听闻张师傅的医术高明，一位国王派使者前来请求他的帮助。张师傅怀着救死扶伤的使命，毅然决然地踏上了前往王城的旅程。在王城，张师傅毫不犹豫地利用广藿香治疗病患。凭借着他的医术和广藿香的奇效，疫情逐渐得到控制，城内的人们重新获得了健康和生活的希望。

从那时起，广藿香的声誉传遍了整个国家，成为了最受欢迎的中草药之一。人们纷纷种植广藿香，学习制作草药汤剂，用它来治疗各种疾病。

至今，广藿香作为一种珍贵的中草药，仍然在人们的生活中发挥着重要的作用。它

的传奇故事也在世代相传，提醒人们珍惜自然的恩赐，并且用它来造福人类。

导学讨论：

1. 简述广藿香的功效。

2. 从典故中山村名医张天齐身上，我们可以看到中医药人的什么精神？

情景解析

重难点分析

学习重点　1. 湿阻中焦证的证候特征与常见体征。

　　　　　　2. 常见芳香化湿药的性状特征与临床功效。

学习难点　1. 同类中药功效异同点及精准用药。

　　　　　　2. 芳香化湿药的性状鉴别。

◇◇◇◇ 岐黄要义 ◇◇◇◇

芳香化湿药主要治疗湿阻中焦证。在上述"情景导入"中，山村名医张天齐，深知草木之灵，能够感应自然的力量，发现广藿香的神奇功效，不顾及个人安危，救治百姓，并控制住了疫情，体现了医者敬畏生命、救死扶伤的人道主义精神，同时再次让我们认识到大自然的馈赠，给予我们中草药从而战胜疾病，提醒人们珍惜自然的恩赐，爱护我们赖以生存的自然环境，实现人与自然的和谐共处。

定义：凡具化湿运脾功效，多有令人愉悦的芳香气味的药物，称为芳香化湿药。

芳香化湿药辛香温燥，能疏畅气机、宣化湿浊、健脾醒胃，适用于脾胃湿困、运化失职而致的脘腹痞满、呕吐泛酸、大便溏薄、食少体倦、口甘多涎、舌苔白腻等证。此外，湿温、暑湿等证，亦可选用。

芳香化湿药性味多为辛温，归脾、胃经，能促进脾胃运化，消除湿浊之邪，推动中焦气机，主要用治湿阻中焦证。此证病机为湿阻气滞，升降失常，症见脘腹痞满、食欲不振、恶心呕吐、大便溏薄、肢体困倦、舌苔白腻，病重者还可见脘腹胀痛、上吐下泻等症状。

本章有些药物功效为"燥湿"，表示化湿作用较强，可用治湿阻中焦之重证。

使用注意：① 芳香化湿药入汤剂不宜久煎，以免香气挥发，降低疗效。② 大部分芳香化湿药辛温香燥，易耗气伤阴，故阴虚血燥及气虚者宜慎用。

广藿香 《名医别录》

【来源】本品为唇形科植物广藿香的干燥地上部分。

【成分】主要含挥发油约 1.5%，油中主要成分是广藿香醇（占 52%～57%）、广藿香酮以及百秋里醇。

【性味归经】辛，微温。归脾、胃、肺经。

【功效应用】（芳香化湿之要药）

（1）化湿　用于湿阻中焦证。本品性微温，多用于寒湿困脾、脘腹痞闷、少食作呕、神疲体倦等症，为芳香化湿之要药。如藿香正气散。

（2）止呕　用于呕吐。本品善治湿浊中阻之呕吐，适当配伍，也可用治湿热呕吐、胃虚呕吐、妊娠呕吐等证。

（3）解暑　用于暑湿或湿温初起。本品既可化湿，又能解暑，治暑月外感风寒，内伤生冷，见恶寒发热、头痛、脘闷、吐泻的暑湿证，常为方中君药。如藿香正气水。

【用法用量】煎服，3～10g，鲜品加倍。

【使用注意】本品芳香温散，有伤阴助火之弊，故阴虚火旺者忌用。

知识拓展

广藿香

广藿香原产于国外，由南洋华侨传入，在广东栽培已有百余年历史，故称广藿香。因产品栽培很少开花结果，多用插枝繁殖，所以又称"枝香"。按栽培的产地不同，分石牌广藿香、高要广藿香及海南广藿香。其中以石牌广藿香质最优。

厚朴《神农本草经》

【来源】本品为木兰科植物厚朴或凹叶厚朴的干燥干皮、根皮及枝皮。

【成分】主要含挥发油、厚朴酚、异厚朴酚、四氢厚朴酚、木兰箭毒碱等成分。

【性味归经】苦、辛，温。归脾、胃、肺、大肠经。

【功效应用】（导滞要药，消除胀满之要药）

（1）行气燥湿　用于湿阻中焦，脘腹胀满。本品除湿作用较强，更擅下气（降气）除满，为消除胀满之要药。如平胃散、连朴饮。

（2）消积除满　用于食积气滞，腹胀便秘。食积、便秘均属有形实邪阻于体内，引起的气滞腹胀症状较重。厚朴下气功著，既可除无形之湿满，又可除有形之实满。常配伍消食药、泻下药以增强疗效。如三物厚朴汤。

（3）消痰平喘　用于痰饮喘咳及梅核气。痰饮喘咳、梅核气均属痰气交阻之证，厚朴可降三焦之气，又能燥湿消痰，常配伍半夏、紫苏叶等化痰行气药共同治疗上述证候。如厚朴麻黄汤、桂枝加厚朴杏子汤。

【用法用量】煎服，3～10g；或入丸、散。

【使用注意】本品苦降下气，辛温燥烈，故体虚及孕妇慎服。

知识拓展

厚朴花

本品为厚朴或凹叶厚朴的干燥花蕾。药材呈长圆锥形，长4～7cm，基部直径1.5～2.5cm。外表面红棕色至棕褐色，顶尖或钝圆，底部带有花柄，花柄具棕色短细茸毛；花瓣未开者层层覆盖；已开者，花瓣多为12片，花瓣肉质肥厚，内层呈匙形；花蕊外露，棕黄色；花药条形；心皮多数，分离，螺旋状排列于圆锥形的花托上。质脆，易碎。气香，味淡。本品性微温，味苦。芳香化湿，理气宽中。

苍术 《神农本草经》

【来源】本品为菊科植物茅苍术或北苍术的干燥根茎。

【成分】主要含有挥发油，挥发油的主要成分为苍术醇。

【性味归经】辛、苦，温。归脾、胃、肝经。

【功效应用】（燥湿要药，湿阻中焦之要药）

（1）燥湿健脾　用于湿阻中焦证。湿阻中焦之重证，往往由脾气虚不能运化水湿引起。苍术除湿作用较强，兼能健脾补气，对湿阻中焦，脾失健运而致脘腹胀闷、呕恶食少、吐泻乏力、舌苔白腻等症，既能治标又能治本，单用即有良效。如平胃散、胃苓汤。

（2）祛风散寒　① 用于风湿痹证。苍术既能除内湿，又能祛外湿，常用于治疗湿邪较重的痹证、湿疮、湿疹及湿浊带下等证。② 用于风寒夹湿表证。本品有一定发汗作用，又长于胜湿。对风寒表证夹湿，头身重痛者最为适宜。如薏苡仁汤、苍术白虎汤、二妙散。

（3）明目　用于夜盲症及目涩昏花。可单用本品30g水煎服或苍术30g与羊肝或猪肝50g蒸煮同食。

【用法用量】煎服，3～9g。

【使用注意】本品辛苦温燥，故阴虚内热、气虚多汗者忌服。

学中思： 简述苍术与厚朴性能及功用主治的异同？

砂仁 《药性论》

【来源】本品为姜科植物阳春砂、绿壳砂或海南砂的干燥成熟果实。

【成分】含有挥发油、皂苷类、黄酮类、有机酸类等化学成分。

【性味归经】辛，温。归脾、胃、肾经。

【功效应用】（醒脾调胃要药）

（1）化湿行气　用于湿阻中焦及脾胃气滞证。本品为醒脾调胃要药，凡湿阻或气滞引起的脘腹胀痛等脾胃不和诸证皆可用之，尤以寒湿气滞者最为适宜。如香砂六君子汤。

（2）温中止泻　用于脾胃虚寒吐泻。症状较轻者可单用砂仁研末吞服。如缩砂散、六和汤。

（3）安胎　用于气滞妊娠恶阻及胎动不安。妊娠恶阻是指孕妇呕吐反复发作，甚至不能进食，轻者可单用砂仁研末冲服。胎动不安是指孕妇出现阵发性腹痛或伴有阴道出血，兼有气滞症状者常在方中配伍砂仁，行气和中以安胎。

【用法用量】煎服，3～6g，入汤剂宜后下，调剂时捣碎另包。研末冲服每次1～3g。

【使用注意】本品辛香温燥，故阴虚火旺者慎服。

学中做： 请利用药材进行绘画，并介绍分享。

学习总结

知识点导图

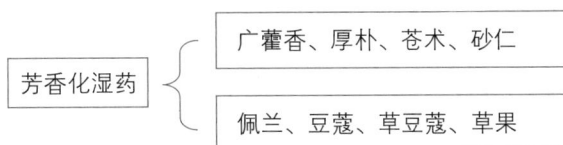

目标检测

一、选择题

（一）A 题型（最佳选择题）

1. 具有燥湿健脾、祛风湿功效的药物是（　　）。
    A. 苍术　　　　　B. 独活　　　　　C. 厚朴　　　　　D. 薏苡仁
2. 断面具有朱砂点，放置日久有结晶物析出，为（　　）。
    A. 厚朴　　　　　B. 苍术　　　　　C. 砂仁　　　　　D. 广藿香
3. 湿浊中阻之呕吐，应首选（　　）。
    A. 广藿香　　　　B. 佩兰　　　　　C. 砂仁　　　　　D. 豆蔻
4. 适用于内外表里诸湿证的药物是（　　）。
    A. 广藿香　　　　B. 苍术　　　　　C. 砂仁　　　　　D. 厚朴
5. 厚朴最适于治疗（　　）。
    A. 寒疝腹痛　　　B. 脘腹胀满　　　C. 脘腹冷痛　　　D. 两胁胀痛
6. 功能化湿行气，温中止呕止泻，又能安胎的药物是（　　）。
    A. 苍术　　　　　B. 佩兰　　　　　C. 砂仁　　　　　D. 厚朴
7. 有明目之功，可治夜盲症的是（　　）。
    A. 苍术　　　　　B. 广藿香　　　　C. 砂仁　　　　　D. 厚朴

（二）X 题型（多项选择题）

8. 厚朴的主治病证有（　　）。
    A. 湿阻中焦证　　　　　　　　B. 食积脘腹胀满
    C. 妊娠恶阻、胎动不安　　　　D. 风寒湿痹证
    E. 咳嗽气喘痰多
9. 砂仁的药用来源有（　　）。
    A. 砂仁　　　　B. 阳春砂仁　　　C. 土砂仁　　　D. 海南砂仁　　　E. 绿壳砂仁
10. 均能行气化湿（燥湿），温中止呕的药物是（　　）。
    A. 砂仁　　　　B. 厚朴　　　　　C. 豆蔻　　　　D. 草豆蔻　　　　E. 苍术
11. 具有化湿止呕功能的是（　　）。
    A. 广藿香　　　B. 砂仁　　　　　C. 豆蔻　　　　D. 佩兰　　　　　E. 苍术

二、综合问答题

1. 何谓芳香化湿药？试述其性能特点及功效主治。
2. 苍术与白术来源于同一个植物吗？这二术在功用上有何异同点？

三、病例分析

张某，男，32 岁。因公司组织登山活动，当天下午自觉不适，胸脘满闷，晚间突然上吐下泻，头痛身重，肢体酸痛，同时伴有恶寒怕风，流清涕，无汗，口淡。舌苔白腻，脉濡。请结合中医药理论分析该患者应选用的药物。

模块十四
利水渗湿药

学习目标

知识目标

1. 学会水湿内停证候特征。
2. 学会常见利水渗湿药的性状特征与功效。

技能目标

1. 能对常见利水渗湿药进行性状鉴别。
2. 能够对水湿内停合理辨证用药。

素质目标

1. 增强合理安全用药、爱护健康、敬畏生命的意识。
2. 培养严谨细致的职业精神。

扫一扫

中药性状图

情景导入

民间歌谣：

三月茵陈四月蒿，传于后世且记牢。

三月茵陈能治病，五月六月当柴烧。

华佗行医江湖，一日采药归来，遇到一位挖野菜的中年农夫，面孔水肿，肌肤发黄，拄拐而行，步履蹒跚。华佗知道他患有严重的黄疸病，就说："你患这么严重的病，为何不请医生看病用药？"农夫说："你瞧俺这一筐子野菜草头，连吃都没有，哪有钱看病？"华佗可怜农夫，为他免费诊脉，得知病情严重，数月内必死，故劝慰几句后各奔东西。半年后，华佗又巧遇这位农夫，诧异不已，连忙上前问候。询问他服了什么药，使死症得治。农夫说："穷人只能生死由天，还有什么药吃呢？青天有眼，吃了几个月的青蒿、野菜，如今感到腿脚有点力气了，我连拐杖也扔了。"华佗看那农夫的舌色，黄疸已经退去，舌苔稍泛红润，知道农夫所食野菜中必有治黄疸的草药。华佗和他的弟子，经过三年的时间，尝遍春夏两季的野菜草头，不仅发现茵陈可治黄疸病，而且季节性特别强，只有3月、4月的茵陈的嫩叶有明显的疗效，其他月份的茵陈药性极差，正是"五月六月当柴烧"。华佗对弟子说："学无止境，民间不知有多少绝技妙法，我们不知道的还很多呢！"

导学讨论：

1. 简述药材采摘时间对药材质量的影响。

扫一扫

数字资源14-1
利水渗湿药视频

225

2.通过华佗对中药的研究、尝试，告诫我们应该如何求医求学？

✏️ **情景解析**

💡 **重难点分析**

学习重点　1.水湿内停病证的证候特征与常见体征。
　　　　　　2.常见利水渗湿药的性状特征与临床功效。
学习难点　1.同类中药功效异同点及精准用药。
　　　　　　2.利水渗湿药的性状鉴别。

◦◦◦◦ **岐黄要义** ◦◦◦◦

　　大家在本模块中将共同认识水湿内停证的证候特征，共同学习利水渗湿药的性状鉴别与功效运用。神农尝百草、华佗尝野菜，中医药就是在先人的不断研究探索中进步，同学们要继承和发扬先人胸怀祖国、服务人民的优秀品质，努力发现和解决新的问题，敢为人先，追求卓越，有追求真理、严谨的求实精神，专注、勤奋。

　　定义：凡以通利水道、渗利水湿为主要作用，用于治疗水湿内停病证的药物，称为利水渗湿药。

　　利水渗湿药味多甘淡，多入肾、膀胱、小肠经。有利水渗湿、利尿通淋、利湿退黄等功效。据其药性主治的不同，利水渗湿药可分为利水消肿药、利尿通淋药、利湿退黄药三类。

　　应用利水渗湿药，须视不同病证，选择相应药物，并酌情配伍。水肿骤起兼有表证者，应配宣肺解表药；水肿日久，脾肾阳虚者，应配温补脾肾药；湿热合邪者，应配清热燥湿药；热伤血络而尿血者，应配凉血止血药；寒湿并重者，应配温里散寒药。此外，水湿为阴邪，易阻遏气机，多与行气药同用以增效。

　　使用注意：利水渗湿药易耗伤津液，故阴亏津少、肾虚遗精、遗尿者慎用或忌用；为有较强通利作用的药物，孕妇慎用或忌用。

单元一　利水消肿药

　　利水消肿药以利水消肿为主要功效，适用于水湿内停引起的水肿、小便不利等症。
　　使用利水消肿药并不是治疗水肿的唯一方法，特别是对虚证，常须随证配伍扶助正气的健脾益气和补肾温阳药，才能充分发挥本类药物的消肿作用，并使疗效得到巩固。

茯苓《神农本草经》

【来源】本品为多孔菌科真菌茯苓的干燥菌核。
【成分】主要含有茯苓多糖、三萜类成分茯苓素、茯苓酸、猪苓酸等。
【性味归经】甘、淡，平。归心、肺、脾、肾经。

【功效应用】（利水消肿之要药）

（1）利水消肿　用于水肿。本品甘淡，性平。利水而不伤正气，可治各种水肿，为利水消肿之要药。如五苓散、真武汤、参苓白术散、二陈汤。

（2）健脾渗湿　①用于痰饮。本品善渗泄水湿，湿无所聚，痰无由生，可治痰饮引起的头目眩晕、心悸、咳嗽、呕吐等。②用于脾虚泄泻。本品健脾作用不强，常配其他补脾气药物同用。如四君子汤、苓桂术甘汤、健脾丸。

（3）宁心安神　用于心悸、失眠。多作方中辅药。如归脾汤、酸枣仁汤。

【用法用量】煎服，10～15g。茯苓偏于利水渗湿，健脾；朱茯神偏于宁心安神；茯苓皮专于利水消肿。

【使用注意】本品芳香温散，有伤阴助火之弊，故阴虚火旺者忌用。

🔍 学中思：茯苓有白茯苓、赤茯苓、茯苓皮、茯神之分，区分四者有何不同。

薏苡仁 《神农本草经》

【来源】本品为禾本科植物薏米的干燥成熟种仁。

【成分】主要含有蛋白质、脂类、挥发油和多糖类成分。

【性味归经】甘、淡，凉。归脾、胃、肺经。

【功效应用】（内痈和外痈之要药）

（1）利水消肿　用于水肿、小便不利及脚气。本品甘淡，既利水又健脾，常用于脾虚湿胜的水肿、小便不利、脚气等。但本品作用和缓，须大量久服或配伍其他利水渗湿药同用。如参苓白术散。

（2）渗湿健脾　用于脾虚泄泻。一般不单用，多炒黄后与其他健脾止泻药配伍。如参苓白术散。

（3）除痹　用于风湿痹痛。本品能渗湿除痹、舒筋脉、缓挛急，常用于治疗风湿痹痛及筋脉拘挛。如麻黄杏仁薏苡甘草汤、宜痹汤、薏苡仁汤。

（4）清热排脓　用于肺痈、肠痈。本品能清肺肠之热，排脓消痈。治疗肺痈胸痛，咳吐脓痰，常与苇茎、冬瓜子、桃仁等同用；治疗肠痈，常与败酱草、牡丹皮等同用。如苇茎汤、薏苡仁汤。

【用法用量】煎服，9～30g。清热利湿宜生用，健脾止泻宜炒用。

【使用注意】本品力缓，宜多服久服。脾虚无湿，大便燥结及孕妇慎服。

🔍 学中做：搜集具有利水渗湿功效的药膳，并尝试制作。

猪苓 《神农本草经》

【来源】本品为多孔菌科真菌猪苓的干燥菌核。

【成分】主要含猪苓多糖、麦角甾醇、蛋白质、无机盐等。

【性味归经】甘、淡，平。归肾、膀胱经。

【功效应用】（利水消肿之要药）

利水消肿，渗湿。①用于水肿、小便不利证。本品甘淡渗泄，利水作用较强，用于水湿停滞的各种水肿，单味应用即可取效，为利水消肿之要药。②用于水湿停滞兼湿热之淋病。③用于肠胃湿盛泄泻。本品利水渗湿，实大肠，止泄泻。如四苓散、猪苓汤、十味导赤汤。

【用法用量】煎服，6～12g。

【使用注意】本品甘淡渗利，有伤阴之虑，故水肿兼阴虚者不宜单用。

🔄 **知识拓展**

猪苓多糖

猪苓多糖注射液肌内注射，用治病毒性肝炎、银屑病等有效；猪苓多糖肌内注射或口服，配合化疗、放疗治疗肝癌、鼻咽癌、肺癌、急性白血病等癌症，能减轻化疗、放疗的副作用。

泽泻 《神农本草经》

【来源】本品为泽泻科植物东方泽泻或泽泻的干燥块茎。

【成分】主要含泽泻醇、泽泻醇 A-24- 乙酸酯、泽泻醇 B-23- 乙酸酯等。

【性味归经】甘、淡，寒。归肾、膀胱经。

【功效应用】（治疗各种水湿证之要药）

（1）利水渗湿　用于水肿、小便不利、泄泻、痰饮等证。本品甘淡渗泄，利水作用较强，为治各种水湿证之要药。如五苓散、胃苓汤。

（2）清泄湿热　用于淋证、遗精。本品性寒，入肾、膀胱经，既能清膀胱湿热，又能泻肾经之虚火，为治湿热淋证的主要药物。如泽泻汤、龙胆泻肝汤。

【用法用量】煎服，6～10g。

【使用注意】肾虚精滑无湿热者禁服。

单元二　利尿通淋药

利尿通淋药性寒凉，以利尿通淋为主要作用。用于尿频不利，热淋小便灼热、短涩刺痛、尿血，有砂石，或小便浑浊等症，而以湿所致者为主要适用范围。本节药物对于上述证候各有所长，应酌情选用。

在配伍方面，除常与清热泻火药同用外，如遇阴虚内热而小便短少者，当与养阴药配伍；血淋者，常与凉血止血药配伍；小便淋沥，脾肾虚损者，又当补脾益肾。

车前子 《神农本草经》

【来源】本品为车前科植物车前或平车前的干燥成熟种子。

【成分】主要含车前子酸、黄酮类及环烯醚萜类（车前苷、车前烯醇酸、梓醇）等。

【性味归经】甘，寒。归肝、肾、肺、小肠经。

【功效应用】

（1）利尿通淋　用于淋证、水肿。本品清热利水作用较强，善治膀胱湿热，小便淋漓涩痛及水湿内停之水肿、小便不利，轻者单用即效。如八正散、草薢分清饮。

（2）渗湿止泻　用于泄泻。本品利水渗湿，分清泌浊而止泻，利小便以实大便。治疗小便不利的水泻及暑湿泄泻，可单用本品研末，米汤或温水送服，一般 1 次即可止泻。

（3）明目 用于目赤肿痛、目暗昏花、翳障。本品能清肝热而明目，治疗目赤涩痛，多与菊花、决明子等同用；若肝肾阴亏，两目昏花，则与熟地黄、菟丝子等同用。如驻景丸。

（4）祛痰 用于肺热咳嗽痰多。本品能清肺化痰，多与清热化痰药同用。

【用法用量】煎服，9～15g。包煎。

【使用注意】本品甘寒滑利，故气虚下陷、肾虚遗精及内无湿热者禁服。

滑石 《神农本草经》

【来源】本品为硅酸盐类矿物滑石族滑石，主含含水硅酸镁 $[Mg_3(Si_4O_{10})(OH)_2]$。

【成分】硅酸镁 $[Mg_3(Si_4O_{10})(OH)_2]$

【性味归经】甘、淡，寒。归膀胱、肺、胃经。

【功效应用】

（1）利尿通淋 用于热淋、石淋、尿热涩痛。本品性寒而滑，能清泄膀胱湿热而通利水道，常用于治疗各种湿热淋证，尤多用于石淋（尿路结石）。

（2）清热解暑 用于暑湿、湿温。本品甘淡而寒，能利水湿、解暑热，善治暑热烦渴、小便短赤、湿温初起及暑温夹湿等证。常与其他清热解暑药同用。

（3）收湿敛疮 用于湿疮、湿疹、痱子。可单用撒布患处，有清热收湿敛疮作用，也是制作痱子粉的主药。如六一散。

【用法用量】煎服，10～20g。包煎。外用适量。

【使用注意】本品寒滑清利，故脾气虚、精滑及热病伤津者忌服。不宜与四环素类抗生素同用。

木通 《神农本草经》

【来源】本品为木通科植物木通、三叶木通或白木通的干燥藤茎。

【成分】主要含齐墩果酸、木通皂苷、白桦脂醇、木通苯乙醇苷 B、豆甾醇等成分。

【性味归经】苦，寒；有毒。归心、小肠、膀胱经。

【功效应用】

（1）利尿通淋，清心火 ① 用于热淋涩痛，水肿。② 用于口舌生疮、心烦尿赤。本品上清心经之火，下泄小肠之热，能引湿热之邪从小便排出。用治湿热壅盛的水肿、小便短赤、淋漓涩痛，以及心火上炎、口舌生疮或心火下移小肠而致心烦、尿赤等症，常为主药。

（2）通经下乳 用于经闭，乳少。常与王不留行等通经下乳药同用。

【用法用量】煎服，3～6g。

【使用注意】本品有毒，故用量不宜过大，也不宜久服。肾功能不全者及孕妇忌服，内无湿热者、儿童与年老体弱者慎用。

🔄 **知识拓展**

关木通

关木通为马兜铃科植物东北马兜铃的干燥藤茎，为中国东北地区习惯用药，历代本草未见记载。清光绪三十三年（1907 年）的《通化县志略》及 1957 年版的《辽宁药材》均称此为木通。《中华人民共和国药典》（1963 年版一部）以关木通之名予以收载。

1993 年，比利时公开披露了当地一些妇女因服含广防己的减肥丸后导致严重肾病。

后经调查，发现大约一万名服该药的妇女中至少有 110 人罹患了晚期肾衰竭，其中 66 人进行了肾移植，部分患者还发现了尿道癌症；1999 年英国又报道了 2 名妇女因服含关木通的草药茶治疗湿疹导致晚期肾衰竭的事件。这两起事件在国际上引起了轩然大波，欧美媒体曾将这种情况渲染为"中草药肾病"。因广防己、关木通等中药含有共同的致病成分马兜铃酸，后来国际上将此类情况改称为"马兜铃酸肾病"。

据考证，中国历代本草所记载使用的木通为木通科木通，而非关木通。

2003 年，国家药监局印发《关于取消关木通药用标准的通知》，决定取消关木通的药用标准，在一般处方中用木通或川木通代替关木通。2005 年《中国药典》不再收载关木通、广防己、青木香 3 个品种（均含马兜铃酸）。

海金沙《嘉祐本草》

【来源】本品为海金沙科植物海金沙的干燥成熟孢子。

【成分】主要含有机酸类成分。

【性味归经】甘、咸，寒。归膀胱、小肠经。

【功效应用】

用于淋证、尿道涩痛。本品善清小肠、膀胱湿热，尤善止尿道疼痛，为治诸淋涩痛之要药。治热淋急病，以本品为末，甘草汤送服；治血淋，可以本品为末，新汲水或砂糖水送服；治石淋，可配鸡内金、金钱草等；治膏淋，可配滑石、麦冬、甘草等，如海金沙散。

【用法用量】煎服，6～15g。包煎。

【使用注意】本品甘淡渗利，故肾阴亏虚者慎用。

🔄 **知识拓展**

海金沙藤

海金沙藤为海金沙的全草。性味甘寒。归膀胱、小肠、肝经。功效利尿通淋，清热解毒。适用于石淋、水肿、小便不利、黄疸、乳痈、热疖等。煎服 9～15g。外用适量。

单元三　利湿退黄药

利湿退黄药是以清利湿热、利胆退黄为主要功效，主要用于湿热黄疸证。若热盛者，常配清热解毒药；湿盛者，常配芳香化湿药；如与温里药配伍，又可用于阴黄证。

茵陈《神农本草经》

【来源】本品为菊科植物滨蒿或茵陈蒿的干燥地上部分。春季采收，苗高 6～10cm 者称为绵茵陈，秋季采割的称为花茵陈。

【成分】主要含挥发油，油中主要成分为 β- 蒎烯、茵陈素、茵陈烯酮等成分。

【性味归经】苦、辛，微寒。归脾、胃、肝、胆经。

【功效应用】（治黄疸要药）

（1）利湿退黄　用于黄疸。本品苦泄下降，性寒清热，善清利脾胃肝胆湿热，使之从小便而出，为治黄疸要药。无论湿热阳黄还是寒湿阴黄，均可配伍应用。如茵陈五苓汤、茵陈五苓散、茵陈四逆汤。

（2）解毒疗疮　用于湿疹瘙痒。本品能清湿热，内服或外敷，用于湿热内蕴的湿疮痒疹、流黄水。如甘露消毒丹。

【用法用量】煎服，6～15g。外用适量，煎汤熏洗。

【使用注意】本品微寒苦泄，故脾胃虚寒者慎服；蓄血发黄者及血虚萎黄者慎用。

金钱草《本草纲目拾遗》

【来源】本品报春花科植物过路黄的干燥全草。

【成分】主要成分为甾醇、鞣质、黄酮类、挥发油、胆碱和氨基酸等成分。

【性味归经】甘、咸，微寒。归肝、胆、肾、膀胱经。

【功效应用】（治疗泌尿系结石要药）

（1）利湿退黄　用于湿热黄疸。本品既可清肝胆之火，又能除下焦湿热，治湿热黄疸效佳，常与茵陈、栀子等同用。

（2）利尿通淋　用于石淋、热淋。本品善消结石，又清热利尿通淋，用于石淋、热淋、肝胆结石，是治疗泌尿系结石要药。常与海金沙、鸡内金等同用。

（3）解毒消肿　用于痈肿疔疮、毒蛇咬伤。可用鲜品捣汁内服或捣烂外敷，或配伍蒲公英、野菊花等同用。

【用法用量】煎服，15～60g。鲜品加倍。

【使用注意】本品微寒，故脾胃虚寒者慎服。外用鲜品熏洗，有引起接触性皮炎的报道。

学中思：金钱草、车前子、滑石、海金沙各擅治何种淋证？

学习总结

知识点导图

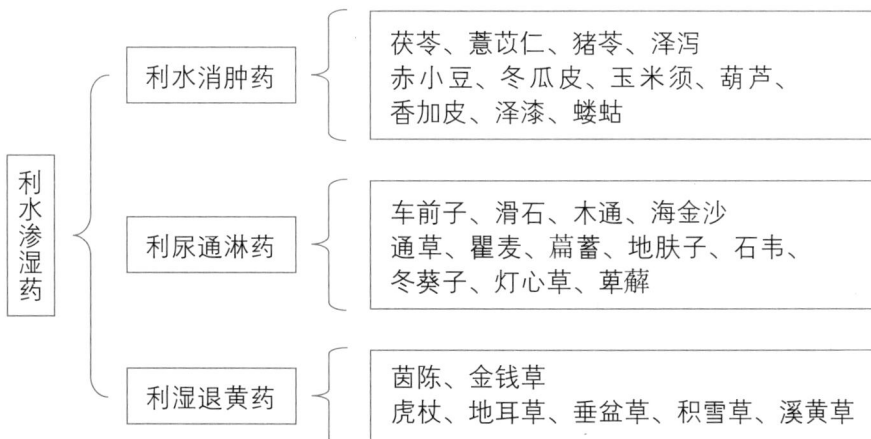

✦ 目标检测

一、选择题

（一）A 题型（最佳选择题）

1.具有利水通淋、解暑作用的药物是（　）。
　　A.川木通　　　　B.滑石　　　　　　C.通草　　　　　　D.茵陈

2.利水渗湿的味多（　）。
　　A.甘淡　　　　　B.苦咸　　　　　　C.甘苦　　　　　　D.酸甘

3.下列哪一项不是茯苓的适应证（　）。
　　A.水肿　　　　　B.肺气虚证　　　　C.心悸、失眠　　　D.脾虚诸证

4.茯苓的药用部位是（　）。
　　A.块根　　　　　B.菌核　　　　　　C.果实　　　　　　D.花蕾

5.为治黄疸要药的是（　）。
　　A.川木通　　　　B.黄柏　　　　　　C.金钱草　　　　　D.茵陈

6.治石淋的要药是（　）。
　　A.滑石　　　　　B.海金沙　　　　　C.金钱草　　　　　D.石韦

7.既善利水渗湿，又能泄肾与膀胱之热的是（　）。
　　A.猪苓　　　　　B.知母　　　　　　C.黄柏　　　　　　D.泽泻。

8.既能治石淋、热淋，又能退黄疸的是（　）。
　　A.海金沙　　　　B.茵陈　　　　　　C.金钱草　　　　　D.通草

9.甘补淡渗，性平作用缓和，可用治寒热虚实各种水肿的是（　）。
　　A.薏苡仁　　　　B.茯苓　　　　　　C.通草　　　　　　D.滑石

10.上能清心火，下能利湿热的是（　）。
　　A.玉米须　　　　B.车前子　　　　　C.石韦　　　　　　D.川木通

11.既能利水渗湿，又能健脾的一组药物是（　）。
　　A.茯苓、猪苓　　　　　　　　　　　B.茯苓、薏苡仁
　　C.猪苓、泽泻　　　　　　　　　　　D.猪苓、薏苡仁

（二）X 题型（多项选择题）

12.利水渗湿药的适应证有（　）。
　　A.淋证　　　　　B.痰饮证　　　　　C.水肿证　　　　　D.小便不利　　　E.黄疸

13.茯苓的功效包括（　）。
　　A.利尿通淋　　　B.利水渗湿　　　　C.健脾补中　　　　D.利湿退黄　　　E.宁心安神

14.车前子的适应证包括（　）。
　　A.湿热淋证　　　B.脾虚泄泻　　　　C.水湿泄泻　　　　D.目赤涩病　　　E.痰热咳嗽

15.金钱草的功效包括（　）。
　　A.凉血止血　　　B.利湿退黄　　　　C.利尿通淋　　　　D.解毒消肿　　　E.活血定痛

16.薏苡仁的功效包括（　）。
　　A.健脾止泻　　　B.利水渗湿　　　　C.清热解毒　　　　D.清热排脓　　　E.除痹

17.入汤剂宜包煎的是（　）。
　　A.滑石粉　　　　B.冬葵子　　　　　C.海金沙　　　　　D.通草　　　　　E.车前子

18. 茯苓与薏苡仁共同的功效为（　　）。

  A. 湿痹   B. 水肿   C. 肺痈   D. 心悸失眠 E. 脾虚诸证

二、综合问答题

1. 简述利水渗湿药的药性、功效及主治病症。

2. 比较茯苓与薏苡仁功效、主治病症的共同点与不同点。

三、病例分析

张某，男，25 岁。两天前因公司聚餐，喜肥甘辛辣厚腻之食，突感尿频尿急，尿时灼热疼痛，少腹拘急胀痛，尿色黄赤，伴发热口苦，大便干结，舌红苔黄腻，脉滑数。请结合中医药理论分析该患者应选用的药物。

模块十五
化痰止咳平喘药

⊛ **学习目标**

知识目标

1. 掌握化痰止咳平喘药的含义、功效、适应范围、配伍方法、性能特点、配伍原则和使用注意。

2. 掌握药物半夏、桔梗、川贝母、瓜蒌、苦杏仁、桑白皮；熟悉浙贝母、天南星、竹茹、旋覆花、款冬花、马兜铃、枇杷。

3. 掌握相似药物功效、应用的异同点。

技能目标

1. 能利用功效分析化痰止咳平喘药的性味与归经。

2. 能正确运用化痰止咳平喘药。

3. 能区分相似药物功效、应用的异同点。

素质目标

1. 树立中医药文化核心价值理念，形成中医药思维模式。

2. 提高中医药健康文化素养，培育职业素养和职业精神。

扫一扫

中药性状图

📖 **情景导入**

相传，在宋朝，有位判官杨立之回到楚州时得了喉痛，白天吃不下饭，晚上痛得睡不着觉，异常痛苦，求治了许多医生，吃了许多中药都没有效果。

恰好这时名满朝野的太医杨吉老来楚州办事，杨立之的两个儿子听说后，赶快请他为父亲治病。杨吉老仔细诊察了杨立之很久后，才对杨立之儿子说道："你父亲的病非常蹊跷，必须先吃一斤生姜片，才可以用药，否则便无法可治！"说罢就去办自己的事。

杨立之的两个儿子听后，感到很为难，说："喉咙已经溃烂，疼痛不止，怎么能吃生姜呢？"但也没有别的方法了，只好试一试。结果杨立之吃了生姜后并没有感到什么异样，也没感到什么辣味儿。在他吃够半斤生姜的时候，疼痛、肿胀就有所减轻，等到吃够一斤生姜的时候，脓血完全消失了。这时他觉得生姜也有辣味儿了，吃饭、喝汤已经无碍，喉痛已经康复了。

第二天，杨立之亲自去拜谢杨吉老，感谢他的救命之恩，并好奇地问他是如何将自

扫一扫

数字资源15-1
化痰止咳平喘药视频

己的病治好的。杨吉老说："你在南方做官，很爱吃鹧鸪，鹧鸪爱吃生半夏，而生半夏有较小的毒性，你吃鹧鸪吃得多了，久了就容易引起生半夏中毒。生姜能解生半夏的毒性，所以仅用生姜就把你的病根儿除了，也不用再服其他的中药了。"

导学讨论：

1. 结合相关知识，生半夏为何有毒？
2. 生姜为何能制生半夏之毒？

情景解析

重难点分析

学习重点
1. 熟悉化痰止咳平喘药的性能特点、适应证。
2. 半夏、桔梗、川贝母、瓜蒌、苦杏仁、桑白皮药物性能、功效、应用、使用注意。

学习难点
1. 同为化痰药，其作用强度、机制以及特点的异同。
2. 同类药物又在兼有功效方面具有个性特点，应当注意把握和选择用药。

∽∽∽岐黄要义∽∽∽

李时珍曾在《本草纲目》中这样记载桔梗"此草之根结实而梗直，故名桔梗"，桔梗药材的命名暗合人的耿直性格，而耿直性格的人大都笃信真理。大家在本模块中将共同认识化痰止咳平喘药的性能特点、适应证，学习化痰止咳平喘药的性状鉴别与功效运用，正如桔梗命名一般，学好中医药专业知识需要坚持真理，培养心系患者生命健康的高度责任感。又如桔梗为"舟楫"之药，做好摆渡人，在各类实践场景中精准推荐用药，为自己、为他人、为社会提供自己的职业价值，彰显中医药人的职业素养。

定义：以祛痰或消痰为主要功效，常用以治疗痰证的药物，称为化痰药。以止咳平喘为主要功效，常用以治疗咳嗽，喘证的药物，称为止咳平喘药。由于化痰药多数具有止咳平喘功效，而止咳平喘药亦多具有化痰的功效，故这两类药合为化痰止咳平喘药。

化痰止咳平喘药或苦或辛，或凉或温，苦能降泄或能燥湿，辛能开，温能散寒，凉能清热，故分别用于热痰、燥痰、寒痰、湿痰、咳嗽气喘及风痰。或以蜜炙增其润肺止咳之功效。根据其性能特点和功效主治的不同，化痰药可分为温化寒痰药、清热化痰药及止咳平喘药三类。

使用化痰止咳平喘药时，应当注意：（1）温燥之性强烈的刺激性化痰药，痰中带血或咳嗽咯血者慎用，以免加重出血。（2）收敛及温燥之药，麻疹初起并有表证咳嗽，需配伍其他药味。（3）止咳平喘药多治标不治本，不宜单用。（4）化痰止咳平喘药部分药味有毒，内服需注意用量、用法。

单元一 温化寒痰药

本类药气味多辛苦温燥，以燥湿化痰、温肺祛寒为主要作用。以治寒痰，湿痰及寒痰、湿痰所致的眩晕、肢麻、阴疽流注。症见咳嗽气喘，口鼻气冷，痰多色白成块或清稀，舌苔白腻。

半夏 《神农本草经》

【来源】本品为天南星科植物半夏的干燥块根。

【成分】氨基酸、挥发油、生物碱类、半夏蛋白、有机酸类、甾体类等主要化学成分。

【性味归经】辛，性温，有毒。归脾、胃、肺经。

【功效应用】（燥湿化痰，温化寒痰之要药）

（1）燥湿化痰　用于治痰湿阻肺致咳嗽痰多，色白质稠者，可配伍橘红、白茯苓、甘草以燥湿化痰、理气和中，如二陈汤；治湿痰眩晕者，常与天麻、白术配伍以化痰息风，如半夏白术天麻汤；治寒饮咳喘，痰多清稀者，可配伍干姜、细辛，如小青龙汤。

（2）降逆止呕　用于各种呕吐病证，为止呕要药。尤适胃寒呕吐、痰饮，前者常配生姜，以和胃止呕，如小半夏汤；治胃热呕吐，可与黄连、竹茹等配伍，清胃止呕；治阴虚呕吐，常配石斛、麦冬等；治胃气虚呕吐，可配人参、白蜜等；治妊娠呕吐，可与扶正安胎药配伍。

（3）消痞散结　用于治胃气不和，所致心下痞满，配干姜、黄芩、黄连等，以散结除痞，如半夏泻心汤；治痰热结胸，按之则痛，常与瓜蒌、黄连配伍，以清热化痰、宽胸散结，如小陷胸汤；治梅核气，每与厚朴、紫苏叶、茯苓等同用，以行气化痰、降逆散结，如半夏厚朴汤。

（4）消肿止痛　用于治瘿瘤痰核，每与昆布、海藻、连翘等配伍；治无名肿痛、痈疽肿痛、毒蛇咬伤，以其生品或鲜品捣粉敷之。

【用法用量】煎服，3～10g，内服需炮制，炮制品有法半夏、姜半夏、清半夏、半夏曲，法半夏长于燥湿，温性较弱；姜半夏长于降逆止呕；清半夏长于消痞和胃，又善燥湿化痰；半夏曲长于化痰消食。

【使用注意】反川乌、草乌、附子，其性温燥，生品内服宜慎。

♀ 学中做：善治脏腑湿痰的药物是（　　）

A. 白前　B. 白芥子　C. 半夏　D. 皂荚

♀ 学中思："妊娠呕吐"可否用半夏？为什么？

天南星 《神农本草经》

【来源】本品为天南星科植物天南星、异叶天南星或东北天南星的干燥块茎。

【成分】三萜皂苷、安息香酸、淀粉、D-谷甾醇、氨基酸、β-谷甾醇和钙、磷、铝、锌等21种无机元素。

【性味归经】苦、辛，有毒。归肺、肝、脾经。

【功效应用】（治疗风痰诸证之要药）

（1）燥湿化痰　用于治风痰咳嗽、顽痰咳嗽及痰湿壅滞，常与陈皮、半夏、白术同用配伍，以燥湿祛痰、行气开郁，如导痰汤。

（2）祛风解痉　用于风痰眩晕，常与半夏、天麻等配伍；治半身不遂、口眼㖞斜、全身风痹等，每与白附子、半夏、川乌同用，如小活络丹；治破伤风、角弓反张、痰涎壅盛，可与白附子、防风、天麻等配伍，如玉真汤；治痰浊引发的癫痫，常配半夏、僵蚕、全蝎等，如五痫散。

（3）散结消肿　本品外用可治痈疽肿痛，痰核；治毒虫咬伤，可配雄黄外敷以解毒。

【用法用量】煎服，3～9g，多制用，炮制品有制天南星、胆南星。外用生品适量，研末以醋或酒调敷患处。

【使用注意】阴虚燥痰者及孕妇慎用。

🔄 **知识拓展**

制天南星与胆南星的炮制方法

天南星用姜汁、明矾制过用，为制南星；胆南星为制天南星的细粉与猪、牛或羊胆汁经过发酵加工而来，或为生天南星的细粉加工而成。

旋覆花 《神农本草经》

【来源】本品为菊科植物旋覆花或欧亚旋覆花的干燥头状花序。

【成分】黄酮类、其他萜类、甾体类、挥发油、多糖类。

【性味归经】苦、辛、咸，微温。归肺、脾、胃、大肠经。

【功效应用】

（1）降气消痰　用于治寒痰咳嗽，常与半夏、苏子等配伍以温化寒痰；治痰热咳喘者，常与桑白皮、紫菀等配伍，以清热化痰，如宁嗽化痰丸；治顽痰胶结，胸中满闷者，可与海浮石、海蛤壳等配伍，以软坚散结。

（2）降逆止呕　用于治痰浊中阻，胃气上逆之噫气频作，常与赭石、生姜、半夏等同用，以降逆化痰、益气和胃，如旋覆代赭汤；治胃热呕吐者，每与竹茹、黄连等同用。

【用法用量】煎服，3～9g，需包煎。

【使用注意】本品表面有细茸毛，易刺激咽喉作痒而致呛咳呕吐，故需包煎；阴虚劳咳，津伤燥咳者忌用。

💡 **学中做：** 既能降肺气，又降胃气的药物是（　　）
A.桔梗　B.白前　C.旋覆花　D.半夏

白芥子 《新修本草》

【来源】本品为十字花科植物白芥或芥的干燥成熟种子。

【成分】多糖、挥发油、脂肪酸、生物碱、黄酮。

【性味归经】辛、温，归肺经。

【功效应用】

（1）温肺化饮　适用于寒痰壅肺、咳喘胸闷、痰多清稀者，常与莱菔子、苏子等配伍，以温肺化痰、降气消食，如三子养亲汤；治冷哮日久，可与细辛、甘遂等研末外用；治悬饮咳喘胸满胁痛者，可配甘遂、大戟等以豁痰逐饮，如控涎丹。

（2）利气散结　治痰湿流注所致的阴疽肿毒，常与鹿角胶、肉桂、熟地黄等药配伍，以温阳化滞、消痰散结，如阳和汤；治痰湿阻滞经络之肢体麻木、关节肿痛者，可配淡竹沥、生姜汁，如芥子竹沥汤。

【用法用量】煎服，3～9g。外用适量。

【使用注意】本品辛温走散，耗气伤阴，故久咳肺虚及阴虚火旺者慎用，本品对皮肤黏膜有刺激作用，故皮肤过敏、消化道溃疡、出血者忌用。

白附子 《中药志》

【来源】本品为天南星科植物独角莲的干燥块茎。

【成分】桂皮酸、天师酸；β-谷甾醇，挥发油，氨基酸类。

【性味归经】辛，性温；有毒，归胃、肝经。

【功效应用】（治风痰之要药）

（1）祛风痰，燥湿痰，止痉，止痛　适用于中风口眼㖞斜，常与全蝎、僵蚕等配伍，以祛风止痉、化痰通络，如牵正散；中风痰壅、痰厥、癫痫、惊风等，每与半夏、天南星配伍；治破伤风者，常与天麻、防风、天南星配伍，以祛风解痉止痛，如玉真散；治偏头痛者，与川芎、白芷等同用。

（2）解毒散结　适用于瘰疬痰核，鲜品捣烂外敷；治毒蛇咬伤，既可单用鲜品捣汁内服或外敷，亦可同其他药物配伍治疗。

【用法用量】煎服，3～6g，一般炮制后用。外用生品适量捣烂，熬膏或研粉以酒调敷患处。

【使用注意】本品辛温燥烈，血虚动风、阴虚，热动肝风，孕妇慎用；生品内服慎用。

单元二　清化热痰药

本类药气味多苦寒或甘寒，以清热化痰、润燥化痰为主要作用。以治热痰、燥痰或痰火引起的证候。症见热痰犯肺之咳嗽气喘，痰多黄稠，舌红苔黄腻；或燥痰犯肺之咳嗽气喘，痰少稠黏，咳痰不爽。以及痰火郁结的瘿瘤、瘰疬、癫痫、惊厥等。

川贝母 《神农本草经》

【来源】本品为百合科植物川贝母、暗紫贝母、甘肃贝母、梭砂贝母、太白贝母或瓦布贝母的干燥鳞茎。

【成分】生物碱、皂苷、核苷、有机酸及其酯类化合物、甾醇和萜类化合物。

【性味归经】苦、甘，微寒。归肺、心经。

【功效应用】

（1）清热化痰，润肺止咳　适用于肺虚劳嗽，阴虚久咳有痰，常与麦冬、百合等同用，以养阴润肺、化痰止咳，如川贝雪梨膏；治肺燥有痰，咳嗽痰黄或咳痰不爽者，常与桔梗、枇杷叶等配伍，以润肺清热、理气化痰，如川贝枇杷膏。

（2）散结消肿　适用于痰火郁结之瘰疬痰核，每与玄参、牡蛎等同用，以化痰软坚消瘰病，如消瘰丸；治热毒壅结之疮痈、肺痈、乳痈，常与蒲公英、鱼腥草、天花粉、连翘等同用，以清热解毒，消肿散结。

【用法用量】煎服，3～10g；研末服用，一次1～2g。

【使用注意】反川乌、草乌、附子；脾胃虚寒、湿痰者忌用。

浙贝母《轩岐救正论》

【来源】本品为百合科植物浙贝母的干燥鳞茎。

【成分】生物碱如贝母甲素、贝母乙素、贝母醇及贝母碱苷，甾醇，胆碱。

【性味归经】苦、寒。归肺、心经。

【功效应用】

（1）清热化痰，风热咳嗽　适用于风热咳嗽，常与桑叶、前胡、牛蒡子等同用以疏散风热；治痰热郁肺之咳嗽，常配瓜蒌、金银花、知母、桔梗等以清热化痰；治外感温邪，邪在肺卫者，常配桑叶、杏仁、沙参，以清宣温燥，如桑杏汤。

（2）开郁消肿　适用于瘰疬者，每与玄参、夏枯草配伍，以消痈散结；治瘿瘤结核者，每与海藻、昆布等同用，以软坚散结；治疗疮痈者，常配连翘、蒲公英，以清热解毒；治肺痈者，常配鱼腥草、芦根，以解毒消痈。

【用法用量】煎服，5～10g。

【使用注意】反川乌、草乌、附子；脾胃虚寒、湿痰者忌用。

🔖 学中思：简述川贝母、浙贝母的功效主治异同。

桔梗《神农本草经》

【来源】本品为桔梗科植物桔梗的干燥根。

【成分】齐墩果酸型五环三萜皂苷、多糖类、黄酮类、酚类、甾醇类、脂肪酸。

【性味归经】苦、辛，平。归肺经。

【功效应用】

（1）宣肺化痰　外感内伤，寒热咳嗽皆可运用，治肺气不宣，胸闷不畅、咳嗽痰多、风寒者，每与苏叶、杏仁同用，以轻宣凉燥、理肺化痰，如杏苏散；治风热咳嗽者，每与桑叶、菊花、杏仁等同用，以疏风清热、宣肺止咳，如桑菊饮；治气虚外感风寒，内有痰湿症者，每与人参、紫苏叶等同用，以益气解表、理气化痰，如参苏饮；治肺热咳嗽、痰黄色稠者，可与浙贝母、枇杷叶、黄芩等配伍，以化痰止咳，如桔贝合剂。

（2）利咽　咽喉肿痛，声音嘶哑皆可运用，治外邪犯肺所致咽痛失音，咽喉发干，常配牛蒡子、甘草，以开音疗哑，如桔梗汤；治咽喉肿痛、热毒内盛者，每与黄芩、胖大海、板蓝根等配伍，以清热解毒利咽。

（3）排脓　适用于肺痈胸痛，咳吐脓痰者，常配甘草、鱼腥草、冬瓜子等，以清肺排脓。

此外，古文载有"诸药舟楫，载之上浮"，桔梗历来为治疗胸膈以上病证的引经药。本品归肺经，肺与大肠相表里，其可开提肺气而疏通肠胃，用治癃闭、便秘。

【用法用量】煎服，3～10g。

【使用注意】本品用量大易致恶心呕吐。

🔄 知识拓展

如何理解桔梗为"舟楫"之说

中药学术语。又称舟楫之药。舟楫，泛指船只。多数的升浮类药物，虽自能上升，但其力量甚弱，宛如鹅毛飞飘而已，它们又怎能担当载药之重任？但桔梗不同，它的力量与花絮之力是截然不同的，它作为根部的升浮药物，拥有强劲的升提之力，并且，它具有一般升浮类药物不具备的特点：其性是先下降而后上升的。桔梗属根部药物，本乎地自能行于下，其味苦中带辛，其实是辛味更胜一筹，只是苦胜辛，故苦味优先发挥其药理作用，苦善入于心血之间，故先显沉降之能，后辛散开浮之力大显其能，故而善升提气血。故而，桔梗能载药上行，常作为治疗人体上部疾病的引经药，故前人称其为"舟楫之剂"。

瓜蒌 《神农本草经》

【来源】本品为葫芦科植物栝楼或双边栝楼的干燥成熟果实。

【成分】三萜皂苷、树脂、有机酸、糖类、色素。

【性味归经】甘、微苦，寒。归肺、胃、大肠经。

【功效应用】

（1）清热化痰　本品甘、寒而润，微苦降泄，长于清肺热，润肺燥。适用于痰热咳嗽之咳嗽气喘，咳痰黄稠，胸闷，每与胆南星、半夏、黄芩等同用，以清热化痰，如清气化痰丸；治燥痰咳嗽之咳嗽少痰，涩而难出，咽干涩痛，常与贝母相须为用，以润肺清热化痰，如贝母瓜蒌散。

（2）宽胸散结　本品苦寒，可荡痰散结。适用于胸阳不振，痰气互结之胸痹轻证，每与薤白相须为用，以通阳散结，如瓜蒌薤白白酒汤；治痰阻气滞，痰浊痹阻之胸痹，胸中满痛贯彻背，背痛彻胸，不能安卧者，常与薤白、半夏为伍，以通阳散结，如瓜蒌薤白半夏汤；治痰热结胸，胸脘痞满，按之则痛者，每与半夏、黄连合用，以清热化痰、宽胸散结，如小陷胸汤。

（3）散结消肿　本品性寒，散结消痈。适用于各种痈结，治肺痈咳吐脓血，每与桃仁、芦根、桃仁等同用，如四圣散；治乳痈起初，红肿热痛，每与牛蒡子、金银花、连翘同用，以理气宽胸、消结散痈，如栝楼牛蒡汤；治肠痈者，可配伍红藤、败酱草、薏苡仁等。

（4）润肠通便　本品甘寒润滑，瓜蒌子能润肠通便，适用于肠燥便秘，常与火麻仁、生地黄、玄参、郁李仁等同用。

【用法用量】煎服，9～15g。

【使用注意】反川乌、草乌、附子；脾胃虚寒、湿痰者忌用。

竹茹 《名医别录》

【来源】本品为禾本科多年生常绿乔木或灌木植物青杆竹、大头典竹或淡竹的茎秆的干燥中间层。

【成分】对羟基甲醛，2,5- 二甲基 - 对苯醌。

【性味归经】甘，微寒。归肺、胃、心、胆经。

【功效应用】（治胃热呕逆之要药）

（1）清热化痰　本品甘，微寒，善清热痰。既可清泄肺热止咳，又可清胆胃热痰。适用于肺热咳嗽，痰黄黏稠，每与桑白皮、瓜蒌等同用，以清肺化痰热；治胆热犯胃，痰火内扰之心烦不眠，常与半夏、陈皮、甘草、茯苓配伍，以理气化痰，清胆和胃，如温胆汤。

（2）除烦止呕　适用于胃热呕吐者，每与黄连、半夏等同用，以清胃降逆；治胃虚有热而呕吐者，常配橘皮、生姜、人参等，以降逆止呕，如橘皮竹茹汤。

此外，本品尚能清热凉血、止血作用，可治血热吐血、尿血、衄血及崩漏等。

【用法用量】煎服，5～10g。清热化痰宜生用，止呕宜姜汁炙用。

胖大海《本草纲目拾遗》

【来源】本品为梧桐科植物胖大海的干燥成熟种子。

【成分】多糖、2,4- 二羟基苯甲酸、胡萝卜苷。

【性味归经】甘，寒。归肺、大肠经。

【功效应用】（治肺热咽喉干灼，咳嗽声音不出之要药）

（1）清热润肺，利咽开音　本品甘寒，质地轻，能清宣肺气，润肺化痰，利咽开音。适用于肺热郁闭咽痛，声哑，喉燥干咳者，常与甘草同用；治外感风热，咳嗽声嘶者，可与蝉蜕同用，如海蝉散；治肺热伤津之咳嗽痰稠，咳痰不利，或干咳无痰，咽干便燥者，每与桑白皮、地骨皮等同用。

（2）润肠通便　本品质滑性润，宣上导下，能润肠通便，清泄火热。适用于肺热肠燥便秘，头痛目赤者，单服即可，或配清热泻下药如大黄、火麻仁等以增强药效。

【用法用量】2～3 枚，沸水泡服或煎服。

💡 **学中做：** 桔梗、胖大海均能治疗的是（　　）
A. 悬饮　B. 胃痛泛酸　C. 咽痛失音　D. 胸痹、结痹

单元三　止咳平喘药

本类药气味多苦寒泄降，以宣肺降气、止咳平喘为主要作用。能制止咳嗽、平定喘息。症见咳嗽、气喘、胸膈满闷等。

苦杏仁《神农本草经》

【来源】本品为蔷薇科植物山杏、西伯利亚杏、东北杏或杏的干燥成熟种子。

【成分】苦杏仁苷、苦杏仁酶、油酸、亚油酸、棕榈酸等。

【性味归经】苦、微温；有小毒。归肺、大肠经。

【功效应用】（止咳平喘之要药）

（1）止咳平喘　治咳嗽气喘，皆可随证配伍使用。治风寒咳喘者，常与麻黄、甘草通用，以宣肺平喘，如三拗汤；治风热咳嗽者，可配桑叶、菊花等，以疏风清热、宣肺止咳，如桑菊饮；治燥热灼肺之咳嗽，每与桑叶、沙参、贝母等同用，以清肺润燥止咳，如桑杏汤；治风邪、邪热壅肺之咳嗽，常与麻黄、炙甘草、石膏配伍；治外感凉燥，咳嗽痰稀，常配紫苏叶、桔梗、前胡、半夏等，以轻宣凉燥、理肺化痰，如杏苏散。

（2）润肠通便　适用于肠燥津亏之便秘，治津枯肠燥者，可配柏子仁、郁李仁等，如五仁丸；治肠胃积热者，可配火麻仁、大黄等，如麻仁润肠丸。

【用法用量】煎服，5～10g，宜捣碎入药，生品煎煮宜后下。

【使用注意】有小毒，内服用量不宜过大，便溏者、小儿慎用。

🔍 学中思：为什么苦杏仁用量不宜过大？尤其是小儿应慎用？

枇杷叶 《名医别录》

【来源】本品为蔷薇科植物枇杷的干燥叶。

【成分】挥发油、苦杏仁苷、齐墩果酸、维生素 B_1、维生素 C、苹果酸、乌索酸、熊果酸、绿原酸、酒石酸等。

【性味归经】苦、微寒。归肺、胃经。

【功效应用】（治咳喘之要药）

（1）清肺化痰止咳　各种病因所致咳嗽皆可随证配伍使用。治肺热咳嗽者，可单用，如枇杷叶膏，或常配菊花、杏仁、白茅根、川贝母等，以润肺止咳，如枇叶汤；治肺虚久咳者，每与阿胶、百合等同用以养阴润肺。

（2）降逆止呕　治胃热呕吐、胃脘胀闷，可配布渣叶、香附、鸡内金等；或配橘皮、竹茹等。

【用法用量】煎服，6～10g，止咳宜炙用，止呕宜生用。

🔍 学中做：枇杷叶止咳平喘的机制是（　　）
A.宣肺　B.润肺　C.敛肺　D.清肺

款冬花 《神农本草经》

【来源】本品为菊科多年生植物款冬的干燥花蕾。

【成分】芦丁、槲皮素、金丝桃苷、山柰酚、款冬酮、款冬二醇、款冬花素、款冬花碱等。

【性味归经】辛、微苦，温。归肺经。

【功效应用】（治咳嗽之要药）

润肺止咳化痰　款冬花止咳功良，肺病咳嗽皆可用之。因紫菀祛痰功良，两药常相须为用，广泛用于各种咳嗽。治外感风寒，痰热内积者，每与白果、麻黄、桑白皮等同用，以降肺平喘、清热化痰，如定喘汤。治久咳肺虚者，每与罂粟壳、乌梅、五味子等同用，以敛肺止咳、益气养阴，如九仙散；治肺痈咳吐脓痰者，每与甘草、桔梗、薏苡仁等同用。

【用法用量】煎服，5～10g。内伤久咳宜炙用，外感暴咳宜生用。

马兜铃 《药性论》

【来源】本品为马兜铃科多年生藤本植物北马兜铃或马兜铃的干燥成熟果实。

【成分】马兜铃碱、马兜铃酸、马兜铃次酸、青木香酸、挥发油等。

【性味归经】苦、微辛，寒。归肺、大肠经。

【功效应用】

（1）清肺化痰，止咳平喘　用于肺热咳嗽痰喘。治肺热痰壅，气逆咳喘之证，常与桑白皮、黄芩等清热药同用，以清肺化痰；治肺虚火盛，喘咳咽干，或痰中带血者，常配阿胶、杏仁、甘草等同用。

（2）清肠疗痔　用于痔疮肿痛或出血。可单用煎汤熏洗，或配伍地榆、槐角等清热止血药同用。

此外，本品苦寒降泄，能清热平肝用于治肝阳上亢之高血压或头痛头晕。

【用法用量】煎服，3～10g。外用适量，煎汤熏洗。止咳清热多炙用，外用熏洗多生用。

【使用注意】内服用量不宜过大，用量超过 30g 可致中毒；孕妇、婴幼儿及肾功能不全者禁用；儿童及老年人慎用；虚寒咳喘及脾弱便溏者慎用。

桑白皮《神农本草经》

【来源】本品为桑科植物桑的干燥根皮。

【成分】桑根皮素、环桑根皮素、桑皮素、桑根酮、东莨菪素、东莨菪内酯等。

【性味归经】甘，寒。归肺经。

【功效应用】

（1）泻肺平喘　适用于肺热咳喘。治实热咳喘者，每与地骨皮、甘草配伍，以清泄肺热，止咳平喘，如泻白汤；治虚热咳喘者，每与人参、款冬花、桔梗等同用，以敛肺止咳，益肺养阴，如九仙散；治外感风寒，痰热内积者，每与白果、麻黄、款冬花等同用，以降肺平喘、清热化痰，如定喘汤。

（2）利水消肿　尤适用于风水、皮水等阳水实证，常配茯苓皮、大腹皮等，以利水消肿，如五皮散。

【用法用量】煎服，6～12g。外用适量，煎汤熏洗。肺虚咳嗽宜蜜炙用，其他生用。

知识拓展

桑叶、桑枝、桑椹亦可入药

桑叶、桑枝、桑椹亦可入药，其中桑叶疏散风热，清肝明目；桑枝能祛风湿，利关节，行水气；桑椹滋阴补益血，生津润燥。

罗汉果《岭南采药录》

【来源】本品为葫芦科植物罗汉果的干燥果实。

【成分】罗汉果苷、葡萄糖、果糖、维生素 C 等。

【性味归经】甘，凉。归肺、大肠经。

【功效应用】

（1）清热润肺，利咽开音　其性质寒凉，入肺，具有很好的润肺作用，能有效缓解肺热和喉咙干涩问题，具有清喉利咽的作用。

（2）润肠通便　其性凉，可以清热泻火，常用于治疗肺热引起的肠燥便秘。

【用法用量】入汤剂 15～30g，或 1～2 枚，开水冲服或水煎服，或炖肉服。

【使用注意】本品性凉，风寒所致的咳嗽声哑者忌食。糖尿病患者不宜多食。

学习总结

知识点导图

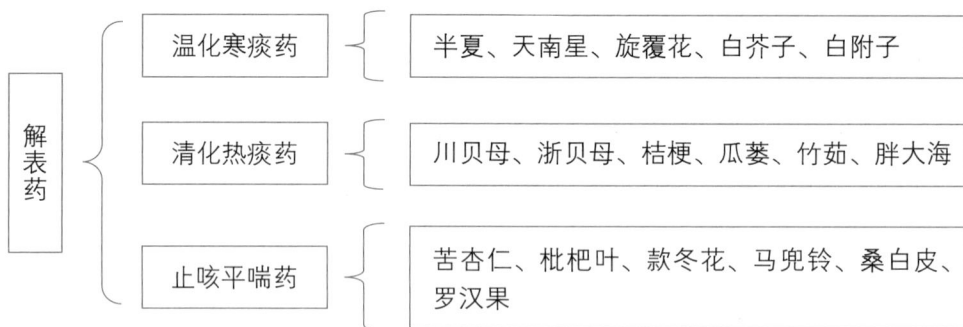

目标检测

一、选择题

（一）A 题型（最佳选择题）

1. 善于治疗脏腑湿痰是（ ）
   A. 白前   B. 白附子   C. 半夏   D. 白芥子

2. 白芥子的功效是（ ）
   A. 温化寒痰，解毒散结   B. 温肺化痰，利气散结
   C. 温化寒痰，散肿消结   D. 燥湿化痰，消痞散结

3. 具有燥湿化痰，祛风解痉功效的药物是（ ）
   A. 胆南星   B. 白芥子   C. 半夏   D. 天南星

4. 治疗痰热咳嗽兼有便秘者，宜首选（ ）
   A. 川贝母   B. 瓜蒌子   C. 浙贝母   D. 竹茹

5. 桔梗适用于治癃闭、便秘，主要是因其有（ ）之功
   A. 利尿通便   B. 开宣肺气   C. 通淋润便   D. 肃降肺气

6. 竹茹治呕吐最宜者为（ ）
   A. 食积呕吐   B. 胃虚呕吐   C. 胃寒呕吐   D. 胃热呕吐

7. 旋覆花入煎剂宜（ ）
   A. 后下   B. 另煎   C. 先煎   D. 包煎

8. 具有清肺化痰、止咳平喘之功的药物是（ ）
   A. 马兜铃   B. 苏子   C. 旋覆花   D. 瓜蒌

9. 桑白皮最适用于（ ）
   A. 全身水肿，面目发黄   B. 脾虚水肿见便溏
   C. 全身水肿兼咳喘   D. 水肿兼恶寒发热，汗出

10. 在治疗风寒咳嗽时，苦杏仁与麻黄的配伍意义是
    A. 止咳化痰，降气平喘   B. 发散风寒，宣肺平喘
    C. 宣肺止咳，化痰平喘   D. 发散风寒，泻肺平喘

11. 枇杷叶止咳平喘的机理是（　　）

　　A. 宣肺　　　　　B. 润肺　　　　　C. 清肺　　　　　D. 泻肺

（二）X题型（多项选择题）

12. 半夏可治疗的病证是（　　）

　　A. 心下痞　　　B. 呕吐　　　　　C. 夜寐不安　　　D. 瘿瘤　　　　E. 梅核气

13. 天南星的功效包括（　　）

　　A. 燥湿化痰　　B. 祛风止痉　　　C. 清热化痰　　　D. 降逆止呕　　E. 消肿止痛

14. 白芥子的主治证包括（　　）

　　A. 寒痰咳喘　　B. 悬饮　　　　　C. 阴疽流注　　　D. 破伤风

15. 既能止咳化痰，又能润肠通便的药物是（　　）

　　A. 紫菀　　　　B. 苦杏仁　　　　C. 桔梗　　　　　D. 罗汉果　　　E. 胖大海

16. 桔梗主治的病症有（　　）

　　A. 咽喉肿痛　　B. 心下痞　　　　C. 咳嗽痰多，胸闷

　　D. 肺痈　　　　E. 胸痹

二、综合问答题

1. 简述川贝母、浙贝母的功效主治的异同。

2. 化痰药在临床使用时为何要配伍健脾理气药？

3. 简述瓜蒌的功效及主治。

三、病例分析

　　患者，女，29岁。咳嗽1月余，喉痒即咳，已服各种止咳药水近20瓶，未见减轻。近日来下田耕作，又受外邪，略有鼻塞，寒热已退，剧咳时引起呕吐，痰少，胃纳甚差。脉小滑数，舌苔薄腻。

讨论：

1. 本病例主要涉及哪些脏腑？有哪些异常症状？请做简要分析。

2. 请写出本病例的治法与方药？

3. 根据中药的性能、应用相关知识，分析本病应用方药的特点？

模块十六
理 气 药

学习目标

知识目标

1. 学会气滞或气逆证候特征。
2. 学会常见理气药的性状特征与功效。

技能目标

1. 能区别气滞或气逆症状并进行辨证。
2. 能对常见理气药进行性状鉴别。
3. 能够对气滞或气逆合理辨证用药。

素质目标

1. 增强合理安全用药、爱护健康、敬畏生命的意识。
2. 培养严谨细致的职业精神。

扫一扫

中药性状图

情景导入

　　有个小伙子，每次吃饭吃得比较快，或者吃饭时经常着急跟别人讲话，当他吃过饱时，饭后总觉得肚中胀满难受，严重时胸腹都疼痛，不敢走动。所以他慢慢地学乖了，不敢吃太快、太饱，更不敢吃饭跟别人焦急争吵。可这次又吃伤了，原来他边吃饭边追看电视节目，完全是心不在焉的吃，这样吃完饭后又觉得肚中胀满，头也痛，气也短，难受极了。他赶紧找熟悉的老中医诊治，真是十万火急，不医不行！老中医一摸他双关脉郁滞，便说，这种胀气太猛了，肠胃中堵塞还引起肝疏泄不利，看来得用治气的司令。他徒弟问，气病之总司乃香附，是不是用香附啊？老中医说，治气的司令有两个，分为左右。左边关郁大都是情志郁结，这时可以用左路司令香附，而右边关郁大都是饮食郁结，这时就得用右路司令木香了。徒弟说，原来还有这种分别。老中医说，你如果碰到患者情志怒火，肝胆气郁不舒，食物不知味，浑身胀满疼痛，哪都不舒服，这时用香附。你如果碰到患者暴饮暴食，导致肠胃气滞，进而周身不适，这时就要用木香。徒弟说，原来《药性赋》讲木香理乎气滞，它是偏重于理肠胃系统的滞气。老中医说，李时珍讲木香乃理三焦气分要药，能升降诸气，故有调气必当用木香的用药经验。然三焦以中焦脾胃为要，凡郁皆出于中焦，中焦若宽畅，则上下皆通，所以木香通过理中焦而达三焦，故为三焦气机宣通要药。随后老中医便叫这小伙子直接用木香一味药，温水磨成浓汁，用热酒送服，才吃了一次，就好了。真是药若对证，覆杯而愈啊！老中医又对小伙子说，病发时如果及时买到中成药木香顺气丸服用也会很有效果。随后徒弟在笔记本中写道：《简便单方》曰，治一切走注，气痛不和，用广木香温水磨浓汁，加热酒调服，可以行气止痛，治疗一切食物积滞胀满诸痛。

导学讨论：

1.木香与香附均有理气止痛之功，并能宽中消食，它们在功效用途上有何异同？

2.通过师徒问答的诊治过程，我们该如何去学习中医药知识？

情景解析

重难点分析

学习重点　1.气滞证或气逆证的证候特征与常见体征。

　　　　　　2.常见理气药的性状特征与临床功效。

学习难点　1.同类中药功效异同点及精准用药。

　　　　　　2.常见理气药的性状鉴别。

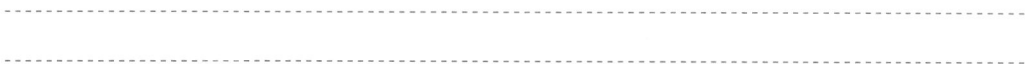

岐黄要义

理气药主要治疗气滞证或气逆证。通过学习理气药的功效运用和配伍，以南药代表企业陈李济坚守"诚信为本，同心济世"的宗旨，炮制出可存储百年的陈皮工艺为榜样，遵循中医药"治未病"的理念，从精研技艺着手，传承精华，守正创新，将树立中药品质提升的工匠精神发扬光大，服务社会、服务群众，助力开拓中医药事业发展的新局面。

定义：凡以调理气分，疏通气机（行气或降气）为主要功效，治疗气滞或气逆证为主要作用的药物，称为理气药，也称行气药，行气力强者又称破气药。

因胃主受纳、脾主运化、肝主疏泄、肺主气，气机不畅主要与脾、胃、肝、肺等脏腑功能失调有关。因寒暖失调、忧思郁怒、饮食不节、痰饮、湿浊、瘀阻、外伤等因素，具都影响上述脏腑气机的运行，导致脾胃升降失司，肝失疏泄，肺失宣降。气机不畅有气滞和气逆的不同。气滞者为人体某一部位或某一脏腑气机运行阻滞，郁滞不畅，造成肝气郁结，脾胃气滞，常出现闷、胀、痞满、疼痛等症状。气逆者为人体气机升降失常，气上逆，造成胃气上逆、肺气上逆，常出现恶心、呕吐、呃逆、喘息等症状。

本类药大多气香，味辛、苦，性温或微温，归脾、胃、肝、肺经；具有疏理气机的功效和行气、降气的作用，其中具有沉降之性的破气药，行气降泄之力更强。辛能行散，苦能泄降，温能通畅，芳香能走窜，在临床上主要应用于气机不畅引起的气滞、气逆证。因其作用部位及强弱的不同，分别具有调气健脾、行气止痛、顺气降逆、疏肝解郁或破气散结等功效。脾胃气滞、气逆证，多见脘腹胀闷疼痛、嗳气吞酸、不思饮食、恶心呕吐、大便秘结或泻痢不爽、泻后坠胀等，可配健脾益气功效的药物进行治疗；肝郁气滞证，症见情绪不舒、抑郁不乐、胁肋苦满胀痛、乳房胀痛、疝气疼痛、月经失调、痛经、经闭等，可配疏肝解郁功效的药物进行治疗；肺失宣降，症见胸闷不畅、咳嗽气喘、胸痹心痛等，可配理气宽胸功效的药物进行治疗。

使用本类药物，须针对产生气滞、气逆病证的性质和原因，不同病变部位选择相应功效的药物，并进行必要的配伍使用。脾胃气滞因于饮食积滞和便秘者，配伍消食药和泻下药；因于脾胃气虚者，配伍补中益气健脾药；因于热和湿热阻滞者，配伍清热药和清热除燥湿药；因于寒或湿、寒湿困脾者，配伍温里药、化湿药、温中燥湿药。肝气郁滞因于肝血不足者，配伍养血柔肝药；由于肝经受寒者，配伍温肝散寒药；因于瘀血阻滞者，配伍活血祛瘀药；因于月经不调者，配伍活血调经药。肺气壅滞因于外邪客肺者，配伍宣肺解表和化痰止咳药；因于痰饮阻肺者，配伍祛痰化饮药。胸痹而有气滞血瘀者，配伍活血祛瘀药；咳喘因于肺肾两虚者，配伍补肺益肾、纳气平喘药。

使用理气药时，应当注意：① 本类药大多辛温香燥，易耗气伤阴，故热伤津液、气阴不足者慎用；② 破气药作用峻猛更易伤津耗气而伤胎，故孕妇忌用；③ 本类药含挥发性成分，入汤剂一般不宜久煎（煮沸 10～15min 为宜），以免挥发性有效成分耗散，影响疗效。

陈皮 《神农本草经》

【来源】本品为芸香科植物橘及栽培变种的干燥成熟果皮。以放置陈久者为佳，故名为陈皮。产于广东新会者为道地药材，称广陈皮、新会皮。

【成分】主含挥发油、黄酮类、肌醇等。

【性味归经】辛、苦，温。归脾、肺经。

【功效应用】（治痰之要药）

（1）理气健脾　本品辛香入脾，温通苦燥，长于调中理气，用于脾胃气滞气逆证；又具除胀、燥湿之功，最宜治疗寒湿阻中、脾胃气滞，见脘腹胀闷疼痛、食欲减退、恶心呕吐、便溏泄泻等症。常与苍术、厚朴等同用，如平胃散。

（2）燥湿化痰——本品苦温燥湿而化痰，为治痰之要药，最善治寒痰、湿痰咳嗽，且能宣肺止咳。治湿痰咳嗽多与半夏、茯苓等同用，如二陈汤。治寒痰咳嗽，多与干姜、细辛、五味子等同用，如苓甘五味姜辛汤。

【用法用量】煎服，3～10g。

【使用注意】本品偏于温燥，不宜与温热香燥药同用，气虚证、内用实热、阴虚体质有干咳无痰、舌赤少津、口干舌燥症状者慎服。

🔄 **知识拓展**

橘井泉香

"橘井泉香"是一个神话故事。传说西汉年间，今湖南郴州人苏耽，在乡里以仁孝闻名，苏耽得道成仙，飞升之前，对母亲说："明年此地将有大疫流行，咱家的井水和橘树可以治疗。若有患病之人，可以给他一升井水和一片橘叶，煎汤服下后就可以痊愈。"第二年，当地真的发生了瘟疫，苏耽母亲依他所言，用井水和橘叶为患者治疗，果然都痊愈了。当地百姓遂尊称苏耽为苏仙，迄今湖南郴州境内还有苏仙岭、苏仙观。自此，"橘井泉香"这一佳话便流传下来，"橘井"也成为中医药界的代名词。

青皮 《本草图经》

【来源】为芸香科植物橘及其栽培变种的干燥幼果或未成熟果实的果皮。生用或醋炙用。

【成分】挥发油、橙皮苷类。

【性味归经】苦、辛，温。归肝、胆、胃经。

【功效应用】（治肝气郁结之要药）

（1）疏肝破气　用于肝气郁滞证。本品辛散温通力强，苦泄下行，性较峻烈，善于疏理肝胆之气，尤宜于治肝郁气滞之胸胁胀痛、疝气疼痛、乳房胀痛及气滞血瘀，治疗气滞血瘀之癥瘕积聚，久疟痞块。如青阳汤、通乳散结汤、疏肝解郁汤、大七气汤。

（2）消积化滞　用于食积腹痛。本品辛行苦降温通，消积散滞之力较强。善于治食积气滞，脘腹胀痛。行气力大，可消有形之食积，常与消食药或行气药同。如青皮丸等。

【用法用量】煎服，3～10g。疏肝止痛宜醋炙。

【使用注意】本品性烈耗气，气虚者当慎用。

学中思： 芸香科植物橘的药用品种有哪些？

化橘红 《本草纲目》

【来源】本品为芸香科植物化州柚或柚的未成熟或近成熟的干燥外层果皮。前者习称"毛橘红"；后者习称"光橘红"，按加工方法不同称为"光七爪""光五爪"。

【成分】含挥发油、柚皮苷类。

【性味归经】辛、苦，温。归肺、脾经。

【功效应用】（风寒咳嗽、喉痒痰多，兼食积者最宜）

（1）理气宽中　食积伤酒，呕恶痞闷。

（2）燥湿化痰　用于湿痰、寒痰咳嗽，痰液稀薄如泡沫，咽痒咳频。

【用法用量】煎服，3～6g。

【使用注意】内有实热者慎服，气虚及阴虚燥咳者不宜服用。

学中做： 试搜集市场上的含化橘红的中成药，举例说明该中成药运用化橘红什么功效？

枳实 《神农本草经》

【来源】为芸香科植物酸橙及其栽培变种或甜橙的干燥幼果。生用或麸炒用。

【成分】挥发油、黄酮苷类。

【性味归经】苦、辛、酸，微寒。归脾、胃经。

【功效应用】（消痞除满之要药）

（1）破气消积　本品苦泄而降，气锐性猛，善行中焦之气，能破气散结，为消痞除满之要药，善治胃肠积滞证。用于食积停滞，胃肠热积气滞，脘腹痞满胀痛，泻痢后重，大便不通。分别与泻下攻积药、消食药、清热燥湿止痢药配伍。

（2）化痰散痞　本品能行气化痰消痞，破气除满止痛。用于痰湿阻滞气机之胸阳不振之胸痹，气血阻滞胸胁疼痛证。常与通阳散结宽胸药、清热化痰药配伍。

（3）升阳举陷　本品还可用于脾气虚，中气下陷之胃下垂、子宫脱垂、脱肛等病证，可与补气、升阳药同用以增强疗效。

【用法用量】煎服，3～10g。大量可用至30g。炒后性较平和。

【使用注意】脾胃虚弱及孕妇慎用。

⟳ **知识拓展**

枳壳，为芸香科小乔木酸橙及其栽培变种的干燥未成熟果实（去瓤），生用或麸炒用。性味、归经、功用与枳实同，但作用较缓和，长于理气宽中除胀。用法用量同枳实。

木香 《神农本草经》

【来源】本品为菊科植物木香的干燥根。生用或煨用。

【成分】挥发油、菊糖、生物碱等。

【性味归经】辛、苦，温。归脾、胃、大肠、三焦、胆经。

【功效应用】（治肠痈腹痛之要药）

（1）行气止痛 本品辛行苦泄温通，芳香气烈，善行三焦之滞气。治疗上焦寒凝气滞之胸痹痛，中焦脾胃气滞之脘腹胀痛，下焦大肠湿热气滞之泻痢、里急后重，及肝胆湿热气滞之胁肋胀痛、黄疸、疝气疼痛等。《本草纲目》："木香乃三焦气分之药，能升降诸气。"多随证配伍应用，如木香调气散、木香汤、香砂六君子汤。

（2）健脾消食 ① 用于湿热痢、里急后重等。② 用于脾失健运，肝失疏泄所致湿热郁蒸、气机阻滞而致胁肋胀痛、口苦苔黄、黄疸等症。如香连丸、木香槟榔丸。

【用法用量】煎服，3～6g。宜捣碎后下。生用行气力强，煨用行气力缓而多用于止泻。

【使用注意】本品辛温香燥，阴虚火旺者当慎用。

◑ 学中做：试调查菊科植物木香与混淆品川木香、土木香的性状的区别。

香附 《名医别录》

【来源】本品为莎草科植物莎草的干燥根茎。生用或醋炙用，用时碾碎。

【成分】主含挥发油，油中主成分为 α- 香附酮。

【性味归经】辛、微苦、微甘，平。归肝、脾、三焦经。

【功效应用】（疏肝解郁、行气止痛之要药，妇科调经的要药）

（1）疏肝解郁 本品辛能通行，苦能疏泄，微甘缓急，善理肝气之郁结并止痛，为"气病之总司"，是疏肝解郁之要药。用于胁肋作痛、脘腹胀痛及疝痛等证。如柴胡疏肝散、良附丸。

（2）理气宽中 本品味辛能行，入脾经，有行气宽中之功，用于脾胃气滞证。治气、血、痰、火、湿、食六郁所致胸膈痞满、脘腹胀痛、呕吐吞酸、饮食不化等，可配川芎、苍术、栀子等同用，如越鞠丸。

（3）调经止痛 本品善于疏理肝气，调经止痛，广泛用于气郁所致的疼痛，尤其妇科病症和月经不调，为妇科调经之要药，有"女科之主帅"之称；用于乳房胀痛，月经不调，经闭痛经。常与活血调经止痛，疏肝解郁之品配伍。

【用法用量】煎服，6～10g。醋炙止痛力增强。

【使用注意】阴虚血热、血虚气弱者，孕妇慎用。

佛手 《滇南本草》

【来源】本品为芸香科植物佛手的干燥果实。切片，生用。

【成分】含佛手内酯、柠檬内酯、橙皮苷等。

【性味归经】辛、苦、酸，温。归肝、脾、胃、肺经。

【功效应用】（醒脾和胃、理气快膈之效较佳，为药食同源之佳品）

（1）疏肝理气　本品辛香行散，味苦疏泄，善疏肝解郁，行气止痛。治肝郁气滞及肝胃不和之胸胁胀痛、脘腹痞满等，常与柴胡、青皮、香附、郁金等同用。

（2）和胃止痛　本品气清香，入脾、胃经，能理气和中止痛。用于脾胃气滞、胃脘痞满、食少呕吐等症，可与木香、橘皮、香附、砂仁等同用。

（3）燥湿化痰　本品辛香且能行气除胀，苦温燥湿而化痰，善治湿痰壅肺、咳嗽痰多、胸闷气急。可与半夏、丝瓜络、瓜蒌皮、陈皮等同用。

【用法用量】煎服，3～10g。

【使用注意】阴虚血燥，气无郁滞者慎服。

🔄 **知识拓展**

现代研究：佛手醇提取物对肠道平滑肌有明显的抑制作用，有扩张冠状血管增加冠脉血流量的作用，高浓度时抑制心肌收缩力、减缓心率、降低血压、保护实验性心肌缺血；佛手有一定的平喘、祛痰作用；此外，佛手有抗应激、调节免疫、抗肿瘤等作用。

沉香 《名医别录》

【来源】本品为瑞香科植物白木香含有树脂的木材。锉末，生用。

【成分】挥发油、树脂等。

【性味归经】辛、苦，微温。归脾、胃、肾经。

【功效应用】（治胃寒呕吐呃逆之要药）

（1）行气止痛　本品辛香走窜、性微温祛寒，具有行气散寒止痛之功。善祛除胸腹阴寒，适用于寒凝气滞之脘腹胀痛及脾胃虚寒之脘腹冷痛。如沉香四磨汤、沉香桂附丸。

（2）温中止呕　本品辛温散寒，味苦质重，苦泄降逆，善温脾胃而降逆止呕，用治寒邪犯胃，呕吐清水及脾胃虚寒所致呕吐、呃逆。如沉香丸。

（3）纳气平喘　本品既温肾纳气，又降逆平喘。用于下元虚冷，肾不纳气之虚喘，善治肾虚气逆喘急。常配伍肉桂、附子、补骨脂等补肾阳药同用，如黑锡丹、苏子降气汤。

【用法用量】煎服，1.5～5g，宜后下；或磨成细粉冲服，或入丸、散，每次0.5～1g。

【使用注意】本品辛温助热，故阴虚火旺、气虚下陷者慎用。

👤 **学中做：** 沉香来之不易，被称为植物中的白金，它为何比黄金还贵呢？通过调查研究如何保护和开发沉香中药资源。

檀香 《名医别录》

【来源】本品为檀香科植物檀香树干的干燥心材。生用。

【成分】挥发油等。

【性味归经】辛，温。归脾、胃、心、肺经。

【功效应用】（用于治疗寒凝气滞血瘀之胸痹心痛）

行气温中，开胃止痛。本品辛温芳香，善理脾胃，利膈宽胸、止痛。用于寒凝气滞之胸痹心痛，胸膈不舒之胃脘冷痛；用治喜温喜按，呕吐食少。治疗寒凝气滞，胸膈不舒，可配伍豆蔻、砂仁、丁香等；治疗寒凝气滞之胸痹心痛，可配伍荜茇、延胡索、高良姜等；治疗胃脘冷痛，呕吐食少，可以用本品研末，干姜汤泡服，或配伍沉香、豆蔻、砂仁等。

【用法用量】煎服，2～5g，宜后下；入丸、散1～3g。

【使用注意】阴虚血热、血虚气弱者及孕妇慎用。

知识拓展

现代研究：檀香木中的 α-檀香醇、β-檀香醇具有与氯丙嗪类似的神经药理活性，对小鼠有中枢镇静作用。檀香挥发油对小鼠肠运动亢进有抑制作用；檀香油有利尿作用；对痢疾杆菌、结核杆菌有抑制作用。临床用檀香复方治疗心绞痛、萎缩性胃炎、浅表性胃炎、胃痛、痛经、乳腺增生等。

学习总结

知识点导图

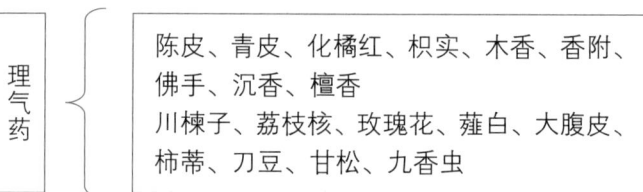

理气药	陈皮、青皮、化橘红、枳实、木香、香附、佛手、沉香、檀香
	川楝子、荔枝核、玫瑰花、薤白、大腹皮、柿蒂、刀豆、甘松、九香虫

目标检测

一、选择题

（一）A题型（最佳选择题）

1. 理气药性多辛散温燥，故慎用于（　）

　　A. 气虚证　　　　B. 外感证　　　C. 气阴不足证　　D. 寒湿困脾证

2. 理气药大多为（　）

　　A. 气香性温，其味辛苦　　　　　B. 气厚性热，其味辛甘

　　C. 气薄性平，其味甘淡　　　　　D. 气烈性燥，其味苦咸

3. 佛手的作用是（　）

　　A. 疏肝、理气、调经、止痛　　　B. 疏肝、理气、燥湿、化痰

　　C. 健脾、温肾、行滞、消胀　　　D. 疏肝、破气、散结、消滞

4. 枳实的功效是（　）

　　A. 通阳散结、行气导滞　　　　　B. 破气散结、疏肝行滞

　　C. 理气和中、燥湿化痰　　　　　D. 破气消积、化痰散痞

5. 青皮用于癥瘕积聚是因其能（　）

　　A. 活血化瘀　　　B. 破血逐瘀　　　C. 破气散结　　　D. 软坚消应

6. 香附调经，适用于（　）

　　A. 气血虚亏月经不调　　　　　　B. 气滞血瘀月经不调

　　C. 肝气郁结月经不调　　　　　　D. 寒凝血滞月经不调

7. 具有行气止痛，温中止呕，纳气平喘功效的药物是（　　）

　　A. 丁香　　　　B. 木香　　　　C. 檀香　　　　D. 沉香

8. 香附、木香共同功效是（　　）

　　A. 理气止痛　　B. 降气止呕　　C. 散结消肿　　D. 调经止痛

9. "气病之总司，女科之主帅"指的是（　　）

　　A. 木香　　　　B. 香附　　　　C. 当归　　　　D. 红花

10. （　　）生用行气滞，煨用以止泻。

　　A. 木香　　　　B. 厚朴　　　　C. 香附　　　　D. 陈皮

11. 既能理气健脾、又能燥湿化痰、和胃止呕的药物是（　　）

　　A. 青皮　　　　B. 陈皮　　　　C. 木香　　　　D. 香附

（二）X 题型（多项选择题）

12. 理气药具有的功效是（　　）

　　A. 理气调中　　B. 疏肝解郁　　C. 理气宽胸　　D. 行气止痛　　E. 破气散结

13. 枳实的主治病症是什么（　　）

　　A. 食积脘胀　　B. 热结便秘　　C. 湿热泻痢　　D. 痰热结胸　　E. 肝火上炎

14. 香附的功效是（　　）

　　A. 疏肝解郁　　B. 调经止痛　　C. 理气宽中　　D. 燥湿化痰　　E. 发表散寒

15. 治疗肝气郁滞所致胁肋胀痛、乳房胀痛、疝痛的药物是（　　）

　　A. 青皮　　　　B. 乌药　　　　C. 木香　　　　D. 香附　　　　E. 柿蒂

二、综合问答题

1. 理气药有何性能特点？使用时应注意什么？

2. 理气药常与哪些种类的中药配伍？为什么？

3. 青皮和陈皮的区别在哪里？它们在功效用途上相同吗？

三、病例分析

张某某，女，35 岁。咽部有异物感，吞之不下，咳之不出 3 年。3 年前与丈夫生气后，出现胸闷，精神不舒，咽中有异物感，吞之不下，咳之不出，到耳鼻喉科反复就诊，经咽炎饮、西瓜霜、草珊瑚含片等治疗症状无明显缓解，每遇精神抑郁则症状加重，舌苔白腻，脉弦滑。

讨论：

1. 本病例主要涉及哪些脏腑？有哪些异常症状？请做简要分析。

2. 请写出本病例的治法与方药？

3. 根据中药的性能、应用相关知识，分析本病应用方药的特点？

模块十七
活血化瘀药

学习目标

知识目标

1. 学会瘀血阻滞血脉所引起的证候特征。
2. 学会常见活血化瘀药的性状特征与功效。

技能目标

1. 能区别引起瘀血的症状并进行辨证。
2. 能对常见活血化瘀药进行性状鉴别。
3. 能够对瘀血证合理辨证用药。

素质目标

1. 增强合理安全用药、爱护健康、敬畏生命的意识。
2. 培养严谨细致的职业精神。

扫一扫

中药性状图

情景导入

相传，有位河南郎中认识一种药草，能逐瘀通经，补肝肾，强筋骨，利尿通淋，引血下行，靠它治好了许多妇科血瘀经产等证导致的经闭，痛经，胞衣不下，月经不调，产后瘀阻腹痛及伤科跌打损伤、腰膝瘀痛的病患，随着年纪增大郎中希望把这秘方传给心地善良能给他养老的三个徒弟中的一位，他先后来到两个大徒弟家，但两个徒弟们都因他无利可图先后被赶出家门，他有点绝望。这时最小的徒弟把他接到家中，嘘寒问暖。在师傅病倒时还整天守在床前伺候，像对父母一样孝顺，师傅看在眼里暗暗点头。一天他把小徒弟叫到面前，解开贴身小包袱说："这里有一种药草是个宝，用它制成药能强筋骨、补肝肾，药到病除，我把它传给你。"师傅死后，徒弟就靠师傅传下来的秘方和精湛的医术以及时刻把患者放在心上的精神成为了一个远近闻名的郎中。师傅留下的药草很特别，茎上有棱节，很像牛的膝盖。因此取名"牛膝"。在古河南怀庆府产的牛膝，又称"怀牛膝"，是道地药材。

导学讨论：

1. 腰膝酸痛、筋骨无力为什么要用牛膝？
2. 通过小徒弟尊师重孝的态度与结果，告诫我们如何践行"医者仁心"？

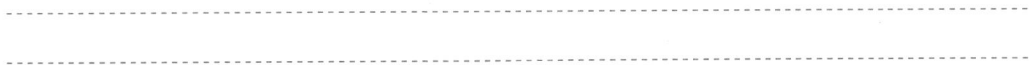

情景解析

重难点分析

学习重点　1. 瘀血阻滞血脉所引起的证候特征与常见体征。
　　　　　　2. 常见活血化瘀药的性状特征与临床功效。
学习难点　1. 同类中药功效异同点及精准用药。
　　　　　　2. 活血化瘀药常用品种的性状鉴别。

∽∽∽ 岐黄要义 ∽∽∽

大家在本模块中将共同认识中医活血化瘀类药中活血止痛药、活血调经药、活血疗伤药、破血消癥药治病证候特征，共同学习活血化瘀类药的性状鉴别与功效运用，通过课程学习，培养学生独立思考的习惯和较强的动手能力，树立团队协作意识及自我挑战和竞争意识；养成良好的职业素养，传承中医药文化，培养社会责任感和使命感，为中医药事业的发展做出贡献。

定义：以通畅血脉、促进血行、消散瘀血为主要功效，治疗瘀血证为主要作用的药物，称为活血化瘀药，又称活血祛瘀药。其作用较峻烈者又称破血药或逐瘀药。

活血化瘀药味多辛、苦，部分动物、昆虫多味咸而性温，辛能散瘀行滞，苦能通利泄降，温可通行血脉，促进活血行血，使血脉通畅，瘀血消散，从而产生调经、止痛、消癥、消肿、消痈、通痹等功效。适用于血行失畅、瘀血阻滞之证。

瘀血症：指瘀血内阻，以疼痛、肿块、出血、舌紫、脉涩等为主要表现的证候。凡离开经脉的血液，未能及时排出或消散，而停留于某一处；血液运行受阻，壅积于经脉或器官之内，失去生理功能的，都属于瘀血。

引起瘀血的原因：因外伤、跌扑，离经之血未及时排出或消散；气滞血行不畅，或因寒而血脉凝滞；因热而血液浓缩壅聚；因气虚推动无力，血行缓慢，导致瘀血内阻。

由于瘀血既是病理产物，又是多种疾病的致病因素，所以活血化瘀药主治范围很广，遍及内、外、妇、儿、伤各科，如内科之头、胸、腹、四肢诸痛，对痛如针刺，痛处固定者，体内癥瘕积聚，中风半身不遂，肢体麻木，关节痹痛日久，血证之出血色紫夹有血块者；对多种妇科瘀滞证，如血滞闭经、痛经、产后恶露不尽、瘀阻腹痛者；对外伤科之跌扑损伤肿痛、痈肿疮疡等，均可应用活血化瘀药。

活血化瘀药依其作用强弱的不同，有行血和血、活血散瘀、破血逐瘀之分。按其作用特点和主治的不同，相对地将其分为活血止痛药、活血调经药、活血疗伤药及破血消癥药四类。

活血祛瘀药的配伍使用，应针对病情，根据药物寒温、峻缓之性和功效特点，加以选择。由于人体气血之间关系密切，气为血之帅，气足则血易行，瘀易去。气滞可致血瘀，血瘀亦常气滞，故本类药常配行气药，以增强活血化瘀之功；若寒凝血瘀，常配伍温里药温通血脉，辅助活血化瘀药消散瘀滞；若热灼营血导致血瘀，应配伍清热凉血药；疮痈痹证者，与祛风湿药或清热解毒药同用；癥瘕、痞块，配伍软坚散结之药；瘀血兼正虚者，配伍相应补虚药，以通补兼施；瘀血兼血虚或阴虚者，与补血药或养阴药同用；瘀血而兼气虚者，与补气药同用；瘀血而出血者，适宜配伍止血药，不能只止血或只活血。

使用活血化瘀药时，应当注意：① 本类药物易耗血动血，故不宜用于月经过多，血虚经闭无瘀及出血无瘀者需忌用；② 部分药物有催产下胎作用的，孕妇当慎用、禁用；③ 对破血逐瘀之类，因更易伤人正气，对体虚而兼瘀者更应慎用。

单元一　活血止痛药

本类药物辛散善行，既入血分和气分，又能活血行气止痛，主治气血瘀滞所致的各种痛证，如头痛、心腹痛、胸胁痛、产后腹痛、痛经、肢体痹痛及跌打损伤之瘀痛等，也可用于其他瘀血病证。

川芎 《神农本草经》

【来源】本品为伞形科植物川芎的干燥根茎。切片生用或酒炒用。

【成分】挥发油、生物碱类等。

【性味归经】辛，温。归肝、胆、心包经。

【功效应用】（妇科要药，头风头痛要药）

（1）活血行气　用于血瘀气滞痛证。本品辛散温窜，既能活血化瘀，又能行气止痛，为"血中之气药"，能通达气血，治气滞血瘀之胸胁、腹部诸痛证，常用作主药。川芎活血还善"下行血海"，可"调经水"，为妇科活血调经之要药，可用治多种妇科瘀血证，如血瘀经闭、痛经、闭经。

（2）祛风止痛　用于头痛，风湿痹痛。本品辛温升散，能"上行头目"，祛风止痛，为治头风头痛要药，无论风寒、风热、风湿及血虚、血瘀头痛，均可随证配伍用之，故前人有"头痛须用川芎"之说。本品亦可用治风湿痹证，能祛风活血止痛，用治肢体疼痛麻木。

【用法用量】煎服，3～10g。

【使用注意】阴虚火旺，多汗，热盛及无瘀之出血证和孕妇均当慎用。

知识拓展

【现代研究】川芎主含挥发油、生物碱（如川芎嗪等）、酚性物质（如阿魏酸等）。川芎嗪能抑制血管平滑肌收缩、扩张冠状动脉、增加冠脉血流量、改善心肌缺氧状况、降低心肌耗氧量、增加脑及肢体血流量、降低外周血管阻力、降压、降低血小板表面活性，抑制血小板聚集、预防血栓形成，现多用于冠心病心绞痛及脑血栓、偏头痛的治疗，已取得较好疗效。能增强小鼠巨噬细胞的吞噬功能，保护胃黏膜，还有利尿、抗肿瘤及抗放射作用。

延胡索 《雷公炮炙论》

【来源】本品为罂粟科植物延胡索的干燥块茎。切厚片或捣碎，生用或醋炙用。

【成分】多种生物碱类，主要含延胡索甲素、延胡索乙素等。

【性味归经】辛、苦，温。归肝、脾经。

【功效应用】（为治一身上下疼痛之要药，血中之气药）

活血，行气，止痛。主要用于气血瘀滞诸痛证。本品辛散温通，既可入血分活血祛瘀，又可入气分行气散滞，尤以止痛作用卓著，无论何种痛证，均可配伍应用。《本草纲目》记载"能行血中气滞，气中血滞，故专治一身上下诸痛。"治疗血瘀气滞胸胁及脘腹疼痛、胸痹心痛、产后瘀阻腹痛、痛经、跌打伤痛等；单用，也常与其他活血止痛药配伍。

【用法用量】煎服，3～10g。可单用研粉吞服，每次1.5～3g。醋制后能加强止痛药效。

【使用注意】孕妇忌服。

🔄 **知识拓展**

现代临床多用生延胡索及醋制品，醋制后止痛作用增强。延胡索中起止痛作用的有效成分为生物碱（延胡索乙素等）。醋制后，游离的生物碱与醋酸结合生成易溶于水的醋酸盐，使醋制延胡索饮片的煎液中总生物碱含量明显提高，故增强了止痛作用。

郁金《药性论》

【来源】本品为姜科植物温郁金、姜黄、广西莪术或蓬莪术的干燥块根。生用或醋制用。

【成分】挥发油、姜黄素等。

【性味归经】辛、苦，寒。归肝、心、胆经。

【功效应用】（清心解郁退黄之良药）

（1）活血止痛，行气解郁　本品辛散苦泄，既能活血祛瘀以止痛，又能疏肝行气以解郁，故善治气滞血瘀之痛证。用于气滞血瘀之胸、胁刺痛，腹胀痛，胸痹心痛，月经不调，经闭痛经，乳房胀痛。治气血郁滞之胸痹疼痛，胁肋胀痛，常配伍木香，如颠倒木金散。

（2）清心凉血　本品辛散苦泄性寒，归心、肝、胆经，能清心解郁开窍，用于热病神昏，癫痫发狂痰闭之证；入血分，有凉血止血之功，治疗血热妄行的吐血、衄血、尿血及妇女倒经等出血证。治湿温病湿浊蒙闭心窍者，配菖蒲、栀子等；治肝郁化热、迫血妄行之吐血、衄血，妇女倒经，常配伍生地黄、牡丹皮、栀子等，如生地黄汤。

（3）利胆退黄　本品性苦寒入肝、胆经，能疏肝利胆，清利湿热，用于治疗肝胆病之湿热黄疸，常配伍茵陈、栀子等药；用治肝胆结石，胆胀胁痛，常配伍金钱草等利胆排石药。

【用法用量】煎服，3～10g。醋制后疏肝止痛力更强。

【使用注意】不宜与丁香、母丁香同用。

📍 **学中做：** 香附与郁金均能疏肝解郁，用于肝气郁结之证，试调查二者区别用药。

乳香《名医别录》

【来源】本品为橄榄科植物乳香树及其同属植物树皮渗出的树脂。打碎，醋制用。

【成分】挥发油、萜类等。

【性味归经】辛、苦，温。归心、肝、脾经。

【功效应用】（外科、伤科常用药，为治各科气滞血瘀痛证要药）

（1）活血行气止痛　本品既入血分，又入气分，能行血中气滞，宣通脏腑气血，透达经络，能"定诸经之痛"，为治各科气滞血瘀痛证要药；用于胸痹心痛，胃脘疼痛，痛经经闭，产后瘀阻腹痛，风湿痹痛，筋脉拘挛麻木之证。痛经经闭，产后瘀阻腹痛，配当归、丹参、没药等，如活络效灵丹。

（2）消肿生肌　本品辛香走窜，温通苦泄，入心、肝经；既活血消痈，去腐生肌，又行气通滞，散瘀止痛。治跌打损伤，痈肿疮疡，为中医外科、伤科常用药，以外用为主。治跌打损伤，常配伍没药、红花、血竭等，如七厘散；治疮疡溃破，久不收口，常配伍没药研末外用。

【用法用量】煎服或入丸、散，3～10g，宜炮制去油。外用适量，研末调敷。

【使用注意】本品味苦气浊，内服不宜过多。孕妇及无瘀滞者忌用，胃弱者慎用。

没药《开宝本草》

【来源】本品为橄榄科植物地丁树或哈地丁树的干燥树脂。分为天然没药和胶质没药。打碎，醋制用。

【成分】挥发油、树脂类成分。

【性味归经】辛、苦，平。归心、肝、脾经。

【功效应用】（外科、伤科常用药）

没药的功效应用与乳香相似，常与乳香相须为用。治疗跌打损伤、瘀滞肿痛、痈疽肿痛、疮疡溃后久不收口以及各种瘀滞痛证。区别在于乳香偏于行气、伸筋，治疗痹证多用。没药偏于散血化瘀，治疗血瘀气滞较重之胃痛多用。

【用法用量】煎服，3～5g，炮制去油，多入丸、散用。外用适量。

【使用注意】同乳香。

♀ 学中做：乳香、没药理化鉴别小方法

乳香加水研磨形成白色或黄白色乳状液，没药与水共研磨形成黄棕色乳状液，同学们课后试一试。

单元二　活血调经药

本类药物辛散苦泄，主入血分，归肝经，具有活血祛瘀、通经止痛之功，尤善通血脉而调经水。主治血行不畅、瘀血阻滞所致的月经不调，经行腹痛，量少紫暗或伴血块，经闭不行及产后瘀滞腹痛，亦常用于其他瘀血病证，如瘀滞疼痛、癥瘕积聚、跌打损伤、疮痈肿痛等。

丹参《神农本草经》

【来源】本品为唇形科植物丹参的干燥根及根茎。生用或酒炙用。

【成分】主含醌类成分：如丹参酮、隐丹参酮等。

【性味归经】苦，微寒。归心、肝经。

【功效应用】（为妇科调经常用药）

（1）活血祛瘀　本品入心、肝、血分，性善通行而活血祛瘀作用较强，能内达脏腑而化瘀滞，外利关节而通脉络，能祛瘀生新而不伤正，常用于各科瘀血阻滞病证。可单味为末，酒调服，亦常配当归、川芎等同用，以加强疗效。

（2）通经止痛　本品善调经水，为妇科调经常用药。对血热瘀滞者尤为适宜，且能祛瘀生新而不伤正，用于瘀血阻滞之月经不调、痛经、经闭、产后腹痛属瘀血阻滞者。

（3）清心除烦　本品性微寒入心经，既可清热凉血，又能活血、养血以安神定志，用于热扰心神或血不养心之烦躁不寐，高热神昏。可配伍生地黄、玄参、黄连、竹叶等同用，如清营汤。

（4）凉血消痈　本品性微寒而缓，既能凉血活血，又能清热消痈，可用于热毒瘀阻引起的疮痈肿毒。常配伍金银花、紫花地丁、连翘等清热解毒药同用。

【用法用量】煎服，10～15g。活血化瘀宜酒炙用。

【使用注意】反藜芦。孕妇慎用。

知识拓展

丹参的现代研究

丹参主要含丹参酮、原儿茶醛、原儿茶酸、丹参素等成分，能扩张冠状动脉、增加冠脉血流量，改善心肌缺血、梗死状况，调节心率。并能扩张外周血管，降低血压，改善微循环，有抗凝、促进纤溶、抑制血小板聚集、抑制血栓形成，保护红细胞膜。能降血脂，抑制动脉大分支粥样斑块的形成，可抑制或减轻肝细胞变性、坏死及炎症反应，促进肝细胞再生。能提高机体的耐缺氧能力、促进组织的修复、加速骨折的愈合。

红花 《新修本草》

【来源】本品为菊科植物红花的干燥花。生用。

【成分】红花苷、新红花苷、红花醌苷等。

【性味归经】辛，温。归心、肝经。

【功效应用】（活血祛瘀、通经止痛之要药）

（1）活血通经　本品辛散温通，入心、肝、血分，用于血滞经闭、痛经、恶露不行，为活血祛瘀、通经止痛之要药，可用治各种血瘀闭阻证，是妇科瘀血阻滞之经产病常用药。治经闭痛经，可配伍当归、赤芍、桃仁等，如桃红四物汤。

（2）散瘀止痛　本品能活血祛瘀，通经止痛，用于瘀滞腹痛，胸痹心痛，癥瘕积聚，胁痛；能通利血脉，消肿止痛，为治跌打损伤、瘀滞肿痛之要药；能活血通脉以化瘀消斑。用治瘀滞腹痛，配桃仁、川芎、牛膝等，如血府逐瘀汤；用治斑疹色暗，热郁血瘀者，常配当归、葛根、连翘等，如当归红花饮。

【用法用量】煎服，3～10g。

【使用注意】孕妇慎用；有出血倾向者不宜多用。

知识拓展

掺杂红花及其鉴别

红花的掺杂品通常有两种：一是掺入一些极细的泥沙、糖粉或面粉，用手握之松开后，于上留有少量花粉及一层灰黄色细粉样物，捻之有粗糙感；二是将染色的纸浆切成细丝状，拌入红糖掺入红花中，鉴别时可取少许红花放入水中搅拌，纸浆丝即化为浆；三是将菊花的舌状花染色冒充，仔细观察可见舌状花瓣，用水浸泡红色即褪，水液也会被染成红色。

西红花 《本草纲目》

【来源】本品为鸢尾科植物番红花的干燥柱头。生用。

【成分】番红花总苷、挥发油等。

【性味归经】甘，平。归心、肝经。

【功效应用】

活血化瘀，凉血解毒，解郁安神。用于各科瘀血证，其作用与红花相近，但药力略胜一筹。用于血瘀经闭、痛经、产后瘀阻腹痛、跌打损伤、瘀血肿痛、关节疼痛、热郁血滞所致的斑疹透发不畅、忧郁痞闷、惊悸发狂、产后恶露不尽等。

【用法用量】煎服，1～3g。煎服或沸水泡服。

【使用注意】孕妇慎用。

知识拓展

西红花经验鉴别及常见伪品的简单鉴别

取西红花少许浸在水中，可见橙黄色成直线下降，并逐渐扩散，水被染成黄色，无沉淀。

本品价格昂贵，伪品或掺伪较多，应注意鉴别。① 用莲须、黄花菜或菊花染色冒充者，全体呈红色，无黄色部分，用水浸泡，水被染成红色；呈条片状或丝状，而非花柱状或喇叭状。② 用印度西朗草苗冒充者，其条粗硬，不呈花柱形，色紫红，无光泽。③ 用化学纸浆做成丝状，外包一层淀粉，经染色并加少许油质冒充者，浸在水中不成喇叭状，加碘液可变成蓝色。④ 掺有合成染料或其他色素，则水溶液常呈红色或橙黄色，而非黄色。⑤ 淀粉及糊精等的掺伪，可用碘试液检识。⑥ 如有矿物油或植物油掺杂，则在纸上留有油渍。⑦ 若有甘油、硝酸铵等水溶性物质掺杂，则水溶性浸出物含量增高。⑧ 掺杂非挥发性盐类，则灰分含量增高。

桃仁 《神农本草经》

【来源】本品为蔷薇科植物桃或山桃的干燥成熟种子。生用或炒用。

【成分】苦杏仁苷、苦杏仁酶、尿囊素酶等。

【性味归经】苦、甘，平。有小毒。归心、肝、大肠经。

【功效应用】（瘀血阻滞病证之常用药）

（1）活血祛瘀　① 本品味苦通泄而入心、肝、血分，善泄血分壅滞，祛瘀力强，为治疗多种瘀血阻滞病证的要药；用于瘀血阻滞之经闭、痛经、产后腹痛、癥瘕痞块、跌扑损伤。治跌打损伤，瘀肿疼痛，常配当归、红花、大黄等，如复元活血汤。② 本品且能活血祛瘀以消痈，润肠通便以泄瘀，也是治肺痈、肠痈的常用药；治疗热壅血滞肺痈、肠痈，常配苇茎、薏苡仁等，如苇茎汤。

（2）润肠通便　本品种仁中富含油脂，能润肠通便，用于肠燥便秘，常配杏仁、柏子仁、郁李仁，如五仁丸。

（3）止咳平喘　本品味苦降泄，能降泄肺气，止咳平喘。治咳嗽气喘，既可单用煮粥食用，又常与苦杏仁等止咳平喘药同用。

【用法用量】煎服，5～10g。宜捣碎入煎。

【使用注意】孕妇慎用，便溏者慎用。本品有小毒，不可过量。

益母草 《神农本草经》

【来源】本品为唇形科植物益母草的新鲜或干燥地上部分。鲜用或生用。

【成分】益母草碱、水苏碱等。

【性味归经】辛、苦，微寒。归肝、心包、膀胱经。

【功效应用】（妇科经产要药）

（1）活血调经　本品苦泄辛散，主入血分，善于活血调经、祛瘀通经，为妇科经产要药，产后多用，故有益母之名。治血滞经闭、经行不畅、痛经、产后瘀滞腹痛等，可单用大量水煎或熬膏服用，亦可用于伤科、内科瘀血证。

（2）利尿消肿　本品具有利尿消肿之功，又具有活血化瘀作用，对水瘀互阻的水肿尤为适宜。用于水肿，小便不利，可单用，亦可与白茅根、泽兰等同用。

（3）清热解毒　本品辛散苦泄，性微寒清热，既能活血散瘀以止痛，又能清热解毒以消肿。可用于疮痈肿毒、皮肤痒疹等。治疮痈肿毒，可单用外洗或外敷，亦可配伍蒲公英、黄柏、苦参等煎服。

【用法用量】煎服，10～30g；鲜品12～40g。或熬膏或入丸剂，外用适量捣敷或煎汤外洗。

【使用注意】孕妇慎用。

知识拓展

【现代研究】本品含益母草碱、水苏碱等多种生物碱及二萜类和黄酮类物质。对多种动物的离体、在体、未孕、已孕或产后子宫均呈明显兴奋作用，使子宫收缩频率、幅度及紧张度增加。能增加冠脉血流量、减慢心率、改善微循环、抑制血小板聚集及血栓形成、扩张外周血管及降低血压，对急性肾功能衰竭有保护作用。另外还有抑制呼吸中枢、抗早孕作用。

王不留行 《神农本草经》

【来源】本品为石竹科植物麦蓝菜的干燥成熟种子。生用或炒用。

【成分】王不留行黄酮苷、王不留行皂苷等。

【性味归经】苦，平。归肝、胃经。

【功效应用】（产后乳汁不下常用之品）

（1）活血通经　本品苦泄性平，善通达血脉，活血通经，走而不守，可用于血瘀经闭、痛经等瘀滞性经产病证。治疗瘀滞所致经行不畅、经闭、痛经，常配当归、香附、川芎等。

（2）下乳消肿　本品归肝、胃经，走血分，能苦泄宣通，行血脉，通乳汁，为治疗产后乳汁不下常用之品。治产后气血亏虚，乳汁稀少，常配伍当归、黄芪等。

（3）利尿通淋　本品性善下行，善活血、利尿、通淋。治多种淋证涩痛，常配伍石韦、冬葵子等。

【用法用量】煎服，5～10g。

【使用注意】孕妇慎用。

单元三　活血疗伤药

本类药物味多辛、苦或咸，主归肝、肾经，功善活血化瘀、消肿止痛、续筋接骨、止血生肌敛疮，主治跌打损伤、瘀肿疼痛、骨折筋损、金疮出血等骨伤科疾患，也可用于其他血瘀病证。

牛膝 《神农本草经》

【来源】本品为苋科植物牛膝的干燥根。生用或酒炙用、盐炙用。

【成分】含 β- 蜕皮甾酮、β- 甾醇等。

【性味归经】苦、甘、酸，平。归肝、肾经。

【功效应用】（引药，火、血、水下行要药）

（1）活血通经　用于妇科、伤科瘀血阻滞证。本品苦泄甘缓，归肝、肾经，性善下行，故其逐瘀活血作用有疏利降泄之特点，尤多用于妇科血瘀经产诸证之经闭、痛经、胞衣不下、月经不调、产后瘀阻腹痛及跌打损伤、腰膝瘀痛等证。

（2）补肝肾，强筋骨　本品味甘缓补，味苦通泄，性质平和，主归肝、肾经，既能活血祛瘀，又能补益肝肾，强筋健骨，善治肝肾不足之证。兼能祛除风湿，引药下行，善治下半身腰膝酸痛、下肢痿软之证，常配伍祛风湿药。如肝肾虚损之腰膝酸痛者，常配伍杜仲、续断等补益肝肾之品。

（3）引火（血）下行　本品苦酸泄降，导热下泄，引血下行，具有引上炎之火和上逆之血下行的作用。可用于阴虚火旺、火热上炎所致头痛、眩晕、吐血、衄血等证。如血热妄行之吐血、衄血等证，常配白茅根、藕节、栀子等凉血止血药；若阴虚火旺，虚火上炎所致之齿龈肿痛，口舌生疮，可配地黄、知母、石膏同用，以清胃滋阴降火，如玉女煎。

（4）利尿通淋　本品性善下行，能利尿通淋，为治下焦水湿潴留病症常用之品。用于淋证、水肿、小便不利等证。对于水肿、小便不利等，常配伍泽泻、车前子、地黄等，如济生肾气丸。

【用法用量】煎服，5～12g。祛瘀通经、引火（血）下行、利尿通淋宜生用；补益肝肾，强健筋骨多酒炙用。

【使用注意】孕妇及月经量过多者当忌用；肾虚之遗精、滑精及气虚下陷、下元不固者当慎用。

👤 学中思：如何理解牛膝"下行"之性？此下行的功能，可用于哪些疾病的治疗？

【提示】牛膝"下行"之性可理解为以下几个方面及相应疾病的治疗：一是引气血下行。牛膝，味苦降泄，走下焦，故可引气血下行。临床上主要用于气机上逆，以致血随之上犯作乱的病证及因外感、内伤、饥饱、劳役等以致下血骤停或欲下未下所致的各种病证。二是引热下行。牛膝味苦降泄，又能导热下行。临床上常用于治疗热盛火旺之牙龈肿痛，口舌生疮或邪热内盛，迫血妄行之吐血、衄血等上焦火热证。三是引药下行。怀牛膝不仅入下焦，还具有引诸药下行，以达人体下半身，治疗下半身疾患的作用。

骨碎补 《药性论》

【来源】本品为水龙骨科植物槲蕨的干燥根茎。生用或砂烫用。

【成分】柚皮苷、甲基丁香酚等。

【性味归经】苦，温。归肝、肾经。

【功效应用】（伤科常用药）

（1）活血疗伤止痛　本品苦温，入肝、肾经，用于跌扑闪挫，筋伤骨折，瘀肿疼痛，以善补骨碎而得名，为伤科要药。治跌扑损伤，可单用本品研末以酒调服，并外敷，亦可水煎服或配伍自然铜、乳香、没药等。

（2）补肾强骨　本品能温补肾阳，强筋健骨，可治肾阳虚损所致的肾虚腰痛，筋骨痿软，耳鸣耳聋，牙齿松动；用治肾虚久泻，既可单用，亦可配益智、补骨脂等，以加强暖脾温肾止泻之效。

（3）外用消风祛斑　外治斑秃、白癜风。

【用法用量】煎服，3～9g。外用适量。

【使用注意】孕妇及阴虚火旺、血虚风燥者慎用。

单元四　破血消癥药

本类药物味多辛苦，虫类药居多，兼有咸味，主归肝经、血分。药性峻猛，走而不守，能破血逐瘀、消癥散积，主治瘀滞时间长、程度重的癥瘕积聚，亦可用于血瘀经闭、瘀肿疼痛、中风偏瘫等病症。

莪术 《药性论》

【来源】本品为姜科植物蓬莪术、广西莪术或温郁金的干燥根茎。生用或醋制用。

【成分】挥发油等。

【性味归经】辛、苦，温。归肝、脾经。

【功效应用】（破血消癥代表药）

（1）行气破血　本品辛散苦泄温通，既能入血分破血逐瘀，又能入气分行气止痛，用于气滞血瘀所致的癥瘕积聚、经闭、痛经，以及心腹瘀痛、产后腹痛等，适宜气滞血瘀日久之重症。常与三棱等破血消癥药相须而用。临床治妇科经闭、痛经，常配牡丹皮、当归、红花等同用；而瘀血久留不去正气虚者，配黄芪、党参等扶正之品以消补兼施。

（2）消积止痛　本品入气分，长于行气化瘀，消食积止痛力强，可用于食积气滞重症。治食积脘腹胀痛常配青皮、槟榔、木香等行气药增强行气消积作用。

此外，本品还可用于跌打损伤，瘀肿疼痛，亦取其破血化瘀、消肿止痛之功，常与其他活血疗伤药同用。

【用法用量】煎服，6～9g。醋制可增强祛瘀止痛之功。

【使用注意】不可过服久服，孕妇、月经过多者禁用。

学中做： 通过调查莪术的抗癌作用，拓展中药的新运用，发现现有药材的新功效，发现新的药材，为人类的健康事业做出贡献。

水蛭 《神农本草经》

【来源】本品为水蛭科动物蚂蟥、水蛭或柳叶蚂蟥的干燥全体。生用或用滑石粉烫后用。

【成分】水蛭素、氨基酸、肝素、抗凝血酶等。

【性味归经】咸、苦，平；有小毒。归肝经。

【功效应用】（适宜于瘀滞重症，为破血消癥良药）

破血通经　逐瘀消癥　用于癥瘕积聚、血瘀经闭及跌打损伤等。本品咸、苦入血分，主归肝经，功擅破血逐瘀，作用较为峻猛，疗效极佳，适宜于瘀滞重症，为破血消癥良药。治癥瘕集聚痞块、血滞经闭，常配三棱、桃仁、红花等同用；若兼有体虚者，配人参、当归等补益气血药同用，以防伤正；治跌打损伤等证，配苏木、自然铜、骨碎补等。

【用法用量】煎服，1~3g。以入丸、散或研末服为宜，0.3~0.5g；或以鲜活者放置瘀肿局部吸血消瘀。

【使用注意】本品为破血逐瘀之品，孕妇及月经过多者禁用。

斑蝥《神农本草经》

【来源】本品为芫菁科昆虫南方大斑蝥或黄黑小斑蝥的干燥体。生用，或与米拌炒至黄棕色，取出，除去头、翅、足后用。

【成分】斑蝥素、蚁酸及多种氨基酸。

【性味归经】辛，热；有大毒。归肝、胃、肾经。

【功效应用】（常用于瘀血重症）

（1）破血逐瘀　本品辛行温通，入血分，能破血逐瘀、通行经脉、消癥散结，常用于瘀血重症。治血瘀经闭，癥瘕积聚，常配伍桃仁、大黄等。近人用治肝癌等多种癌肿，可用斑蝥1~3只置鸡蛋内煮食。

（2）散结消癥、攻毒蚀疮　本品辛散有毒，外用有以毒攻毒，消肿散结之功，用于顽癣，赘疣，瘰疬，痈疽不溃，恶疮死肌。治顽癣，以本品微炒研末，蜂蜜调敷；治痈疽肿硬不破，用本品研末，和蒜捣膏贴之，可攻毒拔脓；治瘰疬，瘘疮，常配伍白矾、青黛等，研末外掺。

此外，本品外敷，有发疱作用，可作发疱疗法以治多种疾病，如面瘫、风湿痹痛等。

【用法用量】内服，0.03~0.06g，炮制后多入丸、散用。外用适量，研末或浸酒、醋，或制油膏涂敷患处，不宜大面积用。

【使用注意】本品有大毒，内服宜慎，孕妇禁用。外用对皮肤、黏膜有很强的刺激作用，能引起皮肤发红、灼热、起疱，甚至腐烂，故不宜久敷和大面积使用。

📋 学习总结

知识点导图

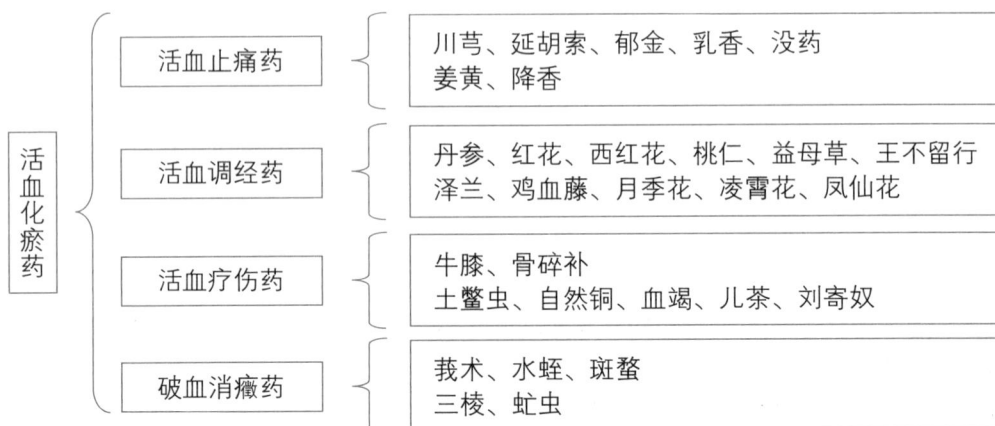

目标检测

一、选择题

（一）A 题型（最佳选择题）

1. 以下关于活血化瘀药描述不正确的是（　　）
   A. 主入心、肝经　　　　　　　　　　B. 本类药物易耗血动血
   C. 孕妇一般是慎用、忌用　　　　　　D. 本类药物一般分为 3 大类

2. 既可用于热病神昏 . 癫痫痰闭证，又可用治肝胆湿热黄疸的药物是（　　）
   A. 莪术　　　　　B. 茵陈　　　　　C. 郁金　　　　　D. 丹参

3. 具有活血止痛，行气解郁，凉血清心，利胆退黄功效的药物是（　　）
   A. 丹参　　　　　B. 郁金　　　　　C. 川芎　　　　　D. 益母草

4. 活血行气止痛作用强，研末服即有效的药物是（　　）
   A. 三七　　　　　B. 延胡索　　　　C. 郁金　　　　　D. 虎杖

5. 既能活血行气，又能祛风止痛的药物是（　　）
   A. 川芎　　　　　B. 红花　　　　　C. 郁金　　　　　D. 延胡索

6. 生用逐瘀通经、利水通淋、引血下行，制用补肝肾、强筋骨的药物是（　　）
   A. 骨碎补　　　　B. 丹参　　　　　C. 牛膝　　　　　D. 益母草

7. 功效活血祛瘀，润肠通便，止咳平喘的药物是（　　）
   A. 乳香　　　　　B. 王不留行　　　C. 郁金　　　　　D. 桃仁

8. 功效活血调经，利水消肿，清热解毒的药物是（　　）
   A. 益母草　　　　B. 骨碎补　　　　C. 郁金　　　　　D. 牛膝

9. 具有活血通经，散瘀止痛之功的药物是（　　）
   A. 茜草　　　　　B. 红花　　　　　C. 泽兰　　　　　D. 鸡血藤

10. 既能活血调经，祛瘀止痛，又能凉血消痈，除烦安神的药物是（　　）
    A. 五灵脂　　　　B. 红花　　　　　C. 泽兰　　　　　D. 丹参

11. 既能活血祛瘀，又能润肠通便的药物是（　　）
    A. 桃仁　　　　　B. 苦杏仁　　　　C. 红花　　　　　D. 柏子仁

（二）X 题型（多项选择题）

12. 活血化瘀药主要功效是（　　）
    A. 通利血脉　　B. 促进血行　　C. 消散瘀血　　D. 清肝泻火　　E. 健脾开胃

13. 活血化瘀药按其作用特点和临床应用侧重点，具有活血止痛功效的药物有（　　）
    A. 延胡索　　　　B. 郁金　　　　　C. 乳香　　　　　D. 川芎　　　　　E. 没药

14. 下列活血化瘀药中来源于姜科的药材有（　　）
    A. 王不留行　　　B. 郁金　　　　　C. 莪术　　　　　D. 骨碎补　　　　E. 牛膝

15. 桃仁的性状鉴别特征是（　　）
    A. 扁长卵形　　　B. 一端尖，中部膨大，另一端钝圆稍偏斜，边缘较薄
    C. 自合点处散出多数纵向维管束
    D. 种皮薄，子叶 2，类白色，富油性　　　　　　E. 气微，味微苦

16. 牛膝具有的性状特征是（　　）
    A. 呈细长圆柱形或稍弯曲　　　　B. 质硬脆，易折断　　　　　C. 表面灰黄色

D. 断面略呈角质样而油润　　　　E. 中心维管束木质部较大，黄白色

17. 药用部位为树脂的药物有（　　）

A. 乳香　　　　B. 没药　　　　C. 牛膝　　　　D. 骨碎补　　　　E. 丹参

二、综合问答题

1. 活血化瘀药功效是什么？主治瘀血证有哪些？

2. 活血化瘀药因其不同效用特点常与何类药物配伍？为什么？

3. 为什么有"头痛不离川芎"之说？

三、病例分析

患者，男，51 岁。1 年来经常胸痛，痛如针刺有固定痛点，失眠易怒，唇暗舌紫有瘀点，脉沉涩。

讨论：

1. 本病例主要涉及哪些脏腑？有哪些异常症状？请做简要分析。

2. 请写出本病例的治法与方药？

3. 根据中药的性能、应用相关知识，分析本病应用方药的特点？

模块十八
止 血 药

知识目标

1. 学会出血证候特征。
2. 学会常见止血药的性状特征与功效。

技能目标

1. 能区别出血症状并进行辨证。
2. 能对常见止血药进行性状鉴别。
3. 能够对出血证合理辨证用药。

素质目标

1. 增强合理安全用药、爱护健康、敬畏生命的意识。
2. 培养严谨细致的职业精神。

扫一扫

中药性状图

情景导入

　　很久以前，有兄弟俩，哥哥继承家传，行医看病且种植药材，弟弟则游手好闲不务正业。有一天，弟弟突然得了急症，七窍出血。哥哥得知后，急忙刨了一棵草药煎汤给弟弟服下。弟弟连服几剂后，霍然痊愈。他问哥哥用的什么药，哥哥告诉它是祖传的止血草药。后来他向哥哥要了一些草药小苗栽在自家园子里，第二年，这棵草药已长得枝繁叶茂。说来也巧，邻村有家财主，财主的儿子也得了出血病，吃什么药都不管用，眼看就快死了，打听到弟弟患过类似的病，吃了一种草药治好的，便到弟弟家寻医问药。弟弟听说后，就把种在自家园子里的那棵草药挖出来，给财主的儿子煎汤喝了，几剂之后，不但没治好病，人还死了。财主像疯了一样，告到县官那里，弟弟被抓了起来。哥哥得知后，急忙前去申诉，告诉县官，这并不是弟弟的过错，弟弟给财主儿子用的确实是止血草药熬的汤，只不过这种草药才生长了一年，还没有药性，要长到三到七年时药力才最强。这件事轰动了十乡百里，渐传渐广，人们也知道了这种草药的采挖时间。后来，人们就给这种草药起名叫三七，意思是生长三至七年的药效最佳。

　　导学讨论：

　　1. 为什么弟弟用三七反而害死了患者？

　　2. 通过对比哥哥和弟弟用三七的不同结果，我们在学习中应该怎么做？

🖊 **情景解析**

💡 **重难点分析**

学习重点　1. 出血证的证候特征与常见体征。
　　　　　2. 常见止血药的性状特征与临床功效。
学习难点　1. 同类中药功效异同点及精准用药。
　　　　　2. 常见止血药的性状鉴别。

◇◇◇◇ **岐黄要义** ◇◇◇◇

　　大家在本模块中将共同认识中医出血证证候特征，共同学习止血药的性状鉴别与功效运用，中医好不好，能不能起作用，中药是根本。要把人民群众的生命健康放在首位。在课堂上扎实学好医药基础知识，区分出血的原因，根据病因、病位和病情的不同来选择药物，熟知各类中药功效的细微区别，在工作中结合实际病情，为自己、为身边人、为社会提供自己的职业价值，彰显中医药人的职业素能，传承中医药优秀文化。

　　定义：以止血为主要功效，常用以制止体内外出血病证的药物，称为止血药。血，即血液，是构成人体和维持人体生命活动的基本物质之一。血主于心，藏于肝，统于脾，循行脉中，充盈五脏六腑，濡养四肢百骸。出血是指血液溢出脉外的病理状态，可以由血热、气虚、外伤及瘀血内阻等原因引起。

　　止血药大多味苦或甘，主入心、肝、脾经，入血分。适用于体内外各种出血证，如咯血、衄血、吐血、便血、崩漏及外伤出血等。止血药分为凉血止血药、温经止血药、化瘀止血药和收敛止血药四类。如血热妄行出血证，可用凉血止血药，并配伍清热凉血药或清热泻火药；阴虚火旺导致的出血证，同时要配滋阴的药物；瘀血内阻导致的出血证，选用化瘀止血药配伍行气活血药；虚寒性出血证，可用温经止血药，配伍补气健脾的药物。

　　使用止血药时，应当注意：① 注意"止血不留瘀"，凉血止血药和收敛止血药，易凉遏恋邪，有止血留瘀之弊，故出血兼有瘀滞者不宜单独使用；② 出血过多、气随血脱者，当急投大补元气的药物，以益气固脱；③ 止血药多炒炭用，炒炭后其性变苦、涩，可增强止血的功效；但有些药物以生品或鲜品为佳。

单元一　凉血止血药

　　本类药药性寒凉，入血分，以凉血止血为主要作用。适用于血热妄行之出血证，症见吐血、衄血、便血、崩漏等。

小蓟 《本草经集注》

【来源】本品为菊科植物刺儿菜的干燥地上部分。
【成分】生物碱、黄酮、三萜类。

【性味归经】甘、苦，凉。归心、肝经。

【功效应用】(清血分热凉血止血)

(1)凉血止血　用于血热出血证。本品性凉，入血分，用于血热妄行所导致的咯血、吐血、衄血、便血、崩漏等各种出血证。常配伍大蓟、白茅根、侧柏叶等，如小蓟饮子。

(2)祛瘀消肿　用于热毒痈肿。本品能清热解毒，散瘀消肿，治疗血热、火热郁结不散的热毒疮疡初起肿痛。可单用鲜品捣烂敷患处，或配以其他清热解毒药内服。

【用法用量】煎服，5~12g。外用鲜品适量，捣烂敷患处。

大蓟 《本草经集注》

【来源】本品为菊科植物蓟的干燥地上部分。

【成分】黄酮和黄酮苷类、三萜。

【性味归经】甘、苦，凉。归心、肝经。

【功效应用】(清血分热凉血止血)

(1)凉血止血　用于血热出血证。血热妄行所导致的咯血、吐血、崩漏等各种出血证。常配伍小蓟、白茅根、侧柏叶等。

(2)散瘀解毒消痈　用于热毒疮痈。可单用鲜品捣烂敷患处，或配以野菊花、紫花地丁内服。

【用法用量】煎服，10~15g。外用鲜品适量，捣烂敷患处。

🔍 **学中思**：大蓟、小蓟均能凉血止血、散瘀解毒消痈，治血热妄行诸出血证。二者有何不同？

地榆 《神农本草经》

【来源】本品为蔷薇科植物地榆或长叶地榆的干燥根。

【成分】鞣制、皂苷类。

【性味归经】苦、酸、涩，微寒，归肝、大肠经。

【功效应用】(水火烫伤之要药)

(1)凉血止血　用于血热出血证。治疗多种出血证，苦寒沉降，尤善治下焦血热之便血、痔血、崩漏等，常配黄芩、生地黄、黄连等。

(2)解毒敛疮　用于痈疽肿毒，水火烫伤，湿疹。常单味煎汤外洗，或配大黄粉，或配黄连、冰片研末调敷。

【用法用量】煎服，10~15g。外用适量，生用凉血止血解毒力强，炒炭后以收敛止血为主。

【使用注意】虚寒性便血、下痢、崩漏及出血有瘀者慎用。大面积烧伤的患者，不宜以地榆制剂外涂。

🔍 **学中做**：药性寒凉而涩，能解毒敛疮的止血药为 (　　)
A. 大蓟　B. 小蓟　C. 地榆　D. 白茅根

槐花 《本草纲目》

【来源】本品为豆科植物槐的干燥花及花蕾。

【成分】芦丁、鞣制、槲皮素类，花蕾中含量多，开放后含量少。

【性味归经】苦，微寒，归肝、大肠经。

【功效应用】

（1）凉血止血   用于血热之出血证。治疗痔血、便血，常配侧柏叶、地榆等。

（2）清肝明目   用于肝热目赤、眩晕头痛。治疗肝火上炎引起的目赤、眩晕、头胀头痛等，常配菊花等。

【用法用量】煎服，5～10g。生用清肝明目力强，炒炭后以收敛止血为主。

【使用注意】脾胃虚寒及阴虚发热无实火者慎用。

知识拓展

槐米和槐花均生长于洋槐花树上，均可以起到凉血、止血、清肝泻火的作用，二者的主要区别在于外观形态、治疗疾病等方面。

（1）外观形态：槐米是槐花未完全开放的花蕾，在其结苞时期采摘，因其外形酷似米粒，故而称为槐米，而槐花为洋槐树完全开放的花朵。

（2）治疗疾病：在临床上，槐米主要用于治疗便血、痔血、崩漏、吐血、肝热目赤、头痛眩晕等病症，而槐花主要用于治疗肝火上炎引起的目赤、眩晕、头胀、头痛等。

（3）其他用处：除药用外，槐米还可以泡茶饮用，而槐花还可以作为食材烹饪食用。

白茅根 《神农本草经》

【来源】本品为禾本科植物白茅的干燥根茎。

【成分】白茅素、芦竹素等。

【性味归经】甘，寒。归肺、胃、膀胱经。

【功效应用】

（1）凉血止血   用于血热出血证。治疗多种出血证，如血热衄血、咯血、吐血及尿血等证。

（2）清热生津   用于热病烦渴、胃热呕哕及肺热咳嗽。入气分，能清肺胃蕴热而生津止呕，常配芦根、竹茹等。

（3）清热利尿   用于血淋、热淋、湿热黄疸。能清利湿热而利尿，治血淋、热淋、小便不利、水肿及湿热黄疸等证。

【用法用量】煎服，10～30g，鲜品可用至30～60g，以鲜品为佳。虽甘寒而不腻膈伤胃，利尿而不伤津，惟力缓用量宜大。

单元二   温经止血药

本类药药性辛温，以温经止血为主要作用兼以散寒。温内脏，益脾阳，固冲脉以温经止血。出血部位在下焦，出血色暗红，伴四肢不温。

艾叶 《本草经集注》

【来源】本品为菊科植物艾的干燥叶。

【成分】挥发性艾叶油。

【性味归经】苦、辛，温。归肝、脾、肾经。

【功效应用】（温经止血、暖宫、安胎之要药）

（1）温经止血　用于虚寒性出血证。尤宜妇女崩漏、胎漏等虚寒性出血证，常配阿胶、芍药、地黄等，如胶艾汤。

（2）散寒止痛　用于经寒不调，痛经。主治经寒痛经、月经不调、寒湿带下、宫冷不孕及脘腹冷痛。用于妊娠胎动不安。本品为妇科安胎之要药，单用或与其他安胎药配伍。

（3）外用祛湿止痒　外用治湿疹瘙痒，可收燥湿止痒之功。

【用法用量】煎服，3～10g。外用适量，供温灸或熏洗用。温经止血宜炒炭用，散寒止痛宜生用。

学中做：日常生活中我们经常用到艾叶，请录制一个短视频或者制作一份科学报告介绍艾叶。

炮姜 《金匮要略》

【来源】本品为姜科植物姜根茎的炮制品。

【成分】挥发油类。姜烯、水芹烯、姜辣素、姜酮、姜醇等。

【性味归经】辛，热。归脾、胃、肾经。

【功效应用】

（1）温经止血　用于虚寒性吐血、便血、崩漏等。治脾阳虚，脾不统血之吐血、便血，常配黄芪、人参等；治冲任虚寒、崩漏，常配棕榈炭等。

（2）温中止痛　用于虚寒腹痛。治产后血虚寒凝、小腹冷痛，常配当归、川芎、桃仁等，如生化汤。

（3）止泻　用于虚寒性腹泻。

【用法用量】煎服，3～9g。

学中思：生姜、干姜、炮姜三者的区别？

单元三　化瘀止血药

本类药入血分，以化瘀止血为主要作用。消散瘀血而止血，其特点是止血而不留瘀。适用于出血而兼血瘀者，特点是血出有块，且伴有局部疼痛。

扫一扫

数字资源18-1
三七视频

三七 《本草纲目》

【来源】本品为五加科植物三七的干燥根及根茎。

【成分】皂苷、多糖类。

【性味归经】甘、微苦，温。归肝、胃经。

【功效应用】（伤科要药）

（1）散瘀止血　用于各种出血证。本品既善止血，又化瘀血，具有止血不留瘀，化瘀不伤正的特点，适用于各种出血证，常配小蓟、生地黄等。

（2）消肿定痛　用于跌打损伤、瘀血肿痛。本品为伤科要药，治疗跌打损伤、瘀滞肿痛、骨折筋伤，均为首选。

此外，本品具有补虚强壮的作用，民间常用猪肉炖服，治疗虚损劳伤。

【用法用量】煎服，3～10g；研末吞服，每次1～3g。外用适量。

【使用注意】孕妇慎用。

学中做： 为什么说三七是治金疮杖伤的要药？

知识拓展

三七生长需要特殊环境条件，主要分布在中国西南部海拔1500～1800米，北纬23.5°，云南文山为原产地和主产地。据有关文献记载，三七使用历史近600年，栽培历史近500年。

三七是中药材中的一颗明珠，清朝药学著作《本草纲目拾遗》中记载："人参补气第一，三七补血第一，味同而功亦等，故人并称人参三七，为药品中之最珍贵者。"扬名中外的中成药"云南白药"和"片仔癀"，即以三七为主要原料制成。三七属五加科多年生草本植物，因其播种后三至七年挖采而且每株长三个叶柄，每个叶柄生七个叶片，故名三七。

茜草 《神农本草经》

【来源】本品为茜草科植物茜草的干燥根及根茎。

【成分】蒽醌苷类。

【性味归经】苦，寒。归肝经。

【功效应用】（妇科调经要药）

（1）凉血化瘀止血　用于内外出血证。治咯血、衄血、吐血、尿血、便血、崩漏等，常配大蓟、蒲黄、侧柏叶等。

（2）通经　用于血瘀经闭。本品能通经脉、利关节、消瘀滞，治疗经闭，痛经，跌打肿痛，痹证关节痛。尤为妇科调经要药，常配桃仁、红花、当归等。

【用法用量】煎服，6～10g。止血宜炒炭用，活血祛瘀则生用。

蒲黄 《神农本草经》

【来源】本品为香蒲科植物水烛香蒲或东方香蒲及同属其他植物的干燥花粉。

【成分】主要含黄酮及甾类成分。

【性味归经】甘，平。归肝、心包经。

【功效应用】（止血行瘀的良药）

（1）止血　用于出血证。本品甘缓不峻，性平不偏，故治出血病证，无论属寒属热或有无瘀血，皆可随证选用。常配大蓟、生地黄等。

（2）化瘀　用于瘀血痛者。治血瘀心腹疼痛、痛经，产后瘀阻腹痛。常配五灵脂，善治血瘀胸胁心腹诸痛及血瘀出血。

（3）通淋　用于血淋涩痛。本品既能止血又能利尿通淋，可治疗血淋涩痛等，常与生地黄、冬葵子同用。

【用法用量】包煎，5～10g。止血宜炒用，化瘀止痛、利尿则生用。

【使用注意】本品能收缩子宫，孕妇慎用。

五灵脂 《开宝本草》

【来源】本品为鼯鼠科动物橙足鼯鼠和飞鼠等的干燥粪便。

【成分】维生素 A 类物质、树脂、尿酸等成分。

【性味归经】甘，温。归肝、脾经。

【功效应用】

（1）活血散瘀　用于心腹瘀血作痛，痛经，瘀血经闭，产后瘀血腹痛。

（2）止血　炒炭治崩漏下血。

（3）外用治跌打损伤，虫蛇咬伤。

【用法用量】内服煎汤，5～15g；或入丸、散。外用适量，研粉调敷。

【使用注意】不宜与人参同用。

💡 学中思：三七、蒲黄、茜草都可以化瘀止血，三者有何区别?

单元四　收敛止血药

本类药味涩，药性平或凉，主入心、肝经，入血分。酸涩能收敛止血。适用于体内外各种出血证。如咯血、衄血、吐血、尿血、崩漏下血以及外伤出血等。

白及 《神农本草经》

【来源】本品为兰科植物白及的干燥块茎。

【成分】黄酮类、甾醇类、典型萜类、食用纤维、吲哚等。

【性味归经】苦、甘、涩，微寒。归肺、肝、胃经。

【功效应用】（收敛止血之要药）

（1）收敛止血　本品甘涩质黏，善收敛止血，并兼益肺，虽可治体内外诸出血证、咯血、衄血、吐血等，但以治肺胃损伤之咯血、吐血最宜。

（2）消肿生肌　治痈疽疮疡，初起未成脓服之可消，溃久不敛外用可生肌收口。此外，还可治烫伤、皮肤皲裂、肛裂等。

【用法用量】6～15g。研末吞服，每次 3～6g。外用适量。

【使用注意】反乌头。

仙鹤草 《神农本草经》

【来源】本品为蔷薇科植物龙芽草的干燥地上部分。

【成分】黄酮类、甾体类、萜类等。

【性味归经】苦、涩，平。归心、肝经。

【功效应用】

（1）收敛止血　适用于各种出血证，如咯血、衄血、吐血、尿血、便血、崩漏等。

（2）截疟止痢　适用于疟疾，血痢，痈肿疮毒。

（3）解毒杀虫　适用于滴虫性阴道炎所致的阴痒带下。

【用法用量】6～12g，大剂量可用 30～60g，外用适量。

学中做：收敛止血药主治（　　）

A. 多种出血无瘀者　B. 外伤出血　C. 血热出血证　D. 瘀血出血

学中思：为什么体内有瘀血者不适用收敛止血药？

学习总结

知识点导图

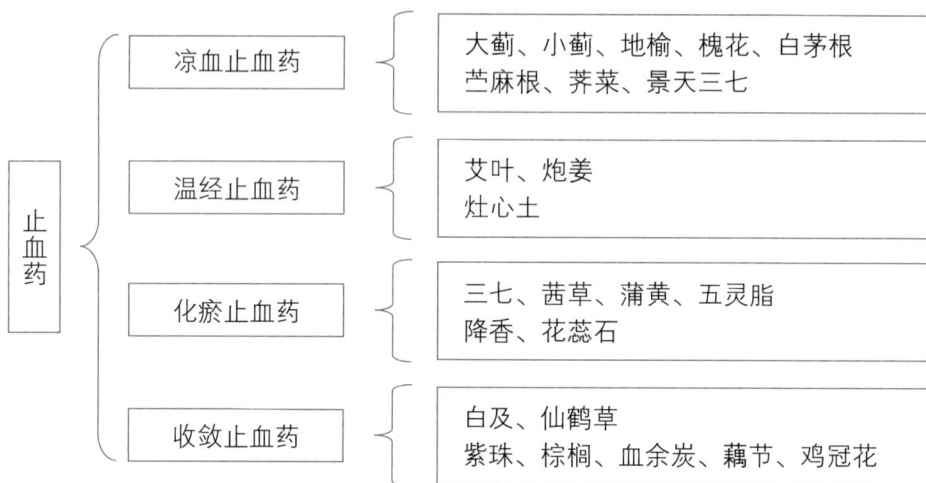

止血药	凉血止血药	大蓟、小蓟、地榆、槐花、白茅根 苎麻根、荠菜、景天三七
	温经止血药	艾叶、炮姜 灶心土
	化瘀止血药	三七、茜草、蒲黄、五灵脂 降香、花蕊石
	收敛止血药	白及、仙鹤草 紫珠、棕榈、血余炭、藕节、鸡冠花

目标检测

一、选择题

（一）A 题型（最佳选择题）

1. 下列除（　）外，均为收敛止血药。

　　A. 仙鹤草　　　　B. 白及　　　　　C. 棕榈炭　　　　D. 大蓟

2. 清热凉血、安胎利尿的药是（　　）

　　A. 紫苏梗　　　　B. 苎麻根　　　　C. 黄芩　　　　　D. 白茅根

3. 虚寒性崩漏下血，月经不调之证，当首选（　　）

　　A. 地榆　　　　　B. 蒲黄　　　　　C. 艾叶　　　　　D. 灶心土

4. 用于泻痢、小儿疳积尤宜的止血药是（　　）

　　A. 仙鹤草　　　　B. 白及　　　　　C. 血余炭　　　　D. 棕榈炭

5. 凉血止血药的主治证是（　　）

　　A. 血热出血证　B. 外伤出血　　C. 虚劳出血　　　D. 瘀血出血

6. 收敛止血药主治（　　）

　　A. 多种出血无瘀者　　　　　　　B. 外伤出血

　　C. 血热出血证　　　　　　　　　D. 瘀血出血

（二）X 题型（多项选择题）

7. 白茅根、苎麻根的共同功效是（　　）

A. 凉血止血　　　B. 清热利尿　　　C. 收敛止血　　　D. 清热解毒

8. 具有凉血止血，清热解毒作用的药物为（　）

A. 大蓟　　　　　B. 小蓟　　　　　C. 地榆　　　　　D. 苎麻根

9. 艾叶的适应证是（　）

A. 虚寒性崩漏　　B. 寒性痛经　　　C. 宫冷不孕　　　D. 虚寒性胎漏下血

二、综合问答题

1. 比较大蓟与小蓟功效主治的异同。

2. 简述三七的性能特点及性状鉴别要点。

三、病例分析

唐某，男，9 岁。因尿血 2 天来院就诊，诊断为"急性肾炎"，时下可见肉眼血尿，排尿时有灼热感，但无尿痛，舌红苔黄腻，脉弦。

讨论：

1. 本病例主要涉及哪些脏腑？有哪些异常症状？请做简要分析。

2. 请写出本病例的治法与方药？

3. 根据中药的性能、应用相关知识，分析本病应用方药的特点？

模块十九
平肝息风药

扫一扫

中药性状图

学习目标

知识目标

1. 学会平肝潜阳和息风止痉药证候特征。
2. 学会常见平肝息风药性状特征与功效。

技能目标

1. 能对常见平肝息风药进行性状鉴别。
2. 能找出平肝息风药临床应用的共同点和区分点。
3. 能以石决明为例详细说明平肝息风药在临床应用的要点。

素质目标

1. 增强合理安全用药、爱护健康、敬畏生命的意识。
2. 培养严谨细致的职业精神。

情景导入

扫一扫

数字资源19-1
平肝息风药视频

　　相传，扁鹊一日为邻居阳文治疗中风偏瘫，这时，门外传来一阵喧闹声，扁鹊问其究竟，原来是阳文家中养的一头十几年的黄牛，不知何故，近两年来日见消瘦，以致不能耕作，故阳文的儿子阳宝请人把牛宰杀了。谁知阳宝发现牛胆里有块石头，扁鹊对此很感兴趣，嘱阳宝把石头留下，以便进一步研究。阳宝笑了："先生莫非想用它做药？"扁鹊一时也答不出来，随手把结石和桌上的青礞石放在一起。

　　不久，阳文的病又发作，扁鹊赶到，只见阳文双眼上翻，喉中碌碌痰鸣，肢冷气促，十分危急。他一边扎针一边叮嘱阳宝："快！去我家桌上把礞石拿来！"阳宝气喘吁吁地拿来药，扁鹊也未细察，很快研为细末，取用5分给阳文灌下，不一会儿，患者停止了抽搐，气急平稳，神志清楚。扁鹊回到家中发现青礞石还在桌上，而牛结石不见了，忙问家人："何人动了结石？"回答是："刚才阳宝过来取药，说是您吩咐的呀！"这个偶然的差错却给扁鹊带来了深思："难道牛的结石也有豁痰定惊作用？"

　　于是，第二天他有意识地将阳文的中药里的青礞石改换为牛结石使用。三天后，阳文病势奇迹般地好转，不但止住了抽搐，偏瘫的肢体也能动弹几下，喜得阳文连声称谢。

导学讨论：

1. 牛结石其实是什么药？

2. 牛结石有什么作用？

情景解析

重难点分析

学习重点　1. 平肝潜阳药和息风止痉药常见的主治证候特征与体征。

　　　　　　2. 常见平肝息风药的性状特征与临床功效。

学习难点　同类中药功效异同点及精准用药。

∽∽∽ 岐黄要义 ∽∽∽

　　大家在本模块中将共同认识平肝息风药，学习平肝息风药的特点与功效运用，怀着作为中医药传承人的仁爱之心、对生命的敬畏之心，培养精益求精、不断探索的工匠精神。带着心系患者生命健康的高度责任感，在课堂上扎实学好中医药基础知识，鉴别各类中药，并熟知各类中药功效的细微区别，从而在各类实践场景中精准推荐用药，为自己、为身边人、为社会提供自己的职业价值，彰显中医药人的职业素能。

　　定义：平肝息风药是以平肝潜阳或息风止痉为主要功效的药物。

　　功能主治：主要有平肝、息风、清肝等功效，分别用治肝阳上亢证、肝风内动证及肝火上炎证。

　　分类：分为平肝潜阳药、息风止痉药两类。

　　使用注意：本类药物有性偏温燥或性偏寒凉之不同，应当注意使用。如药性偏温燥之品，血虚阴伤者，当慎用；药性偏寒凉之品，适用于肝经热盛者，脾虚慢惊者则不宜用。

单元一　平肝潜阳药

　　"平"和"潜"在这里是下降的含义，本类药来源多为矿石、贝壳，质重沉降，能使过分上升的肝经阳气下降，主要用于治疗肝阳上亢、肝肾阴虚之头晕目眩、头痛、耳鸣等症。本类药性寒清肝，亦可治肝火上攻之口苦、面红、目赤肿痛、头痛头昏、烦躁易怒等症。

石决明《名医别录》

　　【来源】本品为鲍科的动物杂色鲍（光底石决明）、皱纹盘鲍（毛底石决明）、羊鲍、澳洲鲍、耳鲍或白鲍的贝壳。

　　【成分】碳酸钙等。

　　【性味归经】咸，寒。归肝经。

　　【功效应用】（凉肝、镇肝、明目要药）

（1）平肝潜阳　用于肝阳上亢，头晕目眩。本品平肝作用较强，又有滋养肝阴之功，为凉肝、镇肝之要药。尤为适宜治肝肾阴虚、肝阳上亢之眩晕。

（2）清肝明目　用于目赤，翳障，视物昏花。本品为明目要药，治疗肝火上炎、目赤肿痛，可单用；治疗风热目赤、翳膜遮睛及目涩昏暗、雀盲眼花等目疾，可随证配伍。

此外，煅石决明还有收敛制酸止痛、止血等作用，可用于胃酸过多之胃脘痛；研末外敷，亦可用于外伤出血，如石决明丸。

【用法用量】煎服，6～20g。应打碎先煎。

【使用注意】本品咸寒易伤脾胃，脾胃虚寒、食少便溏者慎用。

🔑 学中做：石决明的功效不包括（　　）

A. 平肝潜阳　　B. 清肝明目　　C. 清热解毒　　D. 制酸止痛

牡蛎《神农本草经》

【来源】本品为牡蛎科动物长牡蛎、大连湾牡蛎或近江牡蛎的贝壳。

【成分】碳酸钙等。

【性味归经】咸，微寒。归肝、胆、肾经。

【功效应用】（纯阳之品，温心通阳之要药）

（1）重镇安神　用于惊悸失眠。常与龙骨等安神药配伍使用。

（2）潜阳补阴　用于眩晕耳鸣。常与龟甲、龙骨等益阴、潜阳药物同用，如三甲复脉汤。

（3）软坚散结　用于瘰疬痰核，癥瘕痞块。常与其他化痰散结药配伍使用。

本品煅后有收敛固涩，制酸止痛的作用。可治疗自汗盗汗、遗精滑精、崩漏带下等证。与海螵蛸（乌贼骨）、浙贝母共为细末，有制酸止痛作用，可治疗胃痛吞酸。治虚汗除内服外，亦可用煅牡蛎粉扑撒出汗处，如牡蛎散。

【用法用量】煎服，9～30g。宜打碎先煎。

【使用注意】本品煅后收敛性较强，故有湿热实邪者忌服。

🔄 知识拓展

石决明与牡蛎的功效差别

石决明、牡蛎二药皆为咸寒之品而归肝经，均有潜阳功效，同可用治头晕目眩。但石决明又能清肝明目，可治目赤翳障、视物昏花；牡蛎又有重镇安神、软坚散结、收敛固涩、制酸止痛功效，可治瘰疬痰核、癥瘕痞块、自汗盗汗、遗精滑精、崩漏带下以及胃痛吞酸等。

赭石《神农本草经》

【来源】本品为氧化物类矿物刚玉族赤铁矿。

【成分】三氧化二铁。

【性味归经】苦，寒。归肝、心、肺、胃经。

【功效应用】（纯阳之品，温心通阳之要药）

（1）平肝潜阳　用于眩晕耳鸣。本品潜降肝阳作用较强，且善清肝火，可治肝阳上亢眩晕耳鸣等症，如镇肝熄风汤。

（2）重镇降逆　用于呕吐，噫气，呃逆，喘息。本品善降肺胃之逆气，可治胃气上逆之呕吐、呃逆、噫气不止等症，以及肺气上逆之哮喘有声，卧睡不得之症，如旋覆代赭汤。

（3）凉血止血　用于吐血，衄血，崩漏下血。本品苦寒沉降，入心、肝血分。单用本品研末，米醋调服可治气火上逆，迫血妄行之吐血、衄血；亦治血热崩漏下血，如寒降汤。

【用法用量】煎服，9～30g。宜打碎先煎。平肝降逆宜生用，止血宜煅用。

【使用注意】孕妇慎用。因含微量砷，故不宜长期服用。

罗布麻叶 《救荒本草》

【来源】本品为夹竹桃科植物罗布麻的干燥叶。

【成分】儿茶素等。

【性味归经】甘、苦，凉。归肝经。

【功效应用】（平肝安神之良药）

（1）平肝安神　用于肝阳眩晕，心悸失眠。本品可治疗由肝阳上亢导致的眩晕之症，亦可宁心安神，平肝潜阳，治疗心悸失眠之症。

（2）清热利水　用于水肿尿少。本品苦、凉，可清热结而利小便，用于治疗水肿尿少之症。

【用法用量】煎服，6～12g。

【使用注意】脾虚慢惊者慎用。

单元二　息风止痉药

本类药多来源于动物，以平息肝风、制止痉挛为主要功效，主治因肝风内动导致的眩晕欲仆（昏倒）、项强肢颤、痉挛抽搐等证。有的兼有平肝潜阳之功，可用治肝阳上亢之证。

钩藤 《名医别录》

【来源】本品为茜草科植物钩藤、大叶钩藤、毛钩藤、华钩藤或无柄果钩藤的干燥带钩茎枝。

【成分】生物碱类、钩藤碱等。

【性味归经】甘，凉。归肝、心包经。

【功效应用】（为治小儿惊风要药）

（1）息风定惊　用于肝风内动、惊痫抽搐、高热惊厥，感冒夹惊，妊娠子痫。本品与蝉蜕、全蝎同用可治小儿惊啼，有凉肝止惊之效，如钩藤饮。

（2）清热平肝　用于头痛眩晕。属肝火者，常与龙胆、夏枯草等药配伍；属肝阳者，常与天麻、石决明等药同用。

【用法用量】煎服，3～12g，入煎剂宜后下。

【使用注意】虚证不宜使用。

天麻 《神农本草经》

【来源】本品为兰科植物天麻的干燥块茎。

【成分】天麻苷。

【性味归经】甘，平。归肝经。

【功效应用】（治疗肝阳上亢眩晕头痛之要药）

（1）息风止痉　用于肝风内动，癫痫抽搐。本品可治疗小儿惊风，破伤风，如天麻丸。

（2）平抑肝阳　用于头痛眩晕。本品具有良好的平抑肝阳作用，为治肝阳上亢眩晕头痛之要药，单用有效，如天麻钩藤饮。

（3）祛风通络　用于手足不遂，肢体麻木，风湿痹痛。多与祛风湿药配伍同用，如防风天麻散。

【用法用量】煎服，3～10g，研末冲服。

【使用注意】血虚证不宜服用。

🔄 **知识拓展**

天麻具有补益作用吗

天麻为兰科植物中较为特殊的植物，没有根，也没有绿色的叶片，只有一棵独茎，古时称赤剑，又叫定风神草，天麻为什么被称为定风草？生活中有人把天麻作为补药来炖吃，请问天麻具有补益作用吗？

答：天麻主入肝经，有息风止痉，平抑肝阳，祛风通络的作用。一切风证，无论寒热虚实，内风、外风均能发挥疗效，为治疗风病的要药，因其治疗风病的作用显著，故古时候又被称为定风草，寓意为平定肝风的草药。天麻本身并不具备补益的作用，故不宜将天麻作为补品炖服。

地龙 《神农本草经》

【来源】本品为钜蚓科动物参环毛蚓、通俗环毛蚓、威廉环毛蚓或栉盲环毛蚓除去内脏的干燥体。前一种习称"广地龙"，后三种习称"沪地龙"。

【成分】地龙素等。

【性味归经】咸，寒。归肝、脾、膀胱经。

【功效应用】（治温病热极生风良药）

（1）清热定惊　用于高热惊痫抽搐。本品性寒，善于清热定惊，适用于热极生风所致的神昏谵语、痉挛抽搐及小儿惊风、癫狂等。

（2）通络　用于关节痹痛，肢体麻木，半身不遂。本品性寒清热，尤擅于治疗关节红肿疼痛、屈伸不利之热痹。亦可配伍活血药、补气药，治疗中风后气虚血滞、半身不遂、口眼㖞斜等症，如小活络丹。

（3）平喘　用于肺热哮喘。可单用研末内服或与麻黄、杏仁、黄芩等同用清肺止咳平喘。

（4）利尿　用于水肿尿少。本品咸寒入肾，能清热结而利小便。可单用或配伍车前子等同用治疗热结旁流、小便不通。

【用法用量】煎服，5～10g。

【使用注意】孕妇慎用。

全蝎 《神农本草经》

【来源】本品为钳蝎科动物东亚钳蝎的干燥体。

【成分】全蝎毒素等。

【性味归经】辛，平；有毒。归肝经。

【功效应用】（治疗痉挛抽搐之要药、顽固性偏正头痛良药）

（1）息风镇痉　用于肝风内动，痉挛抽搐。本品有良好的息风止痉之效，为治痉挛抽搐之要药。治疗小儿惊风、中风口喎、半身不遂、破伤风等，可单用研粉冲服，或配伍蜈蚣、僵蚕等息风止痉药同用，如五虎追风散。

（2）通络止痛　用于风湿顽痹，偏正头痛。对风寒湿痹，筋脉拘挛，久治不愈，甚则关节变形之顽痹，作用颇佳，为治疗顽固性偏正头痛之良药。

（3）攻毒散结　用于疮疡，瘰疬。本品以毒攻毒内服、外用均有效。

【用法用量】煎服，3～6g。

【使用注意】孕妇禁用。

蜈蚣 《神农本草经》

【来源】本品为蜈蚣科动物少棘巨蜈蚣的干燥体。

【成分】组胺样物质等。

【性味归经】辛、温；有毒。归肝经。

【功效应用】（为治疗痉挛抽搐之要药、顽固性偏正头痛良药）

（1）息风镇痉　用于肝风内动，痉挛抽搐。本品有良好的息风止痉之效，为治痉挛抽搐之要药。治疗小儿惊风、中风口喎、半身不遂、破伤风等，可单用研粉冲服，或配伍全蝎、僵蚕等息风止痉药同用，如五虎追风散。

（2）通络止痛　用于风湿顽痹，偏正头痛。对风寒湿痹，筋脉拘挛，久治不愈，甚则关节变形之顽痹，作用颇佳，为治疗顽固性偏正头痛之良药。

（3）攻毒散结　用于疮疡，瘰疬。本品以毒攻毒内服、外用均有效。

【用法用量】煎服，3～5g。

【使用注意】孕妇禁用。

牛黄 《神农本草经》

【来源】本品为牛科动物牛的干燥胆结石，称天然牛黄。由牛胆汁或猪胆汁经提取加工而成的称人工牛黄。

【成分】胆酸等。

【性味归经】甘，凉。归心、肝经。

【功效应用】（清热解毒之要药）

（1）豁痰开窍　用于热病神昏，中风痰迷。本品可治疗热入心包或中风、癫痫等痰热阻闭心窍所致的高热烦躁、神昏谵语、口噤舌謇、痰涎壅盛等症，可与麝香、黄连等配伍使用，如安宫牛黄丸。

（2）凉肝息风　用于惊痫抽搐，癫痫发狂。本品可单用或与其他清热息风药配伍，治疗小儿急惊风之高热神昏、痉挛抽搐等症。亦可配化痰开窍药治痰蒙清窍之癫痫发作。

（3）清心解毒　用于咽喉肿痛，口舌生疮，痈肿疔疮。本品为清热解毒之良药，治疗火毒郁结所致的咽喉肿痛、口舌生疮、痈肿疔疮等症。

【用法用量】0.15～0.35g，多入丸、散用。外用适量，研末敷患处。

【使用注意】非实热证不宜用，孕妇慎用。

♀ 学中思：试搜集含有牛黄成分的中成药，举例说明该中成药运用牛黄什么功效？

僵蚕 《神农本草经》

【来源】本品为蚕蛾科昆虫家蚕4～5龄的幼虫感染（或人工接种）白僵菌而致死的干燥体。

【成分】蛋白质、草酸铵等。

【性味归经】咸、辛、平。归肝、肺、胃经。

【功效应用】（治疗惊风夹痰热之良药）

（1）息风止痉　用于肝风夹痰，惊痫抽搐，小儿急惊风，破伤风。配伍对惊风、癫痫而夹痰热者尤为适宜，如醒脾汤。

（2）祛风止痛　用于中风口㖞，风热头痛，目赤咽痛，风疹瘙痒，发颐疥腮。本品常配发散风热药治疗肝经风热上攻之咽喉肿痛、声音嘶哑、风疹瘙痒等病证，如牵正散。

（3）化痰散结　用于疮疡，瘰疬。可单用研末冲服。

【用法用量】煎服，5～10g。

【使用注意】血虚生风者不宜使用。

学习总结

知识点导图

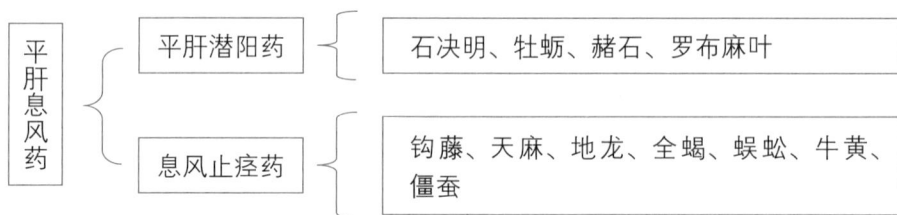

平肝息风药
- 平肝潜阳药 —— 石决明、牡蛎、赭石、罗布麻叶
- 息风止痉药 —— 钩藤、天麻、地龙、全蝎、蜈蚣、牛黄、僵蚕

目标检测

一、选择题

（一）A题型（最佳选择题）

1.胃气上逆诸证以及肺气上逆喘息均可选用的是（　　）

　　A.赭石　　　　B.牡蛎　　　　C.石决明　　　　D.地龙

2.具有收敛固涩，制酸止痛作用的是（　　）

　　A.全蝎　　　　B.罗布麻叶　　C.牡蛎　　　　　D.天麻

3.具有清热定惊，平喘，通络，利尿作用的是（　　）

　　A.蜈蚣　　　　B.地龙　　　　C.僵蚕　　　　　D.钩藤

4.蜈蚣不同于全蝎的主治是（　　）

　　A.痉挛抽搐　　B.中风口㖞　　C.蛇虫咬伤　　　D.疮疡，瘰疬

5. 从归经来看，平肝息风药主要归（　　）

　A. 肝经　　　　B. 心经　　　　C. 脾经　　　　D. 肺经

6. 僵蚕的归经正确的是（　　）

　A. 肝、胃、脾经　　　　　　　B. 肝、肺、胃经

　C. 肝、肺、脾经　　　　　　　D. 肝、脾、胃经

7. 治疗肝阳上亢眩晕头痛之要药为（　　）

　A. 天麻　　　　B. 钩藤　　　　C. 罗布麻叶　　　D. 牡蛎

8. 痰热蒙蔽心窍所致之神昏、口噤，当选用（　　）

　A. 地龙　　　　B. 牡蛎　　　　C. 天麻　　　　D. 牛黄

9. 具有清肝明目作用的中药是（　　）

　A. 牡蛎　　　　B. 石决明　　　C. 钩藤　　　　D. 赭石

10. 眩晕，心悸失眠，水肿尿少可选用（　　）

　A. 僵蚕　　　　B. 钩藤　　　　C. 天麻　　　　D. 罗布麻叶

11. 不是全蝎的功效是（　　）

　A. 息风镇痉　　B. 攻毒散结　　C. 通络止痛　　D. 镇惊安神

（二）X 题型（多项选择题）

12. 天麻的功效有（　　）

　A. 平抑肝阳　B. 息风止痉　C. 祛风通络　D. 清热平肝　E. 豁痰开窍

13. 钩藤的主治病证有（　　）

　A. 头痛眩晕　B. 惊痫抽搐　C. 感冒夹惊　D. 小儿惊啼　E. 妊娠子痫

14. 牛黄的主治病证有（　　）

　A. 口舌生疮　B. 咽喉肿痛　C. 中风痰迷　D. 痈肿疔疮　E. 热病神昏

15. 有息风止痉功效的中药为（　　）

　A. 天麻　　　B. 钩藤　　　C. 牛黄　　　D. 僵蚕　　　E. 赭石

16. 赭石的功效是（　　）

　A. 平肝潜阳　B. 重镇降逆　C. 清热平肝　D. 凉血止血　E. 镇惊安神

二、综合问答题

1. 简述牛黄的功效主治特点和使用注意事项。

2. 简述地龙、全蝎、蜈蚣、僵蚕的功效鉴别要点。

3. 比较石决明与牡蛎、钩藤与天麻功效主治的异同。

三、病例分析

叶某某，女，49岁。有高血压史10余年，昨晨起突感头晕痛，口唇向右歪斜，左侧肢体麻木不遂，面红，口苦，便秘，脉细涩，苔黄腻。

讨论：1. 本病例主要涉及哪些脏腑？有哪些异常症状？请做简要分析。

2. 请写出本病例的治法与方药？

3. 根据中药的性能、应用相关知识，分析本病应用方药的特点？

模块二十
安 神 药

扫一扫

中药性状图

学习目标

知识目标

1. 学会安神药的基本概念。
2. 学会心神不宁和心神失常的证候特征。
3. 学会安神药的特点和分类。
4. 学会常见安神药的功效与主治。

技能目标

1. 能区分重镇安神药和养心安神药的临床应用。
2. 能说出常见安神药临床应用的要点。
3. 能够对心神不宁证进行合理用药指导。

素质目标

1. 培养学生勤奋谦虚的品德。
2. 培养学生正确的人生观。
3. 树立绿色环保、可持续发展的观念。

情景导入

古时候，有一位名叫酸枣的女孩，她为了治疗母亲的失眠症，常孤身一人进深山采药。有一次，酸枣采药回家时，在路上捡了一些枯树枝回去当柴烧。在烧火时，传来"噼啪"的声音，并飘出清异的果香。原来是树枝上的小红果被火烤焦，崩出紫红色的光皮果仁。酸枣好奇地吃了几颗，清脆可口，就把树枝上掉出来的果仁全部拿给母亲品尝。母亲吃了果仁，那天晚上终于睡了一个好觉。乡亲们得知后，感念酸枣的孝心，便用她的名字，将那种果树称为酸枣，其果仁称为酸枣仁。

导学讨论：
1. 酸枣仁在临床中主要治疗什么病症？
2. 酸枣仁的故事，让我们受到什么启示？

情景解析

- -

- -

💡 **重难点分析**

　　学习重点　1. 安神药的基本概念。
　　　　　　　　2. 安神药的特点和分类。
　　　　　　　　3. 常见安神药的性状特征和功能主治。
　　学习难点　1. 同类安神药功效异同点及精准用药。
　　　　　　　　2. 朱砂、酸枣仁、柏子仁的性状特性和功能主治。

◇◇◇◇ **岐黄要义** ◇◇◇◇

　　安神药主要治疗心神不宁证。在上面的"情景导入"中，小女孩"酸枣"为了治疗母亲的失眠症不辞辛苦到深山寻找草药，最后发现一种紫红色的光皮果仁能治好母亲的病，这种果仁就是中药酸枣仁。小女孩"酸枣"的孝心，作为中华民族几千年的传统美德，承载着子女对父母的爱。医药人应该树立正确的人生观，以孝心为基础，激发仁爱之心。

　　中药龙骨，为古代哺乳动物的化石。它对考古学来说，是异常珍贵的。研究化石可了解生物的发展情况，并能据以确定地层的年代。有些化石是胜誉黄金的，因为它们证实了远古生物的种种足迹。因此，在使用中药龙骨的时候，要树立绿色环保、可持续发展的观念，避免过度开采导致资源耗尽。

　　定义：凡以安定神志为主要功效，常用以治疗心神不宁证的药物，称为安神药。

　　安神药主入心、肝经，具有镇惊安神或养心安神的功效，主要用于治疗心悸、怔忡、失眠、多梦、健忘之心神不宁证，亦可用于治疗惊风、癫痫、癫狂等心神失常。部分安神药尚可用于治疗肝阳上亢、肾虚气喘、疮疡肿毒、瘀血、自汗盗汗、肠燥便秘、痰多咳喘等病证。

　　心神不宁可由多种病因引发，故使用安神药时，应针对导致心神不宁之心肝火炽、心肝阴血亏虚的不同，选择适宜的安神药治疗，并进行相应的配伍。如火热所致者，配伍清泻心火、清泻肝火药；肝阳上扰者，配伍平肝潜阳药；痰热扰心者，配伍化痰药和清热药；血瘀所致者，配伍活血化瘀药；血瘀气滞者，配伍活血药和理气药；血虚阴亏者，配伍补血养阴药；心脾两虚者，配伍补益心脾药；心肾不交者，配伍滋阴降火，交通心肾之品。

　　矿物类或者贝壳类安神药，入煎剂时应先打碎先煎、久煎；作为丸散剂服用时易耗伤胃气，只宜暂用，不可久服，中病即止。个别安神药有毒性，如朱砂，要注意用量，避免中毒。

　　根据安神药的药性特点及功效主治，可分为重镇安神药及养心安神药两类。

单元一　重镇安神药

　　本类药物多为矿石、化石、贝壳类药物，质地沉重，具沉降之性，有重镇安神、平惊定志、平肝潜阳等作用。主治心火炽盛、痰火扰心、肝郁化火及惊吓所致的心悸、失眠、多梦等心神不宁实证。部分药物可治惊风、癫痫、癫狂、肝阳上亢等。

朱砂《神农本草经》

【来源】本品为硫化物类矿物辰砂族辰砂。

【成分】本品主要含硫化汞（HgS），另含铅、钡、镁、铁、锌等多种微量元素。

【性味归经】甘，微寒；有毒。归心经。

【功效应用】（为安神之要药）

（1）清心镇惊，安神　用于心悸易惊，失眠多梦，癫痫发狂，小儿惊风。常与黄连、莲子心等配伍使用，以增强清心安神之效。

（2）明目　本品微寒，可清心降火，明目，治疗心肾不交之视物昏花，可配伍磁石、神曲，如磁朱丸。

（3）解毒　用于口疮，喉痹，疮疡肿毒。内服、外用均可，如紫金锭、冰硼散。

【用法用量】0.1～0.5g，多入丸、散服，不宜入煎剂。外用适量。

【使用注意】本品有毒，不宜大量服用，也不宜少量久服；孕妇及肝肾功能不全者禁用。忌火煅，宜水飞入药。

🔎 学中做：1. 朱砂能安神，其归经为（　　）

A. 归心经　B. 归肝经　C. 归脾经　D. 归肺经

2. 既清心安神，又明目、解毒的中药是（　　）

A. 郁金　B. 朱砂　C. 远志　D. 磁石

3. 朱砂内服用量是（　　）

A. 0.01～0.1g　B. 0.1～0.5g　C. 0.5～1g　D. 1～5g

🔄 知识拓展

朱砂的毒性

朱砂是一味传统中药，始载于《神农本草经》，列为玉石部上品，具有养生、安神的功效。目前，约10%的中成药中含有朱砂。在道教文化中，开坛祭祀等仪式会用朱砂笔书写"经咒符文"，以趋吉避凶。由于朱砂的主要成分为硫化汞，服用过久或过量都会产生毒副作用，临床使用应该注意。

磁石 《神农本草经》

【来源】本品为氧化物类矿物尖晶石族磁铁矿。

【成分】本品主要含四氧化三铁（Fe_3O_4）。另含锰、镉、铬、钴、铜、锌、铅、钛等。

【性味归经】咸，寒。归肝、心、肾经。

【功效应用】

（1）镇惊安神　用于治疗肾虚肝旺，肝火上炎，扰动心神及惊恐气乱，神不守舍所致的惊悸、失眠、癫痫等，常与朱砂相须为用，如磁朱丸。

（2）平肝潜阳　治疗肝阳上亢之头晕目眩、急躁易怒等，常配伍石决明、牡蛎、白芍等平肝潜阳药。

（3）聪耳明目　用于视物昏花，耳鸣耳聋者，配伍枸杞子、女贞子等补肝肾明目之品。

（4）纳气平喘　用于肾虚气喘，常与五味子、蛤蚧等补肺肾定喘药同用。

【用法用量】煎服，9～30g，先煎。入丸、散，1～3g。镇惊安神、平肝潜阳宜生用；聪耳明目、纳气平喘宜醋淬使用。

【使用注意】因吞服后不易消化，如入丸、散，不可多服。脾胃虚弱者慎用。

学中做：以小组为单位，搜集 3 种含有磁石的中成药，说出磁石在该中成药的主要作用，并撰写小报告。

龙骨 《神农本草经》

【来源】本品为古代哺乳动物如三趾马类、犀类、鹿类、牛类、象类等骨骼的化石或象类门齿的化石。

【成分】本品主要含碳酸钙、磷酸钙、氧化镁。另含铁、钾、钠、氯、铜、锰等多种无机元素、氨基酸等。

【性味归经】甘、涩，平。归心、肝、肾经。

【功效应用】（为重镇安神之要药）

（1）镇惊安神　用于心神不宁、心悸失眠、惊痫癫狂等，常与朱砂、酸枣仁、柏子仁等安神之品或与牛黄、胆南星、羚羊角等化痰止痉之品配伍。

（2）平肝潜阳　可治疗肝阳上亢之头晕目眩、烦躁易怒等症，常与赭石、牡蛎、牛膝等平肝潜阳药配伍，如镇肝熄风汤。

（3）收敛固涩　凡遗精、滑精、遗尿、尿频、崩漏、带下、自汗、盗汗等多种滑脱证，皆可用之，常配伍牡蛎、沙苑子、芡实、桑螵蛸、龟甲、五味子、黄芪等。煅龙骨外用，有收湿、敛疮、生肌之效，常与枯矾配伍使用。

【用法用量】煎服，15～30g，先煎。外用适量。镇惊安神、平肝潜阳生用，收敛固涩宜煅用。

【使用注意】湿热积滞者不宜使用。

学中思：龙骨为古代哺乳动物的化石，属于不可再生资源，是亿万年来生物和地质作用的产物。目前，化石的形成速度远远赶不上人类的开采和使用速度，一旦化石资源被耗尽，就无法再生产出来。请结合化石资源与龙骨使用情况，谈谈龙骨应该如何合理应用龙骨？

珍珠 《药性论》

【来源】本品为珍珠贝科动物马氏珍珠贝、蚌科动物三角帆蚌或褶纹冠蚌等双壳类动物受刺激形成的珍珠。

【成分】本品主要含碳酸钙，另含铜、铁、镁、锰、钠、锌、硅、锶、角壳蛋白、氨基酸等。

【性味归经】甘、咸，寒。归心、肝经。

【功效应用】

（1）安神定惊　用于惊悸失眠、惊风癫痫等症。本品甘寒益阴，故尤适宜心虚有热之心神不宁、多梦健忘，常配伍酸枣仁、柏子仁、五味子等养心安神药。治疗小儿痰热急惊、高热神昏、角弓反张、痉挛抽搐等症，常配伍牛黄、天竺黄、胆南星等清热化痰药。

（2）明目消翳　多用于肝经风热或肝火上攻之目赤翳障，常配伍青葙子、菊花、石决明等清肝明目药。

（3）解毒生肌　用于口舌生疮，咽喉溃烂，疮疡不敛，常配伍硼砂、黄连、青黛、冰片等药。

（4）润肤祛斑　外用具有养颜祛斑，润泽肌肤之功，一般研成极细粉，用于治疗皮肤色素沉着、黄褐斑等。

【用法用量】0.1～0.3g，多入丸、散用。外用适量。

🔄 **知识拓展**

珍珠与珍珠母

　　珍珠、珍珠母，均来源于蚌科动物三角帆蚌、褶纹冠蚌，或者珍珠贝科动物马氏珍珠贝。其中珍珠的入药部位为受刺激形成的病理产物，而珍珠母的入药部位为贝壳。功效方面，珍珠与珍珠母均具有安神定惊，明目消翳的功效。其中珍珠还能解毒生肌，润肤祛斑，用于疮疡不敛，皮肤色斑；而珍珠母则能平肝潜阳，用于肝阳上亢之头痛眩晕。

单元二　养心安神药

　　本类药物来源于植物，多为种子、种仁类，安神作用弱于重镇安神药，主入心、肝经，具有甘润滋养之性，主要用于阴血不足、心脾两虚、心肾不交等导致的心悸怔忡、虚烦不眠、健忘多梦等心神不宁证。

酸枣仁 《神农本草经》

　　【来源】本品为鼠李科植物酸枣的干燥成熟种子。

　　【成分】本品主要含皂苷，其主要成分为酸枣仁皂苷 A 及酸枣仁皂苷 B 等。尚含白桦脂醇、白桦脂酸三萜类黄酮、脂肪油、蛋白质、维生素 C 及植物甾醇等。

　　【性味归经】甘、酸，平。归肝、胆、心经。

　　【功效应用】（为养心安神之要药）

　　（1）养心补肝，宁心安神　用于阴血不足，心失所养之心悸怔忡、虚烦不眠、多梦健忘等症，常与当归、何首乌、龙眼肉等养血补心药配伍。

　　（2）敛汗　用于体虚多汗，包括自汗、盗汗，常与五味子、山茱萸、黄芪等补虚敛汗药配伍。

　　（3）生津　本品味甘酸，具有敛阴生津止渴之效，可用于津伤口渴，常与生地黄、玄参、麦冬等养阴生津药配伍。

　　【用法用量】煎服，10～15g。研末吞服，每次 1.5～3g。

👥 **学中做：**酸枣仁为养心安神之要药，除了安神，还有哪些功效应用？请以小组为单位，撰写小报告。

🔄 **知识拓展**

酸枣仁生用与炒用

　　酸枣仁味甘、酸，性平，具有养心补肝、宁心安神、敛汗、生津的作用，可以明显改善失眠患者的睡眠质量，更快地进入睡眠状态。另外，酸枣仁对神经衰弱也有很好的治疗效果。古代医药专著记载，酸枣仁生熟异用，生用常治疗胆热多眠，熟用多治疗胆虚不寐，如陈嘉谟《本草蒙筌》载其"能治多眠不眠，必分生用炒用。多眠胆实有热，生研末，取茶叶姜汁调吞；不眠胆虚有寒，炒作散，采竹叶煎汤送下。"鉴于此，诸多医家使用酸枣仁治疗失眠症，不敢生用。

现代研究表明，酸枣仁中油脂类及挥发类成分具有明显的镇静催眠作用，且所占比重较高。生酸枣仁、炒酸枣仁均可抑制中枢神经系统，延长睡眠时间。由于生品油脂类及挥发类成分较高，因此起效更快，与古籍中所载酸枣仁炒用安神、生用醒神有所不同。故使用酸枣仁治疗心神不安证，提倡生用，这样既保留药效，又减少炮制工序、节约成本。

柏子仁 《神农本草经》

【来源】本品为柏科植物侧柏的干燥成熟种仁。

【成分】本品主要含脂肪油，另含挥发油、皂苷、植物甾醇、维生素 A、蛋白质等。

【性味归经】甘，平。归心、肾、大肠经。

【功效应用】

（1）养心安神　用于阴血不足，心神失养之虚烦不眠、心悸怔忡，常配伍五味子、人参、酸枣仁等药。治疗心阴虚及心肾不交之心悸失眠，常配伍麦冬、熟地黄、石菖蒲等药。

（2）润肠通便　用于老年、体虚者肠燥便秘，常配伍火麻仁、郁李仁等润下药，如五仁丸。

（3）止汗　用于阴虚盗汗，可配伍酸枣仁、麻黄根、牡蛎等药。

【用法用量】煎服，3～10g。

【使用注意】便溏及多痰者慎用。

学中思：柏子仁在临床使用中，有些医生习惯制霜使用。请以小组为单位，讨论柏子仁制霜的目的。

远志 《神农本草经》

【来源】本品为远志科植物远志或卵叶远志的干燥根。

【成分】本品主要含皂苷，其主要成分为远志皂苷和细叶远志素等。尚含远志酮、远志醇、细叶远志定碱、脂肪油、树脂和糖类等。

【性味归经】苦、辛，温。归心、肾、肺经。

【功效应用】（有"交通心肾"之长）

（1）安神益智，交通心肾　用于心肾不交引起的失眠多梦、健忘惊悸、神志恍惚，常配伍人参、茯神、龙齿等补益心脾、安定神志药，如安神定志丸。

（2）祛痰　用于咳痰不爽，可配伍苦杏仁、川贝母、桔梗等化痰止咳平喘药。

（3）消肿　用于疮疡肿毒，乳房肿痛，可内服或外用。本品能治一切痈疽，不论寒热虚实之证均可用。

【用法用量】煎服，3～10g。外用适量。

【使用注意】有胃炎及胃溃疡者慎用。

学中做：请搜集古籍中含有远志的经方（3~5 个），分析远志在处方中的作用，并制作成汇报 PPT。

灵芝 《神农本草经》

【来源】本品为多孔菌科真菌赤芝或紫芝的干燥子实体。

【成分】本品主要含三萜类、有机酸、香豆素苷、生物碱、挥发油、多糖类、蛋白质、多肽、甾类、核苷类、树脂等。

【性味归经】甘，平。归心、肺、肝、肾经。

【功效应用】

（1）补气安神　用于心气虚或心脾两虚、气血不足引起的心神不宁、失眠心悸、多梦健忘等，可单用或者配伍当归、酸枣仁、龙眼肉等补血、养心安神药。

（2）止咳平喘　用于肺虚咳喘，虚劳短气，不思饮食，配伍五味子、黄芪、党参、山药等。

【用法用量】煎服，6～12g。研末服，每次 1.5～3g，每日 2～3 次。

🔄 **知识拓展**

灵芝

灵芝始载于《神农本草经》，列为上品，谓紫芝"主耳聋，利关节，保神，益精气，坚筋骨，好颜色，久服轻身不老，延年神仙。"谓赤芝"主胸中结，益心气，补中，增智慧，不忘，久食轻身不老，延年神仙。"现代研究表明，灵芝主要成分为多糖类、三萜类、核苷类、蛋白质、微量元素等，具有免疫调节、抗肿瘤、抗衰老、降血糖、降血脂、保肝解毒等作用。灵芝是我国古老的药食两用菌，因其独特的功效被称为"东方灵芝仙草"。

首乌藤 《何首乌录》

【来源】本品为蓼科植物何首乌的干燥藤茎。

【成分】本品主要含蒽醌类，其中主要成分为大黄素、大黄酚或大黄素甲酸、大黄素 -6- 甲醚、大黄素 $-8-O-\beta-D-$ 单葡萄糖苷等。尚含 $\beta-$ 谷甾醇等。

【性味归经】甘，平。归心、肝经。

【功效应用】

（1）养血安神　用于阴虚血少之失眠多梦，配伍合欢皮、酸枣仁、柏子仁等养心安神药。

（2）祛风通络。用于血虚身痛，风湿痹痛，可配伍鸡血藤、川芎、当归、独活等药。单用煎汤外洗，可治疗皮肤瘙痒。

【用法用量】煎服，9～15g。外用适量，煎水洗患处。

合欢花 《神农本草经》

【来源】本品为豆科植物合欢的干燥花序或花蕾。

【成分】本品主要含皂苷，主要为合欢皂苷等。尚含合欢碱Ⅰ等生物碱。另含合欢三萜内酯等内酯类及多种木脂素、鞣质、糖类等。

【性味归经】甘，平。归心、肝经。

【功效应用】（为安神解郁之品）

（1）解郁安神　用于心神不安，忧郁失眠，可单用或配伍酸枣仁、首乌藤、郁金等安神解郁药。

（2）活血消肿　治疗肺痈，疮肿，须配伍蒲公英、紫花地丁、连翘等清热解毒药。用于跌扑伤痛，常与红花、桃仁、当归等活血祛瘀药配伍。

【用法用量】煎服，5～10g。外用适量，研末调敷。

【使用注意】孕妇慎用。

学习总结

知识点导图

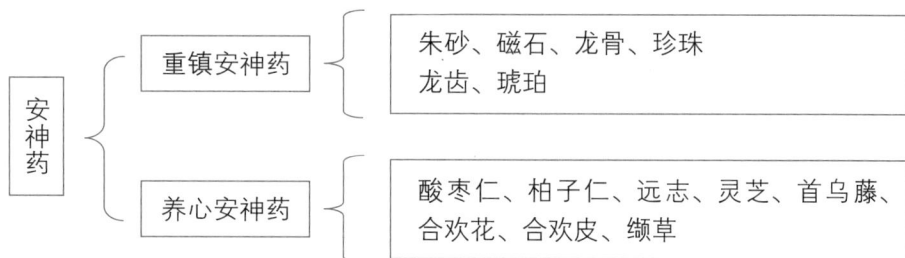

目标检测

一、选择题

（一）A 题型（最佳选择题）

1.朱砂内服的用量是（　）

　A.0.01～0.1g　　B.0.1～0.5g　　C.0.5～1g　　D.1～5g

2.磁石可用于治疗（　）

　A.肺气壅遏之咳喘　　　　　　B.肾不纳气之虚喘

　C.痰壅气逆之咳喘　　　　　　D.肺热壅盛之咳喘

3.龙骨入汤剂宜（　）

　A.先煎　　　　B.后入　　　　C.另煎　　　　D.包煎

4.朱砂能安神，其归经为（　）

　A.归心经　　　B.归肝经　　　C.归脾经　　　D.归肺经

5.治疗心悸失眠，健忘多梦，体虚多汗者，宜用（　）

　A.朱砂　　　　B.酸枣仁　　　C.合欢皮　　　D.柏子仁

6.既清心安神，又明目、解毒的中药是（　）

　A.郁金　　　　B.朱砂　　　　C.远志　　　　D.磁石

7.治疗痰阻心窍所致的癫痫抽搐、惊风发狂者，宜选用（　）

　A.磁石　　　　B.朱砂　　　　C.龙骨　　　　D.远志

8.酸枣仁的性味是（　）

　A.甘、苦，平　　　　　　　　B.甘、酸，平

　C.甘、辛，平　　　　　　　　D.甘、涩，平

9. 治疗心悸失眠，肠燥便秘者，宜用（　　）

　　A. 酸枣仁　　　　B. 桃仁　　　　　C. 火麻仁　　　　D. 柏子仁

10. 既能潜阳安神，又能纳气平喘的药物是（　　）

　　A. 磁石　　　　　B. 龙骨　　　　　C. 石决明　　　　D. 朱砂

（二）X 题型（多项选择题）

11. 既能安神，又能活血的药物有（　　）

　　A. 朱砂　　　　B. 龙骨　　　　C. 磁石　　　　D. 合欢皮　　　　E. 琥珀

12. 磁石的功效有（　　）

　　A. 镇惊安神　　　B. 纳气平喘　　　C. 平肝潜阳　　　D. 聪耳明目　　　E. 活血散瘀

13. 具有镇惊安神功效的药物有（　　）

　　A. 朱砂　　　　B. 磁石　　　　C. 龙骨　　　　D. 酸枣仁　　　　E. 柏子仁

14. 具有安神作用的药物有（　　）

　　A. 龙骨　　　　B. 酸枣仁　　　C. 莲子　　　　D. 石菖蒲　　　　E. 茯苓

二、综合问答题

1. 简述朱砂的功效与主治。

2. 简述磁石、朱砂的用法用量及使用注意。

3. 朱砂、酸枣仁、远志、合欢皮皆能安神，试述临证如何区别应用。

三、病例分析

杨某，女，56 岁。症见多梦易醒，心悸健忘，神疲食少，头晕目眩，四肢倦怠，面色少华，舌淡苔薄，脉细无力。

讨论：1. 本病例主要涉及哪些脏腑？有哪些异常症状？请做简要分析。

2. 请写出本病例的证型、治法与方药？

3. 根据中药的性能、应用相关知识，分析本病应用方药的特点？

模块二十一
开窍药

扫一扫

中药性状图

学习目标

知识目标

1. 学会安神药的基本概念。

2. 学会寒闭和热闭的证候特征。

3. 学会常见开窍药的功效与主治。

技能目标

1. 能区分寒闭和热闭的症状并进行辨证。

2. 能够对闭证神昏进行合理用药指导。

素质目标

1. 培养学生仁心仁爱的职业精神。

2. 培养学生善于思考和解决问题的能力。

情景导入

扫一扫

数字资源21-1
开窍药视频

相传在古代，有一位老猎人与儿子进深山打猎，儿子为追捕一只野雉，不慎掉下山涧。老猎人在山涧找到摔伤难以动弹的儿子，背着他慢慢离开，随风飘来阵阵奇香。儿子吸着香气，觉得伤痛似有好转。老猎人觉得有可能是香气减轻了儿子的伤痛，便顺着香气寻找源头，找到一个鸡蛋大小并长着细毛的香囊。老猎人将香囊装入儿子的衣袋带回家中，不久儿子的伤便痊愈了。后来，每遇到穷人跌打损伤，老猎人就用香囊为其治疗。由此，麝香及其药用流传开来。此事被县太爷得知，便派衙役将香囊抢去，交给小妾收藏。小妾将香囊随身携带，不久小妾怀孕三月的胎儿坠下。后来，人们发现有一种长得像鹿的动物，腹中有一香囊，由于香囊香气四射，因此把这种动物称为"麝"，其香囊称为麝香。

导学讨论：

1. 老猎人发现麝香能用于跌打损伤的故事，让我们受到什么启示？

2. 县太爷小妾流产的故事，告诫我们使用麝香时应该注意什么？

✏ **情景解析**

💡 **重难点分析**

学习重点　1. 寒闭和热闭的证候特征。
　　　　　　　2. 常见开窍药的性状特征与临床功效。
学习难点　1. 同类开窍药功效异同点及精准用药。
　　　　　　　2. 闭证神昏的合理用药指导。

⟡⟡⟡ 岐黄要义 ⟡⟡⟡

　　开窍药主要治疗神昏谵语、猝然昏厥、痉挛抽搐等。在上面的"情景导入"中，老猎人通过细心观察，发现麝香可以治疗儿子的脚伤，从而知道麝香的功用。这体现了作为医药人所应该具备的善于思考和解决问题的能力。老猎人得到麝香后，并没有私藏，而是拿出来不计报酬地为穷人治病，这就是医药人的仁心仁爱：心怀天下百姓，悲天悯人，治疗病痛。无论是古代还是现代，医药人都必须具备高尚的道德情操，以救死扶伤、治病救人为己任，不谋私利，不畏风险，不辞辛劳，千方百计为患者解除病痛，把维护患者生命、增进人类健康作为崇高职责。

　　定义：凡以开窍醒神为主要功效，用于治疗闭证神昏病证的药物，称为开窍药。本类药常具辛香走窜之性，又称为芳香开窍药。

　　开窍药味辛，其气芳香，善于走窜，皆入心经，具有通关开窍、启闭回苏、醒脑复神的功效。主要用于温病热陷心包、痰浊蒙蔽清窍之神昏谵语，以及惊风、癫痫、中风等猝然昏厥、痉挛抽搐等。部分开窍药兼有活血、行气、止痛、解毒等功效。可用于血瘀、气滞疼痛，经闭、癥瘕积聚、目赤咽肿、痈疽疔疮等。

　　心藏神，主神明，心窍开通则神明有主，神志清醒，思维敏捷。若心窍被阻、清窍被蒙，则神明内闭，神志昏迷，人事不省。神志昏迷有虚实之分，虚证即脱证，脱证治当补虚固脱，忌用开窍药。闭证又可分寒闭和热闭。寒闭常见面青、身凉、苔白、脉迟，须与温里祛寒药同用；热闭常见面红、身热、苔黄、脉数，应与清热解毒药同用。

　　由于开窍药辛香走窜，为救急、治标之品，且易耗伤正气，故只宜暂服，不可久用；内服多入丸、散剂，不宜入汤剂。

麝香《神农本草经》

【来源】本品为鹿科动物林麝、马麝或原麝成熟雄体香囊中的干燥分泌物。
【成分】本品主要含麝香大环化合物：麝香酮、降麝香酮、麝香醇等；甾族化合物；长链化合物；蛋白质和多种氨基酸等。
【性味归经】辛，温。归心、脾经。

【功效应用】（闭证、伤科、醒神回苏之要药）

（1）开窍醒神　用于热病神昏，中风痰厥，气郁暴厥，中恶昏迷。本品具有极强的开窍通闭醒神作用，可用于各种原因引起的闭证神昏，无论寒闭、热闭均可使用。配伍牛黄、冰片、朱砂等清心开窍药，可用于热闭；配伍苏合香、檀香、安息香等药，可用于寒闭。

（2）活血通经　用于经闭、癥瘕、胸痹心痛、心腹暴痛、跌扑伤痛、痹痛麻木、难产死胎等。常配伍红花、桃仁、川芎、丹参、三棱等，治疗经闭，癥瘕；配伍木香、三七、川芎等，治疗胸痹心痛，心腹暴痛；配伍乳香、没药、红花等，治疗跌扑伤痛；配伍肉桂、猪牙皂、天花粉等，治疗难产死胎。

（3）消肿止痛　用于痈肿瘰疬，咽喉肿痛。常配伍雄黄、乳香、没药、牛黄、蟾酥等。

【用法用量】0.03～0.1g，多入丸、散用。外用适量。不宜入煎剂。

【使用注意】孕妇禁用。

💡 学中做：1.麝香能开窍醒神，其归于（　　）

A.心经　B.肝经　C.肾经　D.肺经

2.麝香具有的功效是（　　）

A.清热解毒　B.活血通经　C.化瘀消肿　D.化瘀止痛

3.既开窍醒神，又活血通经、消肿止痛的中药是（　　）

A.牛黄　B.麝香　C.石菖蒲　D.冰片

4.麝香内服用量是（　　）

A.0.03～0.1g　B.0.1～0.5g　C.0.5～1g　D.1～5g

🔄 知识拓展

人工麝香

在古代，麝香的收集需猎杀"麝"，严重威胁到"麝"的生存。1906年，人类首次在天然麝香的成分研究上取得重要突破，分离出麝香的主要成分并命名为麝香酮。后来，人们将麝香酮、芳活素、海可素Ⅰ和海可素Ⅱ等加工制成人工麝香。其性能、功用与天然麝香基本相同，目前已广泛用于临床，代替天然麝香，以弥补药源的不足。

苏合香《名医别录》

【来源】本品为金缕梅科植物苏合香树的树干渗出的香树脂经加工精制而成。

【成分】本品主要含萜类和挥发油。包括苏合香树脂醇、齐墩果酮酸、苯乙酸、桂皮酸乙酯、桂皮酸桂皮醇酯、香荚兰醛及桂皮酸等。

【性味归经】辛，温。归心、脾经。

【功效应用】（为治寒闭之要药）

（1）开窍，辟秽　用于中风痰厥，猝然昏倒，惊痫。常配伍麝香、安息香、檀香等，治疗面青、身凉、苔白、脉迟之寒闭。

（2）止痛　用于胸痹心痛，胸腹冷痛。可配伍冰片、檀香，如冠心苏合丸。

【用法用量】0.3～1g，宜入丸、散剂。不入煎剂。

🔍 **学中思：** 苏合香为半流动性的浓稠液体，古方中苏合香丸、龙脑膏、百和香、安息香煎等均有苏合香配伍。请问安息香煎是否将苏合香与其他中药共同煎汤内服？苏合香临床使用应如何服用为好？

安息香 《新修本草》

【来源】本品为安息香科植物白花树的干燥树脂。

【成分】本品主要含树脂，主要成分为泰国树脂酸和苯甲酸松柏醇酯。还含苯甲酸、苯甲酸桂皮醇酯等。

【性味归经】辛、苦，平。归心、脾经。

【功效应用】

（1）开窍醒神　本品性平不燥，香而不烈，药性平和，广泛用于中风痰厥，气郁暴厥，中恶昏迷，无论寒闭热闭，均可使用，常配伍麝香、牛黄、朱砂、苏合香、檀香、石菖蒲等。

（2）行气活血，止痛　治疗心腹疼痛，常配伍苏合香、沉香等，如苏合香丸。治疗产后血晕，可与五灵脂同用，研细末，姜汤送服。

【用法用量】0.6～1.5g，多入丸、散用。外用适量，涂敷。不入煎剂。

【使用注意】阴虚火旺者慎服。

🔍 **学中做：** 安息香为开窍药，寒闭、热闭神昏均可使用。目前，安息香的临床使用不仅仅局限于开窍醒神，试搜集安息香在临床中的其他应用，并撰写小报告。

冰片 《新修本草》

【来源】本品为龙脑香科植物龙脑香树脂的加工品，或龙脑香树的树干、树枝切碎，经蒸馏冷却而得的结晶，称"龙脑冰片"，亦称"梅片"。由菊科植物艾纳香的新鲜叶经提取加工制成的结晶，称"艾片（左旋龙脑）"。现多用松节油、樟脑等，经化学方法合成，称"合成龙脑"，又称"机制冰片"。由樟科植物樟的新鲜枝、叶经提取加工制成，称天然冰片（右旋龙脑）。

【成分】从樟科植物樟中提取的天然冰片主要成分为右旋龙脑，从菊科植物艾纳香中提取的冰片主要含左旋龙脑，含少量桉油精、左旋樟脑、倍半萜醇等。机制冰片除含有龙脑外，还含有大量异龙脑。《中国药典》规定冰片（合成龙脑）含龙脑（$C_{10}H_{18}O$）不得少于55.0%；艾片（左旋龙脑）含左旋龙脑以龙脑（$C_{10}H_{18}O$）计不得少于85.0%；天然冰片（右旋龙脑）含右旋龙脑（$C_{10}H_{18}O$）不得少于96.0%。

【性味归经】辛、苦，微寒（天然冰片性凉）。归心、脾、肺经。

【功效应用】

（1）开窍醒神　本品功效与麝香相似，常相须为用，可治疗热病神昏、痉厥，中风痰厥，气郁暴厥，中恶昏迷。

（2）清热止痛　本品为五官科常用药，可用于目赤，口疮，咽喉肿痛，耳道流脓。常配伍硼砂、炉甘石、朱砂、玄明粉等药。

【用法用量】0.15～0.3g（天然冰片0.3～0.9g），入丸、散服。外用适量，研粉点敷患处。不宜入煎剂。

【使用注意】孕妇慎用。

🔄 **知识拓展**

人工冰片

现行版《中国药典》收载的冰片有：天然冰片、艾片、冰片（合成龙脑）。目前，市场上的主流产品主要为人工合成的冰片，即合成龙脑，又叫机制冰片、人工冰片。与天然冰片不同的是，合成的冰片是右旋龙脑和左旋龙脑的混合物。由于合成冰片的成本较低，因此广泛应用于调剂、制剂和化妆品等。

石菖蒲 《神农本草经》

【来源】本品为天南星科植物石菖蒲的干燥根茎。

【成分】本品主要含挥发油，其中主要为 α- 细辛醚、β- 细辛醚、γ- 细辛醚，其次为石竹烯、石菖醚、细辛醛、百里香酚等。尚含有氨基酸、有机酸和糖类。

【性味归经】辛、苦，温。归心、胃经。

【功效应用】

（1）开窍豁痰　用于痰湿蒙蔽清窍之神昏癫痫，常配伍郁金、半夏、天南星、竹沥、黄连等药。

（2）醒神益智　用于健忘失眠，耳鸣耳聋，可配伍人参、茯苓、龙眼肉、远志、菟丝子等药。

（3）化湿开胃　用于脘痞不饥，噤口下痢，可配伍苍术、厚朴、砂仁、黄连等药。

【用法用量】煎服，3～10g。鲜品加倍。外用适量。

【使用注意】本品辛温香散，易伤阴耗气，故阴亏血虚及精滑多汗者慎服。

📍 **学中思：** 古代本草文献称石菖蒲为九节菖蒲，以"一寸九节者良"。目前，市场流通的九节菖蒲药材商品为毛茛科植物阿尔泰银莲花的根茎，主产于陕西、山西、河南等地。请查阅相关资料，说说石菖蒲和九节菖蒲在临床上的使用区别。

蟾酥 《药性论》

【来源】本品为蟾蜍科动物中华大蟾蜍或黑眶蟾蜍的干燥分泌物。

【成分】本品主要含有大量蟾蜍毒素类物质，在化学上属甾族化合物。

【性味归经】辛，温；有毒。归心经。

【功效应用】

（1）开窍醒神　用于夏伤暑湿秽浊及饮食不洁所致痧胀腹痛吐泻或中暑神昏，可配伍麝香、丁香、苍术等药。

（2）解毒，止痛　用于痈疽疔疮，咽喉肿痛，常配伍雄黄、朱砂、牛黄、冰片等药。

【用法用量】0.015～0.03g，多入丸、散用。外用适量。

【使用注意】孕妇慎用。

🔄 **知识拓展**

蟾皮

蟾皮，始载于《本经逢原》，别名蛤蟆皮、癞蟆皮、蛤蚆皮。为蟾蜍科动物中华大蟾蜍或黑眶蟾蜍的皮。其味辛，性凉，有小毒。功能：清热解毒，利水消胀。适用于痈疽疮毒、癥积腹胀、瘰疬肿瘤等。煎服，3～6g；研末入丸、散服，每次 0.3～0.9g。外用适量，可研末调敷患处，或以新鲜蟾皮外贴患处。

学习总结

知识点导图

杀虫止痒药	麝香、苏合香、安息香、冰片、石菖蒲、蟾酥

目标检测

一、选择题

（一）A 题型（最佳选择题）

1. 既开窍醒神，又活血通经的药物是（　）
   A. 麝香　　　　B. 冰片　　　　C. 牛黄　　　　D. 石菖蒲

2. 麝香可用于疮痈肿毒，因其具有（　）
   A. 清热解毒之效　　　　　　B. 化腐拔毒之效
   C. 活血消肿之效　　　　　　D. 生肌敛疮之效

3. 既可治疗寒闭昏迷，又能治疗热闭神昏的最佳药物是（　）
   A. 牛黄　　　　B. 石菖蒲　　　　C. 麝香　　　　D. 蟾酥

4. 麝香能开窍醒神，其归（　）
   A. 心经　　　　B. 肝经　　　　C. 肾经　　　　D. 肺经

5. 麝香内服用量是（　）
   A. 0.03～0.1g　　B. 0.1～0.5g　　C. 0.5～1g　　D. 1～5g

6. 具有开窍、辟秽、止痛之功，可用于治冠心病心绞痛的药物是（　）
   A. 红花　　　　B. 丹参　　　　C. 苏合香　　　　D. 冰片

7. 具有清热止痛之功，为五官科常用药的是（　）
   A. 决明子　　　B. 炉甘石　　　C. 菊花　　　　D. 冰片

8. 既芳香开窍，又具芳香化湿之效的药物是（　）
   A. 麝香　　　　B. 安息香　　　C. 冰片　　　　D. 石菖蒲

9. 治疗痰湿蒙蔽清窍所致的神志昏乱宜选（　）
   A. 麝香　　　　B. 冰片　　　　C. 石菖蒲　　　　D. 郁金

10. 治疗热闭神昏，常与麝香配伍相须为用的药物是（　）
    A. 黄连　　　　B. 郁金　　　　C. 麝香　　　　D. 冰片

（二）X 题型（多项选择题）

11. 麝香具有活血通经止痛的功效，可用于治疗（　）
    A. 心腹暴痛　　B. 血瘀经闭　　C. 难产
    D. 风湿痹痛　　E. 咽喉肿痛

12. 石菖蒲的功效有（　　）
　　A. 开窍豁痰　　　B. 醒神益智　　　C. 化湿开胃　　　D. 宁心安神　　　E. 燥湿健脾
13. 苏合香的功效有（　　）
　　A. 开窍豁痰　　　B. 消肿止痛　　　C. 清热止痛　　　D. 开窍醒神　　　E. 辟秽止痛
14. 可以用于治疗冠心病心绞痛的药物有（　　）
　　A. 麝香　　　　　B. 苏合香　　　　C. 石菖蒲　　　　D. 冰片　　　　　E. 川芎
15. 具有开窍醒神功效的药物有（　　）
　　A. 冰片　　　　　B. 苏合香　　　　C. 牛黄　　　　　D. 麝香　　　　　E. 石菖蒲

二、综合问答题

1. 比较冰片与麝香在功效、应用上的异同。
2. 简述开窍药的适应证和使用注意。
3. 简述石菖蒲的功效与主治。

三、病例分析

王某，男，64岁，发病急骤，神昏，牙关紧闭，口噤不开，半身不遂，肢体强痉，面赤身热，气粗口臭，躁扰不宁，舌苔黄腻，脉象弦滑而数。

讨论：1. 本病例主要涉及哪些脏腑？有哪些异常症状？请做简要分析。

2. 请写出本病例的证型、治法与方药？

3. 根据中药的性能、应用相关知识，分析本病应用方药的特点？

模块二十二
补 益 药

学习目标

知识目标

1. 学会气虚证、血虚证、阴虚证、阳虚证的证候特征。
2. 学会常见补益药的性状特征与功效。

技能目标

1. 能区别气虚和血虚症状并进行辨证。
2. 能区别阴虚和阳虚症状并进行辨证。
3. 能对常见补益药进行性状鉴别。
4. 能够对虚证合理辨证用药。

素质目标

1. 增强合理安全用药、爱护健康、敬畏生命的意识。
2. 培养严谨细致的职业精神。

扫一扫

中药性状图

情景导入

将错就错：话阿胶补气血

　　唐朝初期，山东阿城镇上住着一对年轻的夫妻，男的叫阿铭，女的叫阿娇。两人靠贩驴过日子。阿娇分娩后因气血损耗，身体很虚弱，吃了许多补气补血的药物不见效，索性把剩下的驴皮切碎放进锅里，倒满水，点燃大火煮起来，把皮熬化了，汤冷后竟凝固成黏糊糊的胶块，阿娇吃了几日驴皮汤后奇迹出现了，她食欲大增，气血充沛，脸色红润，有了精神。自此，驴皮胶大补，是产妇良药，

扫一扫

数字资源22-1
补益药视频

便在百姓中间传扬开来。阿铭阿娇开始雇伙计收购驴皮熬胶出卖，生意十分兴隆，有些庄户，见熬驴皮胶有利可图，也相继熬胶出售。可只有阿城当地熬出的胶才有疗效，其他地区制作的没有滋补功能，引起纠纷。官司打到县里，县太爷带着郎中来到阿城调查，经过实地探测，发现阿城镇水井与其他地方水井不同，比一般水井深，水味甘甜，水的重量也沉许多。县太爷十分惊喜，才知道驴胶补气补血，除驴皮之外，还赖此得天独厚的井水。于是下令：只准阿城镇百姓熬胶，其他各地一律取缔。县令还将驴皮胶进贡唐太宗李世民。李世民赏给年迈体弱大臣，吃后都夸此胶是上等补品，李世民大喜，

差大将尉迟恭巡视阿城镇。尉迟恭来到阿城，赏给阿铭阿娇金锅银铲，并将驴皮胶更名为阿胶，召集匠人将阿城井修葺一新，并在井上盖了一座石亭，亭里竖立了石碑。至今，碑文"唐朝钦差大臣尉迟恭至此重修阿井"的字样仍依稀可见。

导学讨论：

1.阿胶的制作过程？

2.通过这个传说故事，告诫我们应该如何学习中医药知识？

情景解析

重难点分析

学习重点　1.气虚证、血虚证的证候特征与常见体征。

2.阴虚证、阳虚证的证候特征与常见体征。

3.常见补益药的性状特征与临床功效。

学习难点　1.同类中药功效异同点及精准用药。

2.根茎类补益药的性状鉴别。

∞∞∞ 岐黄要义 ∞∞∞

"三年开花，六年结果"，人参的生长较其他植物久。以人工栽培之园参为例，六年期间，园参不断汲取土壤中的营养物质，吸收天地之灵气，为其六年磨一剑做铺垫。实验表明：六年间，随着时间的推移，园参体内的人参皂苷、人参多糖、微量元素、蛋白质、氨基酸等物质不断增多，其功效也越来越强大。

人生亦如人参，在成长之路上，唯有经历千回百转，历经千锤百炼，人生才能尽显精彩，生命方能锋芒尽露。

定义：以补虚扶弱、纠正人体气血阴阳之不足，改善衰弱的状态，常用以治疗各种虚损病证的药物，称为补益药。

由于人体气血阴阳，在生理上相互联系、相互依存，在病理上相互影响，单一虚证并不多见，多是两种或两种以上并见，如阳虚多兼气虚，气虚可发展为阳虚；气虚可致血虚，血虚亦可导致气虚；阴虚常兼血虚，故补气药与补阳药，补阴药与补血药，往往相须为用。至于气血两亏，阴阳两虚，又当根据病情，采用气血双补或阴阳兼顾。由于补益药在临床上除用于虚证外，还常常与其他药物配伍以扶正祛邪，或与容易损伤正气的药物配伍应用，以保护正气，预防其虚，因此，补益药在临床上应用非常广泛，配伍应用也相当复杂。

补益药大多味甘，根据其性能特点和功效主治的不同，补益药一般分为补气药、补血药、补阴药、补阳药四类。补气、补血、补阳药性多偏温，补阴药性多偏寒凉。补虚药在升降浮沉方面不具共性。补气药以补益脏气、纠正脏气虚衰为主要作用，以补脾肺之气的药为主，主归脾、肺经。补血药以滋养营血，纠正营血亏虚为主要作用，以治血虚心肝失养诸证的药为主，主归心、肝经。补阳药以补助阳气，纠正阳气虚衰为主要作用，以补肾阳的药为主，主归肾经。补阴药以滋养阴液、纠正阴液亏虚为主要作用，部分药长于补肺胃之阴，主归肺、胃经；长于补肝肾之阴，主归肝、肾经。本项目药物在常用剂量内均无毒。

补益药的共同功效为补虚扶弱，分别能纠正人体气血阴阳虚衰的病理偏向。主要适用于各种原因所致的虚证。所谓虚证，概括起来不外气虚、血虚、阳虚、阴虚四大种类型。补益药也可根据药性、功效、适应证的不同，分为补气药、补血药、补阳药、补阴药四类。

使用补益药时，应当注意：① 使用补虚药忌不当补而误补，误用补虚药有"误补益疾"之弊。补虚药不等于营养强壮药，健康人依赖补虚药强身健体，延年益寿，可能破坏机体阴阳之间的相对平衡，导致新的病理偏向。② 使用补虚药亦忌当补而补之不当。如不分气血，不别阴阳，不辨脏腑，不明寒热，盲目使用补虚药，不仅不能收到预期的疗效，而且还可能导致不良后果。③ 部分补虚药药性滋腻，不易消化，服用时应正确把握，或适当配伍健脾胃药，以顾护脾胃。④ 补益药宜适当久煎，使药味尽出；补益药若需久服，可采用蜜丸、煎膏等便于保存、服用方便的剂型；用于挽救虚脱的药，还可制成注射剂以备急需。

单元一　补气药

本类药物性味多甘温或甘平，均具有补气的功效，可用于气虚证，症见神疲乏力、少气懒言、易出虚汗及中气下陷、气虚欲脱、血行无力、气不化津、血失统摄等。部分药物兼有养阴、生津、养血等不同功效，还可用治阴虚津亏证或血虚证，尤宜于气阴（津）两伤或气血俱虚之证。本类药物部分味甘壅中，碍气助湿，对湿盛中满者应慎用，必要时应辅以理气除湿之药。

数字资源22-2
补气药视频

扫一扫

人参 《神农本草经》

【来源】本品为五加科植物人参的干燥根。

【成分】人参二醇类、人参三醇类、齐墩果酸类多种人参皂苷。

【性味归经】甘、微苦，平。归肺、脾、心、肾经。

【功效应用】（拯危救急之要药）

（1）大补元气，复脉固脱　用于元气虚极欲脱证。本品大补元气，为拯危救急的要药。适用于因大汗、大吐、大泻、大失血或大病、久病所致元气虚极欲脱，气短神疲，脉微欲绝的重危证候。可单用一味人参煎服，即独参汤；若气虚欲脱兼见汗出、四肢逆冷等亡阳征象者，应与附子配伍，如参附汤；若气虚欲脱兼见汗出身暖、渴喜饮冷等气阴两伤者，常与麦冬、五味子同用，即生脉散。

（2）补脾益肺　用于脾肺气虚证。本品入脾、肺经，能补脾调中，鼓舞脾气，益肺气，为补脾益肺之要药。用治倦怠乏力、食少便溏等脾气虚衰者，常与白术、茯苓、炙甘草等同用，如四君子汤；治疗短气喘促、懒言声微等肺气虚衰者，常与五味子、黄芪等同用；若属肺肾两虚，肾不纳气者，常与蛤蚧、胡桃肉等补益肺肾，纳气定喘之品配伍，如蛤蚧定喘丸。

（3）生津止渴　用于热盛津伤及消渴证。本品能益气生津止渴，适用于热病气津两伤、身热、口渴、脉大无力等证，常与石膏、知母、甘草、粳米同用，如白虎加人参汤；治消渴，常与生地黄、麦冬、玄参等同用。

（4）养血安神　用于气血亏虚之心悸怔忡，失眠健忘。本品又能补益心气，改善心悸怔忡、胸闷气短、脉虚等心气虚衰症状，并能安神益智，治疗失眠多梦，健忘。单用有效。亦常与酸枣仁、柏子仁等养心安神之品配伍，如天王补心丹。

此外，本品还可用于阳痿、宫冷，常与鹿茸等同用。

【用法用量】煎服，3～9g；挽救虚脱可用15～30g。宜文火另煎分次兑服。研末吞服，每次1.5～2g，日服1～2次。

【使用注意】不宜与藜芦、五灵脂同用。实证、热证而正气不虚者忌用。服药期间不宜同时吃萝卜或饮茶。

🔓 学中做：人参入汤剂煎服应（　　）
A. 先煎　B. 后下　C. 烊化　D. 另煎

西洋参 《增订本草备要》

【来源】本品为五加科植物西洋参的干燥根。

【成分】人参皂苷、蛋白质、氨基酸、微量元素等。

【性味归经】甘、微苦，凉。归心、肺、肾经。

【功效应用】

（1）补气养阴　用于气阴两脱证。本品补气作用弱于人参，药性偏凉，兼能清火养阴生津。适用于热病因大汗、大泻、大失血，耗伤元气阴津所致神疲乏力，气短息促，自汗热粘，心烦口渴，尿短赤涩，大便干结，舌燥，脉细数无力的气阴两脱证，可单用，也可与麦冬、五味子等养阴生津，敛汗之品同用。还可用于肺气阴两伤证。本品能补肺气，兼能养肺阴、清肺火，适用于火热耗伤肺脏气阴所致短气喘促，咳嗽痰少，或痰中带血之证，可与养阴润肺的玉竹、麦冬，清热化痰止咳之川贝母等品同用。

（2）清热生津　用于热伤气阴之烦倦、消渴。本品不仅能补气、养阴生津，还能清热，适用于热伤气津所致身热汗多，口渴心烦，体倦少气，脉虚数者，常与西瓜翠衣、竹叶、麦冬等同用。临床亦常用于消渴病气阴两伤之证，常与生地黄、石斛、麦冬等同用。

【用法用量】另煎兑服，3～6g。

【使用注意】不宜与藜芦同用。

【参考】本品又名"洋参""花旗参"。

党参 《本草从新》

【来源】本品为桔梗科植物党参、素花党参或川党参的干燥根。

【成分】党参苷、葡萄糖、菊糖、多糖、党参碱、挥发油、黄酮类、植物甾醇、微量元素等。

【性味归经】甘，平。归脾、肺经。

【功效应用】（有类似于人参的补脾益肺作用）

（1）健脾益肺　用于脾肺气虚证。本品有类似人参而弱于人参的补脾益肺作用，临床常用以代替治疗脾肺气虚诸证的古方中的人参，用以治疗脾肺气虚的轻症。适用于中气不足的体虚倦怠、食少便溏等症，常与白术、茯苓等品同用，如四君子汤；治肺虚咳嗽气促、语声低弱等症，可与黄芪、蛤蚧等同用。

（2）养血生津　用于气津两伤证以及气血两虚证。本品对热伤气津之气短口渴，亦有类似人参而弱于人参的补气生津作用。适用于气津两伤的轻症，宜与麦冬、五味子等养阴生津之品同用。本品既能补气，又能补血，常用于气虚不能生血，或血虚无以化气，而见面色苍白或萎黄、乏力、头晕、心悸等症，常配伍白术、当归等品，以增强其补气补血效果。

此外，本品也可与解表药、攻下药等配伍，治体虚外感或里实正虚之证，以扶正祛邪。

【用法用量】煎服，9～30g。

【使用注意】不宜与藜芦同用。

学中做：党参除了（　　）外可以替代人参用。

A. 大补元气　B. 补脾益肺　C. 补中益气　D. 生津

知识拓展

人参与党参的功效差别

人参、党参古时不分，凡古今成方之用人参者，每以党参代之。但党参虽能补脾肺之气，益血生津，却不如人参之能大补元气，且药力较人参为弱，所以轻症和慢性疾病，可以党参代人参用，如重症、急症仍用人参为宜。

太子参 《中国药用植物志》

【来源】本品为石竹科植物孩儿参的干燥块根。

【成分】太子参皂苷 A、棕榈酸、亚油酸、β- 谷甾醇等。

【性味归经】甘、微苦，平。归脾、肺经。

【功效应用】（补气药中清补之品）

（1）健脾益气　用于脾胃气阴虚证。本品能益脾气，养胃阴。治疗脾气虚弱、胃阴不足所致食少、倦怠、自汗等症，常配山药、石斛等同用。但其补益脾气之力较弱，尚不及党参，是补气药中的一味清补之品。

（2）生津润肺　用于心肺气阴两虚证。本品能益气生津，治疗气虚津伤的肺虚燥咳及心悸不眠、虚热汗多。治肺虚燥咳，常配沙参、麦冬等；治气阴两虚的心悸不眠、多汗，常配酸枣仁、五味子等。但其补气益阴生津之力，均弱于西洋参，现多用作病后调补用。

【用法用量】煎服，9～30g。

【使用注意】邪实正不虚者慎用。

黄芪 《神农本草经》

【来源】本品为豆科植物蒙古黄芪或膜荚黄芪的干燥根。

【成分】黄芪多糖、皂苷、黄酮、维生素、微量元素等。

【性味归经】甘，微温。归脾、肺经。

【功效应用】（补气升阳要药）

（1）补气升阳　用于脾虚气陷证。本品擅长补中益气，升阳举陷，为补气升阳要药。治脾气虚弱，倦怠乏力，食少便溏者，可单用熬膏服，或与党参、白术等补气健脾药配伍；本品长于升阳举陷，治疗脾虚中气下陷之久泻脱肛，内脏下垂，常与人参、升麻、柴胡等配伍，如补中益气汤。

（2）固表止汗　用于表虚自汗证。本品能补脾肺之气，益卫固表以止汗，常与牡蛎、小麦、麻黄根等收敛止汗之品配伍。若表虚自汗而易感风邪者，宜与白术、防风等补气固表、祛风之品配伍，如玉屏风散。

（3）利尿消肿　用于气虚水肿。本品既能补脾益气，又能利尿消肿，故亦为治气虚水肿之要药，常与白术、茯苓等配伍，如防己黄芪汤。

（4）托毒生肌　用于痈疽难溃，溃久不敛。本品还能托毒生肌。疮疡中期，疮形平塌，根盘散漫，难溃难腐者，可用本品补气生血，扶助正气，托脓毒外出，常与人参、当归、升麻、白芷等配伍；溃疡后期，毒势已去，因气血虚弱，脓水清稀，疮口难敛者，用本品补气生血，有生肌敛疮之效，常与人参、当归、肉桂等配伍。

此外，现代常用本品治疗慢性肾炎蛋白尿、糖尿病等。

【用法用量】煎服，9～30g。大剂量可用30～60g。蜜炙可增强其补益作用。

【使用注意】凡表实邪盛，内有积滞，阴虚阳亢，疮疡阳证、实证等均不宜用。

🔄 **知识拓展**

人参、党参、黄芪功效的异同

相同点：三药均能补气，用于治疗气虚证，且常相须为用。

不同点：人参能大补元气，且可生津安神，重症轻症皆可用之，故为内伤气虚第一要药。党参补气之力较为平和，专补脾肺而益气，且可养血生津。黄芪虽不如人参能大补元气，但温升之力较人参为强，且具升阳举陷之功效，且其固表止汗、利水退肿、托疮生肌、补气摄血等功效，均为人参所不及。

白术 《神农本草经》

【来源】本品为菊科植物白术的干燥根茎。

【成分】黄酮类、萜类、挥发油、氨基酸、多糖类、微量元素等。

【性味归经】苦、甘，温。归脾、胃经。

【功效应用】（补气健脾第一要药，治痰饮水肿良药）

（1）健脾益气　用于脾胃气虚证。本品甘温补中，长于补气以健脾，前人誉之为"脾脏补气健脾第一要药"。治脾胃气虚，食少倦怠，常与人参、茯苓、炙甘草等配伍，如四君子汤；治脾虚泄泻，完谷不化，常配人参、山药等，如参苓白术散；治脾胃虚寒之腹痛吐泻，常与人参、干姜同用，如理中丸。

（2）燥湿利水　用于痰饮、水肿等证。本品既能补气健脾，又可燥湿利水，为治痰饮水肿的良药。治脾虚痰饮，水肿，小便不利，常与桂枝、茯苓、炙甘草等同用，如苓桂术甘汤；治脾虚湿浊下注，带下清稀者，可与山药、苍术等健脾燥湿之品同用，如完带汤。

（3）止汗　用于气虚自汗证。本品健脾益气，有固表止汗作用。对于脾气虚弱，卫气不固，表虚自汗者，常与黄芪、浮小麦同用；治脾肺气虚，易感风邪者，宜与黄芪、防风等配伍，如玉屏风散。

（4）安胎　用于脾虚胎动不安。本品补气健脾，使化源充足，胎元得养而达安胎之效。治脾虚胎萎不长者，宜与人参、阿胶等补益气血之品配伍；治胎动不安，兼见胸腹气滞胀满，常配砂仁、紫苏梗同用；治胎动不安兼有内热者，常配黄芩同用，如安胎饮；治胎元不固，腰酸神疲者，常配川续断、熟地黄，如泰山磐石散；还可用治脾虚湿浊中阻之妊娠恶阻及脾虚妊娠水肿等，常随证配伍。

【用法用量】煎服，6～12g。燥湿利水宜生用，补气健脾宜炒用，止泻宜炒焦用。

【使用注意】本品性偏温燥，阴虚内热及津液不足者慎用。气滞胀闷者忌用。

🔄 知识拓展

白术与苍术功效应用异同点

共同点：白术与苍术均具有燥湿健脾作用，用于治疗湿阻中焦证。

不同点：白术偏于补气健脾，多用于脾胃虚弱证，还具有利水，固表止汗，安胎作用，用于脾虚水肿，表虚自汗，气虚胎动不安；苍术偏于燥湿健脾，多用于脾虚湿盛证，还具有祛风湿，解表，明目作用，用于治疗风湿痹痛、风寒表证、夜盲症。

山药 《神农本草经》

【来源】本品为薯蓣科植物薯蓣的干燥根茎。

【成分】蛋白质、维生素、氨基酸，以及多种微量元素，同时还含有一定量的淀粉、皂苷、黏液质及胆碱。

【性味归经】甘，平。归脾、肺、肾经。

【功效应用】（慢性病或病后虚弱者常用调补之品）

（1）补脾养胃　用于脾胃虚弱证。本品能平补气阴，且性兼涩，故凡脾虚食少，体倦便溏，及妇女带下、儿童消化不良的泄泻等，皆可应用。常与人参、茯苓、白术等同用，如参苓白术散。因其营养成分含量较多，易消化，故可作为慢性病或病后虚弱者调补之用。

（2）生津益肺　用于肺虚喘咳及消渴证。本品能补益肺气，兼滋养肺阴，故适用于肺虚咳喘或肺肾两虚久咳虚喘。治肺虚咳喘，常与白术、牛蒡子等同用，如资生汤；治肺肾两虚之气喘久咳，常配茯苓、五味子等同用，如七味都气丸。本品补气养阴而止渴，用于阴虚内热，口渴多饮、小便频数的消渴证。多以大量（一日250g）本品水煎代茶饮。也常与葛根、黄芪、知母、天花粉等配伍。

（3）补肾涩精　用于肾虚证。本品能补肾，且兼固涩作用，用治肾虚不固的遗精、尿频等。治肾气亏虚之腰膝酸软等，常与附子、肉桂等同用，如肾气丸；治肾阴亏虚证，常配熟地黄、茯苓等，如六味地黄丸；治疗肾虚不固的带下清稀，绵绵不绝，可与山茱萸、五味子等同用。

【用法用量】煎服，15～30g。麸炒可增加补脾止泻作用。

【使用注意】湿盛中满而有积滞者忌服。

红景天 《四部医典》

【来源】本品为景天科植物大花红景天的干燥根和根茎。

【成分】红景天苷、黄酮类化合物等。

【性味归经】甘，苦，平。归肺、心经。

【功效应用】

（1）益气平喘　用于肺虚喘咳。本品味甘，入肺经。能益肺气，平喘咳。适用于肺虚喘咳，常与人参、黄芪、五味子等同用。

（2）活血通脉　用于胸痹心痛，半身不遂。本品入心经，能益气活血，通脉止痛。适用于气虚血瘀所致胸痹心痛、心悸气短、神疲乏力、少气懒言等，可与黄芪、三七等同用。若治脑卒中后遗症，半身不遂，偏身麻木，属于气虚血瘀者，可与黄芪、川芎、地龙等同用。

【用法用量】煎服，3～6g。

甘草 《神农本草经》

【来源】本品为豆科植物甘草、胀果甘草或光果甘草的干燥根及根茎。

【成分】三萜类、黄酮类、生物碱、多糖、香豆素、氨基酸等。

【性味归经】甘，平。归心、肺、脾、胃经。

【功效应用】（有"国老"之美誉）

（1）补脾益气　用于脾气虚证、心气虚证。本品补益脾气之力虽不强，但作为辅助药能"助参芪成气虚之功"，故常与人参、白术、黄芪等药配伍用于脾气虚弱之证；本品能补益心气、益气复脉，治心气不足之心动悸、脉结代，常配人参、桂枝等，如炙甘草汤。

（2）祛痰止咳　用于咳喘证。本品能止咳，兼能祛痰，还略具平喘作用。可随配伍用于寒热虚实多种咳喘，有痰无痰均宜，轻症单用有效。如配伍麻黄、杏仁等，可治风寒犯肺之喘咳；再加石膏，可治肺有郁热之咳喘。

（3）缓急止痛　用于脘腹、四肢挛急疼痛。本品具有良好的缓急止痛作用，常与白芍相须为用，组成芍药甘草汤。临床常以芍药甘草汤为基础，随证配伍用于多种原因所致的脘腹、四肢挛急作痛。

（4）清热解毒　用于热毒疮疡，咽喉肿痛及药物、食物中毒。本品生用还长于清热解毒，临床应用十分广泛。治热毒疮疡，可单用；治咽喉肿痛，常配板蓝根、桔梗等；用于食物中毒，可单用或与绿豆同用；本品对附子等多种药物，或多种食物所致中毒，有一定解毒作用。

（5）调和药性　甘草在复方中作为佐使药使用，以缓和药物的烈性和刺激性。本品性平，得中和之性，与寒凉药同用可缓其寒，防止寒凉伤胃；与温热药同用可缓其药，防止燥热伤阴；与有毒药同用可解其毒，防止毒邪伤及正气；其甜味浓郁，可矫正方中药物的滋味。故有"国老"之美誉。

【用法用量】煎服，2～10g。泻火解毒宜生用，补气缓急宜炙用。

【使用注意】不宜与京大戟、芫花、甘遂同用。本品有助湿壅气之弊，湿盛胀满、水肿者不宜用。大剂量久服可导致水钠潴留，引起水肿。

学中思： 试搜集含有甘草成分的中成药，举例说明该中成药运用甘草的功效是什么？

单元二　补阳药

本类药物多具甘温、咸温或辛热之性，主入肾、肝、脾、心等经。均具有补阳的功效，适用于阳虚所致面色㿠白，少气懒言，畏寒肢冷，精神萎靡，口淡不渴，或喜热饮，小便清长，大便溏泄，或水肿，小便不利，舌淡胖苔白滑，脉沉弱。部分药物分别兼具祛寒、强筋骨、固精、缩尿、止泻、润肠通便、利尿、固冲任、平喘、止嗽、益精、补血等功效。本类药物甘温性燥，易助火伤阴，故阴虚火旺者不宜使用。

扫一扫

数字资源22-3
补阳药视频

鹿茸 《神农本草经》

【来源】本品为鹿科动物梅花鹿或马鹿的雄鹿头上未骨化密生茸毛的幼角。

【成分】磷脂、糖脂、胶脂、激素、脂肪酸、氨基酸、蛋白质及钙、磷、镁、钠等。

【性味归经】甘、咸，温。归肾、肝经。

【功效应用】（温肾壮阳，补督脉，益精血之要药）

（1）壮肾阳　用于肾阳虚证。本品能峻补元阳，益精血，为温肾壮阳，补督脉，益精血的要药。用于肾阳不足，精血亏虚之畏寒肢冷、阳痿早泄、宫冷不孕、小便频数、腰膝酸痛、头晕耳聋、精神疲乏等症，可单用研末服，也常与人参、熟地黄、枸杞子等药同用，以增强疗效，如参茸固本丸。

（2）益精血，强筋骨　用于精血不足证。本品能补火助阳、益精补血，用于肝肾精血不足所致的成人早衰及小儿发育不良、囟门过期不合、齿迟、行迟等。常与熟地黄、山茱萸、山药等同用，如加味地黄丸。

（3）调冲任　用于冲任不固，崩漏带下。本品能补益肝肾，调理冲任，尤宜于冲任虚寒不固所致崩漏不止，带下过多。治崩漏不止，常配海螵蛸（乌贼骨）、龙骨、川续断等，如鹿茸散；治带下过多，常与狗脊、白蔹等同用。

（4）托疮毒　用于气血亏虚之疮疡不敛。本品有温补托毒外出的功效。用于疮顶塌陷，难溃难腐者，常与黄芪、附子、当归等同用；若疮疡后期，久溃不敛者，可用本品研末外敷。

【用法用量】研末冲服，1～2g，分3次冲服。或入丸、散剂。

【使用注意】服用宜从小量开始，缓缓增加，以免骤用大量而致衄血、吐血、尿血、目赤、头晕、中风等。此外，阴虚阳亢及内热者忌用。

🔄 **知识拓展**

鹿角胶与鹿角霜

鹿角胶　为鹿角经水煎熬浓缩而成的固体胶。性味甘、咸，温。归肾、肝经。功能温补肝肾，益精补血，止血。适用于肾阳虚衰，精亏血虚，虚劳羸瘦，及虚寒性的多种失血证。亦可用于阴疽。烊化兑服，3～6g；或入丸、散、膏剂。鹿角霜为鹿角熬制取胶后剩余的角块。性味咸、涩，温。归肾、肝经。功能温补肾阳，收敛固涩，止血，敛疮。适用于肾阳不足，兼脾胃虚寒的崩漏带下、食少吐泻等症。外用可治创伤出血，疮疡溃久不敛。煎服，9～15g，先煎；外用适量。

巴戟天 《神农本草经》

【来源】本品为茜草科植物巴戟天的干燥根。

【成分】低聚糖类、环烯醚萜苷类、甾醇类、蒽醌类、有机酸类、氨基酸、微量元素等。

【性味归经】甘、辛，微温。归肾、肝经。

【功效应用】

（1）补肾阳　用于肾阳虚证。本品补肾阳之力温和，温而不热，且略具益精作用，古方中将本品广泛用于肾阳虚所致的多种证候。治阳痿不育，常与人参、山药、覆盆子等同用；治月经不调、少腹冷痛，常与肉桂、吴茱萸、高良姜等同用。

（2）强筋骨，祛风湿　用于风湿痹痛或筋骨痿软。本品能强筋骨，祛风湿，可用于风湿痹证。对久患风湿，久病及肾，筋骨不健，或素体肾阳不足，筋骨不健之人又患风湿痹证者，其祛风湿、补肾阳、强筋骨三种作用可协同奏效，故尤为适宜。常与附子、牛膝等补肾阳、散寒止痛、强筋骨之品同用。

此外，本品还有一定降压作用，适用于高血压患者兼有肾阳不足表现者。

【用法用量】煎服，3～10g。

【使用注意】阴虚火旺及有湿热者忌服。

淫羊藿《神农本草经》

【来源】本品为小檗科植物淫羊藿、箭叶淫羊藿、柔毛淫羊藿或朝鲜淫羊藿的干燥地上部分。

【成分】淫羊藿苷、挥发油、蜡醇、植物甾醇、鞣质、维生素E等。

【性味归经】辛、甘，温。归肝、肾经。

【功效应用】

（1）补肾阳　用于肾阳虚证。本品性温燥烈，长于补肾壮阳。不仅能壮阳起痿，还能改善因肾阳虚所致精子生成减少、精子活动低下或畸形。主要用于肾阳虚之男子阳痿不育。单用本品浸酒服，也常与熟地黄、枸杞子、仙茅等同用。

（2）强筋骨，祛风湿　用于风湿痹痛、筋骨痿软、肢体麻木拘挛。本品辛温散寒，祛风胜湿，入肝肾强筋骨，可用于风湿痹痛，筋骨不利及肢体麻木。因其长于温补肾阳，兼能强筋骨，故尤宜于久患风湿痹证，久病及肾，或素体肾阳不足，筋骨不健之人，常与威灵仙、川芎、肉桂等同用，如仙灵脾散。

此外，本品还能降血压，可用于高血压患病者有阳虚表现者。如用于妇女更年期高血压属阴阳两虚者，可与仙茅、巴戟天、知母、黄柏等同用。

【用法用量】煎服，6～10g。或入丸、散、酒剂。

【使用注意】阴虚火旺及湿热痹证忌用。

补骨脂《雷公炮炙论》

【来源】本品为豆科植物补骨脂的干燥成熟果实。

【成分】香豆素类、黄酮类、单萜酚类以及挥发油类等。

【性味归经】辛、苦，温。归肾、脾经。

【功效应用】（治疗脾肾阳虚五更泄泻之要药）

（1）温肾助阳　用于肾阳不足证。本品辛苦温燥，能温肾助阳，固精缩尿，用于肾阳不足，命门火衰所致阳痿、遗精、遗尿、尿频、腰膝冷痛等症。治阳痿、遗精，常与菟丝子、鹿角胶等同用；治遗尿、尿频，与益智同用；治腰膝冷痛，常与杜仲、核桃仁等同用。

（2）暖脾止泻　用于脾肾阳虚证。本品既能补肾阳、温脾阳以治本，又能止泻以治标，故又为治脾肾阳虚五更泄泻的要药，常与肉豆蔻、五味子、吴茱萸同用，如四神丸。

（3）纳气平喘　用于肾不纳气证。本品除补肾阳外，兼能平喘，对于肾不纳气所致虚喘有标本兼顾之效，故亦较为多用，常与附子、肉桂、沉香等温肾散寒，纳气平喘之品配伍。

此外，本品研末用酒制成20%～30%酊剂，外涂用于治疗白癜风、斑秃等多种皮肤病。

【用法用量】煎服，6～10g。外用适量。

【参考】本品又名"破故纸""黑固脂""黑故子"。

益智 《本草纲目拾遗》

【来源】本品为姜科植物益智的干燥成熟果实。

【成分】挥发油类、黄酮类、萜类、氨基酸、糖类、蛋白质、微量元素等。

【性味归经】辛，温。归肾、脾经。

【功效应用】

（1）温肾固精缩尿　用于肾气虚寒证。本品暖肾助阳，且性兼收涩，以缩尿见长，治疗肾气虚寒所致小便频数、遗尿、遗精等。治遗精，可配伍补骨脂、龙骨、金樱子等同用；治遗尿或夜尿频多，常与山药、乌药等同用，如缩泉丸。

（2）暖脾止泻摄唾　用于脾胃虚寒证。本品长于温脾摄唾，既能止泻，又能温中，用于中气虚寒之口多涎唾、腹中冷痛、泄泻等。治泄泻，常配白术、干姜等同用；治口多涎唾或小儿流涎不禁，常与党参、白术、陈皮等同用。

【用法用量】煎服，3～10g。

【使用注意】阴虚火旺或因热而患遗精、尿频等病证均忌用。

海马 《本草纲目拾遗》

【来源】本品为海龙科动物线纹海马、刺海马、大海马、三斑海马或小海马（海蛆）的全体。

【成分】蛋白质、脂肪、氨基酸、乙酰胆碱酯酶、胆碱酯酶、蛋白酶、甾醇等。

【性味归经】甘、咸，温。归肝、肾经。

【功效应用】

（1）温肾壮阳　用于肾阳虚证。本品甘温，主入肾经。能"暖水脏，壮阳道"。适用于肾阳虚衰之阳痿不举、遗尿尿频等。可单味研末服，或与海狗肾、驴肾、鹿肾等同用，如海马三肾丸；也可与鱼鳔胶、枸杞子、红枣同用。若治肾阳不足，摄纳无权之虚喘，常与蛤蚧、胡桃肉、人参等同用。

（2）散结消肿　用于血瘀证。本品能"调气和血""破癥块，消疗肿，平痈疽"，有散结消肿之效。若治癥瘕积聚，可与大黄、青皮等同用。治跌扑损伤，瘀血肿痛，可与三七、川芎、红花等同用，如海马舒活膏。治痈肿疔疮，可与朱砂、雄黄等同用，如海马拔毒散。

【用法用量】煎服，3～9g。外用适量，研末撒敷患处。

【使用注意】阴虚火旺者忌用。

肉苁蓉 《神农本草经》

【来源】本品为列当科植物肉苁蓉或管花肉苁蓉的干燥带鳞叶的肉质茎。

【成分】苯乙醇苷类、多糖、环烯醚萜类、D-甘露醇、β-谷甾醇、烃类、生物碱、黄酮类、氨基酸和微量元素等。

【性味归经】甘、咸，温。归肾、大肠经。

【功效应用】

（1）补肾阳，益精血　用于肾阳不足，精血亏虚证。本品补肾阳，益精血，且补而不燥，药力和缓，用于肾阳不足，精血亏损的阳痿、不孕、腰膝冷痛、筋骨无力等。治阳痿，常与菟丝子，五味子同用；治不孕，常与熟地黄同用；治筋骨无力，常与巴戟天、杜仲同用。

（2）润肠通便　用于肠燥便秘。本品具有平和的润肠通便作用，尤宜于老人或精亏血虚之肠燥便秘。可单用大剂量煎服，也常与火麻仁、沉香等同用，如润肠丸。

【用法用量】煎服，6～10g。单味大剂量煎服，可用至30g。

冬虫夏草 《本草从新》

【来源】本品为麦角菌科真菌冬虫夏草菌寄生在蝙蝠蛾科昆虫幼虫上的子座和幼虫尸体的干燥复合体。

【成分】虫草多糖、虫草酸、氨基酸、维生素、矿物质、生物碱等。

【性味归经】甘，平。归肺、肾经。

【功效应用】（治肺肾两虚所致久咳虚喘、劳嗽咯血之要药）

（1）补肾益肺　用于阳痿遗精、肾虚腰痛。本品既能补肾阳，又能补肾精。对肾阳不足，肾精亏虚所致的阳痿、遗精、腰膝酸痛、早泄精薄，有一定壮阳起痿填精之效，可单用浸酒服，或与菟丝子、巴戟天、淫羊藿等补肾益精壮阳之品同用。

（2）止血化痰　用于久咳虚喘、劳嗽痰血。本品既补肾阳，又益肺阴，且止血化痰，为治肺肾两虚之久咳虚喘，劳嗽咯血的要药。治劳嗽痰血，常配伍沙参、川贝母、阿胶等；治喘咳短气，常与人参、胡桃肉、蛤蚧等同用。

此外，病后体虚不复，易感外邪者，用本品同鸭、鸡、猪肉等炖服，或为散剂常服，有补虚扶弱，促进机体功能恢复之效。

【用法用量】煎服，3～9g。或入丸、散、酒剂。

【使用注意】久服宜慎。

🔄 知识拓展

冬虫夏草真菌的子囊孢子，在前一年的夏天随雨水渗透到土壤中，被虫草蝙蝠蛾的幼虫吃食后，进入体内，就是夏草在体内吸收大量的营养，大量繁殖，使虫体内充满菌丝，虫体渐渐僵死，第二年初夏，从头部长出一根紫红色的小草，采集时连同土中的虫体一起挖出，合称为冬虫夏草，其药用价值主要在虫草酸，是中药中唯一的动植物合体的药物。

蛤蚧 《雷公炮炙论》

【来源】本品为壁虎科动物蛤蚧的干燥体。

【成分】蛋白质、氨基酸、磷脂、脂肪酸等。

【性味归经】咸，平。归肺、肾经。

【功效应用】（治疗劳嗽虚喘之要药）

（1）补肺益肾，纳气定喘　用于肺肾两虚之劳嗽虚喘。本品长于补肺气、助肾阳、定喘咳，为治劳嗽虚喘之要药。治肾不纳气之虚喘，常与人参、杏仁、贝母等同用，如人参蛤蚧散。

（2）助阳益精　用于肾虚阳痿。本品补肾阳，益肾精，尤宜于肾阳不足、精血亏虚之阳痿。可单用浸酒服，也常与人参、鹿茸、淫羊藿等同用。

此外，本品还用于肾虚早衰体弱，有补益强壮作用。

【用法用量】煎服，3～6g。研末服，每次 1～2g，日服 3 次。多入丸、散或酒剂。

菟丝子 《神农本草经》

【来源】本品为旋花科植物南方菟丝子或菟丝子的干燥成熟种子。

【成分】生物碱、蒽醌、香豆素、黄酮、苷类、甾醇、鞣酸、糖类等。

【性味归经】辛、甘，平。归肾、肝、脾经。

【功效应用】

（1）补肾固精　用于肾虚诸证。本品既补肾阳，又补肾阴，且有固精缩尿的功效，用于肾虚不固所致阳痿、遗精、尿有余沥、遗尿尿频、腰膝酸软等。治阳痿，常与五味子、枸杞子、覆盆子等同用；治尿有余沥，遗尿尿频，常与五味子、桑螵蛸、鹿茸等同用。

（2）明目　用于肝肾不足，两目昏花。本品能补肝益精明目，用于肝肾不足，目失所养而致目昏目暗，视力减退之证。常与枸杞子、车前子、熟地黄等同用，如驻景丸。

（3）止泻　用于脾肾阳虚，大便溏泄。本品能温肾补脾而止泻，常配枸杞子、茯苓、山药等同用，如菟丝子丸；治脾虚便溏，常配人参、白术、山药等以健脾止泻。

（4）安胎　用于肾虚胎漏，胎动不安。本品有补肝肾，固胎元之效。常与桑寄生、续断、阿胶等同用，如寿胎丸。

此外，本品酒浸外涂，对白癜风有一定疗效。

【用法用量】煎服，6～12g。外用适量。

沙苑子 《本草衍义》

【来源】本品为豆科植物扁茎黄芪的干燥成熟种子。

【成分】氨基酸、多肽、蛋白质、酚类、鞣质、甾醇、三萜类、生物碱、黄酮类等。

【性味归经】甘，温。归肝、肾经。

【功效应用】

（1）温肾固精缩尿　用于肾虚所致腰痛、遗精、遗尿、带下。本品补肾固精，缩尿，且补而能涩，有标本兼顾之效，用于肾虚之腰痛、遗精早泄，小便余沥，白浊带下等。治肾虚腰痛可单用本品；治遗精早泄，小便余沥，白浊带下，常与芡实、莲子、煅龙骨等同用。

（2）养肝明目　用于肝肾不足之眩晕目昏。本品既能温补肝肾，又能明目，用于肝肾不足所致眩晕目昏。常与枸杞子、菟丝子、熟地黄、菊花等同用。

【用法用量】煎服，9～15g。

【使用注意】阴虚火旺及小便短赤者慎用。

【参考】本品又名"沙苑蒺藜""潼蒺藜"。

杜仲 《神农本草经》

【来源】本品为杜仲科植物杜仲的干燥树皮。

【成分】木脂素及其苷、环烯醚萜、黄酮、酚酸、多糖、挥发油、脂肪酸等。

【性味归经】甘，温。归肝、肾经。

【功效应用】（补肝肾、强筋骨之要药）

（1）补肝肾，强筋骨　用于肾虚腰痛，阳痿，尿频。本品甘温，为补肝肾、强筋骨之要药，又能止痛，尤长于治疗腰痛。治肾虚腰痛，可单用本品，水、酒各半煮服，也可与补骨脂、核桃仁等同用；治肾虚阳痿、精冷不固、小便频数等，常配鹿茸、菟丝子等同用。

（2）安胎　用于胎漏、胎动不安、滑胎。本品善补肝肾，固冲任以安胎。以其长于补阳暖宫，故主要适用于肾阳不足，冲任不固，胎失所养导致的胎动不安等证。治肾虚胎动不安、胎漏下血，常与菟丝子、续断等补肾安胎之品同用；治滑胎，常与续断、黄芪、当归等补肾安胎、补益气血之品同用。其次，与当归、川芎、阿胶、菟丝子等活血、养血、安胎之品同用，亦可用于劳役伤胎，胎动不安。

此外，本品还能降血压，尤宜于老年人肝肾不足而血压升高者，可单用，也可与石决明、黄芩、钩藤等配伍同用；肝火偏盛者，可配伍夏枯草、菊花等。

【用法用量】煎服，6～10g。盐水炙后，有效成分易于溶出，故疗效较生用为佳。

【使用注意】阴虚火旺及大便燥结者忌用。

学中做： 杜仲的理化鉴定比较有特点，请查阅资料，尝试回答。

续断《神农本草经》

【来源】本品为川续断科植物川续断的干燥根。

【成分】三萜皂苷、挥发油、生物碱、微量元素、环烯醚萜等。

【性味归经】苦、辛，微温。归肝、肾经。

【功效应用】（外科、伤科常用药）

（1）补肝肾，强筋骨　用于肝肾不足之腰膝酸软、风寒湿痹。本品补益肝肾，又能行血脉，有补而不滞的特点，用于肝肾不足所致腰膝酸软、风湿痹痛等。治肝肾不足，腰膝酸软，常与牛膝、杜仲等同用；治肝肾不足，兼风寒湿痹者，常配川乌、防风等。

（2）续折伤　用于跌扑损伤。本品能强筋骨，续折伤，用于跌扑损伤、瘀肿疼痛、骨折、习惯性关节脱位等，故为外科、伤科常用药。常与骨碎补、血竭、自然铜等同用。

（3）止血安胎　用于崩漏下血，胎动不安。本品有补肝肾，调冲任，止血安胎之效。治崩漏经多，可与黄芪、地榆、艾叶等同用；治胎漏下血，胎动欲坠或习惯性流产，常与桑寄生、菟丝子、阿胶同用。

【用法用量】煎服，9～15g。或入丸、散剂。酒续断多用于风湿痹痛，跌扑损伤。盐续断多用于腰膝酸软。

【使用注意】阴虚火旺者慎用。

学中做： 试比较续断与杜仲功效的异同之处？

单元三　补血药

本类药物的性味甘温或甘平，质地滋润，主入心、肝、脾、肾等经，均具有补血的功效，用于各种血虚证。症见面色或唇爪苍白，眩晕耳鸣，心悸怔忡，失眠健忘，或月经愆期，量少色淡，甚则闭经、舌淡、脉细等。部分药物兼能滋阴或滋养肝肾，生精填髓，可用于肝肾精血亏虚所致之眩晕耳鸣、腰膝酸软、须发早白等。补血药多黏腻碍胃，影响消化，故凡湿浊中阻，脘腹胀满，食少便溏者，不宜用；脾胃虚弱者，可与健胃消食药同用。

扫一扫

数字资源22-4
补血药视频

当归《神农本草经》

【来源】本品为伞形科植物当归的干燥根。

【成分】挥发油、维生素、有机酸、微量元素等。

【性味归经】甘、辛，温。归肝、心、脾经。

【功效应用】（补血圣药，血中气药，调经要药）

（1）补血活血　用于血虚诸证以及跌打损伤，风湿痹痛，疮痈肿痛。本品有良好的补血作用，为补血之圣药，适用于血虚所致的各种证候。兼有活血作用，对血虚兼瘀者，有兼顾之效。单纯血虚证，常与熟地黄、白芍等同用；气虚血少者，常与黄芪相须为用，如当归补血汤；治疗血虚心失所养之惊悸怔忡、失眠健忘等症，常与酸枣仁、柏子仁等配伍。本品辛行温通，补血活血，有较好的止痛作用。常用于治疗跌打损伤、风湿痹痛、疮痈肿痛等病症。治跌打损伤，常与川芎、红花等配伍，如复元活血汤；治风湿痹痛，肢体麻木，常配羌活、秦艽、桂枝等；治疗疮痈肿痛，常配伍金银花、连翘等，以消肿止痛，如仙方活命饮。

（2）调经止痛　用于月经不调，痛经，闭经及产后腹痛。本品补血活血，又善止痛，为妇科调经要药，因其味辛能行血，又有"血中气药"之称。对血虚或血虚血滞所致月经不调、痛经、经闭腹痛等症，常与熟地黄、白芍、川芎配伍，即四物汤；治产后恶露不行，瘀滞腹痛，常配益母草、川芎、桃仁等，如生化汤。

（3）润肠通便　用于血虚肠燥便秘。本品还能润肠通便，可用于肠燥便秘。以其长于补血，尤宜于血虚肠燥便秘，宜与熟地黄、肉苁蓉、火麻仁等养血润肠之品同用。

【用法用量】煎服，6～12g。一般生用，酒炒增强活血作用。

🔄 **知识拓展**

当归有全当归、当归身、当归尾之别。当归身：当归主根部入药，长于补血。当归尾：支根及支根梢入药，长于活血。全当归：和血（补血活血）。

熟地黄《本草纲目拾遗》

【来源】本品为玄参科植物地黄的块根，经加工炮制而成。

【成分】糖类、梓醇、苷类、氨基酸、环烯醚萜类等。

【性味归经】甘，微温。归肝、肾经。

【功效应用】（补血要药，补阴要药）

（1）补血　用于血虚证。本品为补血要药，适用于血虚诸证。补血常与当归相须为用。又长于补阴，对阴血俱虚者有兼顾之效。血虚心失所养之心悸、健忘等证常用本品补血以养心，常与当归、酸枣仁、柏子仁等补血养心安神之品同用；血虚肝失所养所致眩晕、耳鸣、两目干涩、视力减退、雀目、肢体麻木、拘急、震颤、妇女月经愆期、量少、色淡、经闭等症，常配当归、白芍等同用，如四物汤；崩漏下血、少腹冷痛，可与阿胶、艾叶等同用，如胶艾汤。

（2）滋阴　用于肝肾阴虚证。本品又为补阴要药，长于滋肾阴，兼能养肝阴，可广泛用于肝肾阴虚之腰膝酸软，骨蒸潮热，盗汗，遗精，内热消渴诸证。常与山药、山茱萸等同用，如六味地黄丸。本品在滋阴剂中常居主药地位。

（3）填精益髓　用于肾精亏虚证。本品既能养血滋阴，又能填精益髓，适用于肾精亏虚所致小儿生长发育迟缓及成人早衰诸证。治小儿发育迟缓，骨髓不充而行迟者，可与鹿茸等品同用；用于成人早衰诸证，可与何首乌、肉苁蓉、补骨脂等品同用。

【用法用量】煎服，9～15g。

【使用注意】本品性质滋腻，有碍消化，凡湿滞脾胃，脘腹胀满，食少便溏者忌服。

🔄 知识拓展

地黄分鲜、生、熟3种，均能滋阴生津，治阴血津液亏虚诸证。鲜生地黄：甘苦，寒，长于清热凉血。干地黄：甘寒质润，长于凉血滋阴。熟地黄：甘微温，长于滋阴补血。

白芍 《神农本草经》

【来源】本品为毛茛科植物芍药的干燥根。

【成分】芍药苷、芍药内酯苷、氧化芍药苷、苯甲酸、牡丹酚等。

【性味归经】苦、酸，微寒。归肝、脾经。

【功效应用】（补血调经常用药）

（1）养血调经　用于血虚证。本品既能养血，又能调经，为补血、调经常用药，广泛应用于血虚心肝失养诸证。治疗血虚心失其养之心悸怔忡、失眠等症，可用本品补血以养心，常与当归、酸枣仁、柏子仁等同用；治疗血虚肝失其养诸证，亦常用本品补血以养肝，常与当归、川芎、熟地黄同用，如四物汤。

（2）平抑肝阳　用于肝阳上亢之头痛眩晕。本品能平抑肝阳，适用于肝阳上亢所致头痛眩晕，常与龙骨、牡蛎、牛膝等配伍使用，如镇肝熄风汤。

（3）柔肝止痛　用于胁痛、腹痛、四肢拘急疼痛。本品长于缓急止痛。因其能养血以柔肝，故尤宜于因血虚肝失所养所致之筋脉拘急疼痛，常与甘草相须为用，组成芍药甘草汤，临床常以此方为基础随证化裁，治疗多种疾病过程中出现的拘挛疼痛；而治血虚肝郁之胁痛，则常与当归、白术、柴胡等同用，如逍遥散。

（4）敛阴止汗　用于盗汗、自汗。本品有一定止汗作用，适用于虚汗证。治阴虚盗汗，宜与知母、黄柏等滋阴降火之品同用；治气虚自汗，宜与黄芪、白术等益气固表之品同用。

【用法用量】煎服，6～15g；大剂量15～30g。

【使用注意】阳衰虚寒之证不宜用。不宜与藜芦同用。

制何首乌 《日华子本草》

【来源】本品为蓼科植物何首乌的干燥块根。

【成分】磷脂、蒽醌类、葡萄糖苷类等。

【性味归经】苦、甘、涩，微温。归肝、心、肾经。

【功效应用】（制何首乌为滋补良药）

（1）补益精血，固肾乌须　用于肝肾精血亏虚证。制何首乌能补肝肾，益精血，兼能收涩，且不寒、不燥、不腻，故为滋补良药。治血虚萎黄、失眠健忘等，常配熟地黄、当归、酸枣仁等；治肝肾精血亏虚之眩晕耳鸣、须发早白等，常以本品为主药，配伍当归、枸杞子、菟丝子等组成，如七宝美髯丹。

（2）截疟，润肠通便　用于久疟，疮痈、瘰疬，肠燥便秘。生何首乌补益力弱，且不收敛，有截疟之效，可治气血两虚，久疟不止，常与当归、人参、陈皮等同用，如何人饮；用治瘰疬痈疮、皮肤瘙痒，可配防风、苦参、薄荷等煎汤洗；治血虚肠燥便秘，可配肉苁蓉、当归、火麻仁等。

此外，本品能化浊降脂，可用于治疗高脂血症、高血压、冠心病等，常与桑寄生、丹参等同用。

【用法用量】煎服，6～12g。

【使用注意】大便溏泄及湿痰较重者不宜用。

学中思： 制何首乌和生何首乌作用的区别是什么，分别适用的病证是什么？

知识拓展

夜交藤

夜交藤为何首乌的藤，故又名首乌藤。味甘，性平。归心、肝经。功能养血安神，通络祛风。可治失眠、多汗、血虚肢体酸痛，并可煎汤外洗治皮肤疮疹作痒。用量9～15g，煎汤服。外用适量，煎汤洗患处。

阿胶 《神农本草经》

【来源】本品为马科动物驴的干燥皮或鲜皮经煎煮、浓缩制成的固体胶。

【成分】胶原蛋白、氨基酸、微量元素等。

【性味归经】甘，平。归肺、肝、肾经。

【功效应用】（补血要药，止血要药）

（1）补血　用于血虚证。本品性平，为血肉有情之品，善于滋补阴血，为补血要药。适用于血虚之面色萎黄，眩晕，心悸，肌痿无力诸症，常与党参、黄芪、当归、熟地黄等同用。

（2）止血　用于出血证。本品长于止血，为止血要药，因其还长于补血、滋阴，故尤宜于出血兼有血虚、阴虚者。单用有效，或与其他止血药配伍。用治吐血尿血，常与蒲黄、生地黄等同用；治崩漏下血，常配伍生地黄、艾叶等，如胶艾汤。本品补血有助于养胎，止血又可治胎漏下血，故不少安胎方中都用有本品。

（3）润燥　用于肺燥咳嗽，劳嗽咯血。本品能滋阴润肺，治疗阴虚肺燥所致干咳少痰或无痰；肾阴亏损者，能肺肾双补；痰中带血者，又能止血。治肺热阴虚，燥咳痰少，痰中带血者，常配牛蒡子、杏仁等，如补肺阿胶汤；治燥邪伤肺者，宜与石膏、桑叶等配伍，如清燥救肺汤。

本品用治热病伤阴之心烦不眠，常与黄连、白芍、鸡子黄等同用，如黄连阿胶汤。本品能滋养肝肾之阴，用治肝肾阴虚，虚风内动之头晕目眩、手足瘛疭者，常与生地黄，白芍等同用，如大定风珠。

学中做： 需要烊化兑服来用的补虚药是（　　）
A. 熟地黄　B. 人参　C. 鹿茸　D. 阿胶

龙眼肉 《神农本草经》

【来源】本品为无患子科植物龙眼的假种皮。

【成分】葡萄糖、蔗糖、腺嘌呤、蛋白质、维生素等。

【性味归经】甘，温。归心、脾经。

【功效应用】（滋补良药）

补益心脾，养血安神　用于心脾两虚证以及气血不足证。本品甘温性润，补益心脾，无黏腻壅滞之弊。常用于思虑过度、劳伤心脾所致心悸怔忡、健忘失眠等，单用即有效，或与黄芪、人参、当归、酸枣仁等同用，如归脾汤。也可作食品常服，常与红枣、粳米煮粥，以调养气血。本品有补益气血的功效，如玉灵膏即以本品加白糖蒸熟，开水冲服，治气血不足之证。

【用法用量】煎服，9～15g。

单元四　补阴药

本类药物多味甘性寒凉，质地滋润，主入肺、胃、肝、肾、心等经，具有滋养阴液，生津润燥的作用。适用于肺胃阴虚所致干咳少痰、咯血、声音嘶哑或口干咽燥、胃脘隐痛、饥不欲食，或干呕呃逆、肠燥便秘等症；肝肾阴虚之潮热盗汗、五心烦热、两颧发红、目涩肢麻、爪甲不荣或头晕目眩、耳鸣耳聋、腰痛遗精等症和心阴虚之心悸怔忡、失眠多梦等症。部分药物兼有清热或潜阳功效者，对阴虚不能制阳所致阴虚内热证或阴虚阳亢证有标本兼顾之效。本类药中的大部分有滋腻性，故脾胃虚弱，痰湿内阻，腹满便溏者慎用。

数字资源22-5
补阴药视频

北沙参 《本草汇言》

【来源】本品为伞形科植物珊瑚菜的干燥根。

【成分】香豆素类、木脂素类、挥发油、多糖、微量元素等。

【性味归经】甘、微苦，微寒。归肺、胃经。

【功效应用】

（1）清肺养阴　用于肺阴虚证。本品能补肺阴，兼能清肺热，适用于阴虚肺燥有热之干咳少痰、咯血或咽干音哑等症。常随证配伍润肺清肺、止咳平喘、利咽开音之品。治燥热伤肺，发热咳喘或咯血，宜与麦冬、南沙参、杏仁、茜草等品同用。

（2）益胃生津　用于胃阴虚证。本品能养阴，益胃生津，适用于胃阴虚有热之口干多饮、饥不欲食、大便干结、舌苔光剥或舌红少津及胃痛、胃胀、嘈杂等症，常与石斛、玉竹、乌梅等养阴生津之品同用。胃阴脾气俱虚者，宜与石斛、玉竹、山药、山楂等养阴、益气健脾之品同用。

【用法用量】煎服，5～12g。

【使用注意】不宜与藜芦同用。

麦冬 《神农本草经》

【来源】本品为百合科植物麦冬的干燥块根。

【成分】多糖、甾体皂苷、黄酮等。

【性味归经】甘、微苦，微寒。归心、肺、胃经。

【功效应用】

（1）润肺养阴   用于肺阴虚证。本品能养肺阴，清肺热，适用于阴虚肺燥有热的鼻燥咽干、干咳痰少、咯血、咽痛音哑等症。常与桑叶、杏仁、阿胶等同用，如清燥救肺汤。

（2）益胃生津   用于胃阴虚证。本品长于滋养胃阴，兼清胃热，临床广泛用于胃阴虚有热之口燥咽干、胃脘疼痛、饥不欲食、呕逆、大便干结等症。治热伤胃阴及胃阴虚有热者，可与生地黄、玉竹、沙参等品同用；治消渴，可与乌梅等生津止渴之品同用。

（3）清心除烦   用于心阴虚证。本品还能养心阴，清心热，并略具除烦安神作用，可用于心阴虚有热之心烦、失眠多梦、健忘、心悸怔忡等症，常与生地黄、酸枣仁等同用，如天王补心丹。

【用法用量】煎服，6～12g。

【使用注意】风寒感冒或有痰饮湿浊的咳嗽，及脾胃虚寒泄泻者忌用。

天冬 《神农本草经》

【来源】本品为百合科植物天冬的干燥块根。

【成分】皂苷、多糖蛋白、氨基酸、寡糖等。

【性味归经】甘、苦，寒。归肺、肾经。

【功效应用】

（1）养阴润燥，清肺生津   用于肺热阴虚证以及气阴两伤证。本品能养肺阴，清肺热，润燥止咳，常用于阴虚肺热的燥咳、顿咳痰黏、咽干口渴等。治燥热咳嗽，常配麦冬、沙参、川贝母等同用；治劳嗽咯血，或干咳痰黏，痰中带血，常与麦冬、川贝母、生地黄等同用。本品既能清热养阴，又能生津止渴。常与生地黄、人参同用，组成三才汤，治疗气阴两伤所致舌干口渴及消渴。

（2）润肠通便   用于肠燥便秘。本品可用于肠燥津亏便秘，常与当归、肉苁蓉等同用。

【用法用量】煎服，6～12g，也可熬膏或入丸、散。

【使用注意】脾虚便溏者、痰湿内盛及外感风寒咳嗽者不宜用。

🔄 **知识拓展**

天冬与麦冬功用鉴别

二者既能滋肺阴、润肺燥、清肺热，又可养胃阴、清胃热、生津止渴，对于热病伤津之肠燥便秘，还可增液润肠以通便，二者常相须为用。天冬苦寒之性较甚，清火与润燥之力强于麦冬，宜于肾阴不足，虚火亢旺之证；麦冬微寒，清火与滋润之力虽稍弱，但滋腻性较小，且能清心除烦，宁心安神，宜于心阴不足及心火亢旺之证。

百合 《神农本草经》

【来源】本品为百合科植物卷丹、百合或细叶百合的干燥肉质鳞叶。

【成分】皂苷、生物碱、多糖、磷脂、蛋白质、氨基酸、维生素、淀粉、微量元素等。

【性味归经】甘，寒。归肺、心经。

【功效应用】

（1）养阴润肺　用于肺阴虚证。本品能补肺阴，兼能清肺热。其作用平和，润肺清肺之力不及北沙参，但兼有一定的止咳祛痰作用。用于阴虚肺燥之干咳少痰、咯血等，常与生地黄、玄参、贝母等同用，如百合固金汤；治肺燥失音不语，可与诃子等同用。

（2）清心安神　用于心肺阴虚内热证。本品既能养心肺之阴，又能清心肺之热，还有一定的安神作用。其作用平和，补虚不碍邪，祛邪不伤正，故为治心肺阴虚内热证的主药，症见恍惚迷离、烦躁失眠等，常与生地黄、知母等养阴清热之品同用。

【用法用量】煎服，6～12g。蜜炙可增强润肺作用。

【使用注意】风寒咳嗽及便溏者忌服。

石斛《神农本草经》

【来源】本品为兰科植物霍山石斛、鼓槌石斛、流苏石斛或金钗石斛的栽培品及其同属植物近似种的新鲜或干燥茎。

【成分】生物碱类、多糖类、黄酮类、酚类等。

【性味归经】甘，微寒。归胃、肾经。

【功效应用】（治胃阴虚之要药）

（1）益胃生津　用于胃阴虚证。本品能补胃阴，兼能清胃热，为治胃阴虚之要药。治胃阴不足，口渴咽干，单用即效，或与麦冬、竹茹等同用；治胃热阴虚之胃脘疼痛、牙龈肿痛、口舌生疮，可与生地黄、麦冬、黄芩等同用。

（2）滋阴清热　用于热病伤津烦渴，阴虚内热。本品能滋肾阴，生津液，清虚热。用治肾虚火旺，骨蒸劳热者，常配生地黄、枸杞子、黄柏等同用；治热病伤津，烦渴、舌干苔黑之证，可与天花粉、鲜生地黄、麦冬等品同用；治肾阴亏虚，目暗不明者，常与枸杞子、熟地黄、菟丝子等品同用，如石斛夜光丸。

【用法用量】煎服，6～12g。鲜用，15～30g。

【使用注意】温热病不宜早用；湿热尚未化燥者忌服。

玉竹《神农本草经》

【来源】本品为百合科植物玉竹的干燥根茎。

【成分】多糖、甾体皂苷、黄酮、苷类，如玉竹多糖等。

【性味归经】甘，微寒。归肺、胃经。

【功效应用】

（1）养阴润燥　用于阴虚肺燥证。本品能养肺胃之阴而润燥，虽作用缓和，但不滋腻敛邪。用治阴虚肺燥的干咳少痰、咽干口渴等症，常与沙参、麦冬同用，如沙参麦冬汤。

（2）生津止渴　用于胃阴虚证。本品能养胃阴，清胃热，生津止渴。用治胃阴虚有热所致的食欲不振、口干舌燥、消渴、肠燥便秘，常与沙参、麦冬等同用；治胃热津伤之消渴，常与石膏、知母、麦冬、天花粉等同用。

【用法用量】煎服，6～12g。

【使用注意】脾虚而有痰湿者忌服。

黄精 《名医别录》

【来源】本品为百合科植物滇黄精、黄精或多花黄精的干燥根茎。

【成分】黏液质、淀粉、糖分、蒽醌类、氨基酸、维生素，如黄精多糖等。

【性味归经】甘，平。归脾、肺、肾经。

【功效应用】

（1）养阴润肺 用于肺虚燥咳，肺肾阴虚之劳嗽久咳。本品能养肺阴，益肺气。治气阴两伤之干咳少痰、肺肾阴虚之劳嗽久咳，可单用煎膏服，或与沙参、天冬等同用。

（2）健脾益气 用于脾胃虚弱证。本品既能补脾气，又能益脾阴，用于脾胃虚弱之体倦乏力，口干食少者，常与沙参、麦冬、谷芽等同用。

（3）补肾益精 用于肾精亏虚证。本品能补益肾精以延缓衰老，治疗肾精亏虚所致腰酸、头晕、足软及成人早衰证，可单用，或与枸杞子蒸熟或熬膏长期服。

此外，还可以用于内热消渴，常与黄芪、天花粉、麦冬、生地黄等同用。

【用法用量】煎服，9～15g。

【注意事项】脾虚有湿、咳嗽痰多及便溏者忌服。

枸杞子 《神农本草经》

【来源】本品为茄科植物宁夏枸杞的干燥成熟果实。

【成分】蛋白质、氨基酸、维生素、枸杞多糖、铁、锌、磷、钙等。

【性味归经】甘，平。归肝、肾经。

【功效应用】

（1）滋补肝肾 用于肝肾阴虚及早衰。本品能补肝肾之阴，适用于肝肾阴虚之证。可单用，如枸杞膏、枸杞酒；也可与补肾、益精血之品配伍。治肝肾阴虚之腰膝酸软、遗精等，常与天冬、干地黄同用，如枸杞丸；治真阴不足，腰酸腿软、耳聋失眠、自汗盗汗等，常配熟地黄、山茱萸等同用，如左归丸。本品能益精补血，适用于精亏血虚所致早衰，症见须发早白、视力减退、腰膝酸软、梦遗滑精等。可单用本品蒸熟或熬膏服。也常与菟丝子、怀牛膝、何首乌等同用，如七宝美髯丹。

（2）益精明目 用于肝肾亏虚之眼目昏花。本品还能益精、补血、明目，故尤多用于肝肾阴虚或精亏血虚之两目干涩、内障目昏，常与熟地黄、山茱萸、山药、菊花等滋肾养肝明目之品配伍，如杞菊地黄丸。

【用法用量】煎服，6～12g。

【使用注意】脾虚便溏者不宜用。

🔖 学中思：枸杞子和地骨皮均来自枸杞，二者作用的区别是什么，分别治疗什么病证？

女贞子 《神农本草经》

【来源】本品为木樨科植物女贞的干燥成熟果实。

【成分】萜类（三萜类和环烯醚萜类）、脂肪油、苯乙醇类、氨基酸、糖类等。

【性味归经】甘、苦，凉。归肝、肾经。

【功效应用】

滋补肝肾，明目乌发　用于肝肾阴虚证以及阴虚内热证。本品补益肝肾而有明目之效，用于治疗肝肾阴虚之眩晕耳鸣、视物昏花、腰膝酸软、须发早白等症，常与墨旱莲同用，即二至丸。本品补肝肾之阴，善清虚热，治疗阴虚内热之潮热、心烦，常与知母、地骨皮、生地黄等同用。

【用法用量】煎服，6～12g。

【使用注意】脾胃虚寒泄泻及阳虚者不宜用。

桑椹《新修本草》

【来源】本品为桑科植物桑的干燥果穗。

【成分】蛋白质、氨基酸、总糖、游离酸、粗纤维、维生素、矿物质等。

【性味归经】甘、酸，寒。归心、肝、肾经。

【功效应用】

（1）滋阴补血　用于肝肾阴虚证。本品味甘酸，主入肝、肾经，能"滋肝肾，充血液""久服黑发明目"。适用于肝肾不足，阴血亏虚所致的头晕耳鸣、目暗昏花、须发早白等，可单用，如桑椹冲剂。

（2）生津润燥　用于津伤口渴，肠燥便秘。本品甘寒，既能生津止渴"主消渴"，用于津伤口渴，内热消渴，可食用鲜品，或与麦冬、天花粉等同用。又能"润而下行"通大便。用于肠燥津亏之便秘，常与当归、何首乌、火麻仁等同用，如常通舒冲剂。

【用法用量】煎服，10～15g。

【使用注意】大便溏薄者慎用。

学中做：桑椹、桑叶、桑枝、桑白皮均来源于桑，四者的功效分别是什么，分别治疗什么病证？

龟甲《神农本草经》

【来源】本品为龟科动物乌龟的背甲及腹甲。

【成分】蛋白质、氨基酸、龟甲胶、脂肪、微量元素等。

【性味归经】咸、甘，微寒。归肝、肾、心经。

【功效应用】

（1）滋阴潜阳　用于阴虚诸证。本品既能滋补肝肾之阴而退内热，又可潜降肝阳而息内风。治阴虚内热，骨蒸盗汗，常配伍熟地黄、知母、黄柏等，如大补阴丸；治阴虚阳亢，头晕目眩，常配伍生地黄、石决明、菊花等；治热病伤阴，虚风内动，舌干红绛，手足蠕动，常配伍生地黄、牡蛎、鳖甲等。

（2）益肾健骨　用于肾虚筋骨痿弱。本品长于滋阴益肾，又能健骨，常治疗肝肾阴虚之筋骨不健、腰膝酸软、小儿囟门不合等。常与熟地黄、知母、黄柏同用，如虎潜丸。

（3）固经止血　用于月经过多、崩漏。本品滋补肾阴以固冲任，又性微寒清热，兼能止血。用于治疗阴虚血热，冲任不固之崩漏、月经过多等，常与椿根皮、黄柏、香附等同用，如固经丸。

（4）养血补心　用于心血虚之惊悸、失眠、健忘。本品具有养血补心的功效，治疗心血虚之惊悸、失眠、健忘等，常与龙骨、远志、菖蒲等同用，如孔圣枕中丹。

【用法用量】煎服，9～24g，宜捣碎先煎。本品经砂炒醋淬后，有效成分更容易煎出。

学习总结

知识点导图

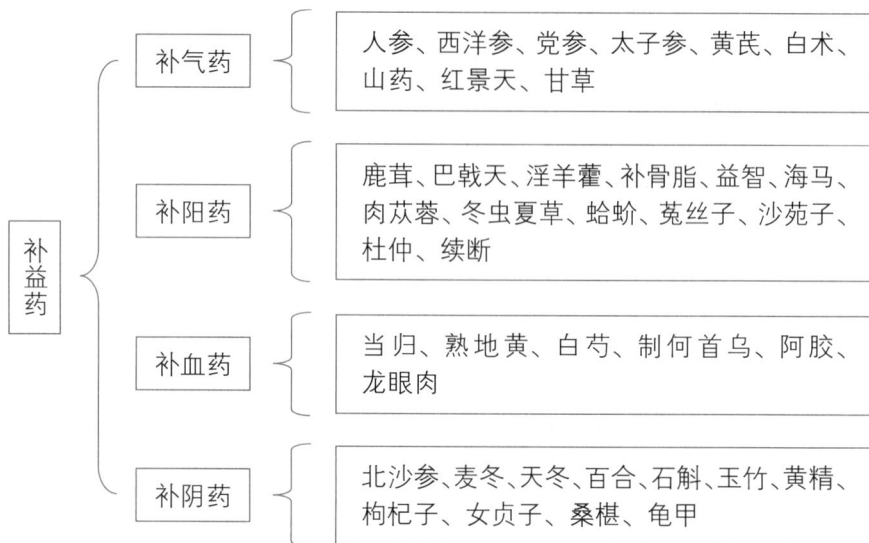

补益药
- 补气药：人参、西洋参、党参、太子参、黄芪、白术、山药、红景天、甘草
- 补阳药：鹿茸、巴戟天、淫羊藿、补骨脂、益智、海马、肉苁蓉、冬虫夏草、蛤蚧、菟丝子、沙苑子、杜仲、续断
- 补血药：当归、熟地黄、白芍、制何首乌、阿胶、龙眼肉
- 补阴药：北沙参、麦冬、天冬、百合、石斛、玉竹、黄精、枸杞子、女贞子、桑椹、龟甲

目标检测

一、选择题

（一）A 题型（最佳选择题）

1. 既养阴润肺，又清心安神的药是（　　）
   A. 百合　　　　　B. 百部　　　　　C. 酸枣仁　　　　　D. 龙眼肉　　　　　E. 天冬

2. 黄芪的功效有（　　）
   A. 补脾肺肾，固精止带　　　　　B. 补气养阴，清火生津
   C. 补气健脾，止汗安胎　　　　　D. 补气升阳，利尿消肿　　E. 健脾化湿，消暑解毒

3. 补气缓急宜炙用，泻火解毒宜生用的药是（　　）
   A. 大枣　　　　　B. 黄芪　　　　　C. 甘草　　　　　D. 白扁豆　　　　　E. 太子参

4. 既滋肾补肝，又清虚热的药是（　　）
   A. 黄精　　　　　B. 秦艽　　　　　C. 地骨皮　　　　　D. 女贞子　　　　　E. 枸杞子

5. 能健脾益肺，养血生津的是（　　）
   A. 党参　　　　　B. 蜂蜜　　　　　C. 饴糖　　　　　D. 红景天　　　　　E. 绞股蓝

6. 既可健脾，又能润肺，益肾的是（　　）
   A. 石斛　　　　　B. 黄精　　　　　C. 百合　　　　　D. 北沙参　　　　　E. 枸杞子

7. 既补益心脾，又养血安神的药是（　　）
   A. 玉竹　　　　　B. 海马　　　　　C. 大枣　　　　　D. 沙苑子　　　　　E. 龙眼肉

8. 枸杞子的功效是（　）

A. 润肺养阴，益胃生津　　　　　B. 养胃生津，滋阴除热

C. 温肾壮阳，祛寒除湿　　　　　D. 滋补肝肾，益精明目

E. 润肺滋阴，补脾益气

9. 能补肾阳，益精血，润肠通便的药是（　）

A. 海马　　　　B. 鹿茸　　　　C. 淫羊藿　　　　D. 补骨脂　　　　E. 肉苁蓉

10. 石斛除益胃生津外，又能（　）

A. 滋阴清热　　B. 补脾益气　　C. 凉血止血　　　D. 清心安神　　　E. 清肝明目

（二）X 题型（多项选择题）

11. 人参的主治病证有（　）

A. 消渴　　　　B. 肺气虚弱　　C. 津伤口渴　　　D. 失眠多梦　　　E. 气虚欲脱

12. 龟甲的功效有（　）

A. 滋阴潜阳　　B. 益肾健骨　　C. 清退虚热　　　D. 养血补心　　　E. 固经止血

13. 白术的适应证有（　）

A. 脾虚水肿　　　　　　　　　B. 脾虚胎动不安　　　　　　C. 痰饮

D. 脾虚食少便溏　　　　　　　E. 表虚自汗

14. 菟丝子的功效有（　）

A. 补阴　　　　B. 固精　　　　C. 缩尿　　　　　D. 安胎　　　　　E. 明目

二、综合问答题

1. 简述补益药的分类、每一类的主要作用及代表药物。

2. 简述补益药的使用注意。

3. 比较人参与党参、白术与苍术、熟地黄与生地黄、制何首乌与生何首乌功效主治的异同。

三、病例分析

王某，女，62 岁，就诊时表述心前区疼痛 4 年余，劳累后加重。现胸闷气短，动则微喘，心悸，心率加速，寐差，口干，自汗盗汗，面色无华。舌红无苔，脉沉数无力。

讨论：

1. 本病例为何种病证，请做简要辨证分析。

2. 请写出本病例的治法与方药？

模块二十三
泻 下 药

扫一扫

中药性状图

学习目标

知识目标

1. 掌握泻下药的药性、功效、临床应用、使用注意等内容。

2. 熟悉泻下药的来源。

3. 了解泻下药的现代研究概况。

技能目标

1. 认识常见泻下药的中药饮片，能够运用所学中医诊断知识分析所治疾病的病因病机，具有辨证选药的能力。

2. 能结合长期使用泻下药副作用，培养学生合理安全用药的意识。

3. 通过查询现代研究概况，锻炼学生利用图书馆和网络获取知识的能力。

素质目标

1. 增强合理安全用药、爱护健康、敬畏生命的意识。

2. 培养严谨细致的职业精神。

情景导入

扫一扫

数字资源23-1
泻下药视频

据说南朝梁武帝萧衍年轻时体弱多病，经常找郎中给他看病，常常用大黄一药，每次药到病除，所以对大黄的药用价值深信不疑，情有独钟。到了晚年，坐上了帝王的宝座，有病时也念念不忘大黄这味良药。

有一次，老毛病发了，发起了高热，他又想到了大黄。可是身边的太医姚僧垣却不同意用大黄，对他说："大黄是一味快药，至尊年高，不能轻易使用。"梁武帝固执己见，用后，病情反而加重，差点送了他的老命。

梁元帝萧绎患有心腹疾病，经常发作。一次，疾病又发作，当时请来了众太医，由于大黄曾给梁武帝带来了严重后果，众太医主张用一些"平和"的药物慢慢"宣通"，不宜再用峻猛大黄。唯独姚僧垣持不同意见，认为梁元帝的脉象洪大而实，积食未化，妨碍了心腹功能的运行，必须用大黄一药，方能解决问题，征得皇帝同意后，姚僧垣果断应用大黄，很快治好了梁元帝的疾患。

史书记载，清代名医徐灵胎给一书生看病，辨证之后，认为需要用大黄一药，当时很多患者对大黄的应用抱有偏见，不肯用此药，于是诡称药是用雪蛤蟆配制成的药丸，服后药到病除。可见大黄只要使用得当，效果非常好。

导学讨论：

通过对比大黄用药事项，我们应该如何求医求学？

情景解析

重难点分析

学习重点　1.泻下药的概念、分类、适应证、使用注意等。
　　　　　　　2.常见泻下药的性状特征与临床功效。

学习难点　1.攻下、润下及峻下逐水药物适应证的证候特征与常见体征。
　　　　　　　2.大黄、芒硝、火麻仁、郁李仁、甘遂、巴豆、牵牛子的识别、药性特点、功效与应用、使用注意。

◇◇◇◇ 岐黄要义 ◇◇◇◇

近年来，中、西医结合治疗急腹症，在内服药方面，根据中医的"不通则痛"以及"六腑以通为用"等原理，对某些急腹症属于实热结滞证候的，应用通里攻下、清热泻火的方法，获得良好疗效，从而免除手术治疗，减轻患者痛苦。作为中医药人，要坚定从事中医药理念，大医精诚，医者仁心，树立良好的医德医风。

定义：凡能滑利大肠，促进排便，引起腹泻，用以治疗大便秘结或里实积滞证为主要作用的药物，称为泻下药。

本类药为沉降之品，主归大肠经。主要具有泻下通便作用，以排除胃肠积滞和燥屎等；或有清热泻火，使实热壅滞之邪通过泻下而清解，起到"上病下治""釜底抽薪"的作用；或有逐水退肿，使水湿停饮随二便排出，达到祛除停饮、消退水肿的目的。部分药物还兼有解毒、活血祛等作用。主要适用于大便秘结、胃肠积滞等里实证，部分药物还可用于疮痈肿毒、瘀血等证。

根据其作用特点及主治病证的不同，分为攻下药、润下药、峻下逐水药三类。

使用泻下药时，应当根据便秘的虚实寒热以及里实积滞的具体情况，合理选用泻下药。攻下药、峻下逐水药作用峻猛，妊娠期、哺乳期、月经期的妇女忌用；老人、小儿、体虚者慎用。使用作用较强的泻下药时，当奏效即止，不可过量。使用作用峻猛而有毒性的泻下药时，当选择其炮制品种、控制剂量，以免中毒。

单元一　攻下药

攻下药，多属味苦性寒，既能通便，又能泻火，适用于大便燥结、宿食停积、实热壅滞等证。

大黄 《神农本草经》

【来源】本品为蓼科植物掌叶大黄、唐古特大黄或药用大黄的干燥根和根茎。

【成分】主要成分为蒽醌类、蒽酮类、二苯乙烯类、鞣质类、苯丁酮类等。

【性味归经】苦，寒。归脾、胃、大肠、肝、心包经。

【功效应用】（为治疗积滞便秘之要药）

（1）泻下攻积，清热泻火 用于胃肠积滞，大便秘结。本品苦寒沉降，为泻下攻积要药。治热结便秘、高热不退、神昏谵语，常与芒硝、厚朴、枳实等配伍，如大承气汤；治脾阳不足，冷积便秘者，可与附子、干姜等同用，如温脾汤；治湿热痢疾初起，腹痛里急后重者，常与黄连、木香等同用，如芍药汤；对食积泻痢，大便不爽，常与青皮、槟榔等同用，如木香槟榔丸。

（2）凉血止血 用于血热妄行之出血证，及火邪上炎之目赤、咽痛、牙龈肿痛等证。本品能泻血分实热，有凉血止血之功。治血热妄行之吐血、衄血、咯血，常与黄连、黄芩等配伍，如泻心汤；治火邪上炎目赤、咽痛、口舌生疮，常与黄芩、栀子等同用。

（3）解毒 用于热毒疮疡，丹毒及烧烫伤。本品可使热毒下泄。治疮痈、丹毒初起，红肿疼痛，常与金银花、连翘、紫花地丁等同用；治瘀热壅滞之肠痈，常与牡丹皮、桃仁等同用，如大黄牡丹汤；治水火烫伤，可用大黄粉，蜂蜜或鸡蛋清调敷，或配地榆粉，用麻油调敷。

（4）活血祛瘀 用于产后瘀滞腹痛，瘀血凝滞、月经不通，以及跌打损伤、瘀滞作痛等症。本品入血分，能破血行瘀。治蓄血证，瘀热结聚下焦，少腹急结或硬满者，常配桃仁、芒硝等同用，如桃核承气汤；治妇女经闭，月经不调及产后瘀滞腹痛，常与当归、益母草等配伍；治跌打损伤，瘀肿疼痛，可与桃红、红花等同用，如复元活血汤。

（5）清泄湿热 用于黄疸，淋证。本品能清泄湿热，治湿热黄疸，常与茵陈、栀子等同用，如茵陈蒿汤；治湿热淋证，常配木通、车前子等同用，如八正散。

【用法用量】3～15g；用于泻下不宜久煎。外用适量，研末敷于患处。

【使用注意】本品为峻烈攻下之品，易伤正气，如非实证，不宜妄用；本品苦寒，易伤胃气，脾胃虚弱者慎用；其性沉降，且善活血祛瘀，故妇女怀孕、月经期、哺乳期应忌用。

学中做： 实热积滞便秘，首选（   ）
A. 大黄   B. 巴豆   C. 决明子   D. 番泻叶

知识拓展

大黄现代药理作用

大黄除了传统的药理作用外，还具有广泛的抗肿瘤、抗菌抗炎、调节免疫系统与降血脂等作用。大黄酚能够抑制肿瘤细胞的生长，并诱导其凋亡；大黄蒽醌衍生物具有不同程度的抗菌活性；具有双向调节免疫系统的功能，且对炎症细胞因子也有一定的抑制作用。

芒硝 《名医别录》

【来源】本品为硫酸盐类矿物芒硝族芒硝，经加工精制而成的结晶体。

【成分】主含含水硫酸钠（$Na_2SO_4 \cdot 10H_2O$）。

【性味归经】咸、苦，寒。归胃、大肠经。

【功效应用】

（1）泻下通便，润燥软坚　用于实热积滞，大便燥结。本品苦、咸而寒，其性降泄，有泄热通便、润燥软坚作用。治大便燥结、腹满胀痛等证，常与大黄相须为用，如大承气汤、调胃承气汤；若邪热与水饮互结，心下至少腹硬满而痛者，可与大黄、甘遂同用，如大陷胸汤。

（2）清火消肿　用于口疮，咽痛，目赤及疮痈肿痛。本品外用能清热解毒消肿。治咽喉肿痛、口疮，可与冰片、硼砂等解毒疗疮药研末吹患处，如冰硼散；治乳痈初起、肠痈、丹毒、皮肤疮痈等，可用本品配冰片外敷；治目赤肿痛可用玄明粉化水滴眼。

【用法用量】6～12g，一般不入煎剂，待汤剂煎得后，溶入汤液中服用。外用适量。

【使用注意】孕妇慎用；不宜与硫黄、三棱同用。

学中思： 含有矿物类的中成药处方在煎煮过程中应有哪些注意事项？

番泻叶 《神农本草经》

【来源】本品为豆科植物狭叶番泻或尖叶番泻的干燥小叶。

【成分】主要成分为蒽醌类、黄酮类、木脂素类、酚酸类及挥发油等成分。

【性味归经】甘、苦，寒。归大肠经。

【功效应用】

泄热行滞，通便，利水　用于热结积滞，便秘腹痛，水肿胀满。本品苦寒降泄，有泻下导滞、清导实热作用。治热结便秘、习惯性便秘及老人便秘，大多单味泡服；治腹水肿胀，可用本品泡服，或与牵牛子、大腹皮等同用。近年来广泛应用于 X 线腹部摄片及腹部、肛门疾病手术前，以清洁肠道。

【用法用量】2～6g，后下，或开水泡服。

【使用注意】孕妇慎用。

单元二　润下药

润下药，多为植物的种仁或果仁，富含油脂，具有润滑作用，使大便易于排出，适用于一切血虚津枯所致的便秘。临床还根据不同病情，适当地与其他药物配伍应用，如热盛伤津而便秘者，可与养阴药配伍；兼血虚者，可与补血药配伍；兼气滞者，须与理气药配伍。

火麻仁

【来源】本品为桑科植物大麻的干燥成熟果实。秋季果实成熟时采收，除去杂质，晒干。

【成分】主要成分为脂肪酸及其酯类。

【性味归经】甘，平。归脾、胃、大肠经。

【功效应用】

润肠通便　用于血虚津亏，肠燥便秘。本品体润多脂，能润肠通便，兼有滋养补虚作用。治老人、产妇及体弱津血不足之肠燥便秘，常与柏子仁、瓜蒌子、郁李仁等同用；若血虚者，常与当归、熟地黄、杏仁等配伍，如益血润肠丸；治肠胃燥热、脾约便秘，可与大黄、厚朴等同用，如麻子仁丸。

【用法用量】10～15g。

【使用注意】置阴凉干燥处，防热，防蛀。

郁李仁

【来源】 本品为蔷薇科植物欧李、郁李或长柄扁桃的干燥成熟种子。前二种习称"小李仁"，后一种习称"大李仁"。夏、秋二季采收成熟果实，除去果肉和核壳，取出种子，干燥。

【成分】主要成分为黄酮类、有机酸类、三萜类等。

【性味归经】辛、苦、甘，平。归脾、大肠、小肠经。

【功效应用】

（1）润肠通便 用于津枯肠燥，腹胀便秘。本品能润肠通便，兼行肠中气滞，多用于大肠气滞，肠燥便秘之证，常与柏子仁、杏仁等配伍，如五仁丸；对血虚肠燥便秘，可与当归、何首乌等同用。

（2）利水消肿 用于水肿，脚气，小便不利。本品有下气利水消肿作用。常与桑白皮、赤小豆等配伍，如郁李仁汤。

【用法用量】6～10g。

【使用注意】孕妇慎用。

ⓠ 学中做：试搜集含有润下药的中成药，举例说明该中成药运用润下药的功效是什么？

单元三　峻下逐水药

甘遂

【来源】本品为大戟科植物甘遂的干燥块根。春季开花前或秋末茎叶枯萎后采挖，撞去外皮，晒干。

【成分】主要成分为二萜类、三萜类及甾体类。

【性味归经】苦，寒；有毒。归肺、肾、大肠经。

【功效应用】

（1）泻水逐饮 用于水肿胀满，胸腹积水，痰饮积聚，气逆咳喘，二便不利。本品泻水逐饮力峻，可用于胸水腹水、面浮水肿等症，常配牵牛子、大戟、芫花等同用。本品又能用于痰迷癫痫，可配朱砂应用。

（2）消肿散结 用于痈肿疮毒。可用甘遂末水调外敷。亦可配伍使用。

【用法用量】0.5～1.5g，炮制后多入丸、散用。外用适量，生用。

【使用注意】孕妇禁用；不宜与甘草同用。

京大戟

【来源】本品为大戟科植物大戟的干燥根。秋、冬二季采挖，洗净，晒干。

【成分】主要含单萜和倍半萜、二萜类、三萜类、黄酮类、鞣质类成分。其中萜类成分为京大戟的主要活性成分。

【性味归经】苦，寒；有毒。归肺、脾、肾经。

【功效应用】

泻水逐饮，消肿散结。用于水肿胀满，胸腹积水，痰饮积聚，气逆咳喘，二便不利，痈肿疮毒，瘰疬痰核。

【用法用量】1.5～3g。入丸、散服，每次 1g；内服醋制用。外用适量，生用。

【使用注意】孕妇禁用；不宜与甘草同用。

商陆

【来源】本品为商陆科植物商陆或垂序商陆的干燥根。秋季至次春采挖，除去须根和泥沙，切成块或片，晒干或阴干。

【成分】主要为三萜皂苷类、黄酮类、酚酸类、甾醇类及多糖类等。其中，三萜皂苷类是其特征性化学成分，主要是商陆皂苷元。

【性味归经】苦，寒；有毒。归肺、脾、肾、大肠经。

【功效应用】

逐水消肿，通利二便；外用解毒散结。用于水肿胀满，二便不通；外治痈肿疮毒。

【用法用量】3～9g。外用适量，煎汤熏洗。

【使用注意】孕妇禁用。

牵牛子

【来源】本品为旋花科植物裂叶牵牛或圆叶牵牛的干燥成熟种子。秋末果实成熟、果壳未开裂时采割植株，晒干，打下种子，除去杂质。

【成分】主要成分为苷类、生物碱类、肽类、酚酸类、脂肪油等。

【性味归经】苦、寒；有毒。归肺、肾、大肠经。

【功效应用】

（1）泻下逐水　用于水肿胀满。本品能通利二便而排泄水湿，治疗水湿停滞之水肿臌胀，二便不利。作用较甘遂、大戟稍缓。如舟车丸。

（2）消痰逐饮　用于痰饮喘咳。本品能泻肺气，逐痰饮。治疗痰壅气阻，咳嗽不利，胸高喘急。

（3）杀虫攻积　用于虫积腹痛。本品能杀灭蛔虫、绦虫、姜片虫等肠道寄生虫，并借其泻下作用促使虫体排出。

【用法用量】3～6g。入丸、散服，每次 1.5～3g。

【使用注意】孕妇禁用；不宜与巴豆、巴豆霜同用。

巴豆

【来源】本品为大戟科植物巴豆的干燥成熟果实。秋季果实成熟时采收，堆置 2～3 天，摊开，干燥。

【成分】巴豆的种仁含脂肪油 34%～57%，蛋白质约 18%。主要成分为二萜类及其脂类、生物碱类及植物毒蛋白类。

【性味归经】辛，热；有大毒。归胃、大肠经。

【功效应用】

（1）峻下冷积，逐水退肿　用于寒积便秘，水肿，腹水。本品药性猛烈，为温通峻下药，能祛寒积而通便秘，泻积水而消水肿，适用于身体壮实的水肿、腹水，以及寒积便秘等症。治寒积便秘，常与干姜、大黄等配伍；治腹水、水肿，可与杏仁等同用。

（2）外用蚀疮。用于恶疮疥癣，疣痣。本品外用可去疮毒，蚀腐肉。对痈疽成脓未溃者，常与乳香、没药、木鳖子等制成膏剂外贴患处，如验方咬头膏；痈疽溃后，腐肉不脱，可用本品炒至烟尽研敷；对疥癣，可用巴豆仁捣泥加雄黄和匀外擦。

【用法用量】外用适量，研末涂患处，或捣烂以纱布包擦患处。

【使用注意】孕妇禁用；不宜与牵牛子同用。

芫花

【来源】本品为瑞香科植物芫花的干燥花蕾。春季花未开放时采收，除去杂质，干燥。

【成分】主要成分为香豆素类、木脂素类、黄酮类、双黄酮类、绿原酸类、酚苷类等。

【性味归经】苦、辛，温；有毒。归肺、脾、肾经。

【功效应用】

（1）泻水逐饮　用于水肿胀满，胸腹积水，痰饮积聚，气逆咳喘，二便不利。

（2）外用杀虫疗疮。外治疥癣秃疮，痈肿，冻疮。

【用法用量】1.5～3g。醋芫花研末吞服，一次 0.6～0.9g，一日 1 次。外用适量。

【使用注意】孕妇禁用；不宜与甘草同用。

学习总结

知识点导图

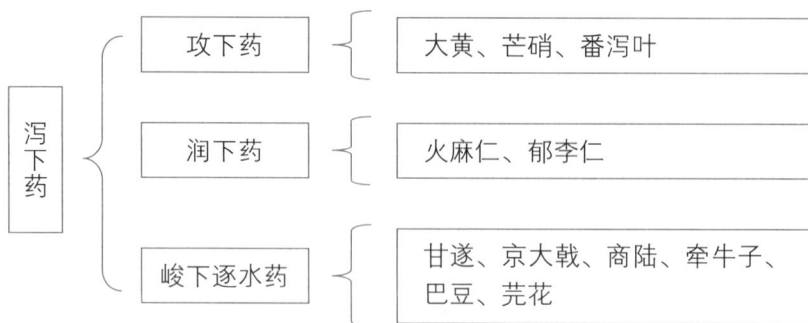

目标检测

一、选择题

A 题型（最佳选择题）

1.大黄用于血热妄行之吐血、衄血，取其作用是（　）

    A.凉血止血　　B.清热泻火、止血

    C.收敛止血　　D.泻火

    E.化瘀止血

2.既能泻下，又能泻火、解毒的最常用药物是（　　）

　　A.番泻叶　　　　B.芦荟　　　　C.郁李仁　　　　D.芒硝　　　　E.大黄

3.清热泻火作用较强的泻下药是（　　）

　　A.番泻叶　　　　B.大黄　　　　C.甘遂　　　　D.商陆　　　　E.火麻仁

4.既能泻下，又能活血祛瘀的药物是（　　）

　　A.甘遂　　　　B.牵牛子　　　　C.大黄　　　　D.郁李仁　　　　E.芦荟

5.治疗黄疸、淋证等湿热病证，应选用的药物是（　　）

　　A.郁李仁　　　　B.大黄　　　　C.芦荟　　　　D.番泻叶　　　　E.商陆

6.可用于治疗瘀血证的药物是（　　）

　　A.芒硝　　　　B.番泻叶　　　　C.郁李仁　　　　D.京大戟　　　　E.大黄

7.可用于热毒疮疡、烧伤烫伤的药物是（　　）

　　A.大黄　　　　B.郁李仁　　　　C.火麻仁　　　　D.芫花　　　　E.牵牛子

8.最常用于热结便秘的药物是（　　）

　　A.郁李仁　　　　B.大黄　　　　C.火麻仁　　　　D.芫花　　　　E.京大戟

二、填空题

1.泻下药主要适用于（　　）、（　　）、（　　）及（　　）等里实证。

2.生大黄泻下力（　　），入汤剂宜（　　）。

三、综合问答题

1.试述峻下逐水药的性味、作用特点、主要适应证及使用注意。

2.试述巴豆的功效、应用要点及使用注意。

模块二十四
消 食 药

学习目标

知识目标

1. 掌握消食药的基本概念、消食药的特点。
2. 消食药中要药的功能主治。
3. 了解消食药的现代研究概况。

技能目标

1. 认识常见消食药的中药饮片，能够运用所学中医诊断知识分析所治疾病的病因病机，具有辨证选药的能力。
2. 能结合长期使用消食药的副作用，培养学生合理安全用药的意识。
3. 通过查询现代研究概况，锻炼学生利用图书馆和网络获取知识的能力。

素质目标

1. 增强合理安全用药、爱护健康、敬畏生命的意识。
2. 培养严谨细致的职业精神。

扫一扫

中药性状图

情景导入

传说有一年慈禧太后过生日，由于山珍海味各色精美食品吃得过多，她病倒了。政治上一贯机敏的慈禧，这次在饮食上却失算了。她不理解这是因贪吃厚腻而得的病，反而命令御医用上等人参煎成"独参汤"进补。这对她的病无疑是火上浇油。"独参汤"服过，不但没有使她病体好转，反而日甚一日地觉得头胀、胸闷、浑身无力，不思饮食，并且脾气暴躁，鼻孔流血。御医们没能治好，只得张榜求医。有一位郎中看了皇榜，经过分析，心里有了数，便揭榜而去。他进宫给慈禧诊断之后，即从药箱里取了三钱莱菔子，将其研为细末，再用茶水、面粉调匀，做成药丸呈上去，美其名曰："小罗汉丸"。没想到，慈禧服了三天，竟然病好了。慈禧大喜，赐给这位郎中一个红顶子（清代官衔的标志）。这就是"三钱莱菔子，换个红顶子"佳话的来历。

情景解析

332

💡 **重难点分析**

学习重点　1. 消食药的基本概念、消食药的特点。
　　　　　　　2. 消食药中要药的功能主治。
学习难点　1. 能以山楂、青芽、神曲、鸡内金为例详细说明消食药在临床应用的要点。
　　　　　　　2. 能比较消食药的共性和个性，找出临床应用的共同点和区分点。

◇◇◇◇ **岐黄要义** ◇◇◇◇

"民以食为天""饮食者，人之命脉也"等名言警句强调了一日三餐在人体生命活动中的重要地位。多吃点，吃好点，趁热吃为人们长挂嘴边的饮食误区，多吃点的后果——饮食自倍，脾胃乃伤。吃好点的后果——膏粱厚味，足生大疔。因而我们应谨记中医阴阳平衡，合理膳食，营养均衡的原则，出现食积痞满，合理运用消食药，善于将所学中医药内容运用到生活中，发挥专业所长，健康你我他，服务"健康中国"。

定义：凡以消化食积为主要功效的药物，称为消食药。

消食药多味甘性平。具消食化积以及健脾开胃，和中之功。主治宿食停留，饮食不消所致之脘腹胀满、嗳腐吞酸、恶心呕吐、不思饮食、大便失常；以及脾胃虚弱、消化不良等症。

本类药物多属渐消缓散之品，适用于病情较缓、积滞不甚者。然而，食积者多有兼证，故应根据不同病情予以适当配伍。以标本兼顾，使消积而不伤正，不可单用消食药取效。本类药物虽多数效缓，但仍不乏有耗气之弊，故气虚而无积滞者慎用。

山楂 《本草经集注》

【来源】本品为蔷薇科植物山里红或山楂的干燥成熟果实。秋季果实成熟时采收，切片，干燥。

【成分】黄酮类、三萜类、有机酸等化合物。

【性味归经】酸、甘，微温。归脾、胃、肝经。

【功效应用】（为消除油腻肉食积滞要药）

（1）消食化积　用于饮食积滞。本品能治各种饮食积，尤为消化油腻肉食积滞之要药，单味煎服有效。焦山楂常与焦神曲、焦麦芽配伍，合称"焦三仙"。

（2）行气　用于泻痢腹痛、疝气痛。本品入肝经，能行气散结止痛，炒用兼能止泻止痢。治泻痢腹痛，可单用焦山楂水煎服，或用山楂炭研末服；治疝气痛，常与橘核、荔枝核等药同用。

（3）散瘀　用于瘀滞胸腹痛、痛经。本品性温，入肝经血分，能通行气血，治疗瘀滞胸胁痛及产后瘀阻腹痛、恶露不尽或痛经、经闭，可单用或配伍使用。

现代单用本品制剂治疗冠心病、高血压病、高脂血症、细菌性痢疾等，均有较好疗效。

【用法用量】9～12g。消食炒用，止泻、化瘀炒炭用。

【使用注意】多食耗气、损齿、易饥，空腹及体弱或虚病后或胃酸分泌过多者慎用。

神曲 《药性论》

【来源】本品为辣蓼、青蒿、杏仁泥、赤小豆、鲜苍耳加入面粉或麸皮后发酵而成的曲剂。生用或炒用。

【成分】主要成分为酵母菌、淀粉酶、挥发油、脂肪油等。

【性味归经】甘、辛、温。归脾、胃经。

【功效应用】

健脾和胃，消食化积。用于食欲不振，呕吐泻痢；饮食停滞，消化不良，脘腹胀满。

【用法用量】煎服，6～15g。消食宜炒用。

🔖 学中思：试从功效主治的角度比较山楂和莱菔子的异同点。

麦芽 《药性论》

【来源】本品为禾本科植物大麦的成熟果实经发芽干燥的炮制加工品。将麦粒用水浸泡后，保持适宜温、湿度，待幼芽长至约5mm时，晒干或低温干燥。

【成分】主要成分为多糖类、酶类、生物碱类等，主要为麦芽糖。

【性味归经】甘，平。归脾、胃经。

【功效应用】

（1）健胃消食　用于饮食积滞。本品能促进淀粉性食物的消化，主治米面薯芋类食滞不化，也可用于小儿乳食停滞、脾虚食少、食后饱胀等。单用或配伍山楂、神曲同用。

（2）回乳消胀　用于断乳、乳房胀痛。单用生麦芽或炒麦芽120g（或生、炒麦芽各60g），煎服。

此外，本品又兼能疏肝解郁，用治肝气郁滞等证，常作为辅助之品。1.行气消食，健脾开胃用于食积不消，脘腹胀痛，脾虚食少。

【用法用量】10～15g；回乳炒用60g。

【使用注意】哺乳期妇女不宜使用。

🔖 学中做：哪种情况不宜用麦芽（　　）
A.行经期　B.妊娠期　C.哺乳期　D.更年期

莱菔子

【来源】本品为十字花科植物萝卜的干燥成熟种子。夏季果实成熟时采割植株，晒干，搓出种子，除去杂质，再晒干。

【成分】主要成分为挥发油类、脂肪酸类、异硫氰酸盐类、生物碱类等。

【性味归经】辛、甘，平。归肺、脾、胃经。

【功效应用】（善消面食积滞）

消食除胀，降气化痰。用于饮食停滞，脘腹胀痛，大便秘结，积滞泻痢，痰壅喘咳。

【用法用量】5～12g。

【使用注意】本品能耗气，气虚及无食积、痰滞者慎用，一般不与人参同用。

鸡内金

【来源】本品为雉科动物家鸡的干燥沙囊内壁。杀鸡后，取出鸡肫，立即剥下内壁，洗净，干燥。

【成分】主要含胃蛋白酶、淀粉酶、类角蛋白、胃激素、黏多糖等多种成分。

【性味归经】甘，平。归脾、胃、小肠、膀胱经。

【功效应用】（善消淀粉类积滞）

（1）健胃消食　用于饮食积滞、小儿疳积。本品消食化积作用较强，并可健运脾胃，故广泛用于米面薯芋、乳、肉等各种食积证。病情较轻者，单味研末服即有效。

（2）涩精止遗　用于肾虚遗精遗尿。治遗精可单用本品炒焦研末，温酒送服。治遗尿可与菟丝子、桑螵蛸等收涩药同用。

（3）通淋化石　消结石用于砂石淋证、胆结石。常与金钱草、海金沙等药同用。

【用法用量】3～10g。研末服，每次 1.5～3g，研末用效果比煎剂好。

【使用注意】脾虚无积滞者慎用。

学中做： 前几年有一工人得了肾结石，单服一味鸡内金即排出。该工人是听人说鸡内金有效，就去药店买了一斤鸡内金回来每天煮水当茶喝，喝了一个月左右，结果从小便里排出三颗豆子大小的石头。

学习总结

知识点导图

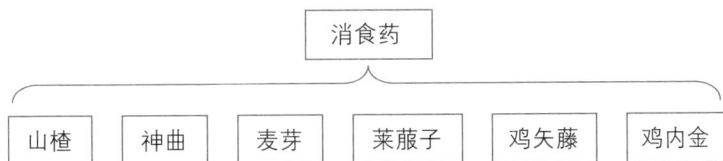

消食药：山楂　神曲　麦芽　莱菔子　鸡矢藤　鸡内金

目标检测

一、选择题

A 题型（最佳选择题）

1. 具有通淋化石作用的消食药是（　　）。
　　A. 山楂　　　　B. 麦芽　　　　C. 鸡内金　　　　D. 莱菔子

2. 治疗肉积不消、脘腹胀满之证，且长于活血化瘀的药应首选（　　）。
　　A. 麦芽　　　　B. 神曲　　　　C. 山楂　　　　D. 莱菔子

3. 丸剂中有金石药品难于消化吸收者，多与（　　）为丸以助消化。
　　A. 麦芽　　　　B. 神曲　　　　C. 山楂　　　　D. 莱菔子

二、案例分析题

一位 30 岁男性昨晚吃烤肉太多，今日出现腹胀、嗳气酸腐、大便臭秽、不思饮食的症状。平时体健。请问应该用哪种消食药最合适？

模块二十五
收 涩 药

学习目标

知识目标

1. 学会脱证症状特征。
2. 学会常见收涩药的性状特征与功效。

技能目标

1. 能对常见收涩药进行性状鉴别。
2. 能够对脱证辨证并合理用药。

素质目标

1. 增强合理安全用药、爱护健康、敬畏生命的意识。
2. 培养严谨细致的职业精神。

扫一扫

中药性状图

情景导入

传说明朝开国皇帝朱元璋与覆盆子有一段传奇故事。元朝末年，朱元璋与陈友谅在浙江争霸天下，朱元璋兵败后曾屯军千亩田，养精蓄锐，操练士兵。

离千亩田不远的半山腰有个村落，这里青山环抱，绿树成荫，冬暖夏凉，气候宜人，全年只有半个夏天，故名半夏村。春末夏初的一天，朱元璋率领一批将士来到半夏村招兵买马，征集粮草，只见山坡上到处是鲜红的果子，这就是"牛奶姆"，朱元璋小时候放过牛，知道这个东西可以吃，于是就自己带头并命令士兵以果充饥。

扫一扫

数字资源25-1
收涩药视频

出人意料的是当晚有夜尿症的士兵起夜少了，第二天士兵们的小便如瀑倾泄，竟把尿盆给打翻了。消息传到朱元璋耳里，"覆盆，覆盆！天助我也"！朱元璋南征北战几十年就是要推翻元朝，来个天翻地覆，于是便给这个收水缩尿的"牛奶姆"赐名"覆盆子"。

导学讨论：

1. 根据覆盆子有固精缩尿的功效判断覆盆子的药味？
2. 生活中还有哪些药食两用的中药？

情景解析

重难点分析

学习重点　1. 脱证的证候特征与常见体征。
　　　　　2. 常见收涩药的性状特征与临床功效。
学习难点　1. 同类中药功效异同点及精准用药。
　　　　　2. 性状相似药材的性状鉴别。

◇◇◇ 岐黄要义 ◇◇◇

大家在本模块中将共同认识脱证的证候特征，共同学习收涩药的性状鉴别与功效运用。其中，麻黄根和麻黄来源同一个植物不同的入药部位，药效完全相反，麻黄发汗，麻黄根止汗，如果错把麻黄根当麻黄使用，则可能造成严重的医疗事故。因此作为医药工作者，我们不仅要扎实学好专业知识，在行医用药时做到医术精湛，同时需要养成谨小慎微，切不可麻痹大意的职业习惯，有着对患者生命健康的高度责任感。

定义：以收敛固涩为主要功效，用以治疗滑脱诸证的药物，称收涩药，也称固涩药。

滑脱证是指体内津液过多的排出体外，一般都是体虚所致。包括表虚不固所致汗液过多排泄之自汗；阴虚所致之盗汗；肾虚所致之遗精遗尿、带下；肺虚所致咳喘；脾虚之泻痢等。

收涩药多具有酸味，能收敛固涩，有止汗、止咳、止血等功效。主要用于体虚正气不固所致的久咳虚喘、久泻久痢、自汗盗汗、遗精滑精、遗尿尿频及崩带不止等滑脱不禁之证。

使用收涩药时，应当注意：① 因滑脱证本有正气虚弱，收涩药只是治病之标，因此在运用收涩药时，须与补虚药配合。② 收涩药有恋邪之弊，凡表邪未解，内有湿滞以及郁热未清者，均不宜用。

单元一　止汗药

本类药气味多涩平，以益气固表、收敛止汗为主要功效，适用于体虚卫外不固，阴液不能内守而致自汗、盗汗。症见自汗，盗汗。常自汗出，夜卧更甚，或稍动汗出淋漓、心悸惊惕、短气烦倦、舌淡红、脉细弱等。

麻黄根

【来源】本品为麻黄科植物草麻黄或中麻黄的干燥根和根茎。
【性味归经】甘、涩，平。归心、肺经。
【成分】主要含有麻黄根碱 A、麻黄根碱 B、麻黄根碱 C、麻黄根碱 D、麻黄根素等生物碱成分。

【功效应用】

固表止汗　用于自汗，盗汗。治疗气虚自汗常与黄芪、牡蛎等同用，如牡蛎散；治疗阴虚盗汗，常与生地黄、黄连等同用，如当归六黄汤；治疗产后虚汗不止，常与当归、黄芪等同用，如麻黄根散。

【用法用量】3～9g。外用适量，研粉撒扑。

【使用注意】有表邪者禁用。

♀ 学中思：同是来源于麻黄，麻黄和麻黄根的作用有何区别，分别适用的病证是什么？

浮小麦

【来源】本品为禾本科植物小麦的干燥轻浮瘪瘦的颖果。

【成分】主要含淀粉、蛋白质、糖类等。

【性味归经】甘，凉。归心经。

【功效应用】

（1）益气固表止汗　用于气虚自汗，可与黄芪、牡蛎、麻黄根等同用。治疗阴虚盗汗，可单味研末频服。

（2）清虚热　用于阴虚发热，常与青蒿、鳖甲、生地黄等同用。

【用法用量】煎服，15～30g。

【使用注意】表邪汗出者忌用。

🔄 知识拓展

麻黄根与浮小麦的功效差别

麻黄根与浮小麦二者同为固表止汗药，能实卫气，固腠理，用治气虚自汗、阴虚盗汗等常配伍使用，协同止汗。浮小麦味甘性凉，益气除热而止汗，且具有扶正祛邪之意，故止虚汗外，又用于劳热骨蒸。而麻黄根甘平而涩，敛肺止汗作用较强，为临床止汗专品。其只具有收敛之性，不具扶正作用，故只用于止汗。

单元二　敛肺涩肠药

五味子《神农本草经》

【来源】本品为木兰科植物五味子的干燥成熟果实。

【成分】主要含木脂素类成分、挥发油，还含有多糖、氨基酸等成分。

【性味归经】酸、甘，温。归肺、心、肾经。

【功效应用】

（1）收敛固涩　用于久咳虚喘，虚汗，遗精，滑精。本品味酸收敛，性温而润，能上敛肺气，下滋肾阴，为治疗久咳虚喘之要药。适用于各种久咳、虚喘证，常与罂粟壳、紫菀、山茱萸等同用。治寒饮咳喘，常与麻黄、细辛等同用，如小青龙汤；治阴虚盗汗，常配伍玄参、麦冬等；治肾虚精关不固之遗精、滑精，可配菟丝子、蛇床子等，如三才丸；治阴虚火旺之梦遗泄精，可与麦冬、熟地黄等同用，如麦味地黄丸；治脾肾虚寒之久泻不止，常配伍吴茱萸、肉豆蔻等，如四神丸；治久泻不止，单用本品治梦遗虚脱有效。

（2）益气生津　用于津伤口渴，消渴。本品酸、甘，有益气生津止渴作用。适用于热伤气阴，汗多口渴者，与人参、麦冬同用，如生脉散；治阴虚内热，口渴多饮之消渴，常与山药、天花粉等配伍，如玉液汤。

（3）补肾宁心　用于心悸，失眠，多梦。本品既能滋肾阴，又能益心气、安心神。适用于阴血亏虚、心神失养或心肾不交所致的虚烦心悸、失眠多梦，常与酸枣仁、麦冬、当归等同用，如天王补心丹。

【用法用量】煎服，2～6g；研末服，1～3g。

【使用注意】表邪未解，内有实热，咳嗽初起，麻疹初期，均不宜用。

🔄 **知识拓展**

南五味子和北五味子的区别

南五味子为木兰科植物华中五味子的干燥成熟果实。主产于陕西、湖北等地。

南五味子呈球形或扁球形。表面棕红色至暗棕色，干瘪，皱缩，果肉常紧贴于种子上。种子1～2，肾形，表面棕黄色，有光泽，种皮薄而脆。果肉气微，味微酸、甘，温，归肺、心、肾经。

功效应用方面与北五味子类似，用于久嗽虚喘，梦遗滑精，遗尿尿频，久泻不止，自汗盗汗，津伤口渴，内热消渴，心悸失眠。

五倍子

【来源】本品为漆树科植物盐肤木、青麸杨或红麸杨叶上的虫瘿，主要由五倍子蚜寄生而形成。

【成分】糅质、没食子酸等。

【性味归经】酸、涩，寒。归肺、大肠、肾经。

【功效应用】

（1）敛肺降火　用于肺虚久咳，肺热痰嗽。本品酸涩收敛，性寒清降，入肺经，既能敛肺止咳，又能清肺降火，适用于肺虚久咳，肺热痰嗽。因本品又能止血，故尤宜于咳嗽咯血者。

（2）涩肠止泻　用于久泻久痢。本品酸涩入大肠经，有涩肠止泻之功。用治久泻久痢，可与诃子、五味子等同用，以增强涩肠止泻痢之功。

（3）敛汗　用于自汗、盗汗，本品可敛肺止汗。治自汗、盗汗，可单用研末与荞面等分做饼，煨熟食之；或研末水调敷脐上。也可与其他收敛止汗药配伍。

（4）涩精止遗　用于遗精，滑精。治肾虚精关不固之遗精、滑精者，常与龙骨、牡蛎等同用。

（5）收敛止血　用于崩漏，便血痔血，外伤出血。治崩漏，可单用，或与棕榈炭、血余炭等同用；治便血、痔血，可与槐花、地榆等同用，煎汤内服或熏洗患处。

（6）收湿敛疮　用于痈肿疮毒，皮肤湿烂。治湿疮流水、溃疡不敛、疮疖肿毒、肛脱不收、子宫下垂等，可单味或配合枯矾研末外敷或煎汤熏洗。

此外，本品也可用治消渴。

【用法用量】3～6g。外用适量。

【使用注意】外感咳嗽、湿热泻痢者忌服。

赤石脂

【来源】本品为硅酸盐类矿物多水高岭石族多水高岭石。

【成分】主含四水硅酸铝以及钛、镍、锶、钡等微量元素。

【性味归经】甘、酸、涩，温。归大肠、胃经。

【功效应用】

（1）收涩固脱　赤石脂酸涩质重，甘温调中，善固涩下焦滑脱，固可用于泄泻日久、滑泄不禁、脱肛、带下等病。

（2）收湿敛疮　赤石脂酸涩收敛，同样具有收湿之功，外治疮疡久溃不敛，湿疮脓水浸淫。

（3）收敛止血　赤石脂具收敛止血之功，可用于大便出血、崩漏带下等各种出血之证。

【用法用量】赤石脂内服：9～12g，打碎先煎；或入丸、散。赤石脂外用：外用适量，研末撒或调敷患处。

乌梅 《神农本草经》

【来源】本品为蔷薇科植物梅的干燥近成熟果实。

【成分】柠檬酸、苹果酸、琥珀酸、谷甾醇、维生素C等。

【性味归经】酸、涩，平。归肝、脾、肺、大肠经。

【功效应用】

（1）敛肺止咳　用于肺虚久咳。本品酸涩收敛，能敛肺止咳。适用于肺虚久咳少痰或干咳无痰之证，常与罂粟壳同用。

（2）涩肠止泻，用于久泻久痢。本品酸涩，入大肠经而涩肠止泻，为治疗久泻久痢之常用药。常与肉豆蔻、诃子等配伍，如固肠丸。

（3）安蛔止痛　用于蛔厥腹痛，呕吐。因蛔虫得酸则静，本品味极酸，能安蛔止痛、和胃止呕，为安蛔良药。适用于蛔虫引起的腹痛、呕吐、四肢厥冷之蛔厥证，常与花椒、黄连等同用，如乌梅丸。

（4）生津止渴　用于虚热消渴。本品味酸，善生津液，止烦渴。适用于虚热烦渴，可单用煎服，或与人参、麦冬等同用，如玉泉丸。

此外，本品炒炭后，涩重于酸，止泻力增强，兼止血，可用于崩漏不止，便血等；外敷能消疮毒，可治胬肉外突、头疮等。

【用法用量】6～12g，大剂量可用至30g。外用适量，捣烂或炒炭研末外敷。

【使用注意】外有表邪或内有实热积滞者均不宜服。

🔍 学中做：表面乌黑色或棕黑色，皱缩不平，味极酸的药物是（　　）

A.乌梅　B.五味子　C.桑螵蛸　D.肉豆蔻

肉豆蔻

【来源】本品为肉豆蔻科植物肉豆蔻的干燥种仁。

【成分】主要含挥发油，如去氢二异丁香酚、香桧烯等。

【性味归经】辛，温。归脾、胃、大肠经。

【功效应用】

（1）温中行气　用于胃寒胀痛，食少呕吐。本品辛香温燥，能温中、行气止痛、开胃消食。适用于脾胃虚寒气滞之脘腹胀痛、纳呆、呕吐等证，可与木香、半夏等同用。

（2）涩肠止泻　用于久泻，久痢。本品辛温而涩，入中焦，有固肠止泻作用。治脾肾虚寒之久泻久痢，常与人参、诃子等配伍，如真人养脏汤；治脾肾阳虚、五更泄泻，常与补骨脂、五味子同用，如四神丸。

【用法用量】煎服，3～10g。肉豆蔻油有毒，内服须煨熟去油用。

【使用注意】湿热泻痢者不宜服用。

单元三　固精缩尿止带药

山茱萸 《神农本草经》

【来源】本品为山茱萸科植物山茱萸的干燥成熟果肉。

【成分】主要含环烯醚萜苷类成分，另含有熊果酸、7- 脱氢马钱素、挥发油等成分。

【性味归经】酸、涩，微温。归肝、肾经。

【功效应用】（平补阴阳之要药）

（1）补益肝肾　主要适用于肝肾阴虚之腰膝酸软、头晕耳鸣，常配伍熟地黄、茯苓等，如六味地黄丸；治肾阳不足之腰膝酸软、小便不利，常与附子、桂枝等同用，如肾气丸。

（2）收涩固脱　用于各种滑脱证。本品味酸，有收敛固涩而涩精止遗的作用，还有止汗、止血的作用。治遗精、遗尿等证，常与山药、补骨脂、当归、桑螵蛸等配伍；治肝肾亏虚、冲任不固之崩漏下血、月经过多，常配伍黄芪、白术等，如固冲汤。

【用法用量】煎服，6～12g，急救固脱 20～30g。

【使用注意】素有湿热而致小便淋涩者，不宜应用。

🔎 学中思： 山茱萸与吴茱萸，一字之差，功效相差甚远，请勿混淆，请同学们回顾知识，说一说这两味药的功效分别是什么？分别适用什么病证？

覆盆子

【来源】本品为蔷薇科植物华东覆盆子的干燥果实。

【成分】主含有机酸类成分，糖类及少量维生素 C，还含有三萜类成分、覆盆子酸等。

【性味归经】甘、酸，温。归肝、肾、膀胱经。

【功效应用】

（1）益肾固精缩尿　用于遗精遗尿，阳痿早泄。治遗精早泄、阳痿不育等，常与枸杞子、菟丝子、五味子等同用。治遗尿、尿频，常与桑螵蛸、益智、芡实等同用。

（2）养肝明目　用于肝肾不足，目暗不明、视物昏花等。可单用，或与当归、制何首乌、菟丝子等同用。

【用法用量】煎服，6～12g。覆盆子还可捣汁滴入眼中，治疗目赤等。

桑螵蛸

【来源】本品为螳螂科昆虫大刀螂、小刀郎或巨斧螳螂的干燥卵鞘。

【成分】主要含蛋白质、脂肪、氨基酸、维生素、微量元素等。

【性味归经】甘、咸，平。归肝、肾经。

【功效应用】

（1）固精缩尿　用于遗精滑精，遗尿尿频。本品甘咸入肾，有补肾固精缩尿作用。治肾虚之遗精滑精，常配伍龙骨、五味子等同用，如桑螵蛸丸；治遗尿尿频，可单用，亦可与龙骨、远志等同用，如桑螵蛸散。

（2）补肾助阳　用于肾虚阳痿。本品有补肾助阳之功。治肾阳不足之阳痿，常与鹿茸、肉苁蓉、菟丝子等同用。

【用法用量】煎服，5～10g。

【使用注意】阴虚火旺或膀胱湿热所致的遗精、尿频等忌用。

金樱子

【来源】本品为蔷薇科植物金樱子的干燥成熟果实。

【成分】金樱子多糖等。

【性味归经】酸、甘、涩，平。归肾、膀胱、大肠经。

【功效应用】

（1）固精缩尿、止带　用于遗精遗尿、尿频、崩漏带下。本品无补益作用，功专固敛，治肾虚不固诸证，可单用或配芡实等补肾固涩之品同用，如金樱子膏。

（2）涩肠止泻　用于久泻久痢，本品涩肠力强，治脾虚久泻久痢可单用浓煎服或配伍补益药以标本同治，如金樱子煎。

【用法用量】煎服，6～12g。

莲子

【来源】本品为睡莲科植物莲的干燥成熟种子。

【成分】富含蛋白质、多种维生素和矿物质以及微量元素。

【性味归经】甘、涩，平。归脾、肾、心经。

【功效应用】

（1）固精止带　用于肾虚遗精带下。本品能补肾固肾，但药力和缓，须配伍其他补肾健脾药物同用，如参苓白术散。

（2）补脾止泻　用于脾虚泄泻，本品能补脾涩肠，脾虚所致慢性腹泻者，可每日服用作保健食品。症状较重须与党参、白术等补气健脾药物同用，如金锁固金丸。

（3）益肾养心安神　用于心悸、失眠。本品能养心血、益肾气、交通心肾、治心肾不交之虚烦、心悸、失眠者，常与酸枣仁、茯苓、远志等药同用。

【用法用量】煎服，6～15g。

学习总结

知识点导图

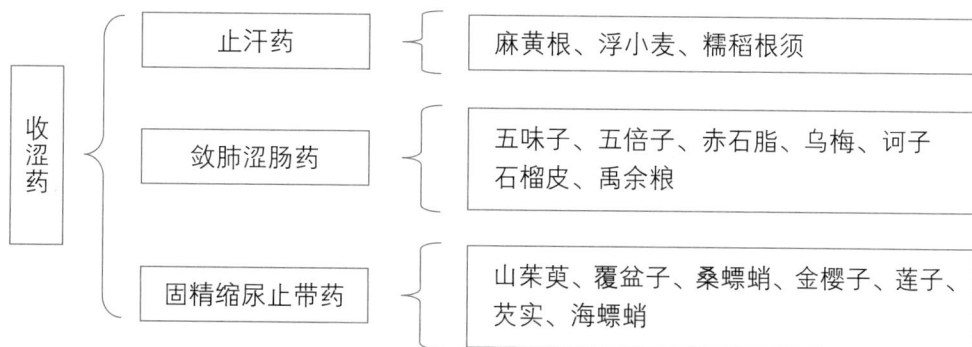

收涩药
- 止汗药 —— 麻黄根、浮小麦、糯稻根须
- 敛肺涩肠药 —— 五味子、五倍子、赤石脂、乌梅、诃子、石榴皮、禹余粮
- 固精缩尿止带药 —— 山茱萸、覆盆子、桑螵蛸、金樱子、莲子、芡实、海螵蛸

目标检测

一、选择题

（一）A 题型（最佳选择题）

1. 既能敛肺止咳，又具有敛汗作用的药物是（　）
　　A. 乌梅　　　　　B. 五味子　　　　C. 桑螵蛸　　　　D. 诃子

2. 既能益肾固精，又能收敛止汗的药物是（　）
　　A. 山茱萸　　　　B. 五味子　　　　C. 乌梅　　　　　D. 肉豆蔻

3. 既能涩肠止泻，又有安蛔止痛作用的药物是（　）
　　A. 乌梅　　　　　B. 五味子　　　　C. 桑螵蛸　　　　D. 山茱萸

4. 虚寒久泻，腹胀食少，宜选（　）
　　A. 五味子　　　　B. 肉豆蔻　　　　C. 海螵蛸　　　　D. 山茱萸

5. 既能固精止带，又能收敛止血的药物是（　）
　　A. 五味子　　　　B. 肉豆蔻　　　　C. 海螵蛸　　　　D. 山茱萸

6. 以卵鞘入药的药物是（　）
　　A. 乌梅　　　　　B. 五味子　　　　C. 桑螵蛸　　　　D. 肉豆蔻

（二）X 型选择题（多项选择题）

7. 五味子主治的病证有（　）
　　A. 肺虚久咳　　　B. 遗精滑精　　　C. 久泻不止　　　D. 自汗盗汗　　　E. 心悸失眠

8. 具有固精止遗功效的药物是（　）
　　A. 补骨脂　　　　B. 桑螵蛸　　　　C. 山茱萸　　　　D. 益智　　　　　E. 五味子

9. 具有敛肺止咳功效的药物是（　）
　　A 五味子　　　　B. 乌梅　　　　　C. 山茱萸　　　　D. 白果　　　　　E. 诃子

10. 具有收敛止血功效的药物是（　）
　　A. 侧柏叶　　　　B. 石榴皮　　　　C. 桑螵蛸　　　　D. 海螵蛸　　　　E. 三七

二、综合问答题

1. 比较山茱萸与吴茱萸、肉豆蔻与豆蔻功效主治的异同。

2. 简述五味子、乌梅的功效与应用。

三、病例分析

张某，男，63岁。有支气管炎病史。近两年来，时常咳嗽，痰少质黏，时有咯血，伴有神疲乏力，汗多，咽干口渴，舌红苔微黄，脉弱。

讨论：1. 本病例主要涉及哪些脏腑？有哪些异常症状？请做简要分析。

2. 请写出本病例的治法与药物？

3. 根据中药的性能、应用相关知识，分析本病应用药物的特点？

模块二十六
驱 虫 药

⊛ **学习目标**

知识目标

1. 学会虫症的证候特征。
2. 学会常见驱虫药的性状特征与功效。

技能目标

1. 能区别虫症并进行辨证。
2. 能对常见驱虫药进行性状鉴别。
3. 能够对虫症辨证并合理用药。

素质目标

1. 增强合理安全用药、爱护健康、敬畏生命的意识。
2. 培养诚实守信、勤奋的职业精神。

扫一扫

中药性状图

📖 **情景导入**

相传在古代洛州，有一个叫杨面的人患了一种很奇怪的病：只要他一说话，腹内就有回答的声音。

一天，杨面外出，遇到一个叫陈汉罗的道士。二人相谈之时，杨面腹内应话如流，应声之大远远超过陈道士的声音。陈道士听后十分惊奇，便问道："你患此病已有多长时间？"那杨面答道："已有数年之久，初得此病时，应声甚微，近年应声愈来愈大，不知道有何方法治它一下？"陈道士问："此病乃是应声虫啊！即肠内寄生虫所聚之病，如果长久不治，还会传染给妻子儿女等人。其治法最好读《神农本草经》，读一声应声虫即回应，若读到这应声虫不应之时，取该药服下，连用几日即可痊愈。"

扫一扫

数字资源26-1
驱虫药视频

杨面听了道士传授的治虫方法，虽然半信半疑，但回到家后还是立即借取《神农本草经》一部，认认真真地读了起来。当读至下卷下品雷丸项下的"雷丸，味苦、咸，寒，生川谷。主杀三虫，逐毒气，胃中热。利丈夫不利女子，作膏摩，除小儿百病"之时，那应声虫顿时失声。连续读了数十遍，仍不见腹中应声。杨面便从药店购取雷丸约120g，压成细粉，分成6等份，早晚用冷开水冲服，三天服完。果然，服完此药后，便打下几尺长的绦虫3条，蛔虫数条，钩虫数十条。自此，杨面言读话语，腹内再无应声了。

导学讨论：

1. 简述雷丸的功效应用。
2. 探讨中医药与宗教的联系，讨论分析我们应如何对待。

情景解析

重难点分析

学习重点 1. 虫症的证候特征与常见体征。
　　　　　 2. 常见驱虫药的性状特征与临床功效。
学习难点 1. 同类中药功效异同点及精准用药。
　　　　　 2. 驱虫药的性状鉴别。

⊙⊙⊙岐黄要义⊙⊙⊙

有些人一提到中医就想到了神术、巫术、骗人的等。层出不穷的批判接踵而来，仿佛自己站在"科学"的高度来看待问题，一颗悲悯之心无以言表，来批判不属于自己认知中或者根本不屑的问题。然而科学是一种态度、观点、方法，科学的东西本身具有悖论。中医药有着数千年的悠久历史，是中国人民在长期的生产劳动、生活实践与医疗实践中不断地进行积累总结的结果。作为医药人员，我们要从专业的角度去看待问题，理性的分析，去承担传承与发展中医药的责任与使命。

定义：凡以驱除或杀灭人体内寄生虫为主要作用，治疗虫证为主的药物，称为驱虫药。

本类药物入脾、胃、大肠经，能杀灭或麻痹肠道寄生虫，促使其排出体外。主要用于蛔虫病、蛲虫病、绦虫病、钩虫病、姜片虫病等多种肠道寄生虫病，症见不思饮食或多食善饥，嗜食异物，绕脐腹痛，时发时止，胃中嘈杂，呕吐清水，肛门瘙痒等；日久见面色萎黄、肌肉消瘦、腹部膨大等；病情较轻的无明显证候，只在检查大便时才发现。亦可用于血吸虫、阴道滴虫等机体其他部位寄生虫。某些驱虫药兼有消积、行气、行水、润肠、止痒等作用，用于食积、小儿疳积、气滞、水肿、便秘、疥癣瘙痒等证。

使用注意：① 应根据寄生虫的种类及患者的情况选择适宜药物并作配伍。② 驱虫药多伤正气，部分药还有毒，应控制剂量。③ 驱虫药一般应空腹服用，效佳。④ 发热或腹痛剧烈时不宜用驱虫药。⑤ 多与泻下药同用，利于虫体排除。

使君子 《开宝本草》

【来源】本品为使君子科植物使君子的干燥成熟果实。

【成分】使君子种子及果壳均含驱蛔作用的使君子酸钾。种仁还含脂肪油，如油酸、棕榈酸等。

【性味归经】甘，温。归脾、胃经。

【功效应用】（驱蛔要药，治小儿诸病要药）

（1）杀虫　用于蛔虫病、蛲虫病。本品为驱蛔要药。既可驱杀蛔虫，又能滑利通肠，尤宜于小儿蛔虫、蛲虫病，单用本品炒香嚼服或研末冲服。

（2）消积　用于小儿疳积。本品既能驱虫又能健脾消疳，治疗小儿疳积之面色萎黄、形体消瘦、不思饮食或多食善饥、腹部胀大、腹痛有虫，常与槟榔、神曲、麦芽等同用。

【用法用量】煎服，9～12g；捣碎，取仁炒香嚼服，6～9g。小儿每岁每日1～1.5粒，一日总量不超过20粒。空腹服用，每日1次，连服3天。

【使用注意】大剂量服用可致呃逆、眩晕、呕吐、腹泻等反应；若与热茶同服，亦能引起呃逆、腹泻，故服用时忌饮茶。

知识拓展

小儿疳积

小儿疳积是指婴幼儿饮食异常、面色萎黄、形体消瘦、皮肤干燥、毛发枯焦，神情烦躁或呆钝，甚则头大颈细，肚大青筋显露，久之郁而化热为主要症状的慢性疾病。主要是因脾胃虚弱，食滞胃肠，或喂养失宜，感染寄生虫所致。多见于5岁以下儿童。

苦楝皮《神农本草经》

【来源】本品为楝科植物楝或川楝的干燥树皮及根皮。

【成分】主要含川楝素、苦内酯、苦楝碱、鞣质、树脂等，川楝素为驱蛔有效成分。

【性味归经】苦，寒；有毒。归肝、脾、胃经。

【功效应用】

（1）杀虫　用于蛔虫病、蛲虫病，虫积腹痛。本品苦寒有毒，有较强的杀虫作用，可治疗蛔虫、蛲虫、钩虫等多种肠道寄生虫病。单用或配伍使用。

（2）疗癣　用于疥癣、湿疮。本品清热燥湿，杀虫止痒。单用研末，用醋或猪脂调涂患处，可治疥疮、头癣、湿疮、湿疹瘙痒等。

【用法用量】煎服，3～6g。外用适量，用猪脂调敷患处。

【使用注意】本品有毒，不宜过量或持续久服；肝炎、肾炎患者慎服。

学中思：其他项目具有驱虫作用的药物有什么？

槟榔《神农本草经》

【来源】本品为棕榈科植物槟榔的干燥成熟种子。

【成分】含生物碱，主要为槟榔碱，并含槟榔次碱、去甲基槟榔次碱、去甲基槟榔碱等。

【性味归经】苦、辛，温。归胃、大肠经。

【功效应用】（广谱驱虫药，杀绦虫要药）

（1）杀虫　用于肠道寄生虫病。本品为广谱驱虫药，对绦虫、蛔虫、蛲虫、钩虫、姜片虫等肠道寄生虫都有驱杀作用，兼有泻下之功，既能驱杀虫体，又能促使虫体排出。用治绦虫病疗效最佳，可单用或与南瓜子同用。

（2）消积　用于食积。常以焦槟榔配伍焦神曲、焦麦芽、焦山楂同用，合称"焦四仙"。

（3）行气　用于气滞。本品善行胃肠之气，可随证配伍他药治疗胃肠气滞之腹胀便秘及湿热泻痢等症。如木香槟榔丸。

（4）利水　用于水肿、脚气肿痛。常配利水药治疗水肿实证及寒湿脚气肿痛等症。如疏凿饮子。

（5）截疟　用于疟疾。一般不单用，多与常山、草果等配伍。如截疟七宝饮。

【用法用量】煎服，3～10g；驱绦虫、姜片虫 30～60g，大量可用至 120g。驱虫生用，消食导滞炒焦用。

【使用注意】脾虚便溏或气虚下陷者忌用；孕妇慎用。

🔄 **知识拓展**

附药与槟榔的相关知识

1. 大腹皮：为槟榔的干燥果皮。性微温味辛。归脾、胃、大肠、小肠经。具有行气宽中、利水消肿之功。

2. 槟榔对猪肉绦虫有较强的杀灭作用，可使全虫体麻痹；对牛肉绦虫则仅能麻痹头部和未成熟节片；对蛲虫、蛔虫、钩虫、姜片虫等亦有驱杀作用。

3. 槟榔是我国名贵的"四大南药"之一。嚼食槟榔后，人们通常会面颊通红，并且身体微微出汗，所以槟榔也有驱寒和兴奋作用。过量嚼食槟榔会出现不良反应。

南瓜子《现代实用中药》

【来源】本品为葫芦科植物南瓜的干燥成熟种子。研粉生用，以新者良。

【成分】主要含南瓜子氨酸（南氨酸），为其驱虫的主要成分，并含丰富的脂肪油等。

【性味归经】甘、平。归胃、大肠经。

【功效应用】

本品杀虫而不伤正气，善杀绦虫。治绦虫病，虽可单用，但对虫体头部作用较弱，常与槟榔相须为用。可先用本品研粉，冷开水调服到 20g，2 小时后服槟榔水煎剂 60～120g，再过 30 分钟后服玄明粉 15g，促使泻下通便以利虫体排出。

此外，现代本品可用治血吸虫病、蛔虫病和丝虫病等，均取得一定疗效。

【用法用量】研粉，60～120g，冷开水调服。

【使用注意】古籍记载，南瓜子无毒。但现代实验表明，南瓜子服用过多有小毒，故慢性肝炎、脂肪肝患者须慎服。

雷丸《神农本草经》

【来源】本品为白蘑科真菌雷丸的干燥菌核。

【成分】含雷丸素，为一种溶蛋白酶，是驱虫有效成分；尚含雷丸多糖等。

【性味归经】微苦，寒。归胃、大肠经。

【功效应用】

杀虫　用于绦虫、钩虫、蛔虫病。单用研末吞服。驱杀钩虫、蛔虫，常与槟榔、牵牛子、苦楝皮等药配伍；驱杀蛲虫，可与大黄、牵牛子共用。

【用法用量】入丸、散，每次 6～15g。单用研末吞服，每次 5～7g，饭后用温开水调服，日服 3 次，连服 3 天。

【使用注意】本品苦寒，脾胃虚寒者慎服。

👤 **学中做**：查阅资料了解驱虫药的命名故事。

学习总结

知识点导图

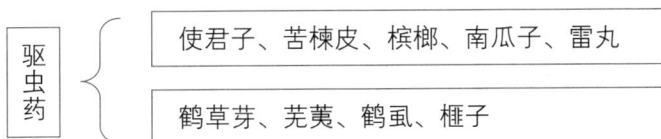

驱虫药 {
使君子、苦楝皮、槟榔、南瓜子、雷丸

鹤草芽、芜荑、鹤虱、榧子
}

目标检测

一、选择题

（一）A 题型（最佳选择题）

1. 使君子的功效是（　　）。
　　A. 杀虫疗癣　　　B. 杀虫利水　　　C. 杀虫止血　　　D. 杀虫消积

2. 肝病患者忌服的药物是（　　）。
　　A. 贯众　　　　　B. 雷丸　　　　　G. 南瓜子　　　　D. 苦楝皮

3. 使君子的性状描述错误的是（　　）。
　　A. 呈椭圆形或卵圆形　　　　　　B. 表面棕红色
　　C. 质坚硬　　　　　　　　　　　D. 横切面多呈五角星状

4. 滋味甘美，尤其适宜小儿的驱虫药是（　　）。
　　A. 使君子　　　　B. 槟榔　　　　　C. 苦楝皮　　　　D. 雷丸

5. 既能杀虫，又可利水消肿，兼有截疟作用的药物是（　　）。
　　A. 使君子　　　　B. 槟榔　　　　　C. 苦楝皮　　　　D. 雷丸

6. 可治疗多种肠道寄生虫，兼有疗癣作用的药物是（　　）。
　　A. 使君子　　　　B. 槟榔　　　　　C. 苦楝皮　　　　D. 雷丸

（二）X 题型（多项选择题）

7. 槟榔的主治病证有（　　）。
　　A. 肠道寄生虫　　B. 水肿　　　　　C. 疟疾　　　　　D. 食积气滞　　　E. 疥癣

8. 能用于肠道多种寄生虫病的药物是（　　）。
　　A. 使君子　　　　B. 槟榔　　　　　C. 苦楝皮　　　　D. 雷丸　　　　　E. 榧子

9. 槟榔的性状特征有（　　）。
　　A. 扁球形或圆锥形　　　　　　　B. 表面黑褐色
　　C. 质坚硬　　　　　　　　　　　D. 断面有大理石样花纹
　　E. 断面角质

10. 苦楝皮的性状特征有（　　）。
　　A. 呈不规则板片状、槽状或半卷筒状　　　B. 外表面灰棕色或灰褐色
　　C. 内表面红棕色　　　　　　　　　　　　D. 断面纤维性
　　E. 有胶丝

二、综合问答题

1. 简述驱虫药的使用注意事项。
2. 试述使君子中毒的主要原因、临床表现及解救办法。

三、病例分析

陈某，男，2岁半。数天前腹部持续阵发性疼痛，时发时止。就诊时，见其面黄肌瘦，腹部膨胀。其母叙述，该小孩平时喜欢吃生米，常吞食不干净食物。请结合中医药理论分析该患者应选用的药物。

模块二十七
杀虫止痒药

⊛ 学习目标

知识目标

1. 学会杀虫止痒药的基本概念。
2. 学会杀虫止痒药的特点。
3. 学会常见杀虫止痒药的功效与主治。

技能目标

1. 能对常见杀虫止痒药进行性状鉴别。
2. 能说出常见杀虫止痒药临床应用的要点。

素质目标

1. 增强学生爱护健康、敬畏生命的职业意识。
2. 培养学生的社会责任感。
3. 培养学生不怕辛苦、敢于实践的精神。

扫一扫

中药性状图

📖 情景导入

相传秦朝时，中原有一个村庄突然流行一种怪病，患病者全身长出一粒粒大小不一的疙瘩，奇痒难忍。很多名医对此也束手无策，大家只能眼睁睁地看着患者受苦。

后来有一位术士来到村庄，跟村民说：在远方的海岛上，有一种能治疗此病的草药，其叶子犹如羽毛，开花时像雨伞，用它的果实煎水熏洗即可治病。据说海岛上遍布毒蛇，而且毒蛇喜欢压着这种草药，因此采摘十分艰难。

为了治好村民们的病，村里的几名壮汉自告奋勇去采药。他们驾船远航小岛，并在五月初五端午这一天，登上蛇岛，一边用雄黄酒驱蛇，一边寻找草药。尽管如此，他们当中四人遇难，仅剩最后一人历尽千辛万苦，背回了两篓草药，分给患病的村民熏洗，果真如术士说所，皮肤怪病治好了。由于这种草药是从蛇身下发现的，如同蛇的床一般，因此人们把它称为"蛇床"，其"籽"即称为"蛇床子"。

导学讨论：

1. 蛇床子在临床使用中内服和外用的适应证有哪些？应该注意什么？
2. 村民远航蛇岛采摘蛇床子的故事，给我们什么启示？

🔬 **情景解析**

💡 **重难点分析**

学习重点　1. 杀虫止痒药的基本概念。
　　　　　　2. 杀虫止痒药的特点。
　　　　　　3. 常见杀虫止痒药的性状特征与功效。
学习难点　1. 同类杀虫止痒药功效异同点及精准用药。
　　　　　　2. 雄黄、硫黄的性状特性和功能主治。

ᐧᐧᐧᐧᐧ岐黄要义ᐧᐧᐧᐧᐧ

　　杀虫止痒药主要治疗痈肿疔毒、疥癣、湿疹湿疮、梅毒、虫蛇咬伤等。在上面的"情景导入"中，村民明知岛中有蛇，到岛上采药自然凶多吉少，有去无回，但是为了寻找治病良药，他们义无反顾。历尽千辛万苦，终于找到中药蛇床子把村民的皮肤怪病治好了。在学习医药的道路上，我们也会遇到各种各样的困难，只要坚持"不怕辛苦、敢于实践"的精神，定能登上医药高峰，以"爱护健康、敬畏生命"的职业意识去治病救人。习近平总书记在人民大会堂举行2021年春节团拜会中说过："以不怕苦、能吃苦的牛劲牛力，在新时代创造新的历史辉煌。"我们在创造中华传统医药的辉煌时，也应"不怕苦、能吃苦"。

　　定义：凡以攻毒杀虫、燥湿止痒为主要功效的药物，称为杀虫止痒药。

　　本类药物多数有毒，以外用为主，兼可内服。具有攻毒疗疮，解毒杀虫，燥湿止痒的功效。临床上，主要为外科、皮肤科、五官科使用，治疗痈肿疔毒、疥癣、湿疹湿疮、梅毒、虫蛇咬伤等。

　　外用方法可根据病情和用途而定，可研末外撒，或煎汤熏洗，或调敷，或制成软膏涂抹，或做成药捻、栓剂栓塞等。若需内服，宜作丸、散剂，使其缓慢溶解吸收。

　　由于本类药物多具不同程度的毒性，所谓"攻毒"，有以毒制毒之意。无论外用或内服，均应严格掌握剂量及用法，不可过量或持续使用，以防中毒。制剂时应严格遵守炮制和制剂规范，以确保用药安全。

雄黄 《神农本草经》

【来源】本品为硫化物类矿物雄黄族雄黄。

【成分】本品主要含有二硫化二砷（As_2S_2），另有少量钙、镁、铝、铁、硅等。

【性味归经】辛，温；有毒。归肝、大肠经。

【功效应用】（内外解毒杀虫要药）

（1）解毒杀虫　用于痈肿疔疮、蛇虫咬伤、虫积腹痛等。本品有较强的解毒杀虫疗疮作用，常配伍乳香、没药、麝香等药，如醒消丸。

（2）燥湿祛痰，截疟　本品内服可用于哮喘、疟疾、惊痫等。

【用法用量】入丸、散，0.05～0.1g。外用适量，熏涂患处，或香油调敷。

【使用注意】内服宜慎；不可久用；孕妇禁用。切忌火煅，煅烧后分解为三氧化二砷（As_2O_3），为砒霜的主要成分，有剧毒。局部外用也不能大面积熏涂或长期使用，避免从皮肤吸收引起中毒。

🔖 学中做：以小组为单位，搜集3种含有雄黄的外用中成药，说出中成药的功能主治和使用注意，并撰写小报告。

🔄 知识拓展

雄黄的特殊管理

雄黄始载于《神农本草经》，列为中品。作为一味有毒的矿物类中药，雄黄一直被医药部门严格控制。1988年国务院颁布的《医疗用毒性药品管理办法》，列出了28种毒性中药，雄黄被列入其中。雄黄内服宜慎，一般入丸、散剂。经典的成方制剂安宫牛黄丸中含有雄黄，为佐药，助牛黄辟秽解毒。由于雄黄的毒性，当代医生临床开方，均作外用。

硫黄 《神农本草经》

【来源】本品为自然元素类矿物硫族自然硫。

【成分】本品主要含硫（S），另有少量砷、硒、碲等成分。

【性味归经】酸，温；有毒。归肾、大肠经。

【功效应用】

（1）外用解毒杀虫疗疮　外治用于疥癣，秃疮，阴疽恶疮。本品为皮肤科外用之良药，尤善治疥疮，如《肘后备急方》取本品为末，麻油调涂患处即可。

（2）内服补火助阳通便　内服用于阳痿足冷，虚喘冷哮，虚寒便秘。治肾阳不足、肾不纳气的寒喘，可配伍附子、肉桂、沉香等，以增强温肾平喘之效，如《太平惠民和剂局方》的黑锡丹。

【用法用量】内服1.5～3g，炮制后入丸、散服。外用适量，研末油调涂敷患处。

【使用注意】孕妇慎用。不宜与芒硝、玄明粉同用。阴虚阳亢者忌服。

🔖 学中思：硫黄与芒硝、玄明粉配伍属于十九畏，若临床上出现这种配伍，你如何看待？应该怎样处理？

蛇床子 《神农本草经》

【来源】本品为伞形科植物蛇床的干燥成熟果实。

【成分】本品主要含挥发油，另含蛇床子素、花椒毒素等香豆素类成分。

【性味归经】辛、苦，温；有小毒。归肾经。

【功效应用】

（1）燥湿祛风　用于阴痒带下，湿疹瘙痒，湿痹腰痛。本品辛散祛风，苦温燥湿，为皮肤病和妇科病常用药，治妇女阴痒、男子阴囊湿痒，可单用或配伍白矾、苦参、黄柏等药煎汤外洗。若治湿痹腰痛，常配伍桑寄生、杜仲、牛膝、续断等药。

（2）杀虫止痒　用于治疗疥癣瘙痒等，可配苦参、苦楝皮、地肤子等解毒杀虫止痒药煎汤熏洗。

（3）温肾壮阳　用于肾虚阳痿，宫冷不孕。本品入肾经，治肾阳不足所致的男子阳痿、妇女宫冷不孕，常配伍五味子、菟丝子，如三子丸。

【用法用量】煎服，3～10g。外用适量，煎汤熏洗，或研末调敷。

【使用注意】阴虚火旺或下焦有湿热者不宜内服。

🔖 学中做：蛇床子有小毒，内服应注意用量。试搜集蛇床子在临床中的使用情况，并分析其使用方法，是内服多，还是外用多？请撰写小报告。

樟脑 《本草品汇精要》

【来源】本品为樟科植物樟的干枝、叶及根部经加工提取制得的结晶。

【成分】本品主要含（1R,4R)-1,7,7-三甲基二环［2,2,1］庚烷-2-酮，为一种双环萜酮（$C_{10}H_{16}O$）物质。

【性味归经】辛，热；有毒。归心、脾经。

【功效应用】

（1）除湿杀虫　用于疥癣瘙痒，湿疮溃烂。本品辛热燥烈，外用能除湿杀虫、消肿止痒，常配伍硫黄、川椒、白矾等药外用。

（2）温散止痛　用于跌打伤痛，牙痛。本品辛烈行散，具消肿止痛之功。治跌打伤痛，可泡酒外擦。治牙痛，可与皂角为末，局部外涂。

（3）开窍辟秽　用于痧胀腹痛，吐泻神昏。本品辛香走窜，内服有开窍醒神，辟秽化浊之功效，常与乳香、没药配伍使用。

【用法用量】外用适量，研末撒布或调敷。内服0.1～0.2g，入散剂或用酒溶化服。

【使用注意】本品有毒，内服宜慎。气虚阴亏、有热者及孕妇忌服。

🔄 知识拓展

樟脑丸

樟脑丸分为天然樟脑丸与合成樟脑丸。天然樟脑丸是从樟树枝叶中提炼出的有芳香味的物质，可用于防虫、防蛀、防霉，也可用于制药、香料等。合成樟脑丸多数是由二氯苯为原材料制成，具有刺鼻气味，有一定毒性，世界卫生组织已将其列为三类致癌物，属于农药类产品，一般用于工业品或农业品的防蛀，不宜用于生活类用品或药用。

炉甘石 《本草品汇精要》

【来源】本品为碳酸盐类矿物方解石族菱锌矿。

【成分】主要成分为碳酸锌（$ZnCO_3$），另有少量氧化钙、氧化镁、氧化铁、氧化锰等。煅炉甘石主要含氧化锌。

【性味归经】甘，平。归肝、脾经。

【功效应用】

（1）解毒明目退翳　本品为眼科外用要药，用于目赤肿痛，睑弦赤烂，翳膜遮睛，胬肉攀睛，常配伍海螵蛸、冰片、硼砂等为末点眼使用。

（2）收湿止痒敛疮　用于溃疡不敛，脓水淋漓，湿疮瘙痒。可以单用，或配伍龙骨研细末，干掺患处，如平肌散。

【用法用量】外用适量，水飞点眼；或研末外撒、调敷。

【使用注意】本品宜炮制后使用，专供外用，不作内服。

知识拓展

炉甘石洗剂

炉甘石洗剂为含炉甘石的复方制剂，属于皮肤科用药类非处方药品。该制剂为淡红色的混悬液，放置后能沉淀，但经振摇后，仍应成为均匀的混悬液。主要用于急性瘙痒性皮肤病，如湿疹和痱子。制剂中的炉甘石具有收敛、保护作用。

学习总结

知识点导图

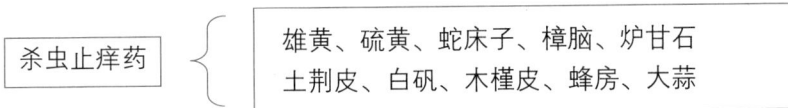

杀虫止痒药 { 雄黄、硫黄、蛇床子、樟脑、炉甘石 土荆皮、白矾、木槿皮、蜂房、大蒜

目标检测

一、选择题

（一）A 题型（最佳选择题）

1. 外用解毒杀虫疗疮，内服补火助阳通便的药物是（　　）
   A. 雄黄　　　　　B. 硫黄　　　　　C. 白矾　　　　　D. 炉甘石

2. 主治痈肿疔疮、蛇虫咬伤、虫积腹痛的药物是（　　）
   A. 雄黄　　　　　B. 硫黄　　　　　C. 炉甘石　　　　D. 樟脑

3. 用于目赤肿痛、睑弦赤烂、翳膜遮睛、胬肉攀睛，为眼科外用要药的是（　　）
   A. 蜂房　　　　　B. 硫黄　　　　　C. 炉甘石　　　　D. 樟脑

4. 具有除湿杀虫之功，可用于疥癣瘙痒、湿疮溃烂的是（　　）
   A. 雄黄　　　　　B. 硫黄　　　　　C. 白矾　　　　　D. 樟脑

5. 主治肾虚阳痿及虚寒便秘的药物是（　　）
   A. 杜仲　　　　　B. 蛇床子　　　　C. 雄黄　　　　　D. 硫黄

6. 下列主治阳痿、阴痒、湿疹、带下的药物是（　　）
   A. 肉苁蓉　　　　B. 蛇床子　　　　C. 硫黄　　　　　D. 雄黄

7. 蛇床子的药性是（　　）
   A. 辛、苦，凉　　　　　　　B. 辛、苦，温
   C. 辛、甘，温　　　　　　　D. 辛、甘，凉

8. 硫黄与雄黄的相同功效是（　　）
   A. 解毒杀虫　　　　　　　　B. 解毒止痛
   C. 解毒凉血　　　　　　　　D. 解毒通便

9. 具有解毒明目去翳，收湿生肌敛疮功效的药物是（　　）

    A. 雄黄　　　　　B. 硫黄　　　　　C. 炉甘石　　　　D. 白矾

10. 具有杀虫止痒、祛风燥湿、温肾壮阳功效的药物是（　　）

    A. 蛇床子　　　　B. 蜂房　　　　　C. 土荆皮　　　　D. 木槿皮

（二）X 题型（多项选择题）

11. 樟脑的功效有（　　）

    A. 除湿杀虫　　　B. 温散止痛　　　C. 开窍辟秽　　　D. 祛风止痒　　　E. 燥湿止痒

12. 硫黄可用于治疗的病证有（　　）

    A. 疥癣湿疹　　　B. 阴疽疮疡　　　C. 肾虚阳痿　　　D. 虚喘冷哮　　　E. 虚寒便秘

13. 蛇床子的功效有（　　）

    A. 燥湿祛风　　　B. 解毒杀虫　　　C. 杀虫止痒　　　D. 温肾壮阳　　　E. 祛风止痛

14. 既能燥湿，又杀虫止痒的药物有（　　）

    A. 硫黄　　　　　B. 蛇床子　　　　C. 地肤子　　　　D. 大蒜　　　　　E. 苦参

15. 不能火煅的药物有（　　）

    A. 朱砂　　　　　B. 雄黄　　　　　C. 磁石　　　　　D. 硫黄　　　　　E. 白矾

二、综合问答题

1. 简述杀虫止痒药的主要功效和适应证。

2. 杀虫止痒药临床多外用，其用药形式和方法主要有哪些？

3. 简述杀虫止痒药的使用注意事项。

三、病例分析

陆某，男，9 岁。下肢频发皮疹半年，皮肤现红斑、丘疹，瘙痒不休，伴有水疱，口稍渴，喜冷饮，两便畅通。舌苔薄白，舌质稍红，脉沉细。

讨论：1. 本病例主要涉及哪些脏腑？有哪些异常症状？请做简要分析。

2. 请写出本病例的证型、治法与方药？

3. 根据中药的性能、应用相关知识，分析本病应用方药的特点？